医学核心课程学习精要与强化训练

医学细胞生物学与遗传学学习指导

主　编　郭风劲

副主编　孙　艳　谢杨丽　程　志

编　者　（以姓氏笔画为序）

王　兰	成都医学院	王　敏	重庆医科大学
孙　艳	重庆医科大学	李学英	遵义医科大学
杨春蕾	四川大学	宋桂芹	川北医学院
陈元晓	昆明医科大学	陈俊霞	重庆医科大学
段昌柱	重庆医科大学	郭风劲	重庆医科大学
郭玉萍	重庆医科大学	唐吟宇	重庆医科大学
崔艳艳	重庆医科大学	程　志	重庆医科大学
曾永秋	西南医科大学	谢杨丽	陆军军医大学
蒲淑萍	重庆医科大学	谭乔燕	陆军军医大学

科学出版社

北　京

内 容 简 介

本书是《医学细胞生物学与遗传学》的配套学习指导，汇集国内 8 所高等医学院校长期从事医学细胞生物学与遗传学教学工作的一线教师编写而成。全书由两大部分共 33 章组成。在编写过程中，编者密切联系各不同学制本科生和研究生的自身特点进行了课程学习内容和课后习题的改革，能够大幅度帮助学生提高学习效率。本书内容丰富新颖，语言流畅，具有较强的逻辑性和科学性。

本书可供医学院校"5+3"年制、本科学生及考研人员使用，通过使用本学习指导，帮助读者相对快速、全面地学习及复习医学细胞生物学与遗传学，为参加相关考试做准备。

图书在版编目（CIP）数据

医学细胞生物学与遗传学学习指导 / 郭风劲主编. —北京：科学出版社，2021. 1

医学核心课程学习精要与强化训练

ISBN 978-7-03-063589-1

Ⅰ. ①医… Ⅱ. ①郭… Ⅲ. ①医学—细胞生物学—医学院校—教学参考资料 ②医学遗传学—医学院校—教学参考资料 Ⅳ. ①R329.2 ②R394

中国版本图书馆 CIP 数据核字(2019)第 273247 号

责任编辑：王　颖 / 责任校对：贾娜娜
责任印制：赵　博 / 封面设计：陈　敬

科 学 出 版 社 出版

北京东黄城根北街 16 号
邮政编码：100717
http://www.sciencep.com

保定市中画美凯印刷有限公司 印刷

科学出版社发行　各地新华书店经销

*

2021 年 1 月第　一　版　　开本：787×1092　1/16
2022 年 11 月第三次印刷　　印张：15 1/2
字数：445 000

定价：59.80 元
（如有印装质量问题，我社负责调换）

前　　言

医学细胞生物学与遗传学是生命科学领域的前沿学科，也是连接基础医学与临床医学之间的重要桥梁学科。近年来，适合我国医学院校各专业医学细胞生物学与遗传学的学习指导用书比较匮乏，为更好地提高学生专业素质、实现创新性教育，满足医学人才培养的需要，我们应科学出版社之邀，编写了这本《医学细胞生物学与遗传学学习指导》。本书适用于医学院校不同学制、不同专业的本科生和研究生。

参加本书编写的单位有重庆医科大学、陆军军医大学、四川大学、昆明医科大学、遵义医科大学、西南医科大学、成都医学院、川北医学院8所院校。本书的所有编委成员都是长期从事医学细胞生物学与遗传学教学工作的一线教师，具有丰富的教学经验和教材编写经验，根据各不同学制本科生和研究生的特点进行了课程学习内容和课后习题的改革，使本书能够帮助学生显著提高学习效率。本书内容丰富新颖，语言流畅，具有较强的逻辑性和科学性。

在编写过程中，每位编委都付出了辛勤的劳动，然而医学细胞生物学与遗传学发展非常迅速，其教学内容和实践形式都处在不断创新和探索中，更新非常迅速。由于编者水平有限，书中难免存在一些不足之处，恳请广大读者和同行提出批评和修改意见。

本书的编写得到了科学出版社的大力支持，得到了重庆医科大学基础医学院及各个参编院校单位的支持，在此表示诚挚的感谢！

郭风劲

2020 年 10 月

目　录

第一篇　医学细胞生物学

第二篇　医学遗传学

第一篇　医学细胞生物学

第一章　绪　　论

【目 的 要 求】

掌握：细胞生物学的概念。

熟悉：细胞生物学的研究内容。

了解：细胞生物学的发展简史；细胞生物学与医学的关系。

【教 材 精 要】

细胞生物学就是运用物理、化学技术和分子生物学方法，从细胞的整体、显微、亚显微和分子等各级水平上研究细胞结构、功能及生命活动规律的学科。

一、细胞生物学的研究内容

细胞生物学的研究内容可分为细胞起源与进化、细胞结构与功能、细胞重要生命活动、细胞工程四大部分，包括细胞的起源与进化、细胞生物学的研究技术和方法、细胞膜和细胞器、细胞骨架体系、细胞核与染色体、细胞通信、细胞增殖及其调控、细胞分化及其调控、细胞衰老与细胞死亡、干细胞与细胞工程等十大领域。

二、细胞生物学的发展简史

细胞生物学的发展大致可分为五个阶段：

1. 细胞的发现（1665—1674 年）　1665 年，英国科学家胡克（Robert Hooke）第一次描述了植物细胞的结构。1674 年，荷兰学者列文虎克（Antony van Leeuwenhoek）用自制的显微镜首次发现了活细胞。

2. 细胞学说的创立（1838—1858 年）　1838—1839 年，德国植物学家施莱登（Matthias Jakob Schleiden）和德国动物学家施旺（Theodor Schwann）两人共同提出细胞学说；1858 年，德国医生和病理学家菲尔绍（Rudolf Virchow）对细胞学说进行了补充。

3. 经典细胞学阶段（1875—1989 年）　各种主要细胞器和细胞分裂活动被相继发现，构成了经典细胞学阶段。

4. 实验细胞学阶段（1900—1953 年）　在相关学科的渗透下，细胞学的研究应用了实验的方法，为细胞学的研究开辟了新的领域，形成了一些重要的分支学科。

5. 分子细胞生物学时期（1953 年至今）　20 世纪 50 年代以来，随着电子显微镜技术和超薄切片技术的结合，以及分子生物学技术的不断发展及其在细胞生物学中的广泛应用，细胞生物学的研究进一步深入，发展成为分子细胞生物学。

三、细胞生物学与医学的关系

细胞生物学是现代医学的基础和支柱学科。

细胞生物学的发展所产生的新理论、新技术为疾病的治疗带来了新的思路和方法；对医学实践当中遇到的难题的探索，也大大推动和促进了细胞生物学的发展。

【强化训练题】

一、名词解释

1. 细胞生物学（cell biology）
2. 细胞学说（cell theory）

二、选择题

A 型题

1. 1665 年，英国学者胡克观察到了
A. 植物细胞的细胞壁　　　B. 活细胞
C. 中心体　　　　　　　　D. 高尔基体
E. 细胞核

2. 第一位观察到活细胞的学者是
A. 胡克　　　　　　　　　B. 列文虎克
C. 施旺　　　　　　　　　D. 施莱登
E. 菲尔绍

3. 首先提出细胞学说的学者是
A. Hooke　　　　　　　　B. Leeuwenhoek
C. Schleiden 和 Schwann　 D. Virchow
E. Watson 和 Crick

4. 首先提出细胞原生质这一概念的学者是
A. Jan E. Pukinje　　　　　B. von Mohl
C. Max Schultze　　　　　D. Theodor Boveri
E. Edouard van Beneden

5. 第一位发现线粒体的学者是

A. van Beneden　　B. Boveri
C. Flemming　　D. Golgi
E. Atlmann

6. 首先发现动物细胞有丝分裂的是
A. Hertwig　　B. Waldeyer
C. Strasburger　　D. Flemming
E. van Beneden

【参 考 答 案】

一、名词解释

1. 细胞生物学（cell biology）：是运用物理、化学技术和分子生物学方法，从细胞的整体、显微、亚显微和分子等各级水平上研究细胞结构、功能及生命活动规律的学科。

2. 细胞学说（cell theory）：德国科学家施莱登和施旺两人共同提出：一切植物、动物都是由细胞组成的，细胞是一切动植物的基本单位，这就是著名的"细胞学说"。德国学者菲尔绍指出"细胞只能来自细胞"，进一步完善了细胞学说。

二、选择题

A 型题

1. A　　2. B　　3. C　　4. A　　5. E
6. D

（程　志）

第二章　细胞的分子基础

【目的要求】

掌握：蛋白质的结构和功能；核酸的类型、结构及功能。

熟悉：单糖、氨基酸、脂肪酸和核苷酸的结构。

了解：细胞结构的组装顺序及其与细胞生命活动的关系。

【教材精要】

组成细胞的各种元素是以化合物的形式存在的，包括无机化合物和有机化合物两大类。无机化合物包括水和无机盐；有机化合物包括糖类、脂类、蛋白质、酶、核酸和维生素等，它们是组成生命物质和行使生命活动的重要分子基础。

一、细胞的小分子物质

细胞含有的小分子物质主要包括水、无机盐和小分子有机物等，它们是维持细胞生命活动所必需的物质。

水是细胞内最重要的无机小分子，是细胞中含量最多的一种成分。细胞内无机盐都是以离子的形式存在，包括阳离子（Na^+、K^+、Ca^{2+}、Mg^{2+}、Fe^{2+}）和阴离子（Cl^-、SO_4^{2-}、PO_4^{3-}、HCO_3^-）。小分子有机物主要含有单糖、脂肪酸、氨基酸及核苷酸等。其中氨基酸是组成蛋白质的基本单位，组成蛋白质的氨基酸有 20 种。根据 R 基团结构及其在水溶液中的性质，可将氨基酸分为酸性氨基酸、碱性氨基酸、极性中性氨基酸和非极性疏水氨基酸。

二、细胞的大分子物质

细胞含有的有机大分子物质主要包括蛋白质、核酸及多糖等，它们是组成生命物质和行使生命活动的重要分子基础。

蛋白质是以氨基酸残基连接而成的线性多聚体，是以多肽链为基础，进一步螺旋折叠而形成。蛋白质的结构可分为四级，其中一级结构是蛋白质的基本结构，是以肽键为主键和少量二硫键为副键的多肽链。二、三、四级结构是蛋白质的空间结构，是一级结构通过氢键、二硫键、疏水键和离子键等作用形成的。蛋白质在细胞内具有复杂的生物学功能，作用主要包括：①作为细胞结构成分；②参与物质运输；③参与信号转导；④参与收缩运动；⑤免疫保护作用；⑥催化代谢反应，调节代谢活动。

核酸是细胞内控制生物性状发育的重要生物大分子。根据化学组成及结构的不同，可将核酸分为脱氧核糖核酸（deoxyribonucleic acid，DNA）和核糖核酸（ribonucleic acid，RNA）。DNA 分子由两条互相平行但方向相反的多核苷酸链构成，两条链围绕同一中心轴以右手螺旋方式盘绕形成双螺旋。DNA 的主要功能是储存遗传信息。RNA 是一种单链结构的多核苷酸，一般为线型结构，在某些区域也可通过自身回折形成假双链。细胞内的 RNA 主要包括 mRNA、tRNA 和 rRNA 三类，另外还有核内小 RNA、核仁小 RNA、微小 RNA、小干扰 RNA 和长链非编码 RNA 等非编码 RNA 及核酶。

【强化训练题】

一、名词解释

1. 原生质（protoplasm）
2. 蛋白质一级结构（primary structure of protein）
3. 蛋白质二级结构（secondary structure of protein）
4. 蛋白质三级结构（tertiary structure of protein）
5. 蛋白质四级结构（quaternary structure of protein）
6. 长链非编码 RNA（lncRNA）
7. 核酶（ribozyme）

二、填空题

组成细胞的最基础的生物小分子是_____、_____、_____与_____，它们构成了_____、_____、_____与_____等重要的生物大分子。

三、选择题

A 型题

1. 细胞内结构最简单、含量最多的化合物是
A. 葡萄糖　　　　　　　　B. 氨基酸
C. 磷酸　　　　　　　　　D. 水
E. 甘油
2. 下列物质不属于生物大分子的是
A. 糖原　　　　　　　　　B. DNA

C. RNA   D. 酶

E. 维生素

3. 细胞中水的含量大约为

A. 20%   B. 30%   C. 40%

D. 50%   E. 70%

4. 下列化合物属于生物大分子的是

A. 葡萄糖   B. 酶

C. 脂肪酸   D. 无机盐

E. ATP

5. 关于细胞中的无机盐，下列哪项说法有误

A. 细胞中的无机盐都以分子状态存在

B. 有的可与蛋白质结合形成结合蛋白

C. 有的游离在水中维持细胞的渗透压

D. 可参与调节细胞酸碱平衡

E. 有的可与脂类结合形成类脂

6. 关于蛋白质四级结构的叙述，下列哪项是错误的

A. 指由几个具有三级结构的亚基聚合而成的空间结构

B. 是在三级结构的基础上形成的一种空间构象

C. 构成四级结构的亚基之间以共价键相连

D. 四级结构一定包含几条多肽链

E. 并非所有的蛋白质都具有四级结构

7. 糖蛋白是

A. 参与糖的分解代谢过程的酶

B. 具有寡糖侧链的糖基化的蛋白质

C. 参与糖苷键形成的酶

D. 参与蛋白质糖基化的酶

E. 具有一个脂肪酸侧链的蛋白质

8. 关于核苷酸，下列哪项叙述是错误的

A. 是 DNA 和 RNA 的基本结构单位

B. DNA 和 RNA 分子中所含核苷酸种类相同

C. 由碱基、戊糖和磷酸等分子构成

D. 核苷酸分子中的碱基为含氮的杂环化合物

E. 核苷酸之间可以磷酸二酯键相连

9. 维持核酸多核苷酸链的作用力主要是

A. 酯键   B. 糖苷键

C. 磷酸二酯键   D. 离子键

E. 肽键

10. 蛋白质不同结构由下列键的类型决定，除了

A. 二硫键   B. 氢键

C. 磷酸二酯键   D. 离子键

E. 肽键

11. 关于蛋白质亚基的叙述，正确的是

A. 亚基是由一条多肽链卷曲成螺旋结构

B. 亚基是由两条以上多肽链卷曲成二级结构

C. 亚基是由两条以上多肽链与辅基结合成蛋白质

D. 每个亚基都有各自的三级结构

E. 亚基之间以共价键连接

12. 细胞中含量最多的 RNA 是

A. mRNA   B. hnRNA

C. rRNA   D. tRNA

E. snRNA

13. 核酶的化学本质是

A. 蛋白质   B. DNA

C. RNA   D. 糖类

E. 磷脂

14. 蛋白质一级结构的连接键是

A. 肽键   B. 氢键

C. 磷酸二酯键   D. 离子键

E. 肽键

15. α 螺旋是蛋白质的哪种结构

A. 一级   B. 二级

C. 三级   D. 四级

E. 五级

16. 细胞中大多数酶是一类具有催化功能的

A. 脂肪酸   B. 核苷酸

C. 蛋白质   D. 单糖

E. 戊糖

17. 维持蛋白质二级结构的化学键是

A. 氢键   B. 肽键

C. 离子键   D. 酯键

E. 疏水键

18. 蛋白质的基本结构单位是

A. 肽   B. 二肽

C. 多肽   D. 肽键

E. 氨基酸

X 型题

19. 按照结构和功能不同，细胞中的 RNA 分子主要有

A. mRNA   B. tRNA

C. rRNA   D. snRNA

E. hnRNA

20. 蛋白质在生命活动中所起的作用有

A. 是生物体的主要物质组成成分

B. 能够催化生物体内的各种代谢反应

C. 能够转运多种生物体所需的物质

D. 储存遗传信息

E. 为生物体新陈代谢提供能量

21. 属于生物大分子的有

A. 多糖   B. 核蛋白

C. 激素   D. RNA

E. 酶

22. 下列关于 RNA 的叙述正确的有
A. 一般为双链
B. 与 DNA 相比，特有的碱基是 U
C. 含有核糖
D. 能与 DNA 互补
E. 能在分子内部形成一些双链结构
23. DNA 与 RNA 的主要区别是
A. 一种嘌呤不同
B. 一种嘧啶不同
C. 戊糖不同
D. 磷酸不同
E. 分布的位置不同

【参考答案】

一、名词解释

1. 原生质（protoplasm）：组成细胞的生命物质。
2. 蛋白质一级结构（primary structure of protein）：一条或多条多肽链中氨基酸的种类、数量和排列顺序。
3. 蛋白质二级结构（secondary structure of protein）：在一级结构的基础上，借氢键维持的多肽链盘绕折叠形成的有规律重复的空间结构，主要有 α 螺旋、β 折叠和三股螺旋三种基本构象。
4. 蛋白质三级结构（tertiary structure of protein）：多肽链在二级结构的基础上，进一步螺旋折叠形成的空间结构，主要化学键有氢键、二硫键、疏水键和离子键。
5. 蛋白质四级结构（quaternary structure of protein）：由两条或多条具有独立三级结构的肽链（亚基或结构域）相互作用聚合而成的更复杂的空间结构。
6. 长链非编码 RNA（lncRNA）：位于细胞核或细胞质中，长度大于 200nt 的 RNA，一般不具有蛋白质编码功能。
7. 核酶（ribozyme）：具有特殊催化作用的小 RNA。

二、填空题

核苷酸 氨基酸 脂肪酸 单糖 核酸 蛋白质 脂类 多糖

三、选择题

A 型题

1. D　2. E　3. E　4. B　5. A
6. C　7. B　8. B　9. C　10. C
11. D　12. C　13. C　14. A　15. B
16. C　17. A　18. E

X 型题

19. ABCDE　20. ABC　21. ABCDE
22. BCDE　23. BCE

【英文强化训练题】

Multiple choice（choose the BEST one）

1. Which technique is used to study the ultra-structure of organelle?
A. optical microscope technology
B. electron microscope technology
C. centrifugal technique
D. electrophoresis technique
E. in situ hybridization technique
2. Which kind of method can be used to locate genes on chromosomes?
A. PCR
B. Southern blot
C. Northern blot
D. Western blot
E. FISH
3. Which kind of microscope can be used to observe and study the three-dimensional structure of cells?
A. transmission electron microscope
B. scanning electron microscope
C. fluorescence microscope
D. phase-contrast microscope
E. optical microscope
4. Which kind of microscope is suitable for observing the three-dimensional structure of complex cellular networks, such as cytoskeleton systems?
A. transmission electron microscope
B. laser scanning confocal microscope
C. phase-contrast microscope
D. fluorescence microscope
E. optical microscope
5. Which kind of microscope can be used to observe the localization of biological macromolecules in cells?
A. transmission electron microscope
B. scanning electron microscope
C. phase-contrast microscope
D. optical microscope
E. fluorescence microscope
6. Which of the following techniques can be used to prepare monoclonal antibodies?
A. DNA recombination technology
B. ultra-centrifugation technology
C. in situ hybridization technique
D. immunocytochemical technique

E. hybridoma technology

7. Which kind of instrument is used to isolate and collect mitochondria from broken cells?

A. flow cytometry

B. spectrophotometer

C. low speed centrifuge

D. high speed centrifuge

E. electrophoresis apparatus

8. Which kind of fixing agent is commonly used in the preparation of electron microscope specimens?

A. osmic acid   B. formaldehyde

C. acetone   D. benzidine

E. iodic acid

【Reference Answers】

1. B   2. E   3. B   4. B   5. E

6. E   7. D   8. A

（程　志）

第三章　细胞生物学的研究技术和方法

【目的要求】

掌握：常见显微镜的种类、成像原理和应用。

熟悉：细胞培养技术。

了解：细胞组分的分离技术。

【教材精要】

一、形态学观察技术

（一）显微结构观察

1. 普通光学显微镜　简称"光镜"，是利用可见光为照明光源的显微镜，由机械系统、光学系统和照明系统等三部分组成。成像原理：光线照射到标本上，物镜将通过标本的光线汇聚形成一个倒立放大的实像，目镜再将此实像进行一次放大，得到一个倒立放大的虚像。显微镜最重要的性能参数是分辨率，主要与入射光线的波长和物镜的性能有关。普通光学显微镜的最大分辨率为 $0.2\mu m$。

普通光学显微镜可以直接观察血细胞、肠系膜等标本。但要获得好的效果，往往需要对样品进行切片和染色。常见的切片方法有徒手切片法、石蜡切片法、火棉胶切片法和冰冻切片法等，其中石蜡切片是目前科研和临床中应用最广的样品制作方法。样品片一般还需使用染料处理，使不同细胞组分着色，便于观察。苏木精-伊红染色是对石蜡切片最常用的染色方法。

2. 倒置显微镜和相差显微镜　倒置显微镜的结构和成像原理与普通光学显微镜基本相同。主要区别在于其光路走向是从上至下，与普通光学显微镜自下而上的光路方向正好相反。相差显微镜与普通显微镜的不同在于物镜后装有一块相差板，能将样品不同密度区域对透射光产生的相位差起增强作用，使明暗区别肉眼可见，因此在观察无法染色的活细胞方面，相差显微镜有明显优势。

3. 荧光显微镜和激光扫描共聚焦显微镜　荧光显微镜是通过短波长的激发光照射样品中能够产生荧光的分子，从而产生荧光成像。荧光显微镜与普通显微镜相比有很多优点：①分辨率高；②能够直接显示细胞内的生物化学成分，且可同时进行多重染色，显示的彩色效果很显著，极易观察并定量分析；③灵敏度高，用极低浓度

的荧光染料即可显示特定成分，对活细胞毒性较小；④所用的方法非常简便易行，得出结果非常迅速，适用于医学临床诊断技术。

激光扫描共聚焦显微镜是利用激光作为光源，逐点、逐行、逐面快速扫描成像。由于激光束的波长较短，因此其分辨率高于普通光学显微镜。应用激光扫描共聚焦显微镜可获得样品不同深度层次的图像，通过计算机进行图像的三维重建，显示细胞的立体结构，可以给出细胞内各部分之间的定量关系及各种立体结构。

（二）超微结构观察

细胞内有些精细结构需要借助电子显微镜来观察。电子显微镜的高分辨率主要是因为使用了波长比可见光短得多的电子束作为光源，波长一般小于 $0.1nm$，分辨率可达 $0.2nm$。根据电子显微镜成像原理不同，有两种常用的电子显微镜。

1. 透射电子显微镜（TEM）　TEM 是发展最早、应用最广的电子显微镜，是利用穿透样品的电子经各级透镜聚焦放大后，透射在荧光屏上成像，适用于观察研究组织细胞内部的超微结构。TEM 通常由电子光学系统、真空系统和供电系统等三部分组成。

一方面电子的穿透能自很弱，另一方面生物样品的组成特性决定了其对电子穿透能力差异不明显，因此用于电镜观察的样品需要进行切片和染色。TEM 样品制备技术包括超薄切片、负染色和冷冻蚀刻等。超薄切片是将样品切成厚度为 $40\sim50nm$ 的薄片，是 TEM 样品制备中最常用的技术。负染色技术是利用重金属盐（磷钨酸等）包被低电子密度的样品，增加样品四周的电子密度，使样品在黑暗的背景上呈现明亮的结构。通常用于研究分离的细胞器或亚细胞碎片，也可用于细菌、病毒、噬菌体等微生物的结构研究。

2. 扫描电子显微镜（SEM）　SEM 是利用一束极细的电子束扫描样品，在样品表面激发出次级电子，次级电子的多少与样品表面结构有关。次级电子有探测器收集，信号经放大，电子束的强度以图像显示。SEM 适用于观察组织细胞表面或断面的三维立体结构。

SEM 的结构除了真空系统和供电系统外，主要包括电子光学系统、扫描系统、信号检测和

显示系统。电子光学系统分为电子枪、系列电磁透镜、样品室等几个部分。

二、细胞培养与细胞组分分离技术

细胞培养是将细胞从体内分离，并模拟体内生理环境在体外进行培养，从而观察并研究其生长发育等生命现象。细胞培养是细胞生物学乃至整个生命科学领域最基本的研究技术。

细胞培养可分为原代培养和传代培养两大类。原代培养是直接从机体获取细胞进行的首次培养。传代培养是指随着培养时间的延长和细胞不断分裂，细胞由于接触抑制物、营养物的不足及代谢物积累，生长速度减慢、停止甚至会发生死亡，此时就需要将培养物分割成小的部分，重新接种到另外的培养器皿内，再进行培养的过程。细胞培养技术的关键是无菌技术，即任何将与细胞直接或间接接触的物品必须是无菌的。

离心技术是最为广泛应用的细胞组分分离技术，包括差速离心和密度梯度离心两种。差速离心是利用一系列措施连续提高转速和（或）离心时间，使大小不同的组分分批分离的方法。其优点是操作简单，缺点是分离效果较差、壁效应严重和易使组分颗粒变形、聚集而失活。密度梯度离心是用介质（常用氯化铯、蔗糖、多聚蔗糖等）在离心管内形成一连续或不连续的密度梯度，将组织匀浆液混悬或置于介质的顶部，通过离心力的作用使细胞和细胞成分分层、分离。优点：分离效果好、适用范围广、组分颗粒能保持活性；缺点：耗时较长、需要特殊的离心介质或制备梯度、较难操作等。

【强化训练题】

一、名词解释

1. 细胞培养（cell culture）
2. 原代细胞培养（primary cell culture）
3. 传代细胞培养（subculture cell）
4. 分辨率（resolution）
5. 密度梯度离心（density gradient centrifugation）

二、填空题

1. 光学显微镜主要由_____、_____和_____三大部分组成，光学显微镜的分辨率取决于_____、_____和_____三个因素。
2. 电镜主要分为_____和_____两类。
3. 荧光显微镜是以_____为光源，而电子显微镜则以_____为光源。
4. 电镜超薄切片技术包括_____、_____、

_____和_____等四个主要步骤。
5. 通过离心进行细胞组分分级分离的方法有_____和_____。

三、选择题

A 型题

1. 适用于观察培养细胞的光学显微镜是
A. 激光共聚焦显微镜　　B. 暗视野显微镜
C. 荧光显微镜　　　　　D. 普通光学显微镜
E. 倒置相差显微镜

2. 多用于观察某种蛋白质在细胞内定位的显微镜是
A. 荧光显微镜　　　　　B. 透射电子显微镜
C. 扫描电子显微镜　　　D. 普通光学显微镜
E. 倒置相差显微镜

3. 目前常用于观察较厚样品内部结构及亚细胞结构与组分的显微镜是
A. 荧光显微镜　　　　　B. 透射电子显微镜
C. 激光共聚焦显微镜　　D. 普通光学显微镜
E. 倒置相差显微镜

4. 可用于观察细胞表面三维结构的显微镜是
A. 荧光显微镜　　　　　B. 透射电子显微镜
C. 扫描电子显微镜　　　D. 普通光学显微镜
E. 倒置相差显微镜

5. 制作超薄切片的过程中，不需要的步骤是
A. 固定　　　　　　　　B. 包埋
C. 切片　　　　　　　　D. 金属投影
E. 染色

6. 将细胞从培养瓶壁消化下来制成细胞悬液，常用的试剂是
A. SDS　　　　　　　　B. EDTA
C. Triton X-100　　　　D. 胰蛋白酶
E. 尿素

7. 光学显微镜的分辨率极限最终取决于
A. 入射光的波长　　　　B. 入射光的振幅
C. 入射光的亮度　　　　D. 入射光的速度
E. 入射光的颜色

8. 制作电子显微镜标本常用的包埋介质是
A. 水　　　　　B. 橡胶　　　　　C. 冰
D. 环氧树脂　　E. 石蜡

9. 制作光学显微镜标本常用的包埋介质是
A. 水　　　　　B. 橡胶　　　　　C. 冰
D. 环氧树脂　　E. 石蜡

10. 油浸镜用的油通常是
A. 矿物油　　　　　　　B. 煤油
C. 液状石蜡　　　　　　D. 香柏油
E. 植物油

11. 细胞融合的诱导剂主要是

A. 聚乙二醇

B. 烟草花叶病毒

C. 亚硝酸诱变剂

D. 植物凝集素外围培养

E. Triton X-100

12. 分离细胞内不同细胞器的主要技术是

A. 超速离心技术　　　B. 电泳技术

C. 层析技术　　　　　D. 光镜技术

E. 流式细胞术

13. 分别使用光镜的低倍镜和高倍镜观察同一标本片，可发现在低倍镜下

A. 相较小，视野较暗　B. 相较小，视野较亮

C. 相较大，视野较暗　D. 相较大，视野较亮

E. 没有区别

14. 提高显微镜分辨率的最好方法是

A. 增加放大倍数　　　B. 缩短波长

C. 增加波长　　　　　D. 给标本染色

E. 增加光强

15. 在正常细胞培养中，培养基常需加入血清，主要是因为血清中含有

A. 大量氨基酸　　　　B. 核酸

C. 生长因子　　　　　D. 维生素

E. 以上都不是

16. 透射电镜照片之所以从来都没有彩色的，是因为

A. 细胞结构不是彩色的

B. 透射电镜用的彩色底片还没有发明

C. 样品被超薄切片并被重金属盐染色

D. 是透过样品的透射电子打在荧光屏上获得的图像

E. 以上都不是

17. 有关扫描电镜成像的描述，正确的是

A. 电子探针在样品表面"扫面"激发二次电子成像

B. 电子穿透样品后打在荧光屏上成像

C. 生物样品表面不需要镀重金属

D. 扫描电镜不能观察样品的立体形貌

E. 以上都不是

18. 为了研究某种蛋白质在细胞内的分布情况，可用

A. 经组织切片后用 HE 染色观察

B. 与荧光偶联的抗体进行孵育后用荧光显微镜观察

C. 直接将细胞超薄切片并用重金属盐染色后用透射电镜观察

D. 超速离心收集该蛋白

E. 以上都不是

19. 细胞培养液中一般都要加入少量的胎牛血清，最主要的原因是

A. 为细胞生长提供基本的营养成分

B. 将细胞连接处消化分散

C. 有利于细胞贴壁和分裂

D. 使细胞突变，转化成具有癌细胞的特点

E. 以上都不是

20. 扫描电子显微镜可用于

A. 观察活细胞

B. 观察活细胞的三维形态

C. 分析细胞中的化学成分

D. 观察细胞表面的立体结构

E. 观察细胞内部细微结构

21. 利用差速离心法可从组织匀浆中最后分离出的细胞器是

A. 细胞核　　　　　　B. 线粒体

C. 溶酶体　　　　　　D. 核糖体

E. 内质网

22. 直接取材于机体组织的细胞培养称为

A. 细胞系　　　　　　B. 传代培养

C. 原代培养　　　　　D. 细胞培养

E. 细胞株

X 型题

23. 常用的荧光素有

A. 吖啶橙　　　　　　B. 罗丹明

C. 溴化乙锭　　　　　D. 异硫氰酸荧光素

E. 联苯胺

24. 电镜结构的基本特点是

A. 电子光源　　　　　B. 真空

C. 玻璃透镜　　　　　D. 电磁透镜

E. 荧光屏成像

25. 制作光学显微镜标本常用的固定剂有

A. 甲醛　　　　　　　B. 戊二醛

C. 乙醇　　　　　　　D. 锇酸

E. 石蜡

26. 制作电子显微镜标本常用的固定剂有

A. 甲醛　　　　　　　B. 戊二醛

C. 乙醇　　　　　　　D. 锇酸

E. 石蜡

【参 考 答 案】

一、名词解释

1. 细胞培养（cell culture）：将细胞从体内分离，并模拟体内生理环境在体外进行培养，使之能继续生存、生长甚至增殖的一种方法。

2. 原代细胞培养（primary cell culture）：指直接

从生物体获取、分离细胞后进行的首次培养。

3. 传代细胞培养（subculture cell）：将培养中的细胞从原培养皿中分离、稀释后重新接种到另外的培养皿内进行培养的过程。

4. 分辨率（resolution）：区分相邻两个物点之间的最小距离。

5. 密度梯度离心（density gradient centrifugation）：是用介质在离心管内形成连续或不连续的密度梯度，将组织匀浆液混悬或置于介质的顶部，通过离心力的作用使细胞和细胞成分分层、分离。

二、填空题

1. 机械部分　照明部分　光学部分　光的波长镜口率　介质的折射率
2. 透射电镜　扫描电镜
3. 紫外光　电子束
4. 固定　包埋　切片　染色
5. 差速离心法　密度梯度离心法

三、选择题

A 型题

1. E	2. A	3. C	4. C	5. D
6. D	7. A	8. D	9. E	10. D
11. A	12. A	13. B	14. B	15. C
16. D	17. A	18. B	19. C	20. D
21. D	22. C			

X 型题

23. ABCD　24. ABDE　25. ABC　26. BD

（程　志）

第四章 细 胞 膜

【目 的 要 求】

掌握：细胞膜的基本成分和分子结构模型；物质跨膜运输的形式及其原理，被动运输、主动运输的特点及其方式；膜泡运输的形式及机制。

熟悉：细胞膜的基本特征；影响膜流动性的主要因素；离子通道的类型。

了解：细胞膜分子结构的发现过程；水通道的分子结构和分类；衣被的结构单位——三脚蛋白复合体。

【教 材 精 要】

细胞膜主要是由磷脂构成的半透性膜。对于动物细胞来说，其膜外侧与外界环境相接触。它在细胞与内外物质交换、能量交换及信号转导等过程具有非常重要的作用。细胞膜的出现是原始的非细胞生物演化为细胞生物的一个转折点。

一、细胞膜的化学组成

构成细胞膜的成分有磷脂、蛋白质和糖类，此外还有水、无机盐和少量金属离子。

膜脂以磷脂、胆固醇和糖脂三种形式存在。磷脂是构成膜脂的基本成分，占整个膜脂的50%以上。主要的磷脂是甘油磷脂和鞘磷脂。组成生物膜的磷脂分子的主要特征：①具有一个极性头部和两个非极性的尾部；②在磷脂分子中，脂肪酸链的长短和不饱和度不同；③除饱和脂肪酸外，还常常有不饱和脂肪酸。胆固醇是细胞膜中另一类重要的脂类，存在于动物细胞的细胞质膜上，其含量一般不超过膜脂的1/3，它是中性脂类，对膜脂流动性的调节及降低水溶性物质的通透性等具有重要的作用。膜蛋白分为膜内在蛋白质和膜外周蛋白。膜整合蛋白质占膜蛋白总量的70%～80%。膜内在蛋白部分嵌在膜中，通过非极性氨基酸部分，直接与膜脂双层的疏水区相互作用而嵌入膜内。许多膜内在蛋白质也是兼性分子，它们的多肽链可横穿膜一次或多次，以疏水区跨越脂双层的疏水区，与脂肪酸链共价结合，而亲水的极性部分位于膜的内外表面。膜外周蛋白不直接

与脂双层疏水部分相连接，常常通过静电作用、离子键、氢键与膜脂的极性头部或通过与膜内在蛋白质亲水部分相互作用间接与膜结合。膜外周蛋白质主要分布在膜的内表面，为水溶性蛋白质。膜蛋白不仅有机械支持作用，而且在物质运输、受体、抗原和酶等方面起着重要作用。

细胞膜中含有一定量的糖类，糖类在真核细胞中占细胞膜重量的 2%～10%。它们大多是与蛋白质或脂类分子相结合的低聚糖，主要分布在细胞膜的外表面。

二、细胞膜的分子结构模型

细胞膜的分子结构模型主要包括片层结构模型、单位膜模型、液态镶嵌模型和脂筏模型。

片层结构模型认为，细胞膜中有两层磷脂分子，分子的疏水脂肪酸链在膜的内部彼此相对，而每一层磷脂分子的亲水端则朝向膜的内外表面，球形蛋白质分子附着在脂质双分子层的两侧表面，形成了"蛋白质磷脂蛋白质"的三夹板式结构。单位膜模型提出膜都呈现三层式结构，内外为电子密度高的暗线，中间为电子密度低的明线，把这种"两暗一明"的结构称为单位膜。

液态镶嵌模型：该模型主要把生物膜看成是球形蛋白质和脂类的二维排列的液态体，即流动的脂质双分子层构成膜的连续主体，各种球状蛋白质分子镶嵌在脂质双分子层中。蛋白质分子的非极性部分嵌入脂质双分子层的疏水区；极性部分则外露于膜的表面，像一群岛屿一样，无规则地分散在脂类的海洋中。这个模型主要强调了膜的流动性和脂类分子与蛋白质分子的镶嵌关系。

脂筏模型认为脂筏是指膜脂双层内含有特殊脂质的微区，并载有特殊的蛋白质，微区内陷可形成囊泡；脂筏与细胞骨架蛋白交联。这一模型可解释生物膜的某些性质和功能。

三、细胞膜的特性

（1）脂质分子是组成生物膜的基本结构成分。具有极性头部和非极性尾部的磷脂分子在水相中具有自发形成封闭膜系统的性质。

（2）蛋白质分子以各种不同形式镶嵌在脂质双分子层中或结合在膜表面。蛋白质分布的不对称性以及与脂质分子的协同作用赋予生物膜各自的特性与功能。

四、细胞膜与物质运输

1. 穿膜运输 被动运输：简单扩散、离子通道扩散、易化扩散。特点：①顺浓度梯度运输；②不需要细胞代谢供能。主动运输：离子泵、离子梯度驱动的主动运输。特点：①逆浓度梯度进行；②需要细胞代谢供能；③都有载体的帮助。

2. 膜泡运输 胞吞作用：通过细胞膜的内陷形成囊泡，将外界物质转运进细胞的过程。其分为吞噬作用、胞饮作用、受体介导的胞吞作用。胞吐作用：指细胞内的分泌泡或其他某些膜泡中的物质通过质膜转运出细胞的过程。其分为组成型胞吐作用和调节型胞吐作用。

【强化训练题】

一、名词解释

1. 细胞膜（cell membrane）
2. 液态镶嵌模型（fluid mosaic model）
3. 脂筏（lipid raft）
4. 外在膜蛋白（extrinsic protein）
5. 膜镶嵌蛋白（mosaic protein）
6. 血影（ghost）
7. 脂质体（liposome）
8. 被动运输（passive transport）
9. 主动运输（active transport）
10. 易化扩散（facilitated diffusion）
11. 协同运输（coupled transport）
12. 胞吞作用（endocytosis）
13. 吞噬作用（phagocytosis）
14. 胞饮作用（pinocytosis）
15. 受体介导的胞吞作用（receptor mediated endocytosis）
16. 胞吐作用（exocytosis）

二、填空题

1. 膜脂主要包括_____、_____和_____，其中以_____为主。
2. 细胞膜最显著的特性是_____和_____。
3. _____中不含有胆固醇成分，但某些细菌的膜脂中含有甘油酯等中性脂类。
4. 绝大多数跨膜蛋白在脂质双分子层中的肽链都是形成 α 螺旋，但大肠杆菌质膜上的跨膜肽链可以是形成_____。

5. 用_____技术可在电镜下观察膜蛋白的不对称性。
6. 胆固醇不仅是动物细胞质膜的构成成分，而且可以_____。
7. 制备细胞膜一般不选择植物细胞，原因是植物细胞有_____。
8. 就溶解性来说，质膜上的外周蛋白是_____，而膜镶嵌蛋白是_____。
9. "血影"的化学组成是_____、_____、_____。
10. 根据胞吞的物质是否有专一性，细胞的胞吞作用分为_____、_____。
11. 根据物质运输方向与离子沿浓度梯度的转移方向，协同运输可分为_____协同和_____协同。
12. 根据控制离子通道开关机制的不同，细胞膜上的离子通道可分为_____、_____、_____和_____四种类型。
13. 原核细胞中_____的细胞膜上具有 H^+ 泵，可以调节细胞的 pH。

三、选择题

A 型题

1. 在电镜下观察生物膜结构可见
A. 三层深色致密层
B. 三层浅色疏松层
C. 两层深色致密层和中间一层浅色疏松层
D. 两层浅色疏松层和中间一层深色致密层
E. 上面两层浅色疏松层和下面一层深色致密层

2. 细胞膜中含量最丰富的脂质是
A. 磷脂　　　　B. 胆固醇　　　　C. 糖脂
D. 神经节苷脂　　E. 唾液酸

3. 细胞膜的不对称性表现在
A. 膜脂分布对称，蛋白质和糖类分布不对称
B. 膜脂和蛋白质分布对称，糖类分布不对称
C. 膜脂和镶嵌蛋白分布对称，边周蛋白和糖类分布不对称
D. 膜脂、镶嵌蛋白和糖类分布对称，边周蛋白不对称
E. 膜脂、蛋白质和糖类分布都不对称

4. 下列哪项不是细胞膜的功能
A. 细胞识别　　　　B. 物质运输
C. 酶的合成　　　　D. 信息传递
E. 免疫应答

5. 细胞膜的化学成分主要有
A. 糖类和核酸　　　　B. 核酸和蛋白质
C. 糖类和蛋白质　　　　D. 脂类和蛋白质

E. 脂类和核酸

6. 如果某种细胞膜上的糖蛋白是通过膜泡分泌途径来自高尔基复合体，而该蛋白的寡糖链和肽链 N 端面向高尔基复合体腔内，那么在细胞膜上，该糖蛋白的糖链和肽链的 N 端面向

A. 细胞表面

B. 细胞质

C. 寡糖链面向细胞质，肽链 N 端面向细胞表面

D. 寡糖链面向细胞表面，肽链 N 端面向细胞质

E. 以上都不对

7. 在动物细胞膜上,对膜的流动性具有双重调节作用的分子是

A. 外周蛋白　　　　　B. 膜整合蛋白

C. 鞘脂　　　　　　　D. 胆固醇

E. 糖脂

8. 根据脂筏模型，脂筏区富含（　　）成分

A. 胆固醇和磷脂酰丝氨酸

B. 胆固醇和鞘磷脂

C. 鞘磷脂和磷脂酰丝氨酸

D. 磷脂酰丝氨酸和磷脂酰肌醇

E. 胆固醇和糖脂

9. 在细菌中磷脂的合成与（　　）有关

A. 内质网膜　　　　　B. 溶酶体膜

C. 高尔基复合体膜　　D. 质膜

E. 线粒体膜

10. （　　）降低细胞膜的流动性

A. 卵磷脂/鞘磷脂值高　B. 膜蛋白

C. 不饱和脂肪酸　　　D. 温度升高

E. 糖脂比例

11. 细胞膜外周蛋白主要靠（　　）与膜表面蛋白质或脂质分子结合

A. 氢键　　　　　　　B. 共价键

C. 酯键　　　　　　　D. 离子键

E. 范德瓦耳斯力

12. 构成膜双分子层结构的脂类是

A. 兼性分子　　　　　B. 疏水分子

C. 极性分子　　　　　D. 双极性分子

E. 亲水性分子

13. 作为药物载体，脂质体包裹脂溶性的药物包装部位是

A. 脂质体表面

B. 脂质体腔内

C. 脂质体的脂双层膜中

D. 脂质体表面的亲水头部

E. 以上都不对

14. 人红细胞膜 ABO 血型抗原的成分是

A. 磷脂　　　　　　　B. 胆固醇

C. 鞘磷脂　　　　　　D. 糖蛋白

E. 鞘糖脂

15. 不属于生物膜系统的是

A. 高尔基复合体　　　B. 溶酶体

C. 脂质体　　　　　　D. 质膜

E. 线粒体

16. 膜脂不具有的运动方式是

A. 侧向运动　　　　　B. 尾部摆动

C. 跳跃运动　　　　　D. 自旋运动

E. 翻转运动

17. 新生儿肠上皮细胞通过消耗 ATP，可以直接吸收母乳中的免疫球蛋白和半乳糖，这两种物质分别吸收到血液中的方式是

A. 主动运输、主动运输

B. 内吞、主动运输

C. 主动运输、内吞

D. 被动运输、主动运输

E. 被动运输、内吞

18. 从细胞膜上提取了某种成分，用非酶法处理后，加入双缩脲试剂出现紫色；若加入斐林或本尼迪克特试剂并水浴加热，出现砖红色。该成分是

A. 糖脂　　　　　　　B. 磷脂

C. 糖蛋白　　　　　　D. 脂蛋白

E. 胆固醇

19. 科学家将一个细胞细胞膜中的磷脂成分抽提出来，并将它在空气-水界面上铺成单分子层，发现这个单分子层的表面积相当于原来细胞膜表面积的两倍。这说明磷脂分子在细胞膜上的分布状况是

A. 单层排列　　　　　B. 均匀稀疏排列

C. 双层排列　　　　　D. 均匀紧密排列

E. 单层和双层排列都有

20. 科学家常用哺乳动物红细胞作材料来研究细胞膜的组成，是因为

A. 哺乳动物红细胞容易得到

B. 哺乳动物成熟红细胞内没有核膜、内膜系统、线粒体膜等膜结构

C. 哺乳动物红细胞在水中容易涨破

D. 哺乳动物红细胞的细胞膜在光学显微镜下容易观察到

E. 制作成本低

21. 在下列几组化学元素中，构成细胞膜所必需的基本元素是

A. C、H、O　　　　　B. C、H、O、P

C. C、H、O、N　　　D. C、H、O、N、P

E. C、H、P

22. 质膜是半通透性的，一般说分子通过细胞膜

的能力主要取决于该物质的

A. 脂溶性 　　　　B. 水溶性
C. 带电性 　　　　D. 扩散性
E. 调节性

23. 运输方式不消耗细胞的代谢能量的是

A. 电位门通道 　　B. 内吞
C. 外排 　　　　　D. 协同运输
E. Ca^{2+} 泵

24. 可作为细胞主动运输的直接能量来源的是

A. 离子梯度 　　　B. NADH
C. ATP 　　　　　D. 光
E. cAMP

25. 难以透过无蛋白的人工膜的是

A. 离子 　　　　　B. 丙酮
C. 乙醇 　　　　　D. 二氧化碳
E. 甘油

26. 低密度脂蛋白颗粒进入细胞的过程是

A. 吞噬作用
B. 胞饮作用
C. 受体介导的胞吞作用
D. 主动运输
E. 膜泡运输

27. 小肠上皮细胞吸收氨基酸的过程为

A. 通道扩散 　　　B. 帮助扩散
C. 主动运输 　　　D. 伴随运输
E. 膜泡运输

28. 小肠上皮细胞吸收葡萄糖及各种氨基酸，主要通过（　　　）达到逆浓度梯度运输

A. 与 Na^+ 相伴运输 　　B. 与 K^+ 相伴运输
C. 与 Ca^{2+} 相伴运输 　　D. 与 H^+ 相伴运输
E. 载体蛋白直接利用 ATP 能量

29. 若对实验动物使用乌本苷，不太可能出现的结果是

A. 细胞内 Na^+ 浓度增高
B. 细胞内 K^+ 浓度增高
C. 细胞因体积膨胀而趋于裂解
D. 协同运输的效能降低
E. 细胞内 Ca^{2+} 浓度增高

30. 维持细胞内低钠高钾的蛋白质分子是

A. Na^+-K$^+$ 泵 　　B. Na^+ 通道蛋白
C. K^+ 通道蛋白 　　D. Na^+-K$^+$ 通道蛋白
E. 离子通道蛋白

31. 不是通过简单扩散进出细胞膜的物质是

A. O_2 　　　B. N_2 　　　C. C_2H_5OH
D. Na^+，K^+ 　　E. CO_2

32. Ca^{2+} 逆浓度梯度通过细胞膜的运输方式是

A. 易化扩散 　　　B. 被动转运
C. 主动转运 　　　D. 膜泡运输
E. 简单扩散

33. 以简单扩散的运输方式通过细胞膜的是

A. 尿素 　　　　　B. 葡萄糖
C. 氨基酸 　　　　D. 核苷酸
E. 蔗糖

34. 人工脂膜对不同分子的相对通透性由大到小的排列是

A. H_2O、葡萄糖、甘油、Na^+
B. H_2O、Na^+、甘油、葡萄糖
C. H_2O、尿素、葡萄糖、K^+
D. H_2O、甘油、K^+、葡萄糖
E. K^+、葡萄糖、甘油、Na^+

35. 受体介导的胞吞作用不具有的特点是

A. 形成有被小窝和有被小泡
B. 吸入大量的细胞外液
C. 是吸取特定大分子的有效途径
D. 膜蛋白参与
E. 受体识别胞吞物

36. 通过结构性分泌途径排除细胞的物质是

A. 分泌蛋白 　　　B. 分泌激素
C. 消化酶 　　　　D. 神经递质
E. 多糖

37. 巨噬细胞摄入微生物进行消化的过程称为

A. 异噬作用
B. 出胞作用
C. 吞饮作用
D. 受体介导的内吞作用
E. 自噬作用

38. 在细胞膜上既能主动转运又能被动转运小分子物质进出细胞的结构是

A. 载体蛋白 　　　B. 膜抗原
C. 膜受体 　　　　D. 离子通道蛋白
E. 外在蛋白

B 型题

（39～43 题共用备选答案）

A. 脂筏模型 　　　B. 液态镶嵌模型
C. 单位膜模型 　　D. 片层结构模型
E. 晶格镶嵌模型

39. 20 世纪 50 年代末，Robertson 提出了
40. 1975 年 Wallach 提出了
41. 1935 年 Danielli 和 Davson 提出了第一个细胞膜分子结构模型
42. Singer 和 Nicolson 于 1972 年提出了
43. 1988 年 Simon 提出了

（44～48 题共用备选答案）
A. 水　　　B. 磷脂　　　C. 胆固醇
D. 蛋白质　　E. 糖类
44. 构成膜受体的主要化学成分是
45. 组成细胞外被的主要化学成分是
46. 细胞膜中含量最多的化学成分是
47. 构成细胞膜基本骨架的化学成分是
48. 对细胞膜中脂质的流动性具有调节作用的化学成分是
（49～53 题共用备选答案）
A. 细胞膜　　　　　B. 冰冻蚀刻技术
C. 蛋白质分子　　　D. 糖类
E. 非共价键
49. 用（　　）可在电镜下观察膜蛋白的不对称性
50. （　　）分子镶嵌在膜骨架分子之间
51. （　　）分子多分布于膜骨架的表面
52. 生物膜上的蛋白质分子、磷脂分子以（　　）连接
53. 在原始生命物质进化过程中（　　）的形成是关键的一步，没有它，细胞形式的生命就不可能存在
（54～58 题共用备选答案）
A. 胞饮作用　　　　B. 简单扩散
C. 易化扩散　　　　D. 离子通道扩散
E. 吞噬作用
54. 尿素是通过（　　）作用进入细胞内的
55. 氨基酸是通过（　　）方式进入细胞内的
56. 细菌是通过（　　）方式进入细胞内的
57. 蛋白质溶液是通过（　　）方式进入细胞内的
58. Na^+是通过（　　）作用进入细胞的
（59～63 题共用备选答案）
A. 载体蛋白　　　　B. 通道蛋白
C. 膜镶嵌蛋白　　　D. 膜受体
E. 膜抗原
59. 细胞膜上能与膜外配体结合并引起胞内特定反应的结构称为
60. 既能主动转运又能被动转运小分子物质进出细胞的结构是
61. 细胞膜上的腺苷酸环化酶属于
62. 只能执行被动转运小分子物质的结构为
63. 细胞膜上能够刺激机体产生相应抗体的蛋白类大分子称为
X 型题
64. 下列哪些因素可降低细胞膜的流动性
A. 脂肪酸链的长度增加
B. 脂肪酸链的不饱和程度增加

C. 卵磷脂与鞘磷脂比例增加
D. 相变温度以上胆固醇含量增加
E. 相变温度以下胆固醇含量增加
65. 属于细胞膜的主要成分是
A. 糖类　　　B. 脂类　　　C. 核酸
D. 蛋白质　　E. 微量元素
66. 目前得到广泛接受和支持的细胞膜分子结构模型是
A. 单位膜模型　　　　B. 片层模型
C. 液态镶嵌模型　　　D. 脂筏模型
E. 板块镶嵌模型
67. 细胞膜的结构特点和功能特性依次是
A. 由蛋白质和磷脂分子组成
B. 具有一定的流动性
C. 是一种选择透过性膜
D. 保护细胞内部
E. 物质运输
68. 决定细胞膜具有选择透过性的主要物质基础是
A. 磷脂分子　　　　B. 载体蛋白
C. 胆固醇　　　　　D. 糖蛋白
E. 磷脂酰丝氨酸
69. 简单扩散方式通过膜脂质双分子层的物质是
A. O_2　　　B. 尿素　　　C. H_2O
D. 甘油　　　E. 乙醇
70. 小肠和肾小管上皮细胞吸收葡萄糖的方式可以是
A. 单运输
B. 对向运输
C. 离子驱动的主动运输
D. 伴随运输
E. 同向运输
71. Na^+-K^+ 泵运输的主要特点是
A. 逆电化学梯度对向运输
B. 需要载体
C. 消耗能量 ATP
D. Na^+入胞
E. K^+出胞
72. 通过膜载体转运的物质是
A. CO_2　　　B. 葡萄糖　　　C. 氨基酸
D. H_2O　　　E. 金属离子
73. 细胞膜对小分子物质的运输方式有
A. 载体蛋白介导　　　B. 简单扩散
C. 易化扩散　　　　　D. 主动运输
E. 通道蛋白介导
74. 属于被动运输的细胞运输方式有
A. 离子通道扩散　　　B. 伴随运输

C. 简单扩散　　　　　　D. 离子泵
E. 帮助扩散
75. 脂溶性物质进入细胞主要取决于
A. 分子大小　　　　　　B. 受体数目
C. 载体数目　　　　　　D. 膜两侧浓度梯度
E. 脂溶性程度
76. 易化扩散的特征是
A. 需要消耗 ATP　　　　B. 需要载体蛋白
C. 需要膜电位变化　　　D. 顺浓度梯度扩散
E. 逆浓度梯度扩散
77. 细胞膜泡运输特征是
A. 形成衣被小泡　　　　B. 受体介导
C. 需要消耗 ATP　　　　D. 需要 Ca^{2+} 调控
E. 需要细胞膜电位改变

四、判断题（正确为 T，错误为 F）

1. 载体蛋白既能执行主动运输，又能执行被动运输，但通道蛋白只能执行被动运输。（　　　）
2. 抑制 Na^+-K^+ 泵的功能，对动物小肠细胞吸收营养没有影响。（　　　）
3. 在真核细胞，胞吞作用不仅调控细胞对营养物质的摄取，还参与细胞信号转导等过程。（　　　）
4. 带电荷的分子很难通过脂质双分子层，是因为脂质双分子层对其具有高度不通透性。（　　　）
5. 对于抗药性强的肿瘤细胞，其质膜上 ABC 转运蛋白比没有抗药性的细胞表达量要高。（　　　）
6. 一定浓度的硝酸银能很好地抑制水孔蛋白的作用。因此如果用较高浓度的硝酸银处理红细胞，这些红细胞在低渗溶液中溶血速度会更快。（　　　）
7. 无机离子全部通过离子通道进入细胞内。（　　　）
8. 水是细胞的主要成分，并且都以简单扩散的形式进出细胞。（　　　）
9. 由于膜脂和膜蛋白都具有流动性，因此两者同步流动并均匀地分布在细胞膜上。（　　　）
10. 细胞膜具有不对称性，但胆固醇在细胞膜上的分布是均匀的。（　　　）
11. 胆固醇与磷脂分子紧密结合，它们对膜流动性主要是起限制作用。（　　　）
12. 在细胞膜上存在鞘磷脂和胆固醇富集的脂筏，但这些区域的流动性和其他区域没有差异。（　　　）
13. 哺乳动物红细胞表面存在的 ABO 血型抗原化学本质是鞘糖脂。（　　　）

五、问答题

1. 细胞膜主要由哪些化学成分组成？它们在膜结构中主要有什么作用？

2. 试述生物膜的基本特性及其影响因素。
3. 为什么说红细胞是研究膜结构的最好材料？
4. 膜不对称的意义是什么？
5. 膜流动性的生理意义是什么？
6. 如何理解生物膜作为界膜对细胞生命活动所起的作用？
7. 物质进出细胞有哪几种运输方式？
8. 低密度脂蛋白（LDL）是如何进入细胞内成为可以被细胞利用的胆固醇的？

【参 考 答 案】

一、名词解释

1. 细胞膜（cell membrane）：围绕在细胞最外层，由脂质和蛋白质组成的生物膜，又称质膜（plasma membrane）。其基本作用是维护细胞内环境的相对稳定，并参与同外界环境的物质交换、能量和信息传递等，在细胞的生存、生长、分裂、分化中起重要作用。

2. 液态镶嵌模型（fluid mosaic model）：主要把生物膜看成是球形蛋白质和脂类的二维排列的液态体，不是静止的，而是一种具有流动性特点的结构。膜中脂质双层既具有固体分子排列的有序性，又具有液体的流动性，即流动的脂质双分子层构成膜的连续主体，各种球状蛋白质分子镶嵌在脂质双分子层中。这个模型主要强调了膜的动态性和脂质分子与蛋白质分子的镶嵌关系。

3. 脂筏（lipid raft）：是质膜上富含胆固醇和鞘磷脂的微结构域。大小约 70nm，是一种动态结构，位于脂双层的外层。脂筏可以选择性地接受某种蛋白质，它对特定蛋白质的亲和性由胞内或胞外的刺激物调控，载有一套特定蛋白质的脂筏可根据胞内或胞外的刺激，改变自身的大小和组成，这有利于特殊蛋白质与蛋白质间的相互作用，使信号开关激活，而脂筏间彼此合并将导致信号的放大。脂筏就像一个蛋白质停泊的平台，与膜的信号转导、蛋白质分选均有密切的关系。

4. 外在膜蛋白（extrinsic protein）：又称膜周边蛋白（peripheral protein）。外在膜蛋白占膜蛋白的 20%～30%，主要分布在内表面，外在膜蛋白为水溶性蛋白质，靠离子键或其他较弱的键与膜表面的膜蛋白分子或膜脂分子结合，因此只要改变溶液的离子强度甚至提高温度就可以将外在膜蛋白从膜上分离下来，但膜结构并不被破坏。

5. 膜镶嵌蛋白（mosaic protein）：占膜蛋白的 70%～80%，是双亲膜性分子，可不同程度地嵌入脂双层分子中。有的贯穿整个脂双层，两端暴露于膜的内外表面,这种类型的膜蛋白又称跨膜蛋白。内在膜蛋白露出膜外的部分含较多的极性氨基酸,属亲水性,与磷脂分子的亲水头部邻近;嵌入脂双层内部的膜蛋白由一些非极性的氨基酸组成,与脂质分子的疏水尾部相互结合,因此与膜结合非常紧密。

6. 血影(ghost):哺乳动物成熟的红细胞经低渗处理后,发生溶血,质膜破坏,释放出血红蛋白和胞内其他可溶性蛋白,其细胞膜可以重新封闭起来,红细胞仍保留原来的性状和大小,这种结构称为血影。

7. 脂质体(liposome):是磷脂分子在水相中形成的一种自我封闭的稳定的脂质双层膜。

8. 被动运输(passive transport):是指小分子物质从高浓度到低浓度运输,不需要消耗细胞的代谢能量。

9. 主动运输(active transport):指小分子物质从低浓度到高浓度运输,需要消耗细胞的代谢能量。

10. 易化扩散(facilitated diffusion):指非脂溶性的物质从高浓度到低浓度运输,不需要消耗细胞的代谢能量,但需要有膜上的载体蛋白帮助。

11. 协同运输(coupled transport):载体蛋白在转运一种溶质分子时,同时或随后转运另一种溶质分子。

12. 胞吞作用(endocytosis):指细胞表面发生内陷,由细胞膜把环境中的大分子和颗粒物质包围成小泡,脱离细胞膜进入细胞内的过程。

13. 吞噬作用(phagocytosis):指细胞膜胞吞入较大的固体颗粒或分子复合物的过程。

14. 胞饮作用(pinocytosis):是指细胞吞入大分子溶质物质或极小颗粒物的过程。

15. 受体介导的胞吞作用(receptor mediated endocytosis) 大分子与细胞膜上的特异受体相识别并结合,再通过膜囊泡系统完成物质的传送过程。是特异性很强的胞吞作用。

16. 胞吐作用(exocytosis):指细胞内的物质由膜包围成小泡从细胞内逐步移行到质膜下方并与其融合,把物质排出细胞外。

二、填空题

1. 磷脂 糖脂 胆固醇 磷脂
2. 不对称性 流动性
3. 植物细胞膜
4. β折叠
5. 冰冻蚀刻
6. 调节膜的流动性
7. 细胞壁
8. 可溶的 不溶性的
9. 磷脂 糖脂 胆固醇
10. 组成型 调节型
11. 同向 反向
12. 电压门通道 配体门通道 压力激活门通道 环核苷酸门通道
13. 细菌

三、选择题

A 型题

1. C	2. A	3. E	4. C	5. D
6. A	7. D	8. B	9. D	10. B
11. B	12. A	13. A	14. E	15. C
16. C	17. B	18. C	19. C	20. B
21. D	22. A	23. A	24. C	25. A
26. C	27. D	28. A	29. D	30. A
31. D	32. C	33. A	34. D	35. B
36. C	37. A	38. A		

B 型题

39. C	40. E	41. D	42. B	43. A
44. D	45. E	46. A	47. B	48. C
49. B	50. C	51. D	52. E	53. A
54. B	55. C	56. E	57. A	58. D
59. D	60. E	61. C	62. B	63. E

X 型题

64. AE	65. ABD	66. ACD	67. BC
68. AB	69. ABDE	70. CDE	71. ABCDE
72. BCE	73. ABCDE	74. ACE	75. ADE
76. BD	77. ABC		

四、判断题

1. T 2. F 3. T 4. T 5. T 6. F 7. F 8. F 9. F 10. F 11. F 12. F 13. T

五、问答题

1. 组成细胞膜的化学成分主要是脂类、蛋白质和糖类。脂类以兼性分子磷脂和胆固醇为主,磷脂构成细胞膜主体结构的脂质双分子层,其亲水的头部朝向细胞内外,与水相接触,而疏水的尾部则两两相对位于膜里面。胆固醇对维持细胞膜的流动性具有重要作用。蛋白质分子以不同的方式镶嵌在脂双层分子中(镶嵌蛋白)或结合在其表面(膜外周蛋白),它们在膜中的含量、类型、分布的不对称性及其与脂分子的协同作用赋予生物膜具有各自的特性与功能。糖类常以低聚糖或多聚糖的形式共价结合于膜蛋白或膜脂分子上,形成糖蛋白和糖脂即为细胞外被(糖萼),

与细胞保护、细胞识别和细胞免疫等重要反应有密切的关系。

2. 不对称性和流动性是生物膜的两个最基本的特性。生物膜的不对称性是由膜脂分布的不对称、膜蛋白分布的不对称和膜糖类分布的不对称决定的。膜的流动性是由膜脂质分子的 5 种运动方式和膜蛋白分子的 2 种扩散方式决定的。有多种因素如磷脂分子脂肪酸链的长度与饱和程度、胆固醇的含量及卵磷脂与鞘磷脂的比例等可影响膜的流动性。

3. 由于红细胞数量巨大，取材容易，极少有其他类型细胞的污染，而成熟的哺乳动物的红细胞中没有细胞核、内膜系统和线粒体等膜相细胞器，细胞膜是它的唯一膜结构，分离后不存在其他膜污染的问题，所以红细胞是研究膜的好材料。

4. 膜成分中膜蛋白、膜脂和膜糖分布的不对称导致了膜内外两侧的不对称和方向性，保证了生命活动的高度有序性。细胞间的识别、细胞的运动、膜内外物质的运输、信号传递等都具有方向性，这些方向性的维持就依赖于膜上不对称分布的膜蛋白、膜脂和膜糖。

5. 膜适宜的流动性是生物膜正常功能的必要条件：①流动性与酶活性有极大的关系，流动性大，活性高；②流动性与物质转运有关，如果没有膜的流动性，细胞内外物质无法进行转运，细胞的新陈代谢就会停止，细胞就会死亡；③膜流动性与信息传递、能量转换有着极大关系；④膜流动性与发育和细胞衰老有很大关系。

6. 生物膜包括细胞膜和内膜结构的膜。作为细胞的界膜细胞膜对于细胞生命的进化具有重要意义，不仅使生命进化到细胞的生命形式，也保证了细胞生命活动的正常进行；内膜结构的膜使遗传物质和其他参与生命活动的生物大分子相对集中在一个安全的微环境中，有利于细胞的物质代谢和能量代谢；细胞内空间的区域化不仅扩大了表面积，还使细胞生命活动更加高效和有序。

7. 小分子物质的跨膜运输分为被动运输和主动运输。被动运输不需要消耗代谢能，依靠膜两侧物质的浓度梯度就能够将物质从膜一侧运输到膜的另一侧。被动运输主要包括不需要蛋白质介导的简单扩散、需要载体蛋白介导的易化（帮助）扩散及需要通道蛋白介导的通道扩散。而主动运输时物质运输过程中需要消耗代谢能，细胞逆浓度梯度运输物质。它主要包括钠钾离子泵、钙泵等。大分子物质以膜泡形式运输，根据物质分子流向分为胞吞作用（吞噬作用、吞饮作用、受体介导的胞吞作用）和胞吐作用，两者均要消耗能量。

8. LDL 颗粒首先与细胞膜上的 LDL 受体结合，在细胞表面形成有被小窝，然后，LDL 与受体一起形成有被小泡进入细胞。在胞内，有被小泡很快脱去衣被成为无被小泡与胞内体结合，形成大的内吞体，其膜上有 H^+ 泵，能起酸解作用，使受体与 LDL 颗粒分离。含有受体的小泡回到质膜参与受体再循环，含 LDL 小泡与溶酶体结合，LDL 被酶分解为游离的胆固醇进入细胞质，供细胞所利用。

（杨春蕾）

【英文强化训练题】

I. Terms explanation

1. Protein domain
2. Subunit
3. The unit membrane
4. Na^+-K^+ pump
5. Endocytosis
6. Clathrin
7. Facilitated diffusion
8. Active transport
9. Receptor-mediated endocytosis

II. Multiple choice（choose the BEST one）

1. What are the main chemical components of cell membrane?
A. nucleic acids and proteins
B. carbohydrates and proteins
C. lipids and proteins
D. nucleic acids and carbohydrates
E. lipids and nucleic acids

2. The backbone of a sphingomyelin is
A. peptide　　　B. fatty acid
C. terpene　　　D. glycerol
E. sphingosine

3. Membrane lipids do not include
A. cholesterol　　　B. bile acids
C. sphingolipide　　　D. triglycerides
E. all of these are wrong

4. Cholesterol mixes with phospholipids in a biomembrane because cholesterol molecules are
A. phospholipid derivatives
B. entirely hydrophobic
C. steroid derivatives

D. amphipathic

E. all of these are wrong

5. Which of the following factor can increase the mobility of cell membrane?

A. cholesterol

B. long chain fatty acid

C. saturated fatty acid

D. high ratio of lecithin/sphingomyelin

E. temperature reduction

6. The composition of human erythrocyte membrane ABO blood group antigen is

A. cholesterol　　　B. phospholipid

C. glycoprotein　　　D. glycolipid

E. peripheral protein

7. Which of the following ways does ethanol enter the cell?

A. simple diffusion　　B. facilitated diffusion

C. active transport　　D. co-transport

E. ionic channel diffusion

8. Which of the following modes of transport does not require energy consumption?

A. co-transport　　　B. facilitated diffusion

C. active transport　　D. endocytosis

E. exocytosis

9. Which of the following needs to be transported by carrier protein?

A. O_2　　　　　B. glucose

C. NO　　　　　D. CO_2

E. all of these are wrong

10. Regarding to the following description of ion channel proteins, which one is wrong?

A. transport ion

B. transport speed is faster than carrier protein

C. transport ion down its electrochemical gradient

D. no selectivity

E. there's no need to consume energy

11. In each cycle, the Na^+-K^+ ATPase can pump

A. 2 Na^+ in and 3 K^+ out

B. 2 Na^+ out and 3 K^+ in

C. 3 Na^+ in and 2 K^+ out

D. 3 Na^+ out and 2 K^+ in

E. 1 Na^+ out and 4 K^+ in

12. Which of the following modes of transport can be used by a cell to take droplets of liquid containing dissolved materials?

A. pinocytosis

B. exocytosis

C. phagocytosis

D. carrier mediated facilitated diffusion

E. Na^+-K^+ pump

13. In intestinal lumen epithelial cells, which of the following occurs by passive transport?

A. import of K^+ on the basal side

B. export of Na^+ on the basal side

C. import of glucose on the apical side

D. export of glucose on the basal side

E. all of these are wrong

14. The Na^+-K^+ pump

A. helps establish an electrochemical gradient across the membrane

B. concentrates Na^+ on the outside of the membrane

C. concentrates K^+ on the inside of the membrane

D. utilizes a carrier protein and energy

E. all of these are correct

15. Regarding to the following description of receptor-mediated endocytosis, which one is wrong?

A. carry out in a specific area of the cell membrane

B. form coated pits and coated vesicles

C. absorb a large amount of extracellular fluid

D. the speed of endocytosis is faster than that of pinocytosis

E. selectively enrich transported substances

Ⅲ. Answer questions

1. Please describe the mechanism of Na^+-K^+ pump activity and physiological significance.

2. Please describe the process of LDL receptor-mediated endocytosis.

【 Reference Answers 】

Ⅰ. Terms explanation

1. Protein domain: It is a substructure produced by a special part of a polypeptide chain. It can fold into a compact, stable structure independently.

2. Subunit: Proteins consisting of more than one polypeptide chain display quaternary structure, and each individual polypeptide chain is called a subunit.

3. The unit membrane: The two outer layers are dense and approximately 2nm thickness and the middle layer is light and about 3.5nm thickness. This three layered structure is called the unit membrane, the thickness of unit membrane is about 7~7.5nm.

4. Na^+-K^+ pump: Na^+-K^+ pump is Na^+-K^+ATPase. It has three receptor sites for binding sodium ions on the portion of the protein that protrudes to the interior of the cell. It has two receptor sites for K^+ on the outside. Pumps sodium ions outward through the cell membrane and at the same time pumps potassium ions from the outside to the inside. Expend ATP providing energy for Na^+ pump. High K^+ concentration is inside the cell and high Na^+ concentration is outside the cell.

5. Endocytosis: This process of a substance being transported into the cell in a membrane-enclosed vesicle is known as endocytosis.

6. Clathrin: Clathrin is a protein that plays a major role in the formation of coated vesicles. It forms a triskelion shape composed of three clathrin heavy chains and three light chains.

7. Facilitated diffusion: Molecules or ions pass through a membrane down the electrochemical gradient with the necessity of binding with carrier proteins in the membrane.

8. Active transport: When a cell membrane moves molecules or ions uphill against a concentration gradient or uphill against an electrical or pressure gradient, the process is called active transport.

9. Receptor-mediated endocytosis: Receptor-mediated endocytosis is the process of cell specific uptake of extracellular proteins or other compounds.

II. Multiple choice

1. C	2. E	3. B	4. D	5. D
6. D	7. A	8. B	9. B	10. D
11. D	12. A	13. D	14. E	15. C

III. Answer questions

1. Please describe the mechanism of Na^+-K^+ pump activity and physiological significance.

Na^+-K^+ pump is a tetramer which includes two α subunits and two β subunits. It has three receptor sites for binding sodium ions on the portion of the protein that protrudes to the interior of the cell, and **3 Na^+** bind to the binding site inside the cell. It has two receptor sites for K^+ on the outside, and **2 K^+** bind to the binding site outside the cell. Pumps sodium ions outward through the cell membrane and at the same time pumps potassium ions from the outside to the inside. Expend ATP providing energy for Na^+ pump. The physiological significance of Na^+-K^+ pump is following. ①Control cell volume; ②It is responsible for maintaining the sodium and potassium concentration gradients across the cell membrane; ③High concentration of Na^+ outside of cell is the energy source for active transport of other substances; ④High K^+ concentration inside and high sodium ion concentration outside is the basic of production of cell's bioelectricity, such as resting potential and action potential.

2. Please describe the process of LDL receptor-mediated endocytosis.

During the cell uptake of LDL particles, cell membrane invaginates and form the coated pits, then invaginated deeply and formed coated vesicle. There are many LDL receptors in coated pits membrane, and many clathrins lie in cytoplasmic side in coated pits then formed coated vesicle. LDL binds to LDL receptor in coated vesicle. Then the coated vesicle formed to no coated vesicle. No coated vesicle fused with endosome during pH value acid condition. LDL receptor released from LDL. LDL particles enter into lysosome and was resolved free cholesterol. LDL receptor returns to cell membrane and recycle.

（段昌柱　程　志）

第五章　细胞连接与细胞外基质

【目 的 要 求】

掌握：细胞连接的类型和结构特点。

熟悉：细胞外基质的结构和分子组成。

了解：细胞外基质的主要功能。

【教 材 精 要】

在多细胞生物体内，没有一个细胞是"孤立"的，它们通过细胞连接直接结合在一起，或者通过细胞分泌的细胞外基质间接结合在一起，构建成具有特定结构和功能的组织、器官和系统，形成完整的有机体。

一、细胞连接

细胞连接是在细胞质膜的特化区域，通过膜蛋白、细胞骨架蛋白或者细胞外基质形成的细胞与细胞之间、细胞与细胞外基质之间的连接结构，在加强细胞间的机械联系、维持组织结构的完整性、协调细胞的功能方面起着重要作用。分为封闭连接、锚定连接和通信连接三大类。

1. 封闭连接　脊椎动物的封闭连接也称紧密连接，多见于皮肤上皮细胞、体内各种管腔及腺体靠腔面一端的上皮细胞，在连接处相邻细胞借各自的质膜紧密相贴，并通过特殊的跨膜蛋白对合交联，形成条索状的密闭连接结构——封闭索，呈带状分布。封闭连接将细胞紧密连接在一起，封闭了细胞间隙。

2. 锚定连接　锚定连接是由膜蛋白和细胞骨架参与，存在于细胞之间或细胞与细胞外基质之间的细胞连接。根据细胞骨架纤维成分的不同，可分为黏着连接和桥粒连接，前者的细胞骨架纤维成分是肌动蛋白纤维，后者的细胞骨架纤维成分是中间纤维。锚定连接能增强细胞抗机械压力的能力。

黏着连接可分为黏着带和黏着斑，前者常见于上皮细胞顶部紧密连接的下方，后者位于上皮细胞基底部。

桥粒连接可以分为桥粒和半桥粒，前者位于细胞与细胞之间，后者位于细胞与细胞外基质之间。

3. 通信连接　不仅具有连接作用，还可以介导细胞间的物质转运、化学或电信号的传递，维持多细胞间的协调与合作，包括间隙连接和化学突触。

间隙连接是由连接子构成的细胞间通信连接。允许分子量小于 1200Da 的分子和离子通过，使相邻细胞间形成代谢偶联和电偶联。

化学突触是突触前细胞借助化学信号，将信息转送到突触后细胞的突触结构。

二、细胞外基质

细胞外基质是由细胞分泌到细胞外间充质中的蛋白质和多糖类大分子物质，构成精细而复杂的网络结构，主要成分包括糖胺聚糖和蛋白聚糖、胶原和弹性蛋白、非胶原糖蛋白。

（一）细胞外基质的主要成分

1. 糖胺聚糖和蛋白聚糖　糖胺聚糖是由重复的二糖单位聚合成的无分支直链多糖，因其二糖中一个常为氨基糖而得名，过去称为黏多糖，也称为氨基聚糖。分为透明质酸、硫酸软骨素、硫酸皮肤素、硫酸角质素和肝素等。蛋白聚糖是由糖胺聚糖（除透明质酸外）与核心蛋白共价结合形成的高分子量复合物，是一种含糖量极高的糖蛋白。在软骨中，巨大的蛋白聚糖多聚体赋予软骨凝胶样特性和强大的抗变形能力。

2. 胶原和弹性蛋白　胶原是细胞外基质中的一种张力强度很高的纤维状蛋白质。富含甘氨酸和脯氨酸，是构成细胞外基质的骨架。弹性蛋白是细胞外基质中形成弹性纤维的蛋白质。具有随机卷曲和交联性能。弹性纤维主要分布在需要一定弹性来维持其功能的组织中，如血管壁、肺和皮肤。

3. 非胶原糖蛋白　非胶原糖蛋白已知的有数十种，研究较多的是纤连蛋白和层粘连蛋白。

纤连蛋白是一种大的纤维状糖蛋白。血浆纤连蛋白是二聚体，由两条肽链末端形成二硫键交联组成，整个分子呈"V"形。细胞纤连蛋白是多聚体，通过更多的链间二硫键交联成纤维束。

层粘连蛋白主要存在于基膜中，是基膜所特有的非胶原糖蛋白，由三个亚单位（α 链、β 链、γ 链）形成不对称的"十"字形结构，由一条长臂和三条短臂构成。

（二）细胞外基质的主要功能

细胞外基质构成了各类细胞完成其生命活

动所必需的环境条件，影响着不同组织细胞的形态、生理状态和功能，甚至在一定程度上决定着细胞的存亡。总体来说，细胞外基质主要有以下功能。

1. 影响细胞的存活、生长与死亡　正常真核细胞，除成熟血细胞外，大多须黏附于特定的细胞外基质上才能抑制凋亡而存活。如上皮细胞及内皮细胞一旦脱离了细胞外基质则会发生凋亡。

2. 决定细胞的形态　细胞的形态往往与其所处的特定生存环境密切相关。同一种细胞附着于不同的基质，将呈现不同的形状。如成纤维细胞在天然的细胞外基质中呈扁平状，有多个突起；在Ⅰ型胶原中呈梭状；而在玻片上则呈球状。

3. 参与细胞分化的控制　细胞外基质对胚胎发育的细胞分化和组织器官形成具有重要的调控作用。如成肌细胞在纤连蛋白上增殖并保持未分化的表型；而在层粘连蛋白上则停止增殖，转入分化，融合为肌管，最后分化成成熟的肌纤维。

4. 参与细胞的迁移　细胞外基质可以控制细胞迁移的速度与方向，并为细胞迁移提供"脚手架"。如纤连蛋白可促进成纤维细胞及角膜上皮细胞的迁移；层粘连蛋白可促进多种肿瘤细胞的迁移。

【强化训练题】

一、名词解释

1. 细胞连接（cell junction）
2. 紧密连接（tight junction）
3. 锚定连接（anchoring junction）
4. 桥粒（desmosome）
5. 半桥粒（hemidesmosome）
6. 通信连接（communicating junction）
7. 间隙连接（gap junction）
8. 化学突触（chemical synapse）
9. 细胞外基质（extracellular matrix）
10. 糖胺聚糖（glycosaminoglycan）
11. 蛋白聚糖（proteoglycan）
12. 胶原（collagen）
13. 纤连蛋白（fibronectin）
14. 层粘连蛋白（laminin）

二、填空题

1. 人体细胞之间的细胞连接有＿＿＿＿、＿＿＿＿和＿＿＿＿三种类型。
2. 根据参与的细胞骨架纤维成分和锚定部位

的不同，锚定连接可分为＿＿＿＿、＿＿＿＿、＿＿＿＿、＿＿＿＿。
3. 通信连接不仅具有连接作用，还可介导细胞间的物质转运、化学或电信号的传递，维持多细胞间的协调与合作，包括＿＿＿＿和＿＿＿＿。
4. 细胞外基质的主要成分包括＿＿＿＿、＿＿＿＿、＿＿＿＿。
5. 细胞外基质构成了各类细胞完成其生命活动所必需的＿＿＿＿，影响着不同组织细胞的＿＿＿＿，甚至在一定程度上决定着细胞的＿＿＿＿。
6. 不含硫酸基的糖胺聚糖是＿＿＿＿。
7. 以非共价键形式与蛋白质结合的糖胺聚糖是＿＿＿＿。
8. 半桥粒通过细胞膜上的＿＿＿＿将上皮细胞固着在＿＿＿＿。
9. 胶原是一种细胞分泌的蛋白质，其合成途径与其他分泌蛋白类似，首先在＿＿＿＿切除信号肽，然后在＿＿＿＿进行羟基化修饰并自组装形成三股螺旋的前胶原分子，接下来在＿＿＿＿中完成糖基化修饰，再分泌到细胞外，经前胶原酶水解去除两端的前肽后形成原胶原分子，最后自组装形成胶原纤维。胶原赋予组织＿＿＿＿的特性，使皮肤和肌腱等具有韧性。

三、选择题

A型题

1. 细胞内中间纤维可通过（　　）将整个组织的细胞连成一片
A. 半桥粒　　　　　B. 黏着带
C. 桥粒　　　　　　D. 黏着斑
E. 紧密连接

2. 以连接子为基本结构单位的连接方式称为
A. 紧密连接　　　　B. 桥粒
C. 间隙连接　　　　D. 黏着斑
E. 黏着带

3. 能使心肌细胞实现电偶联，完成同步收缩和舒张的细胞连接方式是
A. 半桥粒　　　　　B. 间隙连接
C. 化学突触　　　　D. 锚定连接
E. 封闭连接

4. 能够封闭上皮细胞间隙的连接方式为
A. 紧密连接　　　　B. 桥粒
C. 间隙连接　　　　D. 黏着斑
E. 黏着带

5. 上皮细胞基底面与基膜之间的通过中间纤维的连接方式为

A. 半桥粒 B. 黏着带
C. 桥粒 D. 黏着斑
E. 紧密连接

6. 下列细胞外基质成分在主动脉血管壁中含量最高的是
A. 胶原 B. 蛋白聚糖
C. 糖胺聚糖 D. 弹性蛋白
E. 非胶原糖蛋白

7. 弹性纤维在皮肤组织中的作用表现为赋予皮肤组织
A. 润滑细腻 B. 具有弹性
C. 黏着基膜 D. 封闭作用
E. 抗张能力

8. 能够通过间隙连接的物质是
A. PKA B. DNA
C. G 蛋白 D. 胶原
E. cAMP

9. 胶原蛋白的肽链中氨基酸组成具有 Gly-X-Y 三肽重复序列，其中 X 常为
A. 羟脯氨酸 B. 赖氨酸
C. 甘氨酸 D. 脯氨酸
E. 羟赖氨酸

10. 不同组织中胶原蛋白的分子类型不同，其中皮肤中含量较多的是
A. Ⅰ型胶原蛋白 B. Ⅱ型胶原蛋白
C. Ⅲ型胶原蛋白 D. Ⅳ型胶原蛋白
E. Ⅴ型胶原蛋白

11. 体外培养的 HeLa 细胞可通过下列哪种结构附着在培养皿上
A. 封闭连接 B. 桥粒
C. 间隙连接 D. 黏着斑
E. 黏着带

12. 构成细胞外基质框架的是下列哪种成分
A. 糖胺聚糖 B. 蛋白聚糖
C. 胶原蛋白 D. 纤连蛋白
E. 层粘连蛋白

13. 间隙连接中由6个连接子形成1.5～2.0nm的亲水性通道，允许多大的分子和离子自由通过
A. 60kDa 以上 B. 60kDa 以下
C. 18kDa 以下 D. 5kDa 以下
E. 1kDa 以下

14. 脑血管的上皮细胞之间通过下列哪种细胞连接方式形成了血-脑屏障的结构基础
A. 紧密连接 B. 桥粒
C. 半桥粒 D. 黏着斑
E. 黏着带

15. 心肌细胞间的细胞连接类型是

A. 紧密连接 B. 化学突触
C. 间隙连接 D. 黏着连接
E. 桥粒连接

16. Ⅱ型胶原主要存在于下列哪种组织中
A. 皮肤 B. 韧带
C. 骨 D. 软骨
E. 基膜

17. 细胞外基质在下列组织或器官中含量最高的是
A. 肝脏 B. 大脑
C. 心脏 D. 上皮组织
E. 结缔组织

18. 长时间航海的水手可能由于食物中缺乏维生素 C 而患坏血病，其发病机制与下列哪种细胞外基质成分的合成异常有关
A. 糖胺聚糖 B. 蛋白聚糖
C. 胶原蛋白 D. 纤连蛋白
E. 层粘连蛋白

19. 天疱疮患者表现为皮肤水疱病，其原因是
A. 皮肤的紧密连接被破坏
B. 患者产生了抗钙黏蛋白抗体
C. 角蛋白基因突变
D. 结蛋白基因突变
E. 连接子基因突变

20. 胶原的合成可分为细胞内阶段和细胞外阶段，细胞分泌时的成分是
A. 前 α 链 B. 前胶原分子
C. 原胶原分子 D. 胶原纤维
E. 原胶原纤维

21. 不含糖的细胞外基质成分是
A. 胶原 B. 纤连蛋白
C. 层粘连蛋白 D. 蛋白聚糖
E. 弹性蛋白

22. 含有疏水性短肽的细胞外基质成分是
A. 胶原 B. 弹性蛋白
C. 层粘连蛋白 D. 透明质酸
E. 纤连蛋白

23. 细胞外基质不参与的细胞生命活动是
A. 维持细胞的形态 B. 影响细胞的凋亡
C. 细胞增殖的调控 D. 细胞分化的调控
E. 细胞 ATP 的合成

24. 具有保水、润滑及抗压功能的细胞外基质成分是
A. 胶原 B. 纤连蛋白
C. 层粘连蛋白 D. 透明质酸
E. 弹性蛋白

25. 与马方综合征密切相关的细胞外基质成分是
A. 胶原 B. 纤连蛋白

C. 层粘连蛋白　　　　D. 透明质酸

E. 弹性蛋白

26. 细胞内肌动蛋白纤维通过（　　）将相邻细胞连接在一起

A. 半桥粒　　　　　　B. 黏着带

C. 桥粒　　　　　　　D. 黏着斑

E. 紧密连接

27. 位于细胞膜上与细胞外基质蛋白结合的受体蛋白是

A. 胶原　　　　　　　B. 纤连蛋白

C. 层粘连蛋白　　　　D. 整联蛋白

E. 弹性蛋白

28. 神经细胞与骨骼肌细胞之间通过哪种细胞连接方式完成信号的传递

A. 化学偶联　　　　　B. 电偶联

C. 化学突触　　　　　D. 间隙连接

E. 封闭连接

29. 糖胺聚糖中分子量最大的是

A. 透明质酸　　　　　B. 肝素

C. 硫酸皮肤素　　　　D. 硫酸软骨素

E. 硫酸角质素

30. 基膜是细胞外基质的特化结构，一般都含有Ⅳ型胶原、层粘连蛋白、巢蛋白和渗滤素四种蛋白质成分。下列关于层粘连蛋白的描述，错误的是

A. 具有多个结构域，可与多种细胞外基质分子结合

B. 是一种高分子糖蛋白

C. 由 α 链、β 链、γ 链交织而成

D. 由 1 条长臂和 3 条短臂构成

E. 整个分子呈 "V" 字形

31. 整联蛋白具有多种功能，但在以下五种功能中，不正确的是

A. 连接细胞与细胞外基质

B. 参与细胞通信

C. 与细胞外基质中的胶原结合

D. 增强组织的强度如表皮细胞层

E. 在表皮细胞层与内部组织间建立隔离带

32. 下列连接方式中，除（　　）外都有细胞通信的作用

A. 间隙连接　　　　　B. 胞间连丝

C. 化学突触　　　　　D. 桥粒连接

E. 电突触

33. 基膜特有的细胞外基质蛋白是

A. 纤连蛋白　　　　　B. 层粘连蛋白

C. 胶原蛋白　　　　　D. 弹性蛋白

E. 蛋白聚糖

B 型题

（34～38 题共用备选答案）

A. 细胞连接　　　　　B. 封闭连接

C. 桥粒连接　　　　　D. 间隙连接

E. 半桥粒连接

34. 细胞之间通过中间纤维连接起来的细胞连接方式是

35. 多细胞生物的细胞不是孤立的，而是通过（　　）结合为有机的整体

36. 膀胱上皮细胞彼此间通过（　　）形成的屏障，阻止了尿液与体液的混杂

37. 肝细胞之间通过（　　）可以快速高效地对激素的刺激产生反应

38. 体外培养的细胞可通过（　　）附着到培养皿表面

（39～43 题共用备选答案）

A. 胶原　　　　　　　B. 弹性蛋白

C. 糖胺聚糖　　　　　D. 纤连蛋白

E. 层粘连蛋白

39. 具有保水、润滑及抗压功能的细胞外基质成分是

40. 由 α 亚基、β 亚基和 γ 亚基共同构成的 "十" 字形高分子糖蛋白是

41. 触摸人体动脉的血管可以感觉到心跳的频率，这是由于血管壁是富有伸缩性的组织，这归功于细胞外基质成分的

42. 人体的皮肤具有较好的弹性和韧性，这归功于细胞外基质成分的

43. 皮肤癌患者的皮肤往往发生溃烂，这与细胞外基质成分的（　　）合成减少有关

X 型题

44. 体外培养的成纤维细胞通过（　　）连接到培养皿的表面

A. 封闭连接　　　　　B. 桥粒

C. 半桥粒　　　　　　D. 黏着斑

E. 黏着带

45. 通过肌动蛋白丝将细胞与相邻细胞的骨架成分或细胞外基质连接起来的方式有

A. 封闭连接　　　　　B. 桥粒

C. 黏着斑　　　　　　D. 黏着带

E. 通信连接

46. 细胞通信连接的方式包括

A. 桥粒　　　　　　　B. 半桥粒

C. 间隙连接　　　　　D. 化学突触

E. 化学偶联

47. 细胞外基质的功能包括

A. 参与细胞迁移

B. 决定细胞的形态

C. 参与细胞分化的控制

D. 影响细胞的生存与死亡

E. 参与构成细胞的微环境

48. 下列物质属于细胞外基质组成成分的有

A. 蛋白聚糖　　　　B. 胶原蛋白

C. 肌动蛋白　　　　D. 弹性蛋白

E. 纤连蛋白

49. 通过细胞骨架系统将细胞与相邻细胞的骨架成分或细胞外基质连接起来的方式有

A. 封闭连接　　　　B. 桥粒

C. 黏着斑　　　　　D. 黏着带

E. 化学突触

50. 关于封闭连接，下列说法正确的是

A. 封闭连接是一系列点状对合结构，似拉链

B. 由相邻细胞膜上各自特殊跨膜蛋白直接对合交联而成

C. 由一个细胞的细胞骨架成分与相邻细胞的骨架成分相互连接而成

D. 封闭连接处，相邻细胞的细胞膜紧密相贴，无间隙

E. 由连接子将相邻细胞连接在一起

51. 胶原是细胞外基质的重要成分，可由下列（　　　）分泌产生

A. 心肌细胞　　　　B. 成纤维细胞

C. 肝实质细胞　　　D. 成骨细胞

E. 软骨细胞

52. 层粘连蛋白是一种多功能分子，除参与构成基膜，介导细胞黏着外，还具有（　　　）功能

A. 诱导细胞迁移　　B. 促进组织创伤修复

C. 调节细胞的形状　D. 维持细胞的极性

E. 具有抗凝血作用

53. 纤连蛋白是一种大的纤维状糖蛋白，下列关于纤连蛋白的描述错误是

A. 分为血浆纤连蛋白和细胞纤连蛋白

B. 是动物体内含量最高的蛋白质

C. 与肿瘤细胞的转移密切相关

D. 可与胶原、糖胺聚糖结合

E. 不能与蛋白聚糖结合

54. 成纤维细胞形成的黏着斑的作用是

A. 将细胞固定在基膜上

B. 确定细胞运动方向

C. 加快细胞运动速度

D. 防止细胞回缩

E. 为细胞运动提供动力

55. 下列属于动物细胞之间的细胞连接是

A. 紧密连接　　　　B. 通信连接

C. 胞间连丝　　　　D. 间隙连接

E. 黏着连接

四、判断题（正确为 T，错误为 F）

1. 人体细胞都是通过细胞连接直接结合在一起，构建成具有特定结构和功能的组织。（　　　）

2. 半桥粒是细胞与细胞之间的连接。（　　　）

3. 细胞决定了细胞外基质的产生和构建。（　　　）

4. 紧密连接多见于皮肤上皮细胞和体内各种管腔及腺体靠腔面一端的上皮细胞。（　　　）

5. 黏着带和黏着斑是与中间纤维蛋白相连的锚定连接。（　　　）

6. 纤连蛋白既可与细胞结合，又可与细胞外基质中其他大分子结合，从而将细胞黏着于细胞外基质。（　　　）

7. 间隙连接是细胞间信息传递的细胞连接方式。（　　　）

8. 桥粒连接是阻止物质通过的细胞连接方式。（　　　）

9. 编码胶原的基因突变可导致马方综合征。（　　　）

10. 透明质酸具有良好的保水、润滑及抗压作用。（　　　）

五、问答题

1. 什么叫细胞连接？细胞连接对组织的形成有何意义？

2. 紧密连接有哪些结构特点和功能？

3. 间隙连接有哪些结构特点和功能？

4. 细胞外基质有哪些功能？

六、病例分析

1. 李某，女，1 岁 2 个月，因"双下肢疼痛伴面色苍白 2 个月"于 2018 年 11 月 5 日入院，伴反复低热多汗，无出血倾向，饮食仅为自制米糊。入院查体：双下肢外展，双踝关节肿胀，接触下肢哭闹。入院后检查：白细胞维生素 C 含量为 $3.5\mu g/10^8$ 白细胞（参考正常值：$11\sim15\mu g/10^8$ 白细胞）；双下肢 X 线片提示双股骨、胫腓骨普遍骨质稀疏，骨皮质变薄。给予维生素 C 1.0g 静脉滴注 7 天后肿痛消失，未复查血常规与 X 线片。请分析该患者患病及治疗后缓解的原因。

2. 赵某，男，50 岁。因"饮酒后胸闷不适 40 分钟，意识丧失 3 分钟"于 2019 年 1 月 2 日入院。患者晚餐饮白酒 300ml 后自觉胸闷不适，口服速效救心丸无好转，家人拨打 120，3 分钟前患者突发意识丧失，呼吸微弱，呼之不应，紧急送入急诊抢救室。病程中无抽搐，无二便失禁。既往有心脏病病史。入科查体：双瞳孔等大等圆，直

径 5.0mm，对光反射消失，心音消失。立即心肺复苏，用除颤仪放电除颤后，恢复自主心律，急诊心电图示急性广泛前壁高侧壁心肌梗死，与家属沟通后收入 ICU 住院。请分析该患者用除颤仪放电除颤后起死回生的原因。

七、综合题

餐后人胰腺的腺泡细胞能够同时向外分泌消化酶，为什么？

【参 考 答 案】

一、名词解释

1. 细胞连接（cell junction）：指在细胞膜的特化区域，通过膜蛋白、细胞骨架蛋白或者细胞外基质形成的细胞与细胞之间、细胞与胞外基质之间的连接结构。对加强细胞间的机械联系、维持组织结构的完整性及维持和协调细胞功能有重要意义。分为封闭连接、锚定连接和通信连接。

2. 紧密连接（tight junction）：上皮细胞顶端侧面质膜中的封闭蛋白和密封蛋白在细胞间构成的密封连接。两膜之间不留空隙，使胞外物质不能通过。

3. 锚定连接（anchoring junction）：是由膜蛋白和细胞骨架参与，存在于细胞之间或细胞与细胞外基质之间的细胞连接。锚定连接能增强细胞抗机械压力的能力。

4. 桥粒（desmosome）：相邻细胞间的一种斑点状黏着连接结构。其质膜下方有盘状斑，与 10nm 粗的中间纤维相连，使相邻细胞的细胞骨架间接地连成骨架网。

5. 半桥粒（hemidesmosome）：上皮细胞与其下方基膜间形成的特殊连接，在形态上类似半个桥粒，但其蛋白质成分与桥粒有所不同。

6. 通信连接（communicating junction）：不仅具有连接作用，还可介导细胞间的物质转运、化学或电信号的传递，维持多细胞间的协调与合作的连接方式。包括间隙连接和化学突触。

7. 间隙连接（gap junction）：动物细胞中，由连接子构成的细胞间通信连接。允许分子量小于 1200Da 的分子和离子通过，使相邻细胞间形成代谢偶联和电偶联。

8. 化学突触（chemical synapse）：是突触前细胞借助化学信号，将信息转送到突触后细胞的突触结构。

9. 细胞外基质（extracellular matrix）：是存在于细胞间，由细胞分泌的蛋白质和多糖所构成的大分子网络结构。具有连接、支持细胞和组织，决定细胞形态，控制细胞生长、分化，调节细胞运动等功能。

10. 糖胺聚糖（glycosaminoglycan）：是由重复的二糖单位聚合成的无分支直链多糖，因其二糖中一个常为氨基糖而得名，过去称为黏多糖，也称为氨基聚糖。包括透明质酸、硫酸软骨素、硫酸皮肤素、硫酸角质素和肝素等。

11. 蛋白聚糖（proteoglycan）：是由糖胺聚糖（除透明质酸外）与核心蛋白共价结合形成的高分子量复合物，是一种含糖量极高的糖蛋白。

12. 胶原（collagen）：细胞外基质中的一种张力强度很高的纤维状蛋白质。富含甘氨酸和脯氨酸，是构成细胞外基质的骨架。

13. 纤连蛋白（fibronectin）：细胞外基质中的黏着糖蛋白。可和细胞外基质其他成分、纤维蛋白及整联蛋白家族细胞表面受体结合，影响细胞活动。

14. 层粘连蛋白（laminin）：基膜中的主要蛋白质成分，由 α、β、γ 三条肽链构成的不对称"十"字形分子。质膜中的整联蛋白为其受体。

二、填空题

1. 封闭连接　锚定连接　通信连接
2. 黏着带　黏着斑　桥粒　半桥粒
3. 间隙连接　化学突触
4. 糖胺聚糖和蛋白聚糖　胶原和弹性蛋白　非胶原糖蛋白
5. 环境条件　形态、生理状态和功能　存亡
6. 透明质酸
7. 透明质酸
8. 整联蛋白　基膜
9.（粗面）内质网　（粗面）内质网　高尔基体　抗张

三、选择题

A 型题

1. C	2. C	3. B	4. A	5. A
6. D	7. B	8. E	9. D	10. A
11. D	12. C	13. E	14. A	15. C
16. D	17. E	18. C	19. B	20. B
21. E	22. B	23. E	24. C	25. E
26. B	27. D	28. C	29. A	30. E
31. E	32. D	33. B		

B 型题

34. C	35. A	36. B	37. D	38. E
39. C	40. E	41. B	42. A	43. D

X 型题

44. CD	45. CD	46. CDE	47. ABCDE

48. ABDE	49. BCD	50. ABD	51. BDE
52. ABC	53. BE	54. AD	55. ABDE

四、判断题

1. F　2. F　3. T　4. T　5. F　6. T　7. T　8. F
9. F　10. T

五、问答题

1. 细胞连接是指在细胞膜的特化区域,通过膜蛋白、细胞骨架蛋白或者细胞外基质形成的细胞与细胞之间、细胞与胞外基质之间的连接结构。分为封闭连接、锚定连接和通信连接。在动物体内,除血细胞和结缔组织的细胞外,其他细胞都依靠细胞连接相互连接成具有特定形态结构和功能的组织。细胞连接不仅维持了组织结构的完整性,还对维持和协调细胞功能具有重要意义。

2. 紧密连接的结构特点:连接处相邻细胞的细胞膜紧密相贴,无间隙,多见于体内管腔及腺体上皮细胞靠腔面的一端。紧密连接为一系列点状对合结构,似拉链,由相邻细胞的细胞膜和其中的膜整合蛋白融合而成。紧密连接的功能:①连接细胞;②封闭细胞间隙,阻止物质从细胞间通过,保证物质转运的方向性,维持上皮细胞选择性屏障作用,如血-脑屏障;③形成上皮细胞膜蛋白和膜脂侧向扩散的屏障,维持了上皮细胞的极性。

3. 间隙连接的结构特点:间隙连接由相邻细胞膜上的连接子——对接形成。每个连接子由 6 个膜整合蛋白围成,中央形成直径 1.5~2nm 的隧道。相邻细胞的连接子对接后,隧道相通,构成了细胞间的直接通道,可开启和关闭。连接处相邻细胞膜之间的距离为 2nm。间隙连接的功能:①连接细胞;②偶联细胞间通信。细胞内的离子和分子通过间隙连接进入相邻细胞,实现细胞通信。包括电偶联和化学偶联。带电的无机离子通过间隙连接直达相邻细胞,称为电偶联(或离子偶联)。心肌细胞同步收缩和舒张就是通过电偶联来实现的。化学偶联又称代谢偶联,指分子量小于 1200Da 的水溶性分子和离子,如糖、氨基酸、核苷酸、维生素、cAMP、Ca^{2+}、三磷酸肌醇(IP_3)等容易通过间隙连接的亲水通道,使代谢物或第二信使能迅速平均分配到相邻细胞,产生代谢互助和偶联。

4. 细胞外基质是存在于细胞间、由细胞分泌的蛋白质和多糖所构成的大分子网络结构。细胞外基质构成了各类细胞完成其生命活动所必需的环境条件,总体来说,主要有以下功能:①影响细胞的存活、生长与死亡;②决定细胞的形态;③参与细胞分化的控制;④参与细胞的迁移。

六、病例分析

1. ①人类及其他灵长类、豚鼠等动物体内不能合成维生素 C,必须由食物供给。维生素 C 广泛存在于新鲜蔬菜和水果中,但干燥贮存的谷物中维生素 C 含量几乎为零。维生素 C 对碱和热不稳定,烹饪不当可导致使维生素 C 的大量丧失。②维生素 C 又称为抗坏血酸,具有抗坏血病的作用。坏血病表现为牙龈肿胀、出血、肌腱萎缩、骨关节肌肉疼痛等。维生素 C 是胶原生物合成必需的脯氨酸羟化酶和赖氨酸羟化酶的辅助因子,该酶催化胶原蛋白肽链上脯氨酸与赖氨酸成为羟脯氨酸及羟赖氨酸,维生素 C 缺乏可导致原胶原羟化不足、不能形成稳定的三股螺旋、胶原合成障碍,从而患者出现牙龈肿胀、出血、肌腱萎缩、骨关节肌肉疼痛、骨质稀疏,骨皮质变薄等。③维生素 C 与机体免疫功能有关,免疫球蛋白的二硫键,均由两个半胱氨酸组成,食物中的胱氨酸需要高浓度维生素 C 还原为半胱氨酸,以利于免疫球蛋白的合成。④出生后婴儿体内来自母亲体内的维生素 C 一般可以维持 3 个月,如果食物维生素 C 摄取不足可导致坏血病,多见于 8~24 个月婴幼儿。⑤患者饮食单一,仅为米糊,维生素 C 摄入不足,血液白细胞维生素 C 含量低于正常值(白细胞维生素 C 含量是反映机体营养状况的有价值的指标),导致免疫功能低下(反复低热多汗)和坏血病(双下肢外展,双踝关节肿胀),因此补充维生素 C 治疗 1 周后病情缓解。

2. 心肌细胞之间由间隙连接形成电突触,用除颤仪放电除颤抢救心搏骤停患者时,电脉冲可以直接通过间隙连接从突触前向突触后传递,协调心肌细胞同步收缩,从而使患者恢复自主心律,起死回生。

七、综合题

餐后人胰腺的腺泡细胞能够同时向外分泌消化酶是由于这些腺泡细胞之间存在广泛的间隙连接。间隙连接的通道允许分子量小于 1200Da 的分子和离子如无机盐离子、氨基酸、核苷酸、糖、cAMP、IP_3 等自由通过,当少数胰腺腺泡细胞餐后受到促胰液分泌激素的刺激后,激发细胞内产生第二信使 cAMP 和 Ca^{2+},促使储存在分泌泡中的消化酶向外释放,cAMP 和 Ca^{2+} 都可通过间隙连接从一个细胞进入相邻细胞,因此当少部分细胞接收到激素信号后,便可通过间隙连接形成代谢偶联,从而使整个腺泡细胞能够同时向外分泌消化酶。

(陈元晓)

第六章 内膜系统

【目的要求】

掌握：内膜系统概念及其生物学意义；内质网、高尔基复合体、溶酶体、过氧化物酶体的结构与功能；内膜系统与蛋白质合成、加工及转运。

熟悉：蛋白质分选的机制；蛋白质囊泡运输过程及机制。

了解：内膜系统各细胞器异常与人类疾病的关系。

【教材精要】

内膜系统是位于真核细胞的细胞质内，在结构、功能、发生上相互联系的膜性结构的总称。包括内质网、高尔基复合体、溶酶体、过氧化物酶体、核膜及各种膜性小泡等。内膜系统的出现具有重要的生物学意义。内膜系统在细胞内形成了一系列相互分隔独立的膜性室，将特定的酶限制在细胞内的特定区域，减少了细胞内各种生理生化反应的相互干扰，极大提高了细胞的整体代谢水平和功能效率，使细胞质出现了高度区域化。

一、内质网

（一）内质网的形态结构和类型

内质网是由一层单位膜形成的，呈囊状、泡状和管状的连续结构。根据内质网膜上是否附着核糖体，分为两类：粗面内质网（RER）和滑面内质网（SER）。

（二）内质网的功能

1. 粗面内质网的功能 ①参与合成分泌性蛋白质、膜整合蛋白质、定位于内膜系统的蛋白质，遵循信号假说。②蛋白质的糖基化。在粗面内质网膜腔面主要发生的是 N-连接糖基化。另外对蛋白质还有羟基化、酰基化等修饰与加工。③蛋白质的折叠。需要内质网腔中的可溶性驻留蛋白的协助，如蛋白二硫键异构酶（PDI）、重链结合蛋白（Bip）等作为分子伴侣，同时协助对错误折叠组装的蛋白质通过泛素化途径降解。④蛋白质的运输。内质网膜以出芽的方式将其合成修饰的蛋白质包裹形成膜性转运小泡，以囊泡的形式进行转运。

2. 滑面内质网的功能 ①脂类、类固醇激素的合成、转运及代谢。②糖原代谢，如肝细胞中滑面内质网膜上有葡萄糖-6-磷酸酶（G-6-P），催化葡萄糖的释放。③肝细胞的解毒作用，如细胞色素 P450 对有害物质的羟基化作用。④储存和释放 Ca^{2+}。

（三）内质网应激及其机制

当某些细胞内外因素使细胞内质网生理功能发生紊乱，钙稳定失衡，错误折叠及未折叠的蛋白质在内质网腔内超量积累时，细胞会激活一些相关信号通路，引发内质网应激，来应对条件的变化和恢复内质网良好的蛋白质折叠环境。ERS 包括：未折叠蛋白反应、内质网超负荷反应、固醇调节级联反应。持续或过强的内质网应激造成内质网功能持续紊乱，细胞将最终启动凋亡程序。

二、高尔基复合体

（一）高尔基复合体的形态结构

典型的高尔基复合体由扁平囊、大囊泡和小囊泡构成。是一种具有极性的细胞器。

（二）高尔基复合体的功能

1. 高尔基复合体对蛋白质的加工 ① O-连接的糖基化。②对 N-连接和 O-连接的寡糖蛋白的糖链进行修饰，即寡糖残基的剪切及加接。③溶酶体酶的磷酸化修饰，即溶酶体酶分选信号甘露糖-6-磷酸（M-6-P）的形成。④通过对蛋白质部分多肽链的水解，生成具有生物活性的蛋白质。

2. 高尔基复合体对蛋白质的分选与运输 不同种类的蛋白质主要在反面高尔基网由于分选信号和受体之间的相互作用被分选包装到不同的小泡，再输送到细胞的不同靶部位，这就是高尔基复合体对蛋白质的分选及膜泡（囊泡）运输。

（1）蛋白质的分选信号：一般指蛋白质多肽链上一段或几段特殊氨基酸序列，具有分选信号的功能。定位于不同细胞器或部位的蛋白质具有不同的信号序列，如 N 端信号肽、穿膜信号（转移起始信号和转移终止信号）、KDEL 回收信号、M-6-P、前导肽、核定位信号等。

（2）三种蛋白质运输囊泡：网格蛋白有被小泡、包被蛋白 I（COP I）有被小泡、包被蛋白 II（COP II）有被小泡。

（3）蛋白质囊泡运输的基本过程（机制）：①供膜上有被囊泡芽生，运输成分（膜和可溶性蛋白等)的装入;②囊泡转运,通过微管或微丝;③囊泡靶位的识别(SNARE 分子的作用);④囊泡的停泊(通过 Rab)和膜融合(还是 SNARE 起作用),完成蛋白质分选和运输。

(4)蛋白质在细胞内分选运输的四种类型。①门控运输:进出细胞核内外蛋白质的运输,又称核孔运输。②穿膜运输:细胞基质中游离核糖体合成的蛋白质或多肽进入内质网、线粒体及过氧化物酶体等膜性细胞器的过程。③膜泡运输:主要由内质网、高尔基复合体介导的蛋白质的运输方式,即蛋白质从内膜系统细胞器到细胞器(包括细胞膜)的运输,通过各种膜泡的定向转运(包括膜泡出芽和融合)来完成。④细胞质基质中的蛋白质转运。

3. 膜流与膜的转化 膜流指细胞的膜成分在内膜系统各结构之间、内膜系统和质膜之间穿梭流动、转换和重组的现象。高尔基复合体在膜流过程中起了承上启下的作用。

三、溶酶体

(一)溶酶体的一般特征

1. 溶酶体 是单层膜构成的囊泡状细胞器,普遍存在于动物细胞。内含有 60 多种酸性水解酶,最适 pH 一般为 5.0。其标志酶是酸性磷酸酶。溶酶体是一种异质性的细胞器。

2. 溶酶体膜的特性 ①溶酶体膜中嵌有 H^+-ATPase 和 Cl^- 通道蛋白,可将 H^+ 和 Cl^- 运输进入溶酶体内,以维持溶酶体内部的酸性环境。②溶酶体膜蛋白高度糖基化,可保护溶酶体膜免遭自身水解酶的降解。③溶酶体膜含有多种载体蛋白,能将溶酶体消化水解的产物运出溶酶体。

(二)溶酶体的形成

溶酶体的形成与内质网、高尔基复合体、内体等细胞器有关。

M-6-P 途径:①溶酶体酶前体蛋白在内质网上合成并跨膜进入内质网腔,进行 N-连接的糖基化修饰,包裹形成转运小泡,出芽。②转运到顺面高尔基网,溶酶体水解酶前体上 M-6-P 的形成。③M-6-P 分选信号在反面高尔基网与膜 M-6-P 受体结合包装成网格蛋白有被小泡,脱被后该小泡与早期内体融合形成内体性溶酶体。④通过内体膜上的质子泵调节 pH,酸性环境下,溶酶体酶前体与 M-6-P 受体脱离,受体再循环,随即溶酶体酶前体脱磷酸后成为成熟的初级溶酶体。

(三)溶酶体的类型

溶酶体包括初级溶酶体、次级溶酶体(分为异噬性溶酶体和自噬性溶酶体)、终末溶酶体(又称残余小体)。

(四)溶酶体的功能

1. 消化、营养、防御作用。包括异体吞噬、自体吞噬。细胞自噬是真核细胞中广泛存在的降解/再循环系统,如参与绝大多数长半衰期蛋白质的降解。过度自噬可导致自噬性细胞死亡。自噬在进化过程中高度保守。

2. 溶酶体与器官发育。

3. 溶酶体在细胞外的消化作用,如参与受精过程中精子的顶体反应。

4. 参与激素的合成与分泌调节。

(五)溶酶体与疾病

1. 先天性溶酶体酶异常病 指基因缺陷导致溶酶体内缺乏某种水解酶,致使相应底物不能被消化而积聚在溶酶体内所致的代谢障碍性疾病,称为溶酶体储积病,如糖原、黏多糖、脂质储积症。

2. 溶酶体膜稳定性异常导致的疾病 如硅沉着病(矽肺)、类风湿关节炎、痛风等。

四、过氧化物酶体

(一)过氧化物酶体的结构

过氧化物酶体又称为微体(microbody),是由一层单位膜包裹的囊泡结构,内含有 40 多种酶类,主要是氧化酶、过氧化氢酶(标志酶),是一种异质性细胞器。

(二)过氧化物酶体的功能

1. 调节细胞的氧浓度 细胞出现高浓度氧状态时,可通过过氧化物酶体调节,避免细胞遭受高浓度氧的毒性作用。

2. 解毒作用 过氧化氢酶利用过氧化氢氧化各种底物,如乙醇、酚、甲酸、甲醛等,使毒性物质失活。

3. 其他作用 如脂肪酸的氧化,参与含氮物质的代谢。

(三)过氧化物酶体与疾病

过氧化物酶体病理性改变表现为过氧化物酶体数量、形态结构异常,或酶缺乏,如脑肝肾综合征(Zellweger 综合征)。

【强化训练题】

一、名词解释

1. 内膜系统(endomembrane system)

2. 微粒体（microsome）
3. 细胞分泌（cell secretion）
4. 信号肽（signal peptide）
5. 信号斑（signal patch）
6. 转移或穿膜信号（transfer signal）
7. 共翻译转运（cotranslational translocation）
8. 后翻译转运（post-translational translocation）
9. 磷脂交换蛋白（phospholipid transfer protein, PTP）
10. 分子伴侣（molecular chaperone）
11. 蛋白质糖基化（glycosylation）
12. N-连接糖基化（N-linked glycosylation）
13. O-连接糖基化（O-linked glycosylation）
14. 内质网应激（endoplasmic reticulum stress, ERS）
15. 蛋白质分选（protein sorting）
16. 蛋白质分选信号（信号序列）（signal sequence）
17. 违约或欠缺途径（default pathway）
18. 有被小泡（coated vesicle）
19. 囊泡（膜泡）运输（vesicular transport）
20. 前向运输（anterograde transport）
21. 反向运输（retrograde transport）
22. 衔接蛋白（adaptin，AP）
23. Rab 蛋白家族（Rab protein family）
24. 膜流（membrane flow）
25. （胞）内体（endosome）
26. 自体吞噬（细胞自噬）（autophagy）
27. 异体吞噬（heterophagy）
28. 残余小体（residual body）

二、填空题

1. 内质网腔驻留蛋白的分选信号是_____或_____。内质网膜整合蛋白的分选信号是_____。
2. 在粗面内质网上合成的_____，除进行糖基化修饰外，还可以进行_____、和_____等修饰作用，以使新生多肽链折叠成正确的三维结构。
3. COP Ⅰ有被小泡可位于高尔基复合体_____面，主要负责将_____从高尔基复合体回收至_____。
4. 从功能区隔来看，高尔基复合体膜囊可分为_____、中间膜囊和_____三部分。
5. 以合成磷脂酰胆碱为例，它们是在内质网膜的_____面合成的，由_____、_____、_____等酶作用下完成，然后在_____酶的作用下，一部分磷脂分子转向_____膜囊腔面。

6. 过氧化物酶体的标志酶是_____。
7. 蛋白质糖基化有两种方式，即_____和_____，分别在_____和_____内进行。
8. 溶酶体中的水解酶在低 pH 时才具有活性，所以通常被称为_____。
9. 存在于一种有被小泡上的特殊蛋白质，是由 3 个较大的多肽和 3 个较小的多肽排列成三辐射状结构，人们将其称为_____。
10. 细胞质基质中合成的蛋白质通过_____方式进入线粒体内。
11. 高尔基复合体靠近细胞核的一面称为_____，向着细胞质膜的一面称为_____。
12. 在 N-连接糖基化的糖蛋白中，_____糖残基与多肽链的_____氨基酸残基结合；O-连接糖蛋白中，_____糖残基同多肽链的_____或_____氨基酸残基结合。
13. 蛋白质在细胞内分选运输的三条主要途径是_____、_____、_____。
14. 溶酶体的形成过程中，溶酶体前体蛋白先在_____中合成，到达高尔基体_____，其寡糖链上的_____残基被磷酸化形成溶酶体酶分选信号_____，在高尔基体反面膜囊膜上具有_____受体，可以识别和结合具有这一标志的溶酶体水解酶前体，最终形成内体性溶酶体。
15. 胞质内的信号识别颗粒有三个功能域，分别是_____、_____、_____。
16. 内质网囊腔中，错误折叠或组装的蛋白质被_____识别，由内质网蛋白转位子（Sec61 复合体）跨膜运输到细胞质，通过_____途径水解。
17. 膜整合蛋白的合成需要穿膜信号，穿膜信号包括_____和_____两类。
18. 内质网标志酶有_____和_____。
19. 属于衣被召集 GTP 酶，起分子开关作用，参与调节三种有被小泡包被的形成和解聚的蛋白质是_____和_____。
20. 溶酶体的类型包括_____、_____、_____。
21. I 细胞病是由于患者缺乏 N-乙酰葡萄糖胺磷酸转移酶，因而不能产生_____，所以溶酶体酶前体在运转时不能被受体识别进入溶酶体中。
22. 新合成的、没有分选信号的蛋白质将被保留在_____中。
23. 滑面内质网膜上的_____将胞质中的 Ca^{2+} 泵入其囊腔中；同时又存在_____，在三磷酸肌醇作用下，最后 Ca^{2+} 释放到胞质。
24. 对于将进入到高尔基体的 N-连接糖蛋白来

说，形成高甘露糖基寡聚糖侧链所需的修饰比较简单，只要切除 3 分子的_____和 1 分子的_____即可，这一过程是在_____腔中完成的。

三、选择题

A 型题

1. 下面（   ）细胞器不属于细胞内膜系统
A. 溶酶体　　　　　　B. 内质网
C. 高尔基复合体　　　D. 过氧化物酶体
E. 线粒体

2. 下列（   ）蛋白质在粗面内质网合成
A. 肌动蛋白　　　　　B. 血影蛋白
C. ATPase　　　　　　D. 胰蛋白酶
E. DNA 聚合酶

3. 受精过程中，顶体反应的发生与（   ）细胞器直接相关
A. 内质网　　　　　　B. 高尔基复合体
C. 溶酶体　　　　　　D. 线粒体
E. 过氧化物酶体

4. 在真核细胞中被称为钙库的细胞器是
A. 滑面内质网和高尔基复合体
B. 高尔基复合体和溶酶体
C. 溶酶体和过氧化物酶体
D. 滑面内质网和线粒体
E. 线粒体和高尔基复合体

5. 粗面内质网出芽形成的一个运输小泡内包含的蛋白质有
A. 分泌蛋白
B. 溶酶体酶蛋白前体
C. 膜整合蛋白
D. 逃逸的内质网驻留蛋白
E. 以上都可能

6. 内质网在形成糖蛋白时,寡糖链连接的氨基酸残基和最终至少保留的糖基数是
A. 天冬酰胺、5 个糖残基
B. 天冬氨酸、5 个糖残基
C. 天冬酰胺、4 个糖残基
D. 天冬氨酸、4 个糖残基
E. 苏氨酸、4 个糖残基

7. 内膜系统对蛋白质糖基化加工修饰时,一般最后加上的单糖或单糖衍生物是
A. 半乳糖　　　　　　B. 唾液酸
C. 葡萄糖　　　　　　D. 岩藻糖
E. N-乙酰葡萄糖胺

8. 膜蛋白高度糖基化的是
A. 溶酶体膜　　　　　B. 内质网膜
C. 高尔基复合体膜　　D. 质膜
E. 过氧化物酶体膜

9. 所有膜蛋白都具有方向性，其方向性在细胞（   ）部位中被确定
A. 细胞质基质　　　　B. 高尔基复合体
C. 粗面内质网　　　　D. 质膜
E. 内体

10. 分泌蛋白 N 端信号肽的切除发生在
A. 高尔基复合体　　　B. 内体
C. 线粒体　　　　　　D. 粗面内质网
E. 溶酶体

11. 引导蛋白质到内质网上合成的一段氨基酸序列被称为
A. 前导肽　　　　　　B. 信号肽
C. 核定位信号　　　　D. 回收信号
E. 内信号肽

12. 下列（   ）脂类不在内质网中合成
A. 磷脂酰乙醇胺　　　B. 磷脂酰胆碱
C. 鞘磷脂　　　　　　D. 心磷脂
E. 胆固醇

13. （   ）对蛋白质糖基化的描述是错误的
A. 糖基转移酶是高尔基复合体的特征酶
B. 涉及多肽链上天冬酰胺残基的—NH_2基团
C. N-糖基化的糖基转移酶位于内质网膜上
D. O-糖基化的糖基转移酶位于高尔基复合体囊腔内
E. 是糖蛋白合成的主要方式

14. 蛋白质糖基化的生物学意义有
A. 使蛋白质在成熟过程中折叠成正确构象
B. 糖蛋白寡糖链的合成与加工都没有模板,靠不同的酶在细胞不同间隔中经历复杂的加工过程才能完成
C. 增加了蛋白质的稳定性
D. 多羟基糖侧链影响蛋白质的水溶性及蛋白质所带电荷的性质
E. 以上都是

15. 附着核糖体不能合成的蛋白质是
A. 分泌蛋白　　　　　B. 跨膜蛋白
C. 核输入蛋白　　　　D. 内质网驻留蛋白
E. 溶酶体水解酶

16. 滑面内质网不具备的功能是
A. 胆固醇的合成　　　B. 糖脂的合成
C. 磷脂的合成　　　　D. 抗体的合成
E. 脂肪的合成

17. 内膜系统的形成中心是
A. 细胞核　　　　　　B. 内质网
C. 高尔基复合体　　　D. 溶酶体
E. 过氧化物酶体

18. 胰岛素的合成主要依靠（　　　　）细胞器来完成
A. 滑面内质网与高尔基复合体
B. 高尔基复合体与分泌泡
C. 粗面内质网与高尔基复合体
D. 游离核糖体与分泌泡
E. 游离核糖体与细胞质基质

19. 肽链边合成边向内质网腔转移的方式称为
A. 共翻译转运　　　　B. 翻译后转运
C. 正向运输　　　　　D. 囊泡转运
E. 门控转运

20. 前导肽引导蛋白质进入线粒体，这种蛋白质转运的现象叫做
A. 共翻译转运　　　　B. 翻译后转运
C. 胞质转运　　　　　D. 囊泡转运
E. 门控转运

21. 肝细胞的解毒作用主要是通过（　　　　）细胞器中氧化酶系的羟基化进行的
A. 线粒体　　　　　　B. 溶酶体
C. 粗面内质网　　　　D. 滑面内质网
E. 过氧化物酶体

22. 寡糖链的 O-连接是连接在蛋白质（　　　　）的氨基酸残基上
A. 天冬酰胺　　　　　B. 天冬氨酸
C. 丝氨酸　　　　　　D. 苏氨酸
E. 丝氨酸或苏氨酸

23. 昆虫变态、蝌蚪尾巴消失是因为溶酶体起了（　　　　）作用
A. 防御作用　　　　　B. 自噬作用
C. 异噬作用　　　　　D. 细胞外消化作用
E. 营养作用

24. 细胞外的液体和可溶性物质异物进入细胞后形成的结构称为
A. 吞噬体　　　　　　B. 吞饮体
C. 多囊体　　　　　　D. 小囊泡
E. 大囊泡

25. 高尔基复合体的极性反映在从形成面到成熟面酶成分的不同，成熟面含有较多的
A. 甘露糖磷酸化酶
B. 唾液酸转移酶
C. 半乳糖转移酶
D. N-乙酰葡萄糖胺转移酶
E. 磷酸转移酶

26. 下列（　　　　）蛋白质属于共翻译转运蛋白
A. RNA 聚合酶
B. 呼吸链复合物 Ⅱ 蛋白
C. 胰蛋白酶
D. 微管蛋白

E. 组蛋白

27. 在膜泡靶向运输过程中介导膜泡停靠的成分为
A. v-SNARE 和 t-SNARE 蛋白
B. Rab 蛋白和 Rab 效应器
C. NSF 蛋白和 ATP
D. Ran 蛋白和 GTP
E. ARF 蛋白和 GTP

28. 催化跨 SNAREs 复合体分离、促使 SNARE 蛋白再循环的是
A. NSF　　　　B. Rab　　　　C. ARF
D. Sar1　　　　E. SRP

29. COP Ⅱ 有被小泡中起募集包被蛋白作用的GTP 酶是
A. Ras　　　　B. ARF　　　　C. Sar1
D. 小 G 蛋白　E. Rab

30. 在粗面内质网上合成的蛋白质是
A. 信号识别颗粒　　　B. 核糖体蛋白
C. 三羧酸循环酶系　　D. LDL 受体
E. 微管蛋白

31. 磷脂合成是在内质网（　　　　）部位进行的
A. 膜胞质面　　　　　B. 膜囊腔面
C. 囊腔内　　　　　　D. 小管
E. 转运小泡

32. 过氧化物酶体的标志酶是
A. 过氧化氢酶　　　　B. 氧化酶
C. 过氧化物酶　　　　D. 尿酸氧化酶
E. 酸性磷酸酶

33. 溶酶体与胞吞细菌形成的膜泡融合后成为
A. 异噬性溶酶体　　　B. 自噬性溶酶体
C. 初级溶酶体　　　　D. 次级溶酶体
E. 终末溶酶体

34. 内质网腔驻留蛋白质其羧基端的分选信号是
A. M-6-P　　　　　　B. KDEL
C. NLS　　　　　　　D. NES
E. KKXX

35. 硅肺主要与（　　　　）有关
A. 高尔基复合体　　　B. 内质网
C. 溶酶体　　　　　　D. 过氧化物酶体
E. 线粒体

36. 在内膜系统中，起到交通枢纽作用的细胞器是
A. 滑面内质网　　　　B. 粗面内质网
C. 高尔基复合体　　　D. 过氧化物酶体
E. 溶酶体

37. 肌质网是一种特化的内质网，可贮存
A. 镁离子　　　　　　B. 铜离子

C. 铁离子　　　　　　　D. 钙离子
E. 钾离子

38. 与膜整合蛋白合成有关的分选信号是
A. 内信号肽、起始转移序列
B. 起始转移序列、终止转移序列
C. 内信号肽、终止转移序列
D. 信号肽、起始转移序列
E. 信号肽、终止转移序列

39. 高尔基复合体的标志酶是
A. 磷酸转移酶　　　　　B. 糖基转移酶
C. 过氧化氢酶　　　　　D. 酸性磷酸酶
E. 葡萄糖-6-磷酸酶

40. 糖原贮积症与（　　）有关
A. 高尔基复合体　　　　B. 内质网
C. 溶酶体　　　　　　　D. 过氧化物酶体
E. 线粒体

41. 蛋白质的 N-连接糖基化作用发生在
A. 粗面内质网囊腔内
B. 粗面内质网膜胞质面
C. 粗面内质网膜囊腔面
D. 高尔基复合体顺面膜上
E. 滑面内质网膜胞质面

42. 内质网膜的标志酶是
A. 糖基转移酶
B. 蛋白二硫键异构酶
C. 磷酸转移酶
D. N-乙酰葡萄糖胺转移酶
E. 葡萄糖-6-磷酸酶

43. 二次跨膜蛋白合成需要的条件是
A. N 端信号肽与内信号肽
B. 起始转移序列
C. N 端信号肽与终止转移序列
D. 内信号肽
E. 内信号肽与终止转移序列

44. 下列（　　）蛋白质分子结构中具有 KDEL 信号序列
A. 细胞质分子伴侣
B. 线粒体基质分子伴侣
C. 内质网腔分子伴侣
D. 酸性磷酸酶
E. 糖基转移酶

45. 高尔基复合体膜的厚度和化学组成含量介于
A. 核膜与内质网膜之间
B. 过氧化物酶体膜与溶酶体膜之间
C. 内质网膜与溶酶体膜之间
D. 内质网膜和细胞膜之间
E. 内质网膜与转运小泡膜之间

46. 关于有被小泡，说法正确的是
A. COP Ⅱ有被小泡在高尔基复合体顺面形成
B. COP Ⅰ有被小泡介导蛋白质前向运输
C. 网格蛋白有被小泡可介导物质从质膜到胞内体的运输
D. 分泌泡不可能是有被小泡
E. 反面高尔基体网并不是网格蛋白有被小泡的组装地

47. 细胞核外核膜常常与胞质中的（　　）细胞器相连通
A. 滑面内质网　　　　　B. 高尔基复合体
C. 粗面内质网　　　　　D. 溶酶体
E. 线粒体

48. 粗面内质网与真核细胞核糖体的（　　）亚基结合
A. 60S　　　　　　　　B. 40S
C. 50S　　　　　　　　D. 30S
E. 70S

49. 脂褐素属于
A. 初级溶酶体　　　　　B. 异噬性溶酶体
C. 自噬性溶酶体　　　　D. 终末溶酶体
E. 次级溶酶体

50. 能调节细胞氧张力的细胞器是
A. 线粒体　　　　　　　B. 过氧化物酶体
C. 粗面内质网　　　　　D. 高尔基复合体
E. 溶酶体

51. 初级溶酶体来源于
A. 粗面内质网与内体
B. 高尔基复合体与内体
C. 滑面内质网与内体
D. 粗面内质网与滑面内质网
E. 线粒体与内体

52. 细胞中异质性的细胞器是
A. 线粒体　　　　　　　B. 高尔基复合体
C. 过氧化物酶体　　　　D. 内质网
E. 微管

53. 信号识别颗粒（SRP）不具备的作用是
A. 识别结合信号肽　　　B. 识别切除信号肽
C. 识别结合 SRP 受体　D. 识别结合核糖体
E. 识别水解 GTP

54. 异噬作用是指溶酶体消化水解
A. 吞饮体或吞噬体　　　B. 自噬体
C. 残质体　　　　　　　D. 自溶体
E. 多囊体

B 型题
（55～58 题共用备选答案）
A. LDL 颗粒　　　　　　B. 酸性磷酸酶

C. 三羧酸循环酶系　　D. 核 DNA 聚合酶

E. 胞外细菌

55. 前导肽引导的跨膜运输是

56. 门控运输的是

57. 囊泡运输的是

58. 受体介导入胞作用的是

（59～61 题共用备选答案）

A. COP II 有被小泡　　B. COP I 有被小泡

C. 网格蛋白有被小泡　D. 吞噬泡

E. 吞饮泡

59. 主要介导蛋白质从高尔基复合体到内质网运输的是

60. 主要介导蛋白质从内质网到高尔基复合体运输的是

61. 介导蛋白质从高尔基复合体到溶酶体运输的是

（62～65 题共用备选答案）

A. 多肽链 C 端 KDEL　B. 跨膜 α 螺旋信号

C. 甘露糖-6-磷酸　　D. 前导肽

E. 缺乏分选信号

62. 驻留在高尔基复合体的蛋白质分选信号是

63. 驻留在内质网腔的蛋白质分选信号是

64. 运输到溶酶体的蛋白质分选信号是

65. 定位于细胞质基质的蛋白质分选信号是

（66～68 题共用备选答案）

A. Rab　　　　　　　B. ARF

C. NSF　　　　　　　D. Sar1

E. SNAREs

66. （　　）参与 COP I 有被小泡包被的组装与去组装

67. （　　）主要控制转运膜泡与适当靶膜的锚定

68. （　　）介导运输小泡的膜与靶膜的特异性融合

X 型题

69. 单次跨膜蛋白质合成需要的条件包括

A. N 端信号肽　　　　B. 起始转移序列

C. 终止转移序列　　　D. 内信号肽

E. 前导肽

70. O-连接糖基化是寡糖链与蛋白质的（　　　　）氨基酸残基相结合

A. 天冬酰胺　　　　　B. 羟脯胺酸

C. 羟赖氨酸　　　　　D. 丝氨酸

E. 苏氨酸

71. 在内质网上合成的蛋白质主要有

A. 内质网腔分子伴侣

B. 膜整合蛋白

C. 分泌蛋白

D. 溶酶体酸性水解酶

E. 细胞骨架蛋白

72. 细胞内具有质子泵的细胞结构包括

A. 内质网　　　　　　B. 高尔基复合体

C. 溶酶体　　　　　　D. 内体

E. 线粒体

73. 哺乳动物细胞中合成分泌蛋白所需的主要结构有

A. 细胞质基质　　　　B. 溶酶体

C. 高尔基复合体　　　D. 内质网

E. 包被小泡

74. 在溶酶体中可被酶水解的大分子有

A. 核糖核酸　　　　　B. 蛋白质

C. 脱氧核糖核酸　　　D. 磷脂

E. 碳水化合物

75. 真核细胞中被称为异质性细胞器的有

A. 溶酶体　　　　　　B. 核糖体

C. 内体　　　　　　　D. 过氧化物酶体

E. 高尔基复合体

76. 下列关于溶酶体的描述错误的是

A. 膜有质子泵，将 H^+ 泵出溶酶体

B. 膜蛋白高度糖基化，可防止自身膜蛋白降解

C. 溶酶体的主要功能是细胞内消化

D. 精子的顶体是一个巨大的溶酶体

E. M-6-P 分选途径是溶酶体酶分选的唯一方式

77. 以下属于 G 蛋白的是

A. SRP　　　　　　　B. Rab

C. ARF　　　　　　　D. Sar1

E. SNARE

78. 蛋白质的分选运输途径主要有

A. 主动运输　　　　　B. 门控运输

C. 跨膜运输　　　　　D. 膜泡运输

E. 被动运输

79. 以微粒体作为模型，可以研究细胞的（　　　　）生物学过程

A. 蛋白质合成　　　　B. 蛋白质糖基化

C. 脂类合成　　　　　D. 核糖体组装

E. 分泌蛋白质选择输出

80. 细胞内具有解毒作用的细胞器有

A. 线粒体　　　　　　B. 溶酶体

C. 高尔基复合体　　　D. 滑面内质网

E. 过氧化物酶体

81. 滑面内质网的功能包括

A. 合成外输性蛋白　　B. 合成大多数脂质

C. 解毒作用　　　　　D. 参与糖原代谢

E. 调节 Ca^{2+} 浓度

82. 滑面内质网上合成的脂质以（ ）方式运输
A. 出芽形成小泡　　　B. 门控运输
C. 跨膜运输　　　　　D. 磷脂转运蛋白介导
E. 自由扩散

83. 内质网中的分子伴侣可以
A. 参与蛋白质多肽链的正确折叠组装
B. 参与蛋白质糖基化修饰
C. 参与蛋白质的转运
D. 参与蛋白质的降解
E. 参与蛋白质的分选

84. 过氧化物酶体在电镜下的特征包括
A. 有的含有类核体
B. 由一层单位膜包裹
C. 含较高电子致密度颗粒
D. 囊泡结构
E. 内含多种氧化酶

四、判断题（正确为 T，错误为 F）

1. 调节性分泌可直接将内含物分泌到细胞外。（ ）
2. 溶酶体包裹的水解酶类，其化学成分均为 N-连接糖蛋白。（ ）
3. 蛋白质转移到内质网过程中，ATP 水解作为信号序列转运的能量来源。（ ）
4. N 端信号肽引导蛋白质多肽链穿越内质网膜，并参与构成蛋白质一级结构。（ ）
5. 微粒体是内膜系统的成员之一。（ ）
6. 核糖体可以附着在核膜上。（ ）
7. 过度自噬可导致自噬性细胞死亡，这在进化过程中高度活跃。（ ）
8. 各类膜泡在细胞内沿微管和微丝运输。（ ）
9. 破伤风毒素能选择性地降解 SNAREs，阻断神经传导。（ ）
10. Sar1-GDP 直接插入内质网膜，介导 COP Ⅱ 包被装配。（ ）
11. 少量的溶酶体酶泄漏到细胞质基质中，并不会引起细胞损伤，原因是在细胞质基质中酸性水解酶的活性大大降低。（ ）
12. 所有进入早期内体的分子都毫无例外地进入后期内体，在那里与新合成的酸性水解酶会合并最终在溶酶体中被水解。（ ）
13. 溶酶体水解酶前体运输到顺面高尔基网膜上，通过其信号斑与膜上的 N-乙酰氨基葡萄糖磷酸转移酶识别结合，催化形成 M-6-P。（ ）

五、问答题

1. 请说明内膜系统的形成对于细胞的生命活动具有哪些重要意义？
2. 怎样理解内膜系统在结构、功能及发生上的相互联系？试举例说明。
3. 细胞内蛋白质合成部位及其去向如何？
4. 叙述核糖体附着到内质网并将合成的蛋白质转移到内质网腔的移位机制——信号假说。
5. 指导分泌性蛋白在粗面内质网上合成需要哪些主要结构或因子？它们如何协同作用完成肽链在内质网上的合成？
6. 请你设计离体实验证明蛋白质 N 端信号肽、SRP 和 SRP 受体的相互关系及功能。
7. 根据信号假说，膜整合蛋白（单次、两次和多次跨膜）是怎样形成的？
8. 为什么说高尔基复合体是一种极性细胞器？
9. 列表总结三种有被囊泡的组成及调控组分、蛋白质运输路径。
10. 简述膜泡（囊泡）运输的基本过程和膜泡锚定、融合的定向机制。
11. 说明细胞中蛋白质分选的基本途径与类型。
12. 简述溶酶体膜对其内含的酸性水解酶的抗性机制。
13. 叙述溶酶体的形成或溶酶体酶的 M-6-P 途径分选的过程。
14. 简述过氧化物酶体与线粒体利用氧进行代谢的不同意义。
15. 如果用弱碱性试剂（如氨或氯喹）处理离体细胞，将会使细胞器中的 pH 升高到接近中性。请预测此时 M-6-P 受体蛋白位于细胞内何种细胞器的膜上？原因是什么？

【参 考 答 案】

一、名词解释

1. 内膜系统（endomembrane system）：位于真核细胞细胞质内，在结构、功能、发生上有一定联系的膜性结构的总称。包括内质网、高尔基复合体、溶酶体和过氧化物酶体、核膜等细胞器及细胞质内的膜性转运小泡。

2. 微粒体（microsome）：在细胞匀浆和差速离心过程中分离得到的、由破碎的内质网自我融合形成的近似球形的膜囊泡结构。可用于体外实验，仍具有蛋白质合成、蛋白质糖基化和脂类合成等内质网的基本功能。

3. 细胞分泌（cell secretion）：细胞将在粗面内质网上合成而又非内质网组成部分的蛋白质，通过囊泡运输到高尔基复合体进一步加工和分选，最后运送到细胞内相应结构、细胞质膜及细胞外的过程称为细胞分泌。

4. 信号肽（signal peptide）：一般指新合成的蛋白质多肽链的 N 端一段特殊的 18～30 个含疏水氨基酸的序列，该序列可被细胞质内的信号识别颗粒识别，从而将多肽链及核糖体引导至内质网膜，并继续完成蛋白质合成，也叫 N 端信号肽。信号肽最后通常被内质网膜上的信号肽酶切除。

5. 信号斑（signal patch）：位于蛋白质多肽链不同部位的几个特定氨基酸序列经折叠后形成的斑块区（结构域），作为该蛋白的分选信号。信号斑是一种三维结构，完成分选任务后仍然存在。

6. 转移或穿膜信号（transfer signal）：蛋白质多肽链中一段特定氨基酸序列组成的疏水区段，引导多肽链在该区段处插入内质网膜中，从而成为膜整合蛋白。包括非 N 端起始转移信号（也叫内信号肽）和终止转移信号，它们不能被信号肽酶识别切除，成为膜整合蛋白的 α 螺旋跨膜结构。

7. 共翻译转运（cotranslational translocation）：也称共转运，指粗面内质网膜上的膜结合核糖体在蛋白质合成时，由于蛋白质信号序列的作用，新生肽链边合成边转入内质网腔或定位在内质网膜上的过程。由于这种蛋白质转运定位是在蛋白质翻译的同时进行的，故称为共翻译转运。

8. 后翻译转运（post-translational translocation）：指游离核糖体上合成的蛋白质必须等蛋白质完全合成并释放到胞质溶胶后才能被转运。通过这种方式转运的蛋白质包括线粒体、叶绿体、细胞核及过氧化物酶体的部分蛋白质等。

9. 磷脂交换蛋白（phospholipid transfer protein，PTP）：是一种水溶性的载体蛋白，可以在不同的膜相细胞器之间转移磷脂。它首先与磷脂分子结合后形成水溶性复合物进入细胞质基质中，遇上其他膜时将磷脂释放出来并插入膜上，结果使磷脂从合成的部位（内质网）转向线粒体、叶绿体或过氧化物酶体等细胞器膜上。

10. 分子伴侣（molecular chaperone）：细胞中一类保守蛋白质，能识别肽链的非天然构象，通过与疏水肽段结合和释放作用（需消耗 ATP），消除蛋白质不正确的折叠，促进各功能域和整体蛋白质的正确折叠。其本身并不参与最终产物的形成。很多分子伴侣是 ATP 酶。热休克蛋白（HSP）家族就是一大类分子伴侣，分布在内质网腔、细胞质基质和线粒体基质等处。

11. 蛋白质糖基化（glycosylation）：在糖基转移酶的催化下，单糖或寡聚糖与蛋白质的特定氨基酸残基共价连接而形成糖蛋白的过程。

12. N-连接糖基化（N-linked glycosylation）：寡聚糖通过与蛋白质多肽链的天冬酰胺（Asn）残基的自由—NH_2 基团的氮原子共价连接，这一反应发生在粗面内质网膜腔面。共同的糖前体为 14 寡糖链（Glc）3（Man）9（GlcNAc）2。

13. O-连接糖基化（O-linked glycosylation）：将寡糖链转移到蛋白质多肽链的丝氨酸（Ser）、苏氨酸（Thr）、羟赖氨酸（Hylys）、羟脯氨酸（Hypro）残基的—OH 基团的氧原子上，主要发生在高尔基复合体中间膜囊和反面膜囊的膜腔面。糖的供体为核苷糖。

14. 内质网应激（endoplasmic reticulum stress，ERS）：当某些细胞内外因素使细胞内质网生理功能紊乱，钙稳定失衡，错误折叠及未折叠的蛋白质在内质网腔内超量积累时，细胞会激活一些相关信号通路，引发内质网应激，来应对变化和恢复内质网良好的蛋白质折叠环境。

15. 蛋白质分选（protein sorting）：细胞根据蛋白质是否携带有分选信号，以及分选信号的性质，选择性地将其转运到细胞不同的靶部位，这一过程也称蛋白质靶向运输。

16. 蛋白质分选信号（信号序列）（signal sequence）：细胞合成的蛋白质具有自身存在或修饰形成的信号，一般是多肽链中特定氨基酸序列，也有糖蛋白寡糖链上磷酸化的糖基（如 M-6-P）等，它们通过与相应分选信号受体识别结合，决定该蛋白质的去向。

17. 违约或欠缺途径（default pathway）：定位于细胞质溶胶及细胞表面的蛋白质是没有分选信号的，这种转运方式称违约或欠缺途径。

18. 有被小泡（coated vesicle）：完成囊泡运输的小泡表面都有特殊的标志，以确保被转运的蛋白质能够到达特定的部位。真核细胞中存在三种不同类型的囊泡，分别介导不同蛋白质的靶向运输，这三种囊泡表面分别包被不同类型的包被蛋白，称为网格蛋白有被小泡、COP Ⅰ 有被小泡、COP Ⅱ 有被小泡。

19. 囊泡（膜泡）运输（vesicular transport）：蛋白质被选择性地包装成膜囊泡的形式（也叫膜泡或运输小泡），再定向转运到靶部位的过程，即蛋白质从内质网转运到高尔基复合体，以及从高尔基复合体转运到内质网、溶酶体、分泌泡、细胞质膜、细胞外等部位。

20. 前向运输（anterograde transport）：是指蛋白质囊泡运输过程中，蛋白质从内质网到高尔基复合体及其下游细胞器的运输。COP Ⅱ 有被小泡介导蛋白质前向运输。

21. 反向运输（retrograde transport）：是指膜性囊

泡介导蛋白质从高尔基复合体回到内质网的运输。COP I 有被小泡从高尔基体顺面膜出芽，主要负责将逃逸蛋白从高尔基体运转回内质网，即蛋白质反向（逆向）运输。

22. 衔接蛋白（adaptin，AP）：参与网格蛋白有被小泡包被组装的一种蛋白质，在网格蛋白和运载物受体的细胞质结构域间起衔接作用。目前发现细胞内至少有 4 中不同的衔接蛋白，特异性地结合不同种类的受体，使细胞捕获不同的运载物或货物分子。

23. Rab 蛋白家族（Rab protein family）：存在于细胞器膜和质膜中一类调节型的小分子 GTP 结合蛋白之 Ras 超家族中最大的亚家族，有 30 多个成员，属于小 G 蛋白，起分子开关作用，包括 ARF、Sar1、Rab 等。ARF 和 Sar1 属于衣被召集 GTP 酶，调节网格蛋白有被小泡、COP I 和 COP II 包被的形成和解聚。Rab 的作用是促进和调节运输囊泡的停泊和融合。

24. 膜流（membrane flow）：指细胞的膜成分在内膜系统各结构之间，以及内膜系统与质膜之间流动转换重组的现象。

25. （胞）内体（endosome）：细胞内一类异质性的酸性膜泡，由细胞经胞吞作用形成，其膜上具有 V-型质子泵，可分为早期内体和晚期内体。在酸性环境中，可以使运载物如蛋白质与其受体解离，即具有分拣受体的作用。

26. 自体吞噬（细胞自噬）（autophagy）：是溶酶体对细胞自身结构的吞噬降解，以清除细胞内受损伤的细胞结构、衰老的细胞器及不再需要的生物大分子（如绝大多数长半衰期蛋白质）等。细胞自噬是真核细胞中广泛存在的降解再循环系统。过度自噬可导致细胞自噬性死亡。

27. 异体吞噬（heterophagy）：是溶酶体对细胞吞入的外源性物质的消化分解过程，如对胞外病原体、细胞碎片、LDL 颗粒等的降解。

28. 残余小体（residual body）：次级溶酶体来到消化分解的末期阶段，由于水解酶活性下降，致使一些底物不能被完全分解而残留在溶酶体内，这种溶酶体称为终末溶酶体，又称残体。

二、填空题

1. KDEL HDEL KKXX
2. 蛋白质 羟基化 酰基化 二硫键的形成
3. cis 或顺面或形成面 蛋白质 内质网
4. 顺面膜囊 反面膜囊
5. 胞质面 乙酰转移酶 磷酸酶 胆碱磷酸转移酶 翻转酶 内质网
6. 过氧化氢酶
7. N-连接 O-连接 内质网 高尔基复合体
8. 酸性水解酶
9. 网格蛋白
10. 后翻译转移
11. 顺面（凸面） 反面（凹面）
12. N-乙酰葡萄糖胺 天冬酰胺 N-乙酰半乳糖胺 丝氨酸 苏氨酸
13. 门控（核孔）运输 跨膜运输 膜泡（囊泡）运输
14. 内质网 顺面 甘露糖 M-6-P M-6-P
15. 信号肽结合位点 翻译暂停结构域（核糖体 A 位结合区域） SRP 受体结合位点及 GTPase 活性部位
16. 分子伴侣 泛素化蛋白降解
17. 起始转移信号 终止转移信号
18. G-6-P 细胞色素 P450
19. ARF Sar1
20. 自噬性溶酶体 异噬性溶酶体 终末溶酶体或残余小体
21. M-6-P
22. 细胞质基质
23. Ca^{2+}-ATP 酶 三磷酸肌醇受体钙通道
24. 葡萄糖 甘露糖 粗面内质网（RER）

三、选择题

A 型题

1. E	2. D	3. C	4. D	5. E
6. A	7. B	8. A	9. C	10. D
11. B	12. D	13. D	14. E	15. C
16. D	17. B	18. C	19. A	20. B
21. D	22. E	23. B	24. B	25. B
26. C	27. B	28. C	29. C	30. C
31. A	32. A	33. A	34. B	35. C
36. C	37. D	38. B	39. B	40. C
41. C	42. E	43. E	44. C	45. D
46. C	47. B	48. A	49. D	50. B
51. B	52. C	53. B	54. A	

B 型题

55. C	56. D	57. B	58. A	59. B
60. A	61. C	62. B	63. A	64. C
65. E	66. B	67. A	68. E	

X 型题

69. ACD	70. BCDE	71. ABCD
72. CDE	73. CDE	74. ABCDE
75. ACD	76. AE	77. ABCD
78. BCD	79. ABC	80. DE

81. BCDE　　82. AD　　83. AD
84. ABDE

四、判断题

1. F　2. T　3. F　4. F　5. F　6. T　7. F　8. T
9. T　10. F　11. T　12. F　13. T

五、问答题

1. 内膜系统的形成对于细胞的生命活动具有重要意义，主要体现在以下两方面：
（1）有效增加了膜的表面积，并在细胞内形成了一些具有不同的酶系统、pH、离子浓度的区室，各区室具有自己特定的功能，互不干扰，极大提高了细胞的整体代谢水平和功能效率。
（2）内膜系统通过膜泡运输完成膜的流动和特定蛋白质的定向转运，保证了内膜系统各细胞器和细胞质膜的膜结构的重组更新，以及蛋白质等的定位分布，沟通了细胞内及与外环境的相互联系。

2. 内膜系统各细胞器在结构、功能、发生上都是相互关联的。
（1）内膜系统在结构上的联系：真核细胞中，内质网外连细胞膜，内连核膜，中间还与许多细胞器膜发生联系，从而使它们成为一个统一整体；此外，内质网膜、高尔基复合体膜、溶酶体膜、分泌泡膜、细胞膜等通过蛋白质的膜泡运输和跨膜运输，是可以相互转化的，通过这种膜流循环，调节和维持了各个膜性细胞器成分的内平衡。由此可见，细胞内膜系统在结构上具有一定的连续性。
（2）内膜系统在功能上的联系：内膜系统对合成的蛋白质（酶）和脂类的膜泡运输、定向转运和分布的机制，使得内膜系统各成员在独立完成各自生理功能的同时，又能有效地协调工作，如分泌蛋白的形成，涉及蛋白质合成、修饰、折叠、分选及转运，内质网、高尔基复合体、多种膜泡都参与了，最后分泌泡通过与细胞膜融合出胞。
（3）内膜系统在发生上的联系：以溶酶体形成为例。溶酶体通过特定的蛋白质分选机制（如M-6-P途径）及一系列特定的膜泡转运，可以由内膜系统自我生成。溶酶体是从高尔基体反面出芽并与内体结合的小泡，所含酶在内质网合成修饰、在高尔基复合体加工分选转运；它的膜也主要来自内质网、高尔基复合体和内体。

3. 高等动物细胞内合成蛋白质有三大基地，分别是粗面内质网上的附着核糖体、细胞质基质中的游离核糖体、线粒体基质中的线粒体核糖体。

（1）粗面内质网合成的蛋白质类型包括分泌蛋白（细胞外基质蛋白、消化酶、抗体、肽类激素如胰岛素、神经毒素、细胞因子等）、膜整合蛋白、细胞器驻留蛋白（驻留在内质网、高尔基复合体、溶酶体、胞内体等的蛋白质）。
（2）其他的蛋白质则是在细胞质基质中游离核糖体合成的，主要包括：细胞质基质中的驻留蛋白、质膜外周蛋白（位于质膜的胞质面）、核输入蛋白、核基因编码的线粒体蛋白、部分过氧化物酶体蛋白。
（3）线粒体有自己的DNA，有全套自己的DNA复制转录翻译系统，能合成少量的定位于呼吸链和ATP合成酶中的蛋白质亚基。

4. 信号假说指分泌性蛋白N端特定氨基酸序列作为信号肽，引导蛋白质到内质网膜上继续合成，然后蛋白质多肽链边合成边通过移位子进入内质网腔，最后被信号肽酶切除的过程。其本质是一种蛋白质分选方式即跨膜运输，即在细胞质基质中开始合成、再转移至内质网完成合成的这些蛋白质，其N端具有内质网定向信号序列。这一过程包括如下步骤：
（1）胞质游离核糖体合成N端信号肽。
（2）胞质中信号识别颗粒（SRP）识别信号肽，形成SRP-核糖体复合体，肽链合成暂停。
（3）核糖体与粗面内质网结合，形成SRP受体-SRP-核糖体复合物。
（4）SRP释放再参加SRP循环，核糖体上的多肽链继续合成并通过移位子进入内质网腔。
（5）信号肽被信号肽酶切除，蛋白质多肽链全部进入内质网囊腔。
（6）核糖体的大小亚基解聚，参与核糖体再循环。

5. 指导分泌性蛋白在粗面内质网合成的决定因素有蛋白质N端的信号肽、信号识别颗粒（SRP）和内质网膜上的SRP受体等因子。三者的协同作用是通过共翻译转运实现的，即肽链边合成边转移至内质网腔中的方式。后接信号假说相关内容。

6. 蛋白质N端信号肽、SRP、SRP受体功能的离体鉴定：在非细胞系统的蛋白质翻译过程中，次第加入SRP、SRP受体和微粒体，从实验结果我们可以明确它们三者的相互关系。

实验组别	含有编码信号肽的mRNA	SRP	SRP受体	微粒体	结果
1	+	−	−	−	产生含信号肽的完整多肽
2	+	+	−	−	合成70~100个氨基酸残基后，肽链停止延伸

续表

实验组别	含有编码信号肽的 mRNA	SRP	SRP 受体	微粒体	结果
3	+	+	+	−	产生含信号肽的完整多肽
4	+	+	+	+	信号肽切除，多肽链进入微粒体中

注：+和−分别代表反应混合物中存在（+）或不存在（−）该物质。

7. 膜整合蛋白的合成需要穿膜信号，它包括起始转移信号（序列）和终止转移信号两类。起始转移信号含 N 端信号肽和内信号肽，内信号肽具有与 N 端信号肽相同的功能，即插在内质网膜中，只是它不能被信号肽酶切除，从而成为膜蛋白的 α 螺旋跨膜结构。同样，终止转移信号也可插入内质网膜，最后也成为膜蛋白的 α 螺旋跨膜序列。

（1）单次跨膜蛋白的合成方式有两种：①蛋白质的一个内信号肽与 SRP 结合将核糖体附着到内质网，然后作为起始转移信号与移位子结合引导后续新生肽的穿膜转位。内信号肽在与移位子结合时，始终保持具有较多正电荷氨基酸的一端朝向胞质溶胶一侧，故使跨膜多肽链可以有不同方向。由于它不能被切除，所以合成的是一次跨膜的膜蛋白。②蛋白质 N 端信号肽与一个终止转移序列共同作用，也可以成为单次跨膜蛋白。

（2）二次跨膜蛋白的合成：一个内信号肽形成一个跨膜区域，再有一个停止转移序列也形成一个跨膜区域，两者相加就成为二次跨膜蛋白。

（3）多次跨膜蛋白的合成：含有多个内信号肽和多个停止转移序列的多肽，通过这些转移信号的交替作用，成为多次跨膜的膜蛋白。总之，粗面内质网合成蛋白质的类型取决于多肽链上分选信号的种类、方向、数量和位置。

8. 高尔基复合体的极性有两层含义，一是结构上的极性，二是功能上的极性。

（1）结构上的极性：①高尔基复合体在细胞中有比较恒定的位置和方向，可分为三个具有不同的形态结构的区室，即靠近内质网一侧的顺面高尔基网（CGN），中间是多个扁平囊组成的中间膜囊（MGN）及靠近细胞膜的反面高尔基网（TGN）。②酶也是定位分布的。如 CGN 含磷酸转移酶，而顺面及中间扁囊含甘露糖苷酶、N-乙酰葡萄糖胺转移酶，反面扁囊具有半乳糖基转移酶，TGN 具有较多的唾液酸转移酶，等等。

（2）功能上的极性：高尔基复合体的上述三部分结构功能各不相同，执行功能时具有顺序性，如蛋白质加工修饰的步骤、蛋白质运输的特定方向，以及相应的膜流方向。①CGM 是初级分选站，负责对从内质网转运来的蛋白质进行鉴别，决定哪些需要退回，哪些可以进入下一站。②MGN 负责多数糖基修饰、糖脂的形成，以及与高尔基复合体有关的多糖的合成。③TGN 参与蛋白质的分选、浓缩与包装，并输出高尔基复合体。

9. 三种有被囊泡（衣被小泡）的组成与功能，列表总结如下。

衣被类型	GTP 酶	组成与衔接蛋白	主要运输方向
Clathrin 网格蛋白	ARF	Clathrin，AP2	质膜→内体
		Clathrin，AP1	高尔基体→内体
		Clathrin，AP3	高尔基体→溶酶体
COP I	ARF	COPαββ'γδεζ	高尔基体→内质网
COP II	Sar1	Sec23/Sec24 复合体，Sec13/Sec31 复合体，Sec16，Sec12 等	内质网→高尔基体

10. 膜泡（囊泡）运输的基本过程和膜泡锚定、融合的定向机制总结如下。

（1）细胞囊泡运输的基本过程：①供膜上囊泡（主要有 3 种有被囊泡）芽生，运输成分（膜和可溶性蛋白等）装入；②囊泡转运，通过细胞质基质中的微管或微丝；③囊泡靶位的识别（SNARE 分子的作用）；④囊泡的停泊（通过 Rab）和膜融合（还是 SNARE 起作用），完成蛋白质分选和运输。

（2）囊泡锚定、融合的定向机制：①运输小泡的膜与靶膜的特异性融合由蛋白质 SNAREs 介导。不同类型的膜泡通过其特异性的 v-SNARE 和相应靶膜上不同的 t-SNARE 配对，相互缠绕形成跨 SNAREs 复合体，从而将运输小泡的膜与靶膜拉在一起，实现膜泡的停泊和融合，完成蛋白质的分拣。②Rabs 蛋白促进与调节运输小泡的停泊。Rabs 结合 GTP 激活，调节 SNAREs 复合体的形成；Rabs 与靶膜上的 Rab 效应因子结合，介导膜泡停泊。

11. 细胞中蛋白质分选的基本途径与类型总结如下。

（1）蛋白质分选大体可分两条途径：①共翻译转运途径。②翻译后转运途径。

（2）从蛋白质分选的转运方式或机制来看，又可将蛋白质转运分为 4 类。①门控运输：也叫核孔运输，蛋白质在细胞质基质与细胞核之间的运输，即在特定分选信号的介导下，蛋白质通过核孔复合体的识别，进出细胞核内外的运输方式。②穿膜运输：蛋白质在细胞质基质与细胞内膜性细胞器之间的运输，即细胞基质中游离核糖体合成的蛋白质或多肽进入内质网、线粒体及过氧化物酶体的过程，需要特定分选信号介导。③膜泡运输：即囊泡运输，蛋白质在内膜系统的膜性细胞器之间，以及到细胞膜的运输，是通过各种膜泡（运输小泡）的定向转运来完成的。④细胞质基质中的蛋白质转运。通过蛋白质分选的违约或欠缺途径，这一过程与细胞骨架系统密切相关。

12. 溶酶体膜对其内含的酸性水解酶有抵抗性，其机制是：

（1）溶酶体膜中嵌有 V-型 H^+ 泵和 Cl^- 通道蛋白，可将 H^+ 和 Cl^- 泵入溶酶体内，维持溶酶体内部的酸性环境（pH 约为 5.0）。

（2）溶酶体膜含有各种不同酸性的、高度糖基化膜整合蛋白，可保护溶酶体的膜免遭其水解酶的攻击，有利于防止自身膜蛋白的降解。

（3）溶酶体膜含有较高的胆固醇，也促进了膜结构的稳定。

13. 溶酶体酶的甘露糖-6-磷酸（M-6-P）分选途径：

（1）粗面内质网合成的溶酶体水解酶前体（属于 N-连接糖蛋白）由运输小泡运至高尔基复合体顺面膜囊，其寡糖链上的甘露糖（Man）残基由顺面膜上的磷酸转移酶催化发生磷酸化形成 M-6-P。M-6-P 作为溶酶体水解酶的分选信号，还可以保护溶酶体水解酶免受其他酶的作用，然后溶酶体水解酶被运至高尔基复合体反面膜囊内。

（2）高尔基体反面膜上有 M-6-P 的受体，它们识别、结合含 M-6-P 的溶酶体水解酶前体，并包装为网格蛋白有被小泡、出芽、脱被，成为特异性的无被运输小泡，然后与胞质中的特异性内体融合。

（3）该内体膜上有依赖于 ATP 的质子泵，泵入 H^+，使膜泡内保持 pH 为 5~6，在此酸性环境中，M-6-P 与 M-6-P 受体解离。M-6-P 受体释放其结合的酶后，通过出芽又返回高尔基复合体反面膜再利用，即受体再循环。而水解酶前体则去磷酸化成为成熟的溶酶体水解酶，最后整个膜泡发育成为初级溶酶体。

14. 过氧化物酶体与线粒体利用氧进行代谢有不同意义：

（1）在过氧化物酶体中氧化产生的能量以产热的方式消耗掉，而在线粒体中氧化产生的能量储存在 ATP 中。

（2）线粒体与过氧化物酶体对氧的敏感性是不一样的，线粒体氧化所需的最佳氧浓度为 2% 左右，增加氧浓度，并不提高线粒体的氧化能力。过氧化物酶体的氧化能力随氧张力增强而提高。

（3）在低浓度氧的条件下，线粒体利用氧的能力比过氧化物酶体强，但在高浓度氧的情况下，过氧化物酶体的氧化反应占主导地位，这种特性使过氧化物酶体具有使细胞免受高浓度氧的毒性作用。

15. 用弱碱性试剂处理离体细胞，M-6-P 受体从高尔基复合体的反面膜（TGN）上消失而仅仅存在于内体性溶酶体膜上。因为 M-6-P 受体在 pH 为 7 左右时与 M-6-P 结合，在 pH 为 6 以下则与 M-6-P 分离。通常情况下，M-6-P 受体穿梭于高尔基复合体的 TGN 和内体性溶酶体之间，在高尔基复合体的 TGN 中性环境中 M-6-P 受体与 M-6-P 结合，运至内体性溶酶体的酸性环境后 M-6-P 受体与 M-6-P 解离，并返回高尔基复合体。现在因为碱性物质的处理而使细胞器中的 pH 接近中性，则 M-6-P 受体-M-6-P 复合物被转运至内体性溶酶体后无法解离，M-6-P 受体富集在内体性溶酶体膜上。

（蒲淑萍）

【英文强化训练题】

Multiple choice（choose the BEST one）

1. Which of the following cells contains a lot of rough endoplasmic reticulum?

A. liver stem cells   B. adipocytes

C. red blood cells   D. leydig cells of testes

E. pancreatic cells

2. Which one is not the right statement for lysosomal functions?

A. heterophagy

B. autophagy

C. the extracellular digestion

D. protein synthesis

E. all of these are right

3. Which of the following is not a part of endomembrane system?

A. mitochondria

B. lysosome

C. rough endoplasmic reticulum

D. smooth endoplasmic reticulum

E. Golgi complex

4. The marker enzyme of rough endoplasmic reticulum is

A. trypsin   B. DNA polymerase

C. RNA polymerase   D. glycosyltransferase

E. glucose-6-phosphatase

5. The marker enzyme of peroxisome is

A. catalase

B. uric acid oxidase

C. *L*-amino acid oxidase

D. *L*-hydroxy acid oxidase

E. *D*-amino acid oxidase

6. Sarcoplasmic reticulum belongs to

A. peroxisome

B. lysosome

C. rough endoplasmic reticulum

D. smooth endoplasmic reticulum

E. Golgi complex

7. *O*-linked glycosylation occurs in

A. rough endoplasmic reticulum

B. smooth endoplasmic reticulum

C. Golgi complex

D. lysosome

E. none of the above

8. Protein modification mostly happens in

A. endoplasmic reticulum and Golgi complex

B. ribosome and endoplasmic reticulum

C. endoplasmic reticulum and lysosome

D. Golgi complex

E. none of the above

9. What is synthesized in the Golgi complex?

A. *N*-linked oligosaccharide

B. *O*-linked oligosaccharide

C. *P*-linked oligosaccharide

D. ATP

E. none of the above

10. Vesicles of Golgi complex are mainly from

A. plasma membrane

B. rough endoplasmic reticulum

C. smooth endoplasmic reticulum

D. lysosome

E. microsome

11. Which part of the Golgi apparatus did the protein sorting take place?

A. cis Golgi network

B. medial region

C. trans Golgi network

D. small vesicle

E. large vesicle

12. Cells that produce large amounts of secretory proteins are abundant in

A. mitochondria

B. lysosomes

C. smooth endoplasmic reticulum

D. nuclei

E. rough endoplasmic reticulum

13. The marker enzyme of lysosome is

A. acidic phosphatase

B. dehydrogenase

C. glycogen hydrolase

D. ATP synthase

E. oxidase

14. Which of the following organelle is polar organelle?

A. mitochondria   B. lysosome

C. Golgi complex   D. peroxisome

E. endoplasmic reticulum

15. During protein modification in the secretory pathway, proteins move through organelles in the following order

A. mitochondria → peroxisome → lysosome

B. chloroplast → peroxisome → lysosome

C. endoplasmic reticulum → Golgi complex → plasma membrane

D. endoplasmic reticulum → Golgi complex → lysosome

E. none of the above

【 Reference Answers 】

1. E	2. D	3. A	4. C	5. A
6. D	7. C	8. D	9. B	10. B
11. C	12. E	13. A	14. C	15. C

（程　志）

第七章 线 粒 体

【目 的 要 求】

掌握：线粒体的形态结构和功能；线粒体与能量转换；线粒体的半自主性。

熟悉：线粒体蛋白质的跨膜运输。

了解：线粒体增殖及起源；线粒体异常与人类疾病、衰老的关系。

【教 材 精 要】

线粒体是含有核外遗传物质、由双层单位膜围成的细胞器，普遍存在于真核细胞中（哺乳动物成熟的红细胞除外）。线粒体是能量转换细胞器，高效率地将能量转换成 ATP。线粒体还是多功能的细胞器，与细胞中氧自由基的生成、细胞凋亡、细胞的信号转导、细胞内多种离子（如 Ca^{2+}）的跨膜转运及电解质稳态平衡的调控等也有关。线粒体结构功能异常与人类衰老、疾病关系密切。

一、线粒体的形态结构

线粒体的形状、大小、数目因细胞种类和生理状况不同而差异很大。它们较多分布在机体功能旺盛、需要 ATP 的部位（如肌细胞和精子）。

电镜下线粒体是由内、外两层单位膜套叠而成的封闭囊状结构，由外膜、内膜、膜间腔及基质四部分构成。

二、线粒体的化学组成及酶定位

（一）线粒体的化学组成

1. **蛋白质** 分可溶性蛋白质和不溶性蛋白质两大类。内膜所含蛋白质的种类和数量最丰富，主要是与氧化磷酸化有关的酶。

2. **脂类** 内膜含丰富的心磷脂和较少的胆固醇，这是线粒体在组成上与细胞其他膜结构的明显差别。内膜上的脂类与蛋白质的比值是 0.3：1，在外膜中该比值接近 1：1。

（二）线粒体酶的定位分布

1. **线粒体各部位的特征性酶**（标志酶） 外膜：单胺氧化酶。内膜：细胞色素氧化酶。膜间隙：腺苷酸激酶。基质：苹果酸脱氢酶。

2. **呼吸链** 又称电子传递链，位于线粒体内膜上，包括复合物 Ⅰ、Ⅱ、Ⅲ、Ⅳ，以及辅酶 Q 和 Cyt c，它们传递高能电子完成供能物质的彻底氧化，并释放能量。其中复合物Ⅰ、Ⅲ、Ⅳ还是由电子传递释放能量驱动的 H^+ 泵，可以把 H^+ 从线粒体基质转运到膜间腔，完成质子转移与质子动力势的形成。细胞内有两条典型的呼吸链，即 NADH 呼吸链和 $FADH_2$ 呼吸链。

3. **ATP 合成酶** 位于线粒体内膜，也叫基粒。分为：①亲水性头部 F_1，组分为 $\alpha_3\beta_3\gamma\varepsilon\delta$。其中 β 催化 ATP 合成或水解；γ 和 ε 参与形成"转子"。②疏水性基部 F_0，由 a、b、c 三种亚基按照 $ab_2c_{10\sim12}$ 的比例组成。其中 a 和 c 共同形成质子通道；多拷贝的 c 呈环状结构，参与形成"转子"；a、b、δ 形成"定子"以固定头部。③在 F_1 和 F_0 之间有一个柄部，含寡霉素敏感相关蛋白（OSCP）。

三、线粒体的功能

线粒体是细胞有氧呼吸的场所和能量供应的基地，其根本功能是通过氧化磷酸化的偶联进行能量转换作用。首先是细胞内的供能物质耗氧氧化分解，生成 CO_2、H_2O 并释放出能量，这一过程称为细胞氧化或细胞呼吸。同时，在细胞中伴随着呼吸链的氧化作用所发生的能量转换和磷酸化生成 ATP 的过程，就是氧化磷酸化。氧化磷酸化的本质是能量转换过程，即供能有机分子中储藏的能量→高能电子→质子动力势（电化学梯度）→ATP。

（一）供能物质氧化的基本过程

（1）大分子供能物质的降解及乙酰辅酶 A 的生成。

（2）三羧酸循环。

（3）电子传递偶联磷酸化。

（二）氧化磷酸化的机制

1. **化学渗透假说** 主要解释了氧化磷酸化偶联的机制，其主要论点：①来自 NADH 和 $FADH_2$ 的高能电子沿内膜中呼吸链传递时，所释放的能量将基质中的 H^+ 泵到膜间腔，使膜间腔的 H^+ 浓度高于基质，从而在内膜的两侧形成了电化学梯度即质子动力势。②膜间腔高浓度 H^+ 通过 ATP 合成酶回流基质，驱动 ATP 合成酶合成 ATP。③化学渗透假说的特点：强调线粒体膜的完整性，以及细胞中生理过程和生化反应的定向性。

2. 结合变构机制和旋转催化模型 解释了 ATP 合成酶的作用机制：①F_1 中三个 β 亚基在某一个时间点各自有不同的构象，即疏松构象（L态）、紧密构象（T态）和开放构象（O态）。其中 L 态时 ADP 和 Pi 可松散结合于其上；T 态时促使 ADP 和 Pi 结合紧密，并形成 ATP；O 态时对核苷酸亲和力极低，致使 ATP 释放。②当线粒体膜间腔高浓度 H^+ 通过 ATP 合酶的质子通道进入基质时带动"转子"旋转，而 γ 亚基顶端高度不对称，它和 β 亚基之间相对位置的变化可引起每个 β 亚基在三种构象间顺序转变。3 个 β 亚基沿一个圆周对等分布，γ 亚基每旋转 120°，每个 β 亚基的构象转变一次。γ 亚基每旋转一周，每个 β 亚基历经 L、T、O 三态，从而依次发生 ADP 和 Pi 结合、ATP 合成和释放。

四、线粒体半自主性

线粒体是一种半自主性的细胞器，它有自己的 mtDNA 和整套 DNA 复制转录、蛋白质合成系统（mRNA、rRNA、tRNA、线粒体核糖体等），具有一定的自主性；但线粒体基因只编码少数几种线粒体蛋白质，大多数线粒体蛋白质（酶）由核基因编码，其自主性有限，对核质遗传系统有很大的依赖性。

（一）mtDNA 的结构及遗传特点

见《医学遗传学》"线粒体遗传病"部分。

（二）线粒体蛋白质的跨膜运输

只有少量线粒体蛋白质由线粒体基因编码，绝大多数线粒体中的蛋白质都是核基因编码，在细胞质的游离核糖体上合成后运输到线粒体的。线粒体蛋白质分别定位于外膜、内膜、基质及内外膜间隙，它们的运送途径不尽相同。以定位于基质的蛋白质的运送途径为例，即多肽链穿越线粒体双层膜的过程来说明线粒体蛋白质的分选运输。

1. 线粒体蛋白是以翻译后转移的形式转运的。

2. 线粒体蛋白的跨膜运送需要前导肽的引导。

3. 前体蛋白在跨膜转运前后，须经历解折叠和重折叠的成熟过程，需要分子伴侣蛋白协同作用。

4. 线粒体蛋白通过前导肽与线粒体外膜受体识别结合，穿越外膜及内膜蛋白转运体（TOM复合体、TIM复合体）进入线粒体基质，其间消耗 ATP。

（三）线粒体的生物发生

1. 线粒体的增殖 线粒体通过分裂进行增殖，包括出芽、间壁分离、收缩后分离。

2. 线粒体的起源 有两种假说，即内共生学说和非内共生学说。内共生学说认为线粒体来源于细菌。非内共生学说认为线粒体的发生是质膜内陷的结果。

五、线粒体异常与人类疾病、衰老

见《医学遗传学》"线粒体遗传病"部分。

【强化训练题】

一、名词解释

1. 细胞氧化（cell oxidation）
2. 氧化磷酸化（oxidative phosphorylation）
3. 呼吸链（respiratory chain）
4. ATP 合成酶（ATP synthase）
5. 前导肽（leading peptide）
6. 线粒体半自主性（mitochondrial semiautonomous）
7. 剑桥参考序列（Cambridge reference sequence, CRS）
8. Wallace 突变（Wallace mutation）

二、填空题

1. 一般来说，人体细胞中线粒体的数量随年龄增大而_____，线粒体的体积随年龄增大而_____。
2. 线粒体基粒是_____的功能结构单位。
3. 葡萄糖在细胞中的彻底氧化过程分为_____、_____、_____和_____四个阶段。
4. 线粒体有两条呼吸链：_____呼吸链及_____呼吸链。
5. ATP 合成酶可以合成或水解 ATP，该工作特点称为_____。
6. 与人类衰老相关的 mtDNA 突变类型主要是_____。
7. 线粒体的增殖是通过已有线粒体分裂而来，包括_____、_____和_____三种方式。
8. 由于某些突变的线粒体基因组不能够通过遗传瓶颈，所以准确地说线粒体 DNA 的遗传方式是_____。
9. _____引导蛋白质多肽链穿越线粒体双层膜时，线粒体外膜及内膜的蛋白转运体分别是_____复合物和_____复合物。
10. 呼吸链各组分中全部由核基因组编码的复合物是_____。

11. 电化学梯度是指膜两侧 pH 梯度和_____梯度之和。

12. 线粒体发生氧化磷酸化时电子供体是_____或_____，电子终受体是_____。

三、选择题

A 型题

1. 线粒体基因组不参与编码合成的蛋白质是
A. 呼吸链复合物 Ⅰ　　　B. 呼吸链复合物 Ⅱ
C. 呼吸链复合物 Ⅲ　　　D. 呼吸链复合物 Ⅳ
E. ATP 合成酶

2. 定位于线粒体基质的蛋白质运输不涉及的条件是
A. 前导肽
B. 外膜及内膜蛋白转运体
C. 分子伴侣
D. ATP
E. 共翻译转运

3. 线粒体基质的标志酶是
A. 苹果酸脱氢酶　　　B. 细胞色素氧化酶
C. 腺苷酸激酶　　　　D. 单胺氧化酶
E. 三羧酸循环酶系

4. 线粒体内膜的标志酶为
A. 单胺氧化酶　　　　B. 腺苷酸激酶
C. 细胞色素氧化酶　　D. 苹果酸脱氢酶
E. 丙酮酸脱氢酶系

5. ATP 合成酶催化合成 1 分子 ATP，每一个催化位点要经过（　　　）构象变化
A. 1 次　　　　　　　B. 2 次
C. 3 次　　　　　　　D. 4 次
E. 5 次

6. 线粒体一般通过（　　　）方式而增殖
A. 线粒体分裂　　　　B. 核分裂
C. 细胞分裂　　　　　D. 重新合成
E. 由内质网出芽而来

7. 对寡霉素敏感的蛋白存在于线粒体的
A. 基粒头部　　　　　B. 基粒柄部
C. 基粒基片　　　　　D. 基质腔
E. 膜间腔

8. 有关 mtDNA 的结构和遗传特点，说法错误的是
A. 母系遗传　　　　　B. 高突变率
C. 几乎不含内含子　　D. 阈值效应
E. 编码的 13 种蛋白质都分布在呼吸链上

9. 属于翻译后转运的蛋白质是
A. 胰岛素　　　　　　B. 酸性磷酸酶
C. ATP 合成酶　　　　D. LDL 受体
E. 胰蛋白酶

10. 线粒体内膜含有的特有磷脂是
A. 胆固醇　　　　　　B. 心磷脂
C. 磷脂酰肌醇　　　　D. 卵磷脂
E. 脑磷脂

11. 引起 Leber 遗传性视神经病的 Wallace 突变，涉及线粒体内膜（　　　）部位的蛋白质结构异常
A. 复合物 Ⅰ　　　　　B. 复合物 Ⅱ
C. 复合物 Ⅲ　　　　　D. 复合物 Ⅳ
E. 复合物 Ⅴ

12. 糖酵解发生于
A. 线粒体基质　　　　B. 线粒体外膜
C. 线粒体内膜　　　　D. 细胞质基质
E. 线粒体膜间腔

13. ATP 合成酶每个 β 亚基构象的周期性变化顺序是
A. O→L→T　　　　　B. L→O→T
C. T→L→O　　　　　D. L→T→O
E. O→T→L

14. 核基因编码的蛋白质进入线粒体时，下列（　　　）描述是错误的
A. 以翻译后转运的形式进行运输
B. 多肽链以线性状态穿膜进入线粒体
C. 能量来自 GTP
D. 需要前导肽引导
E. 需要分子伴侣参与

15. 人的 mtDNA 有 16 569bp，其所含基因数为
A. 35 个　　　　　　　B. 36 个
C. 37 个　　　　　　　D. 38 个
E. 39 个

16. 关于线粒体 ATP 合成酶说法错误的是
A. γ 亚基可以旋转
B. α 亚基催化 ATP 生成
C. β 亚基的构象呈周期性变化
D. ε 亚基可防止质子的渗漏
E. β 亚基处于 O 构象时释放 ATP

17. 呼吸链中流动的传递电子的结构成分是
A. 复合体 Ⅰ 和辅酶 Q
B. 复合体 Ⅱ 和辅酶 Q
C. 复合体 Ⅲ 和细胞色素 c
D. 复合体 Ⅳ 和细胞色素 c
E. 辅酶 Q 和细胞色素 c

18. 关于线粒体，以下说法错误的是
A. 每个 ATP 合成酶上有 1 个 ATP 合成的催化位点
B. ATP 合成酶 γ 亚基可以旋转
C. 呼吸链复合物 Ⅰ、Ⅲ、Ⅳ 是一种质子泵
D. 复合物 Ⅰ 是 NADH 呼吸链的起点
E. ATP 合成酶有跨内膜的质子通道

19. 与人类衰老相关的线粒体 DNA 突变类型主要是

A. 点突变　　　　　　B. 插入突变

C. 重复　　　　　　　D. 缺失

E. 拷贝数异常

20. 下列关于 mtDNA 的描述错误的是

A. 几乎不含内含子

B. 复制和转录所需要的酶是由核基因编码的

C. 与核 DNA 遗传密码相同

D. 含有 37 个结构基因

E. 母系遗传

21. 线粒体中 ATP 合成酶催化合成 ATP 的亚基为

A. α 亚基　　　　　　B. β 亚基

C. γ 亚基　　　　　　D. δ 亚基

E. ε 亚基

22. 关于线粒体的不正确描述是

A. 形态、大小、数量和分布依细胞类型变化很大

B. 一般聚集在细胞功能旺盛、需要能量供应的区域

C. 光镜下可见

D. 其外膜通透性低，内膜通透性高

E. 与细胞凋亡有关

23. 关于氧化磷酸化复合酶体系，以下说法错误的是

A. 呼吸链中，辅酶 Q 和细胞色素 c 不属于任何一种复合物

B. 复合物Ⅰ、Ⅱ、Ⅲ、Ⅳ是电子载体

C. 复合物Ⅰ、Ⅱ、Ⅲ、Ⅳ也是质子泵

D. ATP 合成酶可以是质子泵

E. ATP 合成酶活性可被寡霉素抑制

24. 一般情况下，在普通光学显微镜下可见到的结构是

A. 过氧化物酶体　　　B. 基粒

C. 溶酶体　　　　　　D. 线粒体

E. 内质网

25. 线粒体中三羧酸循环反应进行的场所是

A. 基质　　　　　　　B. 内膜

C. 基粒　　　　　　　D. 膜间腔

E. 外膜

26. 下列（　　）不符合线粒体 DNA 复制的事实

A. 复制受线粒体控制

B. 每条链只有一个复制起始点

C. 复制需消耗能量

D. 半保留复制

E. 复制多发生在 S~G$_2$ 期

27. 下列细胞中含线粒体最多的是

A. 上皮细胞　　　　　B. 心肌细胞

C. 成熟红细胞　　　　D. 细菌

E. 成纤维细胞

28. 鼠肝细胞线粒体中蛋白质含量最高的部位是

A. 外膜　　　　　　　B. 膜间腔

C. 内膜　　　　　　　D. 基质腔

E. 基质颗粒

29. （　　）不是细胞内物质氧化的特点

A. 在常温常压下进行，既不冒烟也不燃烧

B. 氧化产生的能量主要以热能的形式传递给细胞

C. 氧化速率受生理功能需要的调控

D. 氧化产生的 CO$_2$ 主要来自有机酸脱羧

E. 氧化放能是分步、小量和逐渐进行的

30. 给线粒体命名的科学家是

A. Benda　　　　　　B. Golgi

C. Wallace　　　　　D. Watson

E. Leeuwenhoek

31. 内共生学说认为线粒体的祖先属于

A. 革兰氏阳性菌　　　B. 革兰氏阴性菌

C. 绿藻　　　　　　　D. 褐藻

E. 黑藻

32. 下列细胞中不含线粒体的是

A. 上皮细胞　　　　　B. 心肌细胞

C. 成熟红细胞　　　　D. 细菌

E. 成纤维细胞

33. 线粒体内膜脂类和蛋白质的比值是

A. 0.1∶1　　　　　　B. 0.2∶1

C. 0.3∶1　　　　　　D. 0.4∶1

E. 1∶1

34. Wallace 突变是指 Leber 遗传性视神经病患者 ND4 基因 nt 11778 位点的（　　）点突变

A. G→A　　　　　　B. A→G

C. C→G　　　　　　D. G→C

E. T→C

35. 关于线粒体外膜上的孔蛋白，描述错误的是

A. 跨膜蛋白

B. 跨膜区为多肽链的 α 螺旋

C. 跨膜区为多肽链的 β 片层折叠

D. 形成直径 2~3nm 的桶状通道

E. 小分子量的分子或离子可以自由穿过

36. 被氯霉素、四环素特异性抑制的蛋白质合成发生在真核细胞的

A. 内质网　　　　　　B. 微粒体

C. 核膜　　　　　　　D. 细胞质基质

E. 线粒体基质

37. 线粒体进行氧化磷酸化的过程中，不能运输

H^+ 的成分是

A. 复合体 I   B. 复合体 II

C. 复合体 III   D. 复合体 IV

E. 复合体 V

38. ATP 合成酶催化 ATP 形成的构象是

A. L   B. T   C. O

D. L+T   E. L+O

39. 关于 mtDNA,说法错误的是

A. 几乎不含内含子

B. 蛋白质合成时与通用密码子不同

C. 与核 DNA 的复制同步

D. 突变频率高

E. 母系遗传

40. 不属于支持线粒体内共生起源学说的证据是

A. 线粒体具有独立的基因组

B. 基因转录和蛋白质翻译同时进行

C. 线粒体核糖体合成蛋白质能被氯霉素特异性抑制

D. 以分裂方式进行增殖

E. 线粒体基因组是核基因组丢失大部分基因所致

B 型题

(41~44 题共用备选答案)

A. ATP、辅酶 A 自由跨膜

B. 三羧酸循环

C. 糖酵解

D. 电子传递偶联磷酸化

E. 细胞氧化

41. 在细胞质基质发生的是

42. 在线粒体内膜发生的是

43. 在线粒体基质发生的是

44. 在线粒体外膜发生的是

(45~46 题共用备选答案)

A. LDL 颗粒   B. 酸性磷酸酶

C. 三羧酸循环酶系   D. 呼吸链

E. 胞外细菌

45. 共翻译转运的是

46. 线粒体参与合成的是

(47~50 题共用备选答案)

A. 单胺氧化酶   B. 苹果酸脱氢酶

C. 腺苷酸激酶   D. 细胞色素氧化酶

E. 三羧酸循环酶系

47. 线粒体外膜的标志性酶是

48. 线粒体内膜的标志性酶是

49. 线粒体膜间腔的标志性酶是

50. 线粒体基质的标志性酶是

(51~55 题共用备选答案)

A. T 态   B. L 态   C. O 态

D. γ 亚基   E. a 亚基

51. (   ) 参与构成 ATP 合酶之转子

52. (   ) 参与构成 ATP 合酶的质子通道

53. ATP 合酶 β 亚基的紧密构象是

54. ATP 合酶 β 亚基的松散构象是

55. ATP 合酶 β 亚基的开放构象是

X 型题

56. 关于 mtDNA,描述错误的是

A. 几乎不含内含子

B. 蛋白质合成时与通用密码有差异

C. 复制方式与核 DNA 不同

D. 突变频率与核 DNA 类似

E. 母系遗传

57. 定位于线粒体基质的蛋白质分选运输涉及的条件是

A. 前导肽

B. 线粒体内外膜转位接触点

C. 分子伴侣

D. ATP

E. 翻译后转运

58. 关于 mtDNA 突变,描述错误的是

A. Wallace 突变涉及的是 G→A 的点突变

B. 突变类型有 tRNA 基因突变

C. 突变类型还包括拷贝数异常

D. Wallace 突变可使人们罹患多种线粒体疾病

E. mtDNA 的突变积累与人类衰老关系不大

59. ATP 合成酶中参与形成质子通道的是

A. δ 亚基   B. ε 亚基

C. a 亚基   D. b 亚基

E. c 亚基

60. 由两层膜组成的细胞结构是

A. 自噬泡   B. 溶酶体

C. 线粒体   D. 细胞核

E. 内体

61. 在光镜下观察线粒体的形态有

A. 棒状   B. 线状

C. 星形   D. 颗粒状

E. 以上形态都有

62. 细胞的核外 DNA 存在于

A. 线粒体   B. 内体

C. 核糖体   D. 微粒体

E. 叶绿体

63. 下列描述线粒体 DNA 较为确切的是

A. 为闭合环状 DNA

B. 含线粒体大部分蛋白的遗传信息

C. 与核 DNA 通用密码有不同

D. 极易发生突变

E. 以上都不确切

64. 以下（　　）组分能向线粒体膜间腔转移质子
A. 复合物 I　　　　　　B. 复合物 II
C. 复合物 III　　　　　 D. 复合物 IV
E. ATP 合酶

65. mtDNA 结构为
A. 环形　　　　　　　　B. 线形
C. 双链　　　　　　　　D. 单链
E. 不与组蛋白结合

66. 以下（　　）结构能在光学显微镜下看到
A. 叶绿体　　　　　　　B. 微绒毛
C. 线粒体　　　　　　　D. 鞭毛
E. 纤毛

67. 细胞中含有 DNA 的细胞器有
A. 线粒体　　　　　　　B. 叶绿体
C. 细胞核　　　　　　　D. 质粒
E. 微粒体

68. 线粒体与人类衰老的关系主要表现在
A. 细胞中线粒体的数量随着年龄的增大而减少
B. 线粒体的体积随着年龄的增大而增大
C. 体细胞中 mtDNA 突变随年龄的增大而增加
D. 常见 mtDNA 缺失突变积累
E. 上述说法都正确

69. 线粒体有一定自主性，体现在
A. mtDNA 能独立复制
B. 线粒体含有核糖体
C. 在遗传上由线粒体基因组和核基因组共同控制
D. mtDNA 与核 DNA 遗传密码有所不同
E. mtDNA 在 S～G_2 期合成

70. 关于前导肽与内质网蛋白质合成所需信号肽的特点比较，说法正确的是
A. 位于蛋白质多肽链 N 端
B. 引导多肽链穿膜
C. 被水解酶水解
D. 穿膜时需要消耗 ATP
E. 不同的蛋白质分选信号

四、判断题（正确为 T，错误为 F）

1. 在氧化磷酸化过程中，电子传递链和 ATP 合成酶参与能量的转换。（　　）
2. 在运动细胞或分泌细胞中线粒体数目较多。（　　）
3. 植物细胞不存在线粒体，因为可依靠叶绿体合成 ATP。（　　）
4. 电子传递链中复合物 III 具有传递电子和使质子移位的作用。（　　）

5. 两位个体之间线粒体基因序列差别越大，表明他们与共同祖先分离的时间越长，亲缘越疏。（　　）
6. 人 mtDNA 有 16 569bp，共编码 37 个蛋白质基因。（　　）
7. 线粒体复制所需的 DNA 聚合酶是细胞质游离核糖体合成的。（　　）
8. 如果通过遗传瓶颈保留的一个线粒体携带一种突变，这种突变就会在个体细胞中占有一定的数量。（　　）
9. ATP 合成酶是 F-型质子泵，其作用机制与 V-型质子泵相似。（　　）
10. ATP 合成酶中 γ 亚基旋转是以 120° 为步骤进行的，中间有停顿。（　　）

五、问答题

1. 比较线粒体外膜、内膜化学特性和功能的主要差别。
2. 简述氧化磷酸化复合酶体系（呼吸链、ATP 合成酶）的组成与功能。
3. 简述供能物质氧化的基本过程。
4. 化学渗透假说的主要内容及其特点是什么？
5. 简述 ATP 合成酶运作的机制。
6. 说明核基因编码、在细胞质核糖体上合成、定位于线粒体基质的蛋白质的分选转运过程。
7. mtDNA 的结构与遗传特点是什么？
8. 简述线粒体的增殖方式。
9. 简述 mtDNA 突变类型与人类疾病、衰老的关系。
10. 为什么说线粒体是半自主性细胞器？

【参 考 答 案】

一、名词解释

1. 细胞氧化（cell oxidation）：又称细胞呼吸，指细胞中供能物质耗氧氧化分解生成 CO_2 和水，并逐步释放能量的过程，所释放的能量大多用于合成 ATP。
2. 氧化磷酸化（oxidative phosphorylation）：NAD^+ 和 FAD 从氧化底物中捕获的电子与 O_2 分子结合，所释放的能量用以驱动 ADP 转变成 ATP。这个在活细胞中伴随着呼吸链的氧化过程所发生的能量转换和 ATP 的形成，就是氧化磷酸化。
3. 呼吸链（respiratory chain）：又称电子传递链，是存在于线粒体内膜上、一系列相互关联有序排列的脂蛋白复合物，它们传递供能物质氧化反应中所脱下的 H^+ 的 e 给 O_2 生成 H_2O，并释放

能量，同时通过把 H^+ 从线粒体基质腔泵入膜间隙造成内膜两侧质子动力势的存在，起到能量转换的作用。

4. ATP 合成酶（ATP synthase）：又称基粒，位于线粒体内膜，分为头部、基部和柄部。主要功能是进行 ATP 的合成和释放。

5. 前导肽（leading peptide）：指线粒体前体蛋白 N 端的一段特定氨基酸序列，一般由 20～80 个氨基酸组成，内含定向运往线粒体的信息。

6. 线粒体半自主性（mitochondrial semiautonomous）：指线粒体的结构和功能既受核基因控制，又受自身基因调节特性的控制。线粒体除具有 mtDNA 外，还有蛋白质合成系统，具有一定的自主性，但线粒体基因只编码少数几种蛋白质，大多数线粒体蛋白质由核基因编码，使其自主性有限。

7. 剑桥参考序列（Cambridge reference sequence，CRS）：指人 mtDNA 全序列，长 16 569bp，共编码 37 个结构基因，包括 2 个线粒体 rRNA 基因、22 种线粒体 tRNA 基因、13 种编码线粒体蛋白质的基因。

8. Wallace 突变（Wallace mutation）：Leber 遗传性视神经病患者 mtDNA 第 11 778 位点的 G 转换成了 A，使呼吸链复合物 I 亚基 4（ND4）的第 340 位精氨酸被组氨酸取代，突变后使 NADH 脱氢酶活性降低，最后引起病变。

二、填空题

1. 减少　增大
2. ATP 合成
3. 糖酵解　乙酰辅酶 A 的生成　三羧酸循环　电子传递偶联磷酸化
4. NADH　$FADH_2$
5. 双向复合酶
6. 缺失突变
7. 出芽　间壁分离　收缩后分离
8. 不完全母系遗传
9. 前导肽　TOM　TIM
10. 复合物 II
11. 电位梯度
12. NADH　$FADH_2$　O_2

三、选择题

A 型题

1. B	2. E	3. A	4. C	5. C
6. A	7. B	8. E	9. C	10. B
11. A	12. D	13. A	14. C	15. C
16. B	17. E	18. A	19. D	20. C
21. B	22. D	23. C	24. D	25. A
26. A	27. B	28. C	29. B	30. A
31. B	32. C	33. C	34. A	35. B
36. E	37. B	38. B	39. C	40. E

B 型题

41. C	42. D	43. B	44. A	45. B
46. D	47. A	48. D	49. C	50. B
51. D	52. E	53. A	54. B	55. C

X 型题

56. CD	57. ABCDE	58. DE
59. CE	60. ACD	61. ABD
62. AE	63. ACD	64. ACDE
65. ACE	66. ACDE	67. ABCD
68. ABCDE	69. ABDE	70. ABCE

四、判断题

1. T　2. T　3. F　4. T　5. T　6. F　7. T　8. T
9. F　10. T

五、问答题

1. 线粒体外膜与内膜的结构、成分及功能差异很大。

（1）外膜平整光滑，是线粒体的界膜。外膜与真核细胞的内膜系统相似，蛋白质和脂类的比值为 1。外膜含有孔蛋白，通透性非常高，使得膜间腔中的环境几乎与胞质溶胶相似。外膜的主要作用是形成膜间腔，帮助建立电化学梯度，同时能进行一些生化反应，协助线粒体内膜和基质完成能量转换功能。

（2）内膜通透性较低，不允许离子和大多数带电的小分子通过，大多数物质需借助载体蛋白跨膜运输。内膜与原核细胞质膜相似，蛋白与脂质的比例高，比值为 3.2。线粒体内膜通常向基质折褶形成嵴，嵴上有线粒体基粒（ATP 合成酶）和电子传递链，是线粒体进行电子传递和氧化磷酸化的主要部位。

2. 线粒体内膜上含与氧化磷酸化有关的酶，称氧化磷酸化复合酶体系，包括呼吸链及 ATP 合成酶。

（1）呼吸链主要是线粒体内膜上一组规则排布的膜蛋白，包括复合物 I、II、III、IV，以及辅酶 Q 和 Cyt c，它们一是顺序传递高能电子完成供能物质的有氧氧化，二是复合物 I、III、IV 还是由电子传递释放能量驱动的 H^+ 泵，可以把 H^+ 从线粒体基质腔转运到膜间腔，从而实现能量的转换，即将氧化能转换为质子动力势。

（2）ATP 合成酶主要负责合成 ATP，包括三部分结构。①头：突出于线粒体内膜外的 F_1，亚基构成是 $\alpha_3\beta_3\gamma\delta\varepsilon$，β 亚基是 ATP 合成或水解的催化位点。②基片：嵌于线粒体内膜上的 F_0，其亚基构成在细菌为 $ab_2c_{10\sim12}$，a 和 c 亚基共同形成 H^+ 通道。③柄：连接头与基片。

3. 供能物质氧化的基本过程：

（1）大分子供能物质的降解及乙酰辅酶 A 的生成。糖、脂肪、蛋白质等供能物质在细胞质基质中经过消化分解成葡萄糖、脂肪酸、氨基酸等小分子，最后生成丙酮酸等进入线粒体基质，转变为乙酰辅酶 A。

（2）三羧酸循环。乙酰辅酶 A 进一步氧化脱氢，其间有 CO_2 释放。

（3）电子传递偶联磷酸化。三羧酸循环中脱下的氢解离为质子和电子，电子由线粒体内膜上的呼吸链顺序传递，最后传递给氧气生成水，在此过程中释放的能量通过呼吸链转换成质子动力势，再通过 ATP 合成酶，把能量又转换储存在 ATP 中。

4. 化学渗透假说解释了电子传递偶联磷酸化的机制，其主要论点：来自 NADH 和 $FADH_2$ 的高能电子沿线粒体内膜中不对称分布的呼吸链传递时，所释放的能量将基质中的 H^+ 泵到膜间腔，因而在内膜的两侧形成了电化学梯度（质子动力势）。膜间腔中的高浓度 H^+ 通过 ATP 合酶的 H^+ 通道回流进入基质，驱动 ATP 合酶合成 ATP。化学渗透假说的特点：其一，强调线粒体膜的完整性，特别是线粒体内膜对离子的高度不通透性；其二，强调了细胞生理过程和生化反应的定向性。

5. ATP 合成酶合成 ATP 的分子机理用结合变构机制和旋转催化模型解释。当线粒体膜间腔中的高浓度 H^+ 通过 ATP 合酶的质子通道进入基质时，会带动 F_1 中的 γ 亚基旋转，此时会引起 β 亚基构象的改变。β 亚基有三种不同的构象：疏松构象（L 态）、紧密构象（T 态）和开放构象（O 态）。其中 L 态时 ADP 和 Pi 可松散结合于其上；T 态时促使 ADP 和 Pi 结合紧密，并形成 ATP；O 态时对核苷酸亲和力极低，致使 ATP 释放。γ 亚基每旋转 $120°$，每个 β 亚基的构象就转变一次。γ 亚基每旋转一周，每个 β 亚基就历经 L、T、O 态周期性改变，依次发生 ADP 和 Pi 结合、ATP 合成和释放。

6. 定位于线粒体基质的蛋白质的分选运送途径，即多肽链穿越线粒体双层膜的过程：前体蛋白在游离核糖体合成释放之后，在细胞质分子伴侣 HSP70 的帮助下解折叠，然后通过其 N 端的前导肽序列同线粒体外膜上的受体蛋白识别结合，在线粒体内外膜转位接触点处利用 ATP 水解产生的能量，引导前体蛋白多肽链进入外膜及内膜蛋白转运体（TOM 及 TIM 复合物）的通道，随即转运至线粒体基质。在基质中，前体蛋白的前导肽被信号肽酶切除，在 mtHSP60 等线粒体基质分子伴侣的帮助下折叠为成熟的线粒体基质蛋白。

7. mtDNA 的结构及遗传特点：

（1）mtDNA 是裸露的环状双链分子。

（2）基因排列紧凑，几乎不含内含子。

（3）两条链的编码信息不对称，大部分基因分布在重链上。

（4）翻译系统的遗传密码与通用密码子有差异。

（5）突变频率高，为核 DNA 的 10 倍以上。

（6）遗传方式为母系遗传及不完全母系遗传。原因是某些突变的线粒体基因组不能够通过遗传瓶颈。

（7）mtDNA 遗传具有异质性、阈值效应、广谱性。

8. 细胞中的线粒体通过已有线粒体的分裂进行增殖，分裂方式有出芽、间壁分离、收缩后分离。线粒体分裂生成体积较小的子线粒体，再通过子线粒体的融合和生长形成体积较大的线粒体。

9. mtDNA 突变及积累与人类疾病、衰老有密切的关系。

（1）细胞中 DNA 异常导致线粒体功能异常引起的疾病称为线粒体病，mtDNA 或核基因组异常都可能导致线粒体病，其主要表现在患者脑-神经-骨骼肌方面的异常。mtDNA 突变主要类型：碱基点突变，包括错义突变（氨基酸替换突变）、蛋白质合成基因突变（tRNA 基因突变）；缺失；重复；插入突变；拷贝数异常等。

（2）mtDNA 突变的积累是造成衰老的重要原因，主要是 mtDNA 的缺失突变。

10. 线粒体的半自主性是指线粒体的结构和功能既受核基因控制，又受自身基因调节的特性，表现在以下几方面：

（1）mtDNA 是除核 DNA 外唯一存在于动物细胞内的遗传物质。人 mtDNA 由 16 569 个碱基对组成，呈双链超螺旋闭合环状分子，共含有 37 个编码基因。

（2）线粒体有自己的 DNA 和蛋白质合成系统，表明有一定的自主性。

（3）mtDNA 分子量小、基因数量少，编码的蛋白质有限，只占线粒体蛋白质的 10%，而大多数线粒体蛋白质（90%）由核基因编码，并在细胞质中合成后转运到线粒体中去。

（4）线粒体遗传系统受控于细胞核遗传系统。

（蒲淑萍）

【英文强化训练题】

Multiple choice（choose the BEST one）

1. Where does biological oxidation and energy conversion occur in mammal cells?
A. ribosome　　　B. endoplasmic reticulum
C. peroxisome　　D. Golgi complex
E. mitochondria

2. Which of the following organelles in animal cells contains DNA and produces ATP?
A. centrosome　　B. peroxisome
C. lysosome　　　D. ribosome
E. mitochondria

3. Which of the following processes cannot occur in the mitochondria of mammal cells?
A. DNA synthesis
B. protein synthesis
C. fatty acid biosynthesis
D. beta oxidation of fatty acids
E. the citric acid cycle

4. The sedimentation coefficient of human mitochondrial ribosome is
A. 5S　　　B. 25S　　　C. 55S
D. 70S　　　E. 80S

5. How many ATP are produced during the complete oxidation of glucose?
A. 32　　　B. 38　　　C. 40
D. 42　　　E. 16

6. Which of the following cells does not contain mitochondria?
A. epithelial cell
B. myocardial cell
C. mature red blood cell
D. adipocytes
E. fibroblasts

7. Which of the following ingredients belongs to the respiratory chain?
A. DNA
B. RNA
C. FMN
D. rough endoplasmic reticulum
E. smooth endoplasmic reticulum

8. Which kind of organelle does the extranuclear DNA molecule exist in?
A. peroxisome
B. mitochondria
C. endoplasmic reticulum
D. ribosome
E. Golgi complex

9. Which of the following diseases is mitochondrial disease?
A. glycogen storage disease type II
B. silicosis
C. Keshan disease
D. Tay-Sachs disease
E. gout

10. Which of the following enzymes is the marker enzyme for the mitochondrial matrix?
A. malate dehydrogenase
B. citric acid synthase
C. aconitase
D. fumarase
E. succinate dehydrogenase

【Reference Answers】

1. E　　2. E　　3. C　　4. C　　5. B
6. C　　7. C　　8. B　　9. C　　10. A

（程　志）

第八章 细胞骨架

【目的要求】

掌握：细胞骨架的概念；微管、微丝和中间纤维的化学组成、结构及功能。

熟悉：微管、微丝和中间纤维的组装。

了解：细胞骨架与疾病的相关性。

【教材精要】

细胞骨架是指存在于真核细胞中的蛋白纤维网络结构。发现较晚，主要是因为一般电镜制样采用低温（0～4℃）固定，而细胞骨架会在低温下解聚。直到 20 世纪 60 年代后，采用戊二醛常温固定，才逐渐认识到细胞骨架的客观存在。

细胞骨架不仅在维持细胞形态、承受外力、保持细胞内部结构的有序性方面起重要作用，而且还参与许多重要的生命活动。

狭义的细胞骨架概念是指真核细胞质中的蛋白纤维网架体系。它是由微管、微丝及中间纤维组成的体系。该结构体系被称为"细胞骨架系统"，与细胞内的遗传系统、生物膜系统并称"细胞内的三大系统"。

一、微管

1. 微管的形态结构与化学组成

（1）形态结构：微管是除了红细胞（红血球）外，在所有哺乳类动物细胞中存在的一个骨架成员。它一般是由 13 根原纤维构成一个中空的管状结构，通常直径为 22～25nm。

（2）化学组成：所有微管的主体结构均由球状的 α 微管蛋白及 β 微管蛋白组成。α 微管蛋白及 β 微管蛋白通常以（αβ）二聚体形式存在，并以头尾相连的方式聚合，形成微管蛋白原纤维。

除了 α 微管蛋白及 β 微管蛋白，γ 微管蛋白在微管的聚合时发挥作用，它位于细胞内的微管组织中心，是 α 微管蛋白及 β 微管蛋白进行聚合反应时形成微管的起始核心。

（3）微管相关蛋白：从各种组织细胞中提纯的微管蛋白可以发现，细胞内还存在一些与微管的聚合、解聚及功能密切相关的蛋白质。这些成分称为微管相关蛋白，如 MAP1、MAP2、Tau、MAP4 等。

（4）微管的极性：微管为极性纤维。β 微管蛋白一端称为正极，α 微管蛋白一端称为负极。

2. 微管的组装调节

微管通常以动态平衡的状态存在于细胞内（正极聚合，负极解离），其稳定态与 β 微管蛋白结合的核苷酸状态密切相关。结合 GTP（带有 GTP 帽）聚合，水解 GTP 为 GDP（GDP 帽）时微管崩解。

微管的组装分为三步：①成核期；②聚合期；③稳定期。当处于稳定期时表现为典型的踏车现象。

3. 微管存在的形式

微管在真核细胞中存在的形式有三种：单管、二联管和三联管。

4. 敏感药物

秋水仙素、长春碱破坏微管；紫杉酚稳定微管。

5. 微管的主要功能

（1）确定膜性细胞器的位置。

（2）参与膜泡运输：在膜泡运输的过程中，微管作为路轨提供运输通路，马达蛋白搬运膜泡在微管上行走。马达蛋白主要有两种：动力蛋白（dynein）和驱动蛋白（kinesin），它们利用 ATP 水解供能，完成膜泡运输。

（3）参与构成中心粒、纤毛和鞭毛。

（4）参与细胞的核分裂即染色体的分离。

二、微丝

1. 微丝的形态结构和化学组成

（1）形态结构：实心状的纤维，直径为 4～7nm。一般肌动蛋白单体称为 G-actin，是一种 ATP 酶；当它与 ATP 结合时可聚合为呈纤维状的 F-肌动蛋白，F-肌动蛋白随后螺旋缠绕形成微丝（MF）。

（2）化学组成：由球状的肌动蛋白构成。肌动蛋白主要包括 α、β、γ 三种类型。它们通常以单体的形式存在于细胞质中。

（3）微丝的结合蛋白：微丝的组装和去组装受到细胞质内多种蛋白的调节，这些蛋白能结合到微丝上，影响其组装或去组装的速度，它们被称为微丝结合蛋白。目前发现的结合蛋白大约有 100 多种，如核化蛋白、单体结合蛋白、微丝解聚蛋白、封端蛋白、膜结合蛋白、微丝交联蛋白、微丝截断蛋白、肌球蛋白等。其中，肌球蛋白为微丝的马达蛋白。

2. 微丝的组装和调节

微丝也是极性的动态纤维。根据功能需求可以聚合或解聚。与微管一样，微丝的组装也可分为三步：①成核期；②聚合期；③稳定期。当处于稳定期时也表现出踏车现象。

3. 敏感药物 微丝也有敏感性药物的存在。细胞松弛素 B 对动态的微丝纤维具有破坏作用；而鬼笔环肽可与肌动蛋白结合，有稳定微丝的作用。

4. 微丝的主要功能 微丝兼具多种功能，在不同细胞的表现不同。

（1）参与肌肉的收缩运动：形成粗肌丝和细肌丝，参与肌肉的收缩运动。

（2）支撑作用：微丝以应力纤维、微绒毛和细胞皮层的形式维系细胞的形态特征。

（3）细胞运动：它们可参与变形虫的运动。

（4）物质运输：肌球蛋白在非肌肉细胞中，具有物质运输功能，可运输微丝和小囊泡，如 myosin I 。

（5）参与细胞的胞质分裂：肌动蛋白和肌球蛋白一起作用，在细胞分裂时形成收缩环，完成细胞的胞质分裂。

（6）细胞间的锚定连接：微丝可以形成黏着带和黏着斑，构成细胞间的锚定连接装置。

三、中间纤维

1. 中间纤维的形态结构和化学组成

（1）中间纤维的结构：中间纤维又称中间丝，是直径在 10nm 左右的空心纤维。它既无极性，也没有特异性的敏感药物，是最稳定的细胞骨架成分。每一个中间纤维蛋白单体的结构包含一个螺旋杆状区和 N 端头及 C 端尾，通常杆状区保守，而头、尾赋予蛋白纤维特异性。

（2）化学组成：中间纤维是三种骨架纤维中成分最复杂的一种。常见的组成成分有波形蛋白（vimentin）、角蛋白（keratin）、结蛋白、神经元纤维蛋白、神经胶质纤维蛋白、巢蛋白、核纤层蛋白等。中间纤维的组成成分具有组织特异性，不同类型细胞含有不同 IF 蛋白质。肿瘤细胞转移后仍保留源细胞的 IF，因此可用 IF 抗体来鉴定肿瘤的来源。大多数细胞中含有一种中间纤维，但也有少数细胞含有 2 种以上，如骨骼肌细胞含有结蛋白和波形蛋白。

2. 中间纤维的组装和调节 中间纤维的单体为杆状纤维。微管与微丝都是由球形蛋白装配起来的，而中间纤维则是由长杆状的蛋白装配而成。

（1）组装：为自体组装。组装的基本单位为单体，在细胞质中解聚的最小单位为四聚体。中间纤维的装配过程为：①两个单体同向二聚化形成二聚体；②两个二聚体反向平行半分子交叠形成无极性的四聚体；③四聚体顺序相连形成原纤维；④8 条原纤维聚合构成中间纤维。

（2）组装特点

1）四聚体及八聚体（亚丝）的组装是反向平行排列，两端对称，故中等纤维无极性。

2）中等纤维遵循半分子长度交错的原则进行组装。

3）中等纤维的体外组装既不需要其他蛋白质参与，也不需要核苷酸或结合蛋白的辅助。

4）中等纤维在体内组装时，中等纤维蛋白绝大部分已装配成中等纤维，几乎不存在相应的可溶性蛋白，而微管或微丝组装时只有 30% 的蛋白分子处于组装状态。

（3）组装调节：目前认为，中间纤维的组装与去组装主要是通过中间纤维蛋白的磷酸化和去磷酸化来控制的。磷酸化时去组装；去磷酸化时组装。

3. 中间纤维的功能

（1）支持和固定作用：支持细胞形态，固定细胞核。

（2）物质运输和信息传递作用：在细胞质中与微管、微丝共同完成物质的运输，在细胞核内，与 DNA 的复制和转录有关。

（3）细胞分裂时，对纺锤体和染色体起空间支架作用，负责子细胞内细胞器的分配与定位。

（4）在细胞癌变过程中起调控作用。

（5）中间纤维还可形成桥粒和半桥粒的结构，参与细胞间的锚定连接。

四、细胞骨架与疾病

细胞在病理情况下常常会出现细胞骨架系统异常。如阿尔茨海默病患者，在脑神经元中发现有大量扭曲变形的微管和大量受损的中间纤维；在恶性转化的细胞中，常表现为微管减少和解聚，细胞骨架异常可增强癌细胞的运动能力。

研究表明，微丝束和其末端黏着斑的破坏及肌动蛋白小体的出现，与肿瘤细胞的浸润和转移特性有关。此外，中间纤维的分布具有严格的组织特异性，绝大多数肿瘤细胞在发生转移后仍表现其原发肿瘤的中间纤维类型，故可作为临床肿瘤的鉴别诊断和肿瘤细胞是否转移的判据。

中间纤维显微技术与羊膜刺穿结合，可用于先天胎儿畸形的诊断，例如，若羊水中含有神经元纤维和神经胶质纤维细胞，则提示胎儿或有中枢神经系统发育畸形。另外编码角蛋白的基因突变，可导致桥粒结构出现缺陷，从而引起大疱性表皮松解症的发生；编码鞭毛或纤毛构成动力蛋白臂的动力蛋白基因发生突变可引发精子不动症，导致不育症的发生。

【强化训练题】

一、名词解释

1. 细胞骨架（cytoskeleton）
2. 微管（microtubule，MT）
3. GTP 帽（GTP-cap）
4. 可交换位点（exchangeable site，E 位点）
5. 马达蛋白（motor protein）
6. 微管组织中心（microtubule organizing center，MTOC）
7. 微丝（microfilament，MF）
8. 收缩环（contractile ring）
9. 踏车现象（tread milling）
10. 微管相关蛋白（microtubule associated protein，MAP）

二、填空题

1. 狭义的细胞骨架成员有_____、_____、_____。
2. 构成一根微管的原纤维数是_____条。
3. 微管的组装分为三个阶段，它们是_____、_____、_____。
4. 细胞内的三大系统是指_____、_____、_____。
5. 紫杉醇和长春碱抗癌作用的机制分别是_____和_____。
6. 在上皮细胞中，构成中间纤维的蛋白单体是_____。
7. 微管是极性纤维，通常它的正极靠近_____，负极靠近_____。
8. α 微管蛋白和 β 微管蛋白均可结合的核苷酸是_____，但只有_____具有核苷酸酶活性。
9. 核纤层蛋白分布在_____。
10. 中间纤维显微技术与羊膜穿刺结合，可用于_____的诊断。

三、选择题

A 型题

1. 细胞骨架的化学成分不包括
A. 多糖
B. 肌动蛋白
C. 肌球蛋白
D. 微管蛋白
E. 波形纤维蛋白

2. 关于微管主要功能描述正确的是
A. 构成细胞内的网状支架，维持细胞形态，固定和支持细胞器的位置
B. 参与中心粒、纤毛和鞭毛的形成
C. 参与细胞内的物质运输
D. 参与染色体的运动
E. 以上都正确

3. 能够专一地抑制微管形成的药物是
A. 秋水仙素
B. 细胞松弛素 B
C. 嘌呤霉素
D. 放线菌酮
E. 氯霉素

4. 关于微丝的正确描述是
A. 肌动蛋白单体呈哑铃状，又叫 G-actin
B. α-actin 和 β-actin 分布于所有肌细胞和非肌细胞中
C. 为实心纤维，直径约 11nm
D. 每一个肌动蛋白分子没有极性，故微丝不具有极性
E. G-actin 的单链结构称为微丝

5. 以下哪一类药物可以抑制胞质分裂
A. 紫杉酚
B. 秋水仙素
C. 长春碱
D. 细胞松弛素 B
E. 鬼笔环肽

6. 分布在微管组织中心与微管组装相关的蛋白复合物是
A. α-tubulin
B. β-tubulin
C. γ-tubulin
D. Tau 蛋白
E. γ-TuRC

7. 细胞质中中间纤维解聚的最小单位为
A. 中间纤维蛋白单体
B. 中间纤维蛋白二聚体
C. 中间纤维蛋白四聚体
D. 中间纤维原纤维
E. 无最小解聚单位

8. 与桥粒形成相关的骨架蛋白是
A. 微管
B. 中间纤维
C. 微丝
D. 核基质蛋白
E. myosin 蛋白

9. 细胞质中存在的微管组织中心是
A. 纤毛
B. 端粒
C. 中心体
D. 随体
E. 以上都不是

10. 关于微管的组装描述错误的是
A. 具有踏车行为
B. 需要一定浓度的微管蛋白
C. 需要 ATP 供能
D. 大多数微管处于动态平衡的组装与去组装过程

E. 在温度小于 4℃ 时解聚

11. 对中间纤维结构叙述错误的是

A. 直径介于微管和微丝之间

B. 为空心的纤维状结构

C. 细胞质中存在的中间纤维单体杆状区的氨基酸残基数为 310 个

D. 单体两端由氨基酸构成的非螺旋区被称为头部和尾部

E. 构成头部和尾部的肽段在组成上保守

12. 存在于肌肉细胞中的中间纤维成分是

A. 波形蛋白　　　　B. 角蛋白

C. 结蛋白　　　　　D. 神经丝蛋白

E. 巢蛋白

13. 大疱性表皮松解症的形成与哪个成分的异常有关

A. 波形蛋白　　　　B. 角蛋白

C. 结蛋白　　　　　D. 神经丝蛋白

E. 巢蛋白

14. 精子不动症与（　　　）结构成分的畸变相关

A. 驱动蛋白　　　　B. 动力蛋白

C. 角蛋白　　　　　D. 肌球蛋白

E. 肌动蛋白

15. 下列关于微绒毛说法错误的是

A. 微丝束突出于细胞膜外

B. 微丝束以同向平行的方式排列

C. 微绒毛负极戴帽封端

D. 肌动蛋白通过肌球蛋白Ⅰ与细胞膜连接

E. 微绒毛可增大上皮细胞对营养物的吸收能力

16. 下列结构没有极性的是

A. 微管　　　　　　B. 微丝

C. 中间纤维　　　　D. 高尔基复合体

E. 均有极性

17. 下列蛋白没有核苷酸结合位点的是

A. α 微管蛋白　　　B. β 微管蛋白

C. 中间纤维单体蛋白　D. 肌动蛋白

E. Ⅱ 型肌球蛋白

18. 下列蛋白没有马达蛋白功能的是

A. 胞质动力蛋白　　B. 驱动蛋白

C. Ⅰ 型的肌球蛋白　D. Ⅱ 型的肌球蛋白

E. 微管束状结合蛋白

19. 下列哪一项不是微丝的功能

A. 形成应力纤维　　B. 装配收缩环

C. 膜泡运输　　　　D. 染色体迁移

E. 细胞迁移

20. 马达蛋白分子在进行膜泡运输时，说法错误的是

A. 胞质动力蛋白介导胞吞泡的运输

B. 驱动蛋白介导分泌泡的运输

C. 肌球蛋白也可运输膜泡

D. 膜泡运输时马达蛋白主要以微管为路轨

E. 膜泡运输时马达蛋白以中间纤维为路轨

B 型题

（21～25 题共用备选答案）

A. 微管　　　　　　B. 微丝

C. 中间纤维　　　　D. 驱动蛋白

E. 肌球蛋白

21. 在细胞中呈放射状分布的骨架成员是

22. 运输胞吐囊泡的马达蛋白是

23. 能够以微管为轨道进行物质运输的马达蛋白是

24. 细胞骨架成员中最细的纤维成员是

25. 表现很强组织特异性的骨架成员是

（26～30 题共用备选答案）

A. 微管　　　　　　B. 微丝

C. 中间纤维　　　　D. 动力蛋白

E. 驱动蛋白

26. 可以形成 GTP 帽子结构的成员是

27. 在组装过程中不需要核苷酸参与形成的结构是

28. 以杆状单体蛋白构成的骨架成员是

29. 不表现极性的蛋白纤维是

30. 参与形成微绒毛的骨架成分是

X 型题

31. 下列属于细胞内三大系统的成员有

A. 微管　　　　　　B. 微丝

C. 中间纤维　　　　D. 内质网

E. 细胞核

32. 收缩环的组成成分主要为

A. 微管蛋白　　　　B. 肌动蛋白

C. 动力蛋白　　　　D. 肌球蛋白

E. 驱动蛋白

33. 具有 ATP 酶活性的有

A. α 微管蛋白　　　B. β 微管蛋白

C. 动力蛋白　　　　D. 肌球蛋白

E. 角蛋白

34. 能够参与形成细胞间锚定连接的是

A. 微管蛋白　　　　B. 肌动蛋白

C. 角蛋白　　　　　D. 钙黏素蛋白

E. 肌球蛋白

35. 细肌丝的组成成员有

A. 肌球蛋白　　　　B. 肌钙蛋白

C. 原肌球蛋白　　　D. 肌动蛋白

E. 波形蛋白

36. 微管在细胞中的存在形式为

A. 单管　　　　　　　B. 二联管

C. 三联管　　　　　　D. 四联管

E. 五联管

37. 下列哪些结构是微管组织中心

A. 着丝点　　　　　　B. 端粒

C. 中心粒　　　　　　D. 随体

E. 鞭毛基体

38. 中间纤维外形、性质的差异归因于

A. 头部　　　　　　　B. 尾部

C. 杆状区　　　　　　D. 波形蛋白纤维

E. 角质蛋白纤维

39. 下列哪些结构由微管组成

A. 中心体　　　　　　B. 染色体

C. 纺锤体　　　　　　D. 鞭毛

E. 纤毛

40. 参与细胞分裂、由微管组成的结构有

A. 缢缩环　　　　　　B. 染色体

C. 中心粒　　　　　　D. 纺锤丝

E. 赤道板

四、判断题（正确为 T，错误为 F）

1. 马达蛋白分子可以介导膜泡沿中间纤维提供的轨道进行物质运输。（　　）

2. 由肌球蛋白组装成的粗肌丝具有极性和踏车行为。（　　）

3. 中心体和基体具有类似的结构。（　　）

4. ATP 的水解是微丝解聚必需的。（　　）

5. 染色体的分离和收缩环的形成分别与微管和微丝的动态变化有关。（　　）

6. 微管解聚时，微管蛋白二聚体几乎同时从微管上脱落下来，从而使微管迅速崩解。（　　）

7. 动物细胞质中一般具有中间纤维蛋白库。（　　）

8. 肌肉的收缩是细胞丝变短的结果。（　　）

9. 体细胞内微管解聚时，正极解聚的速度快于负极。（　　）

10. 秋水仙素能抑制微管的解聚，因此在细胞分裂时能抑制纺锤体的形成。（　　）

五、问答题

1. 怎样理解细胞骨架的动态不稳定性？这一现象与细胞生命活动过程有何相关性？

2. 什么是马达蛋白？在真核细胞中参与物质运输的马达蛋白主要有哪些类型？他们有何异同？

3. 什么是微管组织中心，它与微管有何关系？

4. 简述中间纤维的结构及功能。

5. 比较微管、微丝和中间纤维的异同。

【参 考 答 案】

一、名词解释

1. 细胞骨架（cytoskeleton）：指真核细胞中由蛋白纤维构成的网架体系。主要功能是参与维系细胞的结构形态。其成员主要有微管、微丝、中间纤维。

2. 微管（microtubule，MT）：通常指在真核细胞中存在由 13 根这样的原纤维构成的一个中空、直径在 22～25nm 的管状结构。其通常以放射状的形式分布，除了维系细胞形态外，主要参与胞内的囊泡运输。

3. GTP 帽（GTP-cap）：指微管正极端的 β 微管蛋白处于 GTP 结合态时，称为带有 GTP 帽。此时微管结构稳定，可聚合延伸。

4. 可交换位点（exchangeable site，E 位点）：指 β 微管蛋白的 GTP 结合位点，由于其结合的 GTP 可水解为 GDP，故称为可交换位点。

5. 马达蛋白（motor protein）：通常指在细胞中能够利用 ATP 水解所释放的能量驱动自身沿微管或微丝定向运动的蛋白。

6. 微管组织中心（microtubule organizing center，MTOC）：在活细胞内，能够起始微管的成核作用，并使之延伸的细胞结构。除中心体以外，细胞内微管组织中心的类似结构还有位于纤毛和鞭毛基部的基体等结构。

7. 微丝（microfilament，MF）：又称为肌动蛋白丝，是由肌动蛋白分子螺旋状聚合成的实心纤丝，直径一般为 4～7nm，主要分布在细胞膜下，与微管和中间纤维共同组成细胞骨架，维系细胞的形态结构。

8. 收缩环（contractile ring）：是指有丝分裂时，动物细胞质膜下由微丝与 II 型肌球蛋白形成的腰带环状反向平行束。它在细胞有丝分裂过程帮助胞质分裂完成。

9. 踏车现象（tread milling）：在一定条件下，微管或微丝的一端发生装配使微管或微丝延长，而另一端则去装配而使微管或微丝缩短，但总体仍然保持原长，这种现象称为踏车现象。

10. 微管相关蛋白（microtubule associated protein，MAP）：指细胞中存在的一类参与微管的组装、维持或破坏微管的稳定，介导微管和其他骨架纤维间的连接，表现出广泛功能性作用的蛋白质。该类蛋白质统称为微管相关蛋白。

二、填空题

1. 微管　微丝　中间纤维

2. 13

3. 成核期　延长期（聚合期）　稳定期

4. 遗传系统　生物膜系统　细胞骨架系统

5. 抑制微管的解聚　抑制微管的聚合

6. 角蛋白（或Ⅰ型和Ⅱ型的中间纤维）

7. 细胞膜　细胞核

8. GTP　β微管蛋白

9. 细胞核

10. 先天胎儿畸形

三、选择题

A 型题

1. A	2. E	3. A	4. A	5. D
6. E	7. C	8. B	9. C	10. C
11. E	12. C	13. B	14. B	15. C
16. C	17. C	18. E	19. D	20. E

B 型题

| 21. A | 22. D | 23. D | 24. B | 25. C |
| 26. A | 27. C | 28. C | 29. C | 30. B |

X 型题

31. ABCDE	32. BD	33. CD
34. BCD	35. BCD	36. ABC
37. CE	38. AB	39. ACDE
40. CD		

四、判断题

1. F　2. F　3. T　4. T　5. T　6. F　7. F　8. F
9. T　10. F

五、问答题

1. 细胞骨架的动态不稳定性：是指细胞骨架结构在一定条件下可以动态去组装或重新组装。在生命活动过程中这一特性具有十分重要的生物学意义。首先，在细胞周期过程中纺锤体的组装与解聚，可以帮助染色体的均等分配与分离；其次，胞质环流和细胞的整体运动或迁移与微丝的组装和去组装密切相关；再次，细胞核膜的崩解和重建与中间纤维组分之一的核纤层蛋白的组装和去组装相关联；最后，骨架成员的踏车行为也是有意义的，它可以改变微管或微丝在细胞中的分布，也可能与细胞的移动有关。因此，细胞骨架的动态不稳定在生命活动过程中具有重要作用。

2. 马达蛋白：利用ATP水解释放的能量驱动自身沿微管或微丝定向运动的蛋白。

在细胞内参与物质运输的马达蛋白可以分为三类：沿微丝运动的肌球蛋白，沿微管运动的驱动蛋白和动力蛋白。这些蛋白质既有与微丝或微管

结合的马达结构域，又有与膜性细胞器或大分子复合物特异结合的"货物"结构域。利用水解ATP所提供的能量有规则地沿微管或微丝等细胞骨架纤维运动。

马达蛋白分子的比较：

	驱动蛋白	胞质动力蛋白	Ⅱ型肌球蛋白
组成	2 条重链、2 条轻链	多条链（重链、中间链和轻链）	2 条重链、4 条轻链
形状	2 个头部马达结构域、杆状中部和扇形的尾部	2 个头部马达结构域	2 个头部马达结构域和杆状尾部
运输时需要的细胞骨架	微管	微管	微丝
运输方向	趋向微管的正极	趋向微管的负极	趋向微丝的正极

3. 在活细胞内，能够起始微管的成核作用，并使之延伸的细胞结构称为微管组织中心。简单地说，是指微管装配的发生处。它可以调节微管蛋白的聚合和解聚，使微管增长或缩短。而微管是由微管蛋白组成的一个结构。两者有很大的不同，但又有十分密切的关系。微管组织中心可以指挥微管的组装与去组装，它可以根据细胞的生理需要，调节微管的活动。例如，在细胞有丝分裂前期，根据染色体平均分配的需要，在微管组织中心、中心粒和染色体着丝粒处进行微管的装配形成纺锤体；到分裂末期，纺锤体解聚成微管蛋白。所以说，微管组织中心是微管活动的指挥中心。

4.（1）结构：中间纤维主要是指存在于细胞质中，直径7~12nm的中空管状蛋白纤维结构；它由4条亚丝或8条原纤维组成，横切面含32条纤维蛋白单体。它可以单独或成束存在于细胞质中。

中间纤维具有一个较稳定的、由310个氨基酸残基构成的α螺旋杆状中心区，杆状中心区保守；杆状区两端为非螺旋的头部区（N端）和尾部区（C端）。头部区和尾部区由不同的氨基酸构成，为高度可变区域。不同的中间纤维单体的差异性就体现在头部和尾部。

（2）功能：①支持和固定作用。支持细胞形态，固定细胞核。②物质运输和信息传递作用。在细胞质中与微管、微丝共同完成物质的运输，在细胞核内，与DNA的复制和转录有关。③细胞分裂时，对纺锤体和染色体起空间支架作用，负责子细胞内细胞器的分配与定位。④在细胞癌变过程中起调控作用。⑤中间纤维还可形成桥粒和半桥粒的结构，参与细胞间的锚定连接。

5.（1）微管、微丝和中间纤维的相同点：①在化学组成上均由蛋白质组成。②在结构上均为纤

维状，共同组成细胞骨架。③在功能上都可维系细胞的形态；都参与细胞内物质运输和信息传递；都能在细胞运动和细胞分裂上发挥作用。
（2）微管、微丝和中间纤维的不同点：①在化学组成上虽然都是蛋白质，但三者的蛋白质种类不同，中间纤维的蛋白成员的分布还有很强的组织特异性。②结构上，微管、中间纤维是中空的纤维，而微丝是实心状纤维。③功能不同。微管除了基本功能以外还可构成中心粒、鞭毛、纤毛等重要细胞器和附属结构，在细胞运动时或细胞分裂时发挥作用；微丝在细胞的肌性收缩或非肌性收缩中发挥作用，使细胞更好地执行功能；中等纤维具有固定细胞核的作用，行使子细胞中细胞器的分配和定位功能，还可能与 DNA 的复制与转录有关。总之，微管、微丝和中间纤维是真核细胞中重要的非膜相结构，共同担负维持细胞形态、细胞器位置的固定及物质和信息传递的重要功能。

微丝、微管、中间纤维的组成、结构、特性等差异：

	微丝	微管	中间纤维
单体	球蛋白	αβ 球蛋白	杆状蛋白
结合核苷酸	ATP-G-actin	2GTP/αβ 二聚体	无
纤维直径	~7nm	~24nm	~10nm
结构	双链螺旋	13 根原纤维构成中空的管状纤维	8个4聚体或4个8聚体组成的空心管状纤维
极性	有	有	无
组织特异性	无	无	有
蛋白库	有	有	无
踏车行为	有	有	无
动力结合蛋白	肌球蛋白	动力蛋白、驱动蛋白	无
特异性药物	细胞松弛素、鬼笔环肽	秋水仙素、长春碱、紫杉酚	无

【英文强化训练题】

Multiple choice（choose one or more correct answers）

1. The nucleotide that binds to α- tubulin is
A. ATP   B. ADP   C. GTP
D. GDP   E. UTP
2. Keratin can be exist in
A. muscle cells   B. nerve cells
C. epidermal cells   D. neurogliocyte
E. liver cells
3. Protein is associated with the deformation of cell movement is
A. microtubules   B. microfilament
C. intermediate filament   D. spectrin
E. collagen
4. Which of the following drugs can inhibit cytokinesis
A. colchicine   B. vinblastine
C. taxol   D. cytochalasin
E. phalloidin
5. Myosin is the motor protein of microfilaments, and which myosin is found in muscle cells
A. myosin I   B. myosin II
C. myosin III   D. myosin IV
E. myosin V
6. The ones that belong to the cytoskeleton structure are
A. microtubules
B. microfilament
C. intermediate filaments
D. micro beam grid
E. cell matrix
7. The functions of microtubules include
A. support functions   B. cell movement
C. vesicular transport   D. information transfer
E. to produce energy
8. In cells，microtubules exist in forms including
A. a single microtubules
B. duplex microtubules
C. trigeminal microtubules
D. quadruplet microtubules
E. all of the above
9. The structure with the function of MTOC is
A. centriole   B. the micro body
C. telomeres   D. basal body of flagella
E. basal body of cilia
10. The following protein fibers are included in the intermediate fibers are
A. keratin fiber   B. desmin fiber
C. vimentin fiber   D. lamin
E. myofibril

【Reference Answers】

1. C   2. C   3. B   4. D
5. B   6. ABC   7. AC   8. ABC
9. ADE   10. ABCD

（王　敏）

第九章　细　胞　核

【目 的 要 求】

掌握：细胞核中核膜、染色质、核仁、核基质的形态结构及化学组成。

熟悉：核孔复合体的功能；染色质的分类。

了解：核仁的功能；染色质的定位。

【教 材 精 要】

细胞核是真核细胞内最大、最重要的细胞器，是细胞遗传与代谢的调控中心。细胞核由核膜、染色质、核仁及核骨架四个部分组成。

一、核膜

（一）核膜的结构

核膜由内、外两层单位膜组成，外核膜是面向胞质侧的一层核膜，常与粗面内质网相连，其外表面常附有大量核糖体颗粒。内核膜是面向核基质与外核膜平行的一层核膜，其内表面附有核纤层。内、外两核膜之间的间隙，称核周间隙，核周间隙中含有酶。

（二）核孔复合体

核孔复合体是真核细胞内外层核膜融合处由一系列规则排列的颗粒和丝状物组成的复杂结构，如捕鱼笼样。其主要功能是构成核质间双向运输的亲水性通道。核孔复合体由四种结构组成：①胞质环，位于核孔复合体结构边缘胞质面一侧的环状结构，与柱状亚单位相连，环上有8条短纤维对称分布，并伸向胞质。②核质环，位于核孔复合体结构边缘核质面一侧的孔环状结构，与柱状亚单位相连，环上对称连有8条长约100nm的细纤维，伸向核内，纤维的颗粒状末端彼此连接形成一个直径约60nm的小环。③辐，由核孔边缘伸向中心，呈辐射状八重对称的纤维，可把胞质环、核质环、中央栓连接在一起。辐又分为柱状亚单位、腔内亚单位、环带亚单位三个结构域。④中央栓，又称中央颗粒，位于核孔复合体中心，呈颗粒状或棒状的运输蛋白质。

（三）核纤层

内核膜的内表面上，由中间纤维相互交织形成的一层高电子密度的蛋白质网络结构，称为核纤层。核纤层在核内与核基质连接，在核外与中等纤维相连，构成贯穿于细胞核和细胞质的统一网架结构体系。核纤层蛋白是组成核纤层的主要成分，是中间纤维蛋白超家族成员。哺乳动物和鸟类细胞的核纤层蛋白有A、B、C三种类型。

核纤层的作用是保持细胞核的形状和附着染色质纤维，在有丝分裂过程中，参与核膜的破裂和重建。

（四）核膜的功能

1. 区域化作用　核膜的作用就是把核物质集中在靠近细胞中央的一个区域内，核物质的区域化有利于实现其功能。

2. 控制细胞核与细胞质间的物质交流　通过核孔复合体的主动运输和被动运输实现核与质之间物质的选择性运输。能进入细胞核的蛋白质都带有核定位信号，即一段特殊的氨基酸序列。

3. 合成生物大分子　外核膜上有核糖体的附着，使得核膜具有了合成物质的功能。

4. 在细胞分裂中参与染色体的定位与分离　核纤层是染色质锚定的位点，从而参与染色体的定位与分离。

二、染色质与染色体

在间期细胞核中，由 DAN 和组蛋白构成的容易被碱性染料着色的物质，称染色质。细胞分裂时染色质高度螺旋化，折叠、盘曲形成较粗的短棒状染色体。染色质和染色体是同一物质在细胞分裂间期和分裂期的不同形态表现。

（一）化学组成

染色质和染色体是遗传物质的载体，具有共同的化学组成，即由 DNA、组蛋白、非组蛋白和少量的 RNA 所组成，能被碱性染料着色。

真核细胞单倍染色体组中含有的全部遗传信息称一个基因组，人的基因组含有大约 3×10^9 bp。真核细胞基因组中的 DNA 序列，根据其重复次数及片段长度的不同，分为单一序列、中度重复序列和高度重复序列。

间期染色质分为两类：常染色质和异染色质。常染色质是间期细胞核中处于伸展状态的染色质细纤丝，折叠压缩程度较低，用碱性染料染色时着色较浅，常位于细胞核的中央。常染色质具有转录活性，在正常状态下经常处于功能活性状态。异染色质为间期细胞核中高度凝集、折叠压缩程度高的染色质纤维丝，碱性染料染色时着色较深。异染色质一般是转录不活跃或无转录活性，与组蛋白结合紧密的 DNA 分子，异染色质又分为结构异染色质与兼性异染色质。

（二）核小体

核小体是染色质的基本结构单位。核小体的核心是由 4 种组蛋白（H_2A、H_2B、H_3 和 H_4）各两分子构成的扁球状八聚体。DNA 双螺旋在组蛋白八聚体分子的表面盘绕约 1.75 圈，其长度相当于 140bp，组蛋白八聚体与其表面上盘绕的 DNA 分子共同构成核心颗粒。相邻的两个核心颗粒之间，有长 50～60bp 的 DNA 连接线，并结合一个 H_1 组蛋白分子，两者共同构成连接部，核心颗粒和连接部共同构成一个核小体。

（三）染色质组装形成染色体

染色质的四级结构模型的主要内容：从 DNA→染色单体有四级结构。由 DNA 双股螺旋分子缠绕组蛋白八聚体形成的核小体是染色质的一级结构；核小体紧密连接成螺线管，是染色质的二级结构；30nm 的螺线管再行盘绕成直径为 300nm 的超螺线管，即染色质的三级结构；超螺线管再经过一次折叠，就可形成染色单体，即染色质四级结构。

染色体支架-放射环结构模型的主要内容：两条染色单体的非组蛋白支架在着丝粒区域相连接，直径 30nm 的螺线管折叠成无数的袢环，每个袢环都从支架的一点发出，散开成晕状围绕在支架的周围，又返回到非组蛋白质支架上与发出点相邻近的位点。每 18 个袢环以染色体支架为轴心呈放射状平面排列，形成微带。微带是染色体高级结构的单位，大约 10^6 个微带沿轴心支架纵向排列，构建成染色单体。

（四）中期染色体结构

1. 典型的中期染色体结构 着丝粒、次缢痕、随体、端粒、核仁组织区。

2. 染色体的分类 中央着丝粒染色体、亚中着丝粒染色体、近端着丝粒染色体和端着丝粒染色体。

3. 染色体 DNA 的 3 种功能元件 自主复制 DNA 序列、着丝粒 DNA 序列、端粒 DNA 序列。

三、核仁

（一）核仁的超微结构

超微结构包括 3 个不完全分隔的部分：纤维中心、密集纤维部分、颗粒部分。

（二）核仁的功能

核仁是核糖体大小亚基组装的工厂，是细胞核中 rRNA 基因的转录和加工的活动中心，并参与核糖体亚单位的运输和核糖体的成熟。

（三）核仁周期

核仁是一高度动态的结构，在细胞周期中出现一系列结构与功能的周期性变化。

四、核基质/核骨架

核基质又称为核骨架，是真核细胞核内除核膜、染色质、核纤层、核仁以外的三维网架结构，由非组蛋白构成。核基质与 DNA 复制、RNA 转录和加工、染色体组装及病毒复制等生命活动密切相关。

【强化训练题】

一、名词解释

1. 核孔复合体（nuclear pore complex）
2. 核定位信号（nuclear localization signal，NLS）
3. 核纤层（nuclear lamina）
4. 核骨架（nuclear skeleton）
5. 染色质（chromatin）
6. 染色体（chromosome）
7. 常染色质（euchromatin）
8. 异染色质（heterochromatin）
9. 核小体（nucleosome）
10. 微带（miniband）
11. 核型（karyotype）
12. 核仁组织者（nucleolus organizer）

二、选择题

A 型题

1. 形态结构和生化性质与外核膜相似的细胞器是
A. 溶酶体　　　　　　B. 高尔基复合体
C. 线粒体　　　　　　D. 中心体
E. 粗面内质网

2. 核纤层的化学成分是
A. 中间纤维蛋白　　　B. DNA
C. 组蛋白　　　　　　D. 微管蛋白
E. 核糖体和 RNA

3. 核仁的大小取决于
A. 细胞内蛋白质含量　B. 核仁组织者的量
C. DNA 含量　　　　　D. 细胞核的大小
E. 细胞内核仁的数量

4. 核基质的主要成分是
A. DNA　　　　　　　B. rRNA

C. 蛋白质网架　　　　D. 液体蛋白

E. 水分

5. 在特定 DNA 区段上,串联排列着 rRNA 基因,该区段形成的 DNA 袢环称为

A. 随体柄　　　　　　B. 着丝粒

C. 端粒　　　　　　　D. 核仁组织者

E. 异染色质

6. 在真核细胞核仁内,转录 rRNA 需要

A. RNA 聚合酶Ⅰ　　　B. RNA 聚合酶Ⅱ

C. RNA 聚合酶Ⅲ　　　D. DNA 聚合酶Ⅰ

E. DNA 聚合酶Ⅱ

7. 核质比增大,说明

A. 核增大而胞质不增加

B. 细胞质增加而核不变

C. 细胞质随核的增大而增加

D. 细胞核与细胞质均无变化

E. 以上都不是

8. 核糖体大亚基的组装场所是

A. 核膜　　　　　　　B. 内质网

C. 细胞质　　　　　　D. 核仁

E. 核基质

9. 关于细胞核的描述,正确的是

A. 间期细胞核中染色体结构典型

B. 淋巴细胞的核质比较小

C. 肌细胞的核多为圆形

D. 腺细胞的核偏于细胞的一端

E. 真核细胞都有细胞核

10. 染色体的四级结构依次为

A. 核小体、螺线管、超螺线管、染色单体

B. 核小体、超螺线管、螺线管、染色单体

C. 核小体、螺线管、染色单体、超螺线管

D. 螺线管、核小体、超螺线管、染色单体

E. 螺线管、超螺线管、核小体、染色单体

11. 染色体的基本结构单位是

A. DNA　　　　　　　B. 核小体

C. 螺线管　　　　　　D. 超螺线管

E. 染色单体

12. 与 rRNA 合成相关的是

A. 核糖体　　　　　　B. 核仁组织区

C. 粗面内质网　　　　D. 滑面内质网

E. 高尔基复合体

13. 关于细胞核的描述,不正确的是

A. 是细胞生命活动的控制中心

B. 是遗传物质 DNA 的主要存在部位

C. 在有丝分裂间期和分裂期均可看到细胞核

D. 细胞核的形状与细胞的形态相适应

E. 大多数细胞核的核质比约为 10%

14. 在人类染色体中,随体位于

A. 第 13、14、15、16、21 号染色体上

B. 第 13、14、15、21、22 号染色体上

C. 第 14、15、16、21、22 号染色体上

D. 第 14、15、16、20、21 号染色体上

E. 第 12、13、14、15、21 号染色体上

15. 随体位于

A. 中着丝粒染色体上

B. 亚中着丝粒染色体上

C. 近端着丝粒染色体上

D. 端着丝粒染色体上

E. 性染色体上

16. 核仁周期是指

A. 核仁在细胞周期中的高度动态变化

B. 在细胞周期进程中,核仁的形态与结构发生的周期性变化

C. 核仁在细胞周期中的形态结构变化

D. 核仁在细胞分裂中的消失和重现

E. 核仁组织区在细胞周期中的变化

17. 核仁组织区位于

A. 着丝粒　　　　　　B. 端粒

C. 随体　　　　　　　D. 动粒

E. 次缢痕

18. 核仁中含有

A. ATP　　　　　　　B. rRNA

C. tRNA　　　　　　D. mRNA

E. 核小体

19. 核仁

A. 合成常染色质　　　B. 合成异染色质

C. 转录 tRNA　　　　D. 转录 mRNA

E. 转录 rRNA

20. 在真核细胞核仁内,转录 5S rRNA 需要

A. RNA 聚合酶Ⅰ　　　B. RNA 聚合酶Ⅱ

C. RNA 聚合酶Ⅲ　　　D. DNA 聚合酶Ⅰ

E. DNA 聚合酶Ⅱ

21. 5'-ACTAGTCAG～的 DNA 序列,转录的 mRNA 序列为

A. 5'-TGATCAGTC-3'

B. 5'-UGAUCAGUC～

C. 5'-CUGACUAGU～

D. 5'-CTGACTAGT-3'

E. 5'-CAGCUGACU～

22. 在分子组成上,染色质与染色体的区别在于

A. 有无组蛋白　　　　B. 有无非组蛋白

C. 是否含有稀有碱基　D. 碱基数量的多少

E. 没有区别

23. 染色质的主要成分是

A. RNA 和组蛋白　　　B. DNA 和组蛋白
C. DNA 和 RNA　　　　D. DNA 和非组蛋白质
E. RNA 和非组蛋白质

24. 真核细胞内，RNA 合成的场所是
A. 细胞核　　　　　　B. 粗面内质网
C. 滑面内质网　　　　D. 高尔基复合体
E. 溶酶体

25. 真核细胞核内最大的细胞器是
A. 细胞核　　　　　　B. 粗面内质网
C. 滑面内质网　　　　D. 高尔基复合体
E. 溶酶体

26. DNA 储存、复制和转录的场所是
A. 细胞核　　　　　　B. 粗面内质网
C. 滑面内质网　　　　D. 高尔基复合体
E. 溶酶体

27. 具有维持染色体结构稳定性的染色体末端结构是
A. 着丝粒　　　　　　B. 动粒
C. 端粒　　　　　　　D. 随体
E. 副缢痕

28. 中期染色体上，姐妹染色单体相连处称为
A. 核仁组织区　　　　B. 端粒
C. 着丝粒　　　　　　D. 随体
E. 副缢痕

29. 细胞内 rRNA 合成的部位是
A. 染色体　　　　　　B. 中心体
C. 核小体　　　　　　D. 核膜
E. 核仁

30. 核小体连接部的组蛋白是
A. H_1　　　B. H_2A　　　C. H_2B
D. H_3　　　E. H_4

31. 有核糖体附着的结构是
A. 高尔基复合体　　　B. 滑面内质网
C. 溶酶体　　　　　　D. 细胞膜
E. 外核膜

32. 核骨架的主要成分是
A. DNA
B. rRNA
C. 液体蛋白
D. 非组蛋白性纤维蛋白
E. 水分

33. 基因表达最重要的调控环节是
A. 转录调控　　　　　B. 转录后调控
C. 翻译调控　　　　　D. 翻译后调控
E. 转录前调控

34. 位于染色体的着丝粒区、端粒和次缢痕部位，由高度重复序列组成的染色质称为

A. 常染色质　　　　　B. 结构异染色质
C. 兼性异染色质　　　D. 核仁相随染色质
E. 以上都不是

35. 在结构上，与核膜相延续的细胞器是
A. 高尔基复合体　　　B. 内质网
C. 溶酶体　　　　　　D. 细胞膜
E. 线粒体

36. 胚胎发育早期，女性体细胞内的一条 X 染色体异染色质化形成
A. X 染色质　　　　　B. 核小体
C. 凋亡小体　　　　　D. Y 小体
E. 随体

37. 关于中期染色体，不正确的叙述是
A. 可被碱性染料着色
B. 是染色质在细胞分裂期的表现形式
C. 是基因的载体
D. 含有 1 个 DNA 分子
E. 与染色质的化学成分相同

38. 关于 DNA 的描述，不正确的是
A. 两条链碱基互补
B. 戊糖为脱氧核糖
C. 含有碱基 T，而不含碱基 U
D. 分子中储存有遗传信息
E. 只分布于细胞核

39. 关于核仁，不正确的描述是
A. 1 个细胞中有 1 个或多个核仁
B. 核仁的主要成分是蛋白质
C. 核仁的形成与核仁组织区有关
D. 核仁只存在于细胞核内
E. 有丝分裂间期核仁消失

40. 关于核小体的描述，不正确的是
A. 是染色体的基本结构单位
B. 每个核小体由组蛋白八聚体核心颗粒、200bp 的 DNA 和 1 分子 H_1 组蛋白构成
C. 相邻核小体核心间连接的 DNA 片段称为连接 DNA
D. 核小体的直径为 10nm
E. 每条染色体的核小体数目相同

B 型题
（41～44 题共用备选答案）
A. 核小体　　　　　　B. 螺线管
C. 常染色质　　　　　D. 异染色质
E. 染色单体

41. 转录比较活跃的染色质是
42. 位于染色体着丝粒区的染色质是
43. 染色体的四级结构是
44. 间期细胞核内染色较深的块状结构是

（45～48 题共用备选答案）
A. 组蛋白　　　　　　B. 非组蛋白质
C. 螺线管　　　　　　D. 超螺线管
E. 核小体
45. 核小体核心颗粒的化学成分是
46. 核小体串螺旋化使 DNA 压缩到 1/6，形成
47. 在染色体二级结构基础上进一步螺旋化，形成
48. 染色体的基本结构单位是
（49～52 题共用备选答案）
A. 核膜　　　　　　　B. 核孔复合体
C. 核仁　　　　　　　D. 核基质
E. 染色质
49. 细胞核中的 DNA 主要存在于
50. rRNA 合成的主要部位是
51. 有蛋白质合成功能的结构是
52. 核孔及其周围的蛋白质以特定方式形成的复合结构称为
（53～55 题共用备选答案）
A. DNA　　　　　　　B. rRNA
C. 核基质　　　　　　D. 核纤层
E. 核小体
53. 与蛋白质组装成核糖体的是
54. 分布在内核膜内侧的一层致密的纤维状蛋白质是
55. 在核内与组蛋白紧密结合的物质是
（56～60 题共用备选答案）
A. 内核膜　　　　　　B. 外核膜
C. 核周间隙　　　　　D. 核纤层
E. 核孔复合体
56. 形态结构和生化性质与粗面内质网相似
57. 为核纤层蛋白 B 提供结合位点
58. 与内质网腔相通
59. 细胞核和细胞质间双向的物质运输通道
60. 为染色质提供附着点
（61～65 题共用备选答案）
A. 内核膜　　　　　　B. 外核膜
C. 两者均是　　　　　D. 两者均否
61. 有核糖体附着，能进行蛋白质合成
62. 形态结构和生化性质与内质网相似
63. 含有核纤层蛋白 B 受体
64. 作为细胞核和细胞质的界膜
65. 主要成分是蛋白质
（66～68 题共用备选答案）
A. 核纤层　　　　　　B. 核孔复合体
C. 两者均是　　　　　D. 两者均否
66. 内外两层核膜融合而成

67. 一种特殊的跨膜运输蛋白复合体
68. 位于核膜上
（69～71 题共用备选答案）
A. 核输出　　　　　　B. 核输入
C. 两者均是　　　　　D. 两者均否
69. 亲核蛋白质的运输
70. 核糖体大、小亚基的运输
71. 主动运输过程
（72～75 题共用备选答案）
A. 染色质　　　　　　B. 染色体
C. 两者均是　　　　　D. 两者均否
72. 主要成分是 DNA 和组蛋白
73. 细胞周期的间期可见到
74. 遗传信息的载体
75. 含丰富的 RNA
（76～80 题共用备选答案）
A. DNA　　　　　　　B. 组蛋白
C. 两者均是　　　　　D. 两者均否
76. 每条染色单体中含有 1 个分子
77. 能进行半保留复制
78. 染色体的主要成分
79. 染色质的主要成分
80. 在细胞周期的分裂期合成
X 型题
81. 真核细胞核是
A. 细胞遗传物质储存场所
B. 最大的细胞器
C. 转录的场所
D. DNA 复制的场所
E. 蛋白质翻译的场所
82. 染色质的化学成分有
A. DNA　　　　　　　B. RNA
C. 组蛋白　　　　　　D. 非组蛋白质
E. 脂类
83. 核膜
A. 是双层膜
B. 与内质网相延续
C. 分布有核孔
D. 其内核膜与外核膜间有核周隙
E. 有核纤层支持
84. 异染色质
A. 是转录不活跃的染色质
B. 螺旋化程度较高
C. 均匀分布在核内
D. 以袢环形式伸入到核仁内
E. 是染色质上突变的部分
85. 核孔复合体包括

A. 胞质环　　　　　　B. 核质环
C. 辐　　　　　　　　D. 中央栓
E. 核纤层
86. 细胞核内能够进行
A. DNA 的复制　　　B. 蛋白质合成
C. RNA 的转录　　　D. DNA 的储存
E. 核糖体亚基的装配
87. 核膜包括
A. 外核膜　　　　　B. 内核膜
C. 核周隙　　　　　D. 核孔复合体
E. 核小体
88. 间期核包括
A. 核膜　　　　　　B. 染色质
C. 核仁　　　　　　D. 核骨架
E. 中心体
89. 组蛋白包括
A. H$_1$　　B. H$_2$A　　C. H$_2$B
D. H$_3$　　E. H$_4$
90. 组成核小体核心颗粒的组蛋白是
A. H$_1$　　B. H$_2$A　　C. H$_2$B
D. H$_3$　　E. H$_4$
91. 结构异染色质多位于
A. 着丝粒区　　　　B. 端粒
C. 次缢痕　　　　　D. 短臂
E. 长臂
92. 具有膜性结构的细胞器是
A. 内质网　　　　　B. 溶酶体
C. 过氧化物酶体　　D. 细胞核
E. 高尔基复合体
93. 核基因的转录过程
A. 是遗传信息从 DNA 向 RNA 的传递
B. 在细胞核内进行
C. 以 DNA 的反编码链为模板
D. 以 DNA 的编码链为模板
E. 在细胞质中进行
94. 染色体 DNA 必须具备的结构包括
A. 着丝粒序列　　　B. 端粒序列
C. 复制源序列　　　D. 随体
E. 次缢痕
95. 核仁的化学成分包括
A. 蛋白质　　　　　B. DNA
C. RNA　　　　　　D. 脂类
E. 糖类
96. 关于常染色质，描述正确的是
A. 在间期细胞中，结构较为松散
B. 在间期细胞中，结构较为紧密
C. 碱性染料染色较浅

D. 碱性染料染色较深
E. 大多位于核的中部
97. 组成染色体的大分子包括
A. DNA　　　　　　B. RNA
C. 组蛋白　　　　　D. 非组蛋白质
E. 脂类
98. 真核细胞的 DNA 复制特征包括
A. 碱基互补　　　　B. 半保留复制
C. 半不连续复制　　D. 多个复制起点
E. 前导链和后随链延伸方向相反
99. 核仁的结构包括
A. 纤维中心　　　　B. 致密纤维成分
C. 颗粒成分　　　　D. 核仁基质
E. 膜成分
100. 后随链的合成方向为
A. 5′→3′　　　　　B. 3′→5′
C. 与解链方向相反　D. 与解链方向相同
E. 不确定

三、问答题
1. 试述核孔复合体捕鱼笼样模型的要点。
2. 试将常染色质与异染色质加以比较。
3. 试将结构异染色质与兼性异染色质加以比较。
4. 核小体的组成与结构如何？
5. 试将染色质包装的多级螺线管模型和染色体支架-放射环模型加以比较。
6. 核仁的基本结构如何？

【参考答案】
一、名词解释
1. 核孔复合体（nuclear pore complex）：是真核细胞内外层核膜融合处由一系列规则排列的颗粒和丝状物组成的复杂结构，如捕鱼笼样。其主要功能是构成核质间双向运输的亲水性通道。
2. 核定位信号（nuclear localization signal, NLS）：在胞质内合成，在核内发挥作用的 DNA 聚合酶、RNA 聚合酶、组蛋白、核糖体蛋白等亲核蛋白质，结构上都含有 4~8 个带正电荷的赖氨酸、精氨酸和脯氨酸，这 4~8 个氨基酸称为核定位信号。细胞质基质中的核输入受体与亲核蛋白质的 NLS 结合形成蛋白复合体，从而将亲核蛋白质运进核内。
3. 核纤层（nuclear lamina）：是细胞核内层核膜下高电子密度的纤维蛋白壳层，在细胞核内与核骨架相连，在细胞核外与中间纤维相连，构成贯穿于细胞核与细胞质的网架结构体系。
4. 核骨架（nuclear skeleton）：指细胞核内除核

膜、核纤层、染色质和核仁外，由纤维蛋白形成的核内网架体系。

5. 染色质（chromatin）：是遗传信息的载体，能被碱性染料染色，在间期细胞核中呈伸展、分散的细丝网状结构。与染色体是同一物质在细胞周期不同功能阶段中所呈现的不同构象。

6. 染色体（chromosome）：是染色质在细胞有丝分裂期高度螺旋化，折叠、盘曲形成特殊形态的短棒状小体，载有遗传信息。

7. 常染色质（euchromatin）：是间期细胞核中处于伸展、分散状态的 DNA，用碱性染料染色时不易着色，经常处于功能活跃状态。

8. 异染色质（heterochromatin）：指间期或分裂前期核内染色很深的块状结构。其 DNA 分子与组蛋白等紧密结合，螺旋缠绕紧密，功能上处于静止状态，转录活性低。在分裂期位于着丝粒、端粒、染色体臂的常染色质之间。

9. 核小体（nucleosome）：是染色质的基本结构单位。由约 200bp 的 DNA 片段和 5 种组蛋白相结合而成，H_2A、H_2B、H_3 和 H_4 各 2 分子聚合成八聚体核心，约 146bp 长的 DNA 片段缠绕组蛋白八聚体 1.75 圈左右，核心颗粒之间由一段 DNA（约 60bp）连接，H_1 位于 DNA 进出核心颗粒的结合处。

10. 微带（miniband）：螺线管折叠成无数的袢环，每 18 个袢环以染色体非组蛋白支架为轴心呈放射状平面排列，每个袢环都从支架的一点发出，散开成晕状围绕在支架的周围，又返回到非组蛋白质支架上与发出点相邻近的位点，形成微带。

11. 核型（karyotype）：一个体细胞中的全套染色体在有丝分裂中期的表型，包括数目、大小和形态特征。

12. 核仁组织者（nucleolus organizer）：rRNA 基因成簇串联重复排列的一段染色体区域，可转录大量 rRNA，在形成核仁的过程中发挥重要作用。

二、选择题
A 型题
1. E	2. A	3. A	4. C	5. D
6. A	7. A	8. D	9. D	10. A
11. B	12. B	13. C	14. B	15. C
16. B	17. E	18. B	19. E	20. C
21. C	22. E	23. B	24. A	25. A
26. A	27. C	28. E	29. E	30. A
31. E	32. B	33. A	34. B	35. B
36. A	37. D	38. E	39. E	40. E

B 型题
41. C	42. D	43. E	44. D	45. A
46. C	47. D	48. E	49. E	50. C
51. A	52. B	53. B	54. D	55. A
56. B	57. A	58. C	59. E	60. D
61. B	62. B	63. A	64. C	65. C
66. B	67. B	68. C	69. B	70. A
71. A	72. C	73. A	74. C	75. D
76. A	77. A	78. C	79. C	80. D

X 型题
81. ABCD	82. ABCD	83. ABCDE
84. AB	85. ABCD	86. ACDE
87. ABCD	88. ABCD	89. ABCDE
90. BCDE	91. ABC	92. ABCDE
93. ABC	94. ABC	95. ABC
96. ACE	97. ABCD	98. ABCD
99. ABCD	100. AC	

三、问答题

1. 核孔复合体由胞质环（外环）、核质环（内环）、辐（柱状亚单位、腔内亚单位、环带亚单位）及中央栓组成。

2. 相同点：常染色质和异染色质的化学组成相同，都是由核酸和蛋白质结合形成的染色质纤维丝，是 DNA 分子在间期核中的储存形式，可进行复制和转录，在结构上二者是连续的，且在一定条件下可以互相转变。

不同点：常染色质是解旋的疏松的染色质纤维，折叠盘曲度小，分散度大，以核中央分布为主，经常处于功能活跃状态，在分裂期位于染色体臂。而异染色质是结构紧密的染色质纤维，主要分布在核的周围，由于螺旋缠绕紧密，功能不活跃，基本上处于静止状态。在分裂期位于着丝粒、端粒或染色体臂的常染色质之间。

3. 结构异染色质是指除复制期以外，在整个细胞周期均处于聚缩状态，多定位于着丝粒区、端粒、次缢痕及染色体臂的某些节段；高度重复的 DNA 序列构成，不转录也不编码蛋白质。

兼性异染色质是指在某些细胞类型或一定的发育阶段，原来的常染色质聚缩，并丧失基因转录活性，变成的异染色质，异染色质化可能是关闭基因活性的一种途径。

4. 核小体颗粒是扁圆柱体，具有二分对称性。由核心颗粒和连接部两部分组成。核心颗粒由组蛋白八聚体和缠绕其外 1.75 圈约 140bp DNA 双链组成；组蛋白八聚体的构成是先形成$(H_3)_2$-$(H_4)_2$ 四聚体，然后再与两个 H_2A-H_2B 异二聚体结合形成八聚体；连接部由 H_1 组蛋白和约 60bp 的 DNA 双链构成。

5. 多级螺旋模型：一级结构为核小体串，二级结构为螺线管，三级结构为超螺线管，四级结构为染色单体。

染色体支架-放射环模型：一级结构为核小体串；二级结构为螺线管；三级结构为微带（30nm 的螺线管折叠成环，沿染色体纵轴，由中央向四周伸出，构成放射环，每 18 个放射环呈放射状平面排列，结合在核基质上形成微带）；四级结构为染色单体（大约 106 个微带沿纵轴构建成子染色体。）

6. 核仁的基本结构：电镜下核仁为纤维丝构成的海绵状球体，分为不完全分隔的 3 个部分，由内向外依次为纤维中心、密集纤维部分、颗粒部分。

核仁的主要功能：核仁是细胞核中 rRNA 合成、核糖体亚基组装的活动中心，18S rRNA、5.8S rRNA 和 28S rRNA 在核仁内合成，与核仁外染色质转录的 5S rRNA、来自细胞质的约 80 个多肽链结合，形成核糖体大、小亚基的前体。

（王 兰）

第十章　细胞的信号转导

【目的要求】

掌握：细胞的信号分子及受体；信号转导途径及特点。

熟悉：信号转导相关概念；G 蛋白偶联型受体介导的信号通路及特点；酶偶联受体介导的信号通路及特点。

了解：信号转导异常与疾病。

【教材精要】

一、细胞信号转导概述

细胞所接受的外界信号包括物理信号（光、热、电流等）和化学信号等。在信号转导过程中，最广泛、最重要的信号是由细胞分泌的化学信号，又称为配体（ligand）、第一信使。根据配体的作用距离，细胞信号分泌可以分为内分泌（endocrine）、自分泌（autocrine）和旁分泌（paracrine），三种类型分泌的配体都各自作用于靶器官或细胞，发挥生物学作用。根据不同溶解性，配体分为脂溶性和水溶性两类。脂溶性配体，可以直接穿膜进入靶细胞，与胞内受体结合形成激素-受体复合物，调节基因表达，如甾类激素和甲状腺素等。水溶性配体，不能穿过靶细胞膜，通过与膜受体结合，经过不同信号转换机制，通过胞内信使（如 cAMP）或激活膜受体的激酶（如受体酪氨酸激酶）活性，引起细胞的应答反应，包括神经递质、细胞因子和水溶性激素等。其中 cAMP 这样的胞内信号分子被称为第二信使，目前公认的第二信使有 cAMP、cGMP、三磷酸肌醇（IP_3）和二酰甘油（DG），第二信使的作用是对胞外信号起转换和放大的作用。

受体是存在于细胞表面或内部的蛋白质，它能接受外界信号并将其转化为细胞内信号，进而引起一系列生物化学反应，产生不同的生物效应，对细胞的结构或功能产生影响。根据靶细胞上受体的存在部位，受体可以分为细胞膜受体和细胞内受体，细胞膜受体包括离子通道偶联体、G 蛋白偶联受体和酶偶联受体；细胞内受体包括胞质受体和核受体。

离子通道偶联受体（ion-channel-linked receptor）是一类自身为离子通道的受体，本身既有信号结合位点，又是离子通道，主要存在于神经、肌肉等可兴奋细胞内，其信号分子为神经递质。G 蛋白偶联受体（G protein-linked receptor）是一个连续 7 次跨膜的蛋白，其氨基末端位于胞外，羧基末端位于胞内，跨膜部分为疏水结构，由 20～27 个氨基酸残基组成。胞外结构域识别胞外信号分子并与之结合，胞内结构域。通过与 G 蛋白偶联，调节相关酶活性，在细胞内产生第二信使，从而将胞外信号跨膜传递到胞内。由 G 蛋白偶联受体所介导的细胞信号通路主要包括 cAMP 信号通路和磷脂酰肌醇信号通路。酶偶联型受体（enzyme linked receptor）通常为单次跨膜蛋白，配体与胞外区结合，胞内区本身具有酶活性或者与酶相关联、结合形成复合物。这类受体的共同点包括：①通常为单次跨膜蛋白；②接受配体后发生二聚化而激活，启动其下游信号转导。

酶联受体分为两类，其一是本身具有激酶活性，如肽类生长因子（EGF、PDGF、CSF 等）受体；其二是本身没有酶活性，但可以连接非受体酪氨酸激酶，如细胞因子受体超家族。受体酪氨酸激酶（RTK）是胞外信号传递到细胞内的重要途径之一，RTK 在多种细胞行为中发挥重要作用，如细胞增殖、分化、细胞代谢、迁移、细胞周期控制等，也因此 RTK 的突变与诸如肿瘤、糖尿病、炎症等疾病紧密相关。

二、细胞内主要的信号转导通路

细胞信号转导是细胞通过细胞膜受体或细胞内受体感受信号分子的刺激，经细胞内信号转导系统转换，从而影响细胞生物学功能的过程。不同的信号分子与不同的受体结合，在细胞内启动不同的信号通路，产生不同的生物学效应。

（一）G 蛋白偶联受体介导的信号通路

配体通过与 G 蛋白偶联受体结合，激活 G 蛋白，进而调节细胞的各种生物学行为。G 蛋白全称为鸟苷酸结合蛋白，通常指信号转导途径中与受体偶联的鸟苷酸结合蛋白。

在人体组织中存在多种多样的 G 蛋白，根据 α 亚基的结构和特性，将其分为以下几种类型：刺激型 G 蛋白、抑制型 G 蛋白、磷脂酶 C 型 G 蛋白 Gq、视觉感受器中的 G 蛋白 Gt、化学感受器中的 G 蛋白 Go、小 G 蛋白。

1. G 蛋白偶联受体介导的 cAMP 信号通路 cAMP 信号通路是由 G 蛋白偶联受体介导的经典信号通路，该信号通路产生的环磷酸腺苷（cAMP）是最重要的胞内第二信使。其产生受细胞膜中刺激性 G 蛋白偶联受体（Rs）、抑制性 G 蛋白偶联受体（Ri）、刺激型 G 蛋白（Gs）、抑制性 G 蛋白（Gi）和腺苷酸环化酶五种组分控制，产生的第二信使 cAMP 可以被特异的环腺苷酸磷酸二酯酶迅速水解为 5'-AMP，从而终止信号。

2. G 蛋白偶联受体介导的磷脂酰肌醇信号通路 G 蛋白偶联受体启动的另一条信号转导通路是以 IP$_3$ 和 DG 为第二信使的磷脂酰肌醇信号通路，它们的合成来自磷脂酰肌醇，因产生两个第二信使又被称为双信使通路。细胞膜上的磷脂酶 C（PLC）被 G 蛋白活化，致使 4,5-二磷酸磷脂酰肌醇（PIP$_2$）水解产生两个重要的胞内第二信使：DG 和 IP$_3$。DG 将继续留在质膜中，IP$_3$ 则进入胞质中，这两个第二信使分别调节不同的通路，引起不同的生物学效应。

3. G 蛋白偶联受体调控的离子通道 有些神经递质受体属于配体门控离子通道，如谷氨酸和 5-羟色胺受体。也有很多神经递质受体属于 G 蛋白偶联受体，其中一些受体的效应蛋白是 Na^+ 和 K^+ 通道，神经递质与这些受体的结合导致相应离子通道的开启或关闭，引起了膜电位的改变。

（二）酶偶联受体介导信号转导

酶偶联受体介导的信号通路包括 Ras-MAPK 信号通路（受体酪氨酸激酶激活的 Ras 信号通路）、JAK-STAT 信号通路（细胞因子受体介导的 JAK-STAT 信号通路）和 TGF β-SMAD 信号通路等。其中，受体酪氨酸激酶激活的 Ras（RTK-Ras）信号通路可概括如下：配体→RTK（受体酪氨酸激酶）→adaptor（Grb2）→GEF（鸟苷酸交换因子，如 Sos）→Ras→Raf（MAPKKK）→MAPKK→MAPK→活化的 MAPK 进入细胞核，可使许多转录因子活化，进而影响某些基因的表达，还可以改变某些蛋白的活性，进而影响其生物学功能。

细胞因子受体介导的 JAK-STAT 信号通路中，细胞因子受体属于酪氨酸激酶连接的受体（tyrosine kinase associated receptor）包括白细胞介素（IL）、干扰素（IFN）、集落刺激因子（CSF）、生长激素（GH）等，在造血细胞和免疫细胞通信上起作用。此类细胞因子受体为单次跨膜蛋白，均由两个或多个多肽链组成，属于酪氨酸激酶连接的受体，本身不具有酶活性，但与配体结合后发生二聚化而激活，与胞质酪氨酸蛋白激酶（如 JAK）连接，其信号途径为 JAK-STAT 信号通路。

JAK（just another kinase, janus kinase）是一类非受体酪氨酸激酶家族，属于胞质酪氨酸激酶，已发现 4 个成员，即 JAK1、JAK2、JAK3 和 TYK1，每一个成员都与一个特异的细胞因子受体相连接。JAK 的底物为 STAT，即信号转导子和转录激活子（signal transducer and activator of transcription，STAT），具有 SH$_2$ 和 SH$_3$ 两类结构域。STAT 被 JAK 磷酸化后发生二聚化，然后穿过核膜进入核内调节相关基因的表达。JAK-STAT 信号通路概括如下：细胞因子配体（cytokine）与受体结合导致受体二聚化→二聚化受体激活 JAK→JAK 将 STAT 磷酸化→STAT 形成二聚体，暴露出入核信号→STAT 进入核内，调节基因表达。

细胞因子受体信号通路由细胞因子作为配体所介导，细胞因子通过结合细胞表面相应的细胞因子受体而发挥生物学作用。细胞因子与其受体结合后启动复杂的细胞内分子间的相互作用，最终引起细胞基因转录变化等一系列生物学效应，这一过程称为细胞因子受体介导的细胞信号转导。

三、细胞信号转导与疾病

由于细胞信号转导异常可以导致多种疾病的产生，常见的影响因素包括信号分子异常、受体异常、G 蛋白异常、细胞内信号通路异常、多个环节细胞信号转导异常等。细胞信号分子（第一信使）过量或不足，如胰岛素生成减少、体内产生抗胰岛素抗体或胰岛素抵抗因子等，都将导致胰岛素的相对或绝对不足，引起高血糖等；受体异常是受体的数量、结构或调节功能改变，使其不能正确介导信号分子的信息传递功能，导致细胞产生病理过程；假性甲状旁腺功能减退（PHP）是由于靶器官对甲状旁腺激素的反应性降低而引起的遗传学疾病等。

【强化训练题】

一、名词解释

1. 第一信使（first messenger）
2. 细胞通信（cell communication）
3. G 蛋白偶联受体（G-protein-coupled receptor）
4. 内分泌（endocrine）
5. 受体（receptor）
6. 受体酪氨酸蛋白激酶（receptor tyrosine kinases）

7. 酶偶联受体（enzyme-linked receptor）
8. 级联反应（cascade reaction）
9. G蛋白（G-protein）
10. 第二信使（second messenger）
11. 信号转导（signal transduction）
12. 膜受体（membrane receptor）
13. 离子通道偶联受体（ion-channel-coupled receptor）
14. 旁分泌（paracrine）

二、填空题

1. 从配体的溶解度来看，配体可以分为_____和_____两类。
2. 受体的化学本质是_____，根据靶细胞上受体的存在部位，受体可以分为_____和_____。
3. 根据配体的作用距离，细胞信号分泌可以分为_____、_____和_____三类。
4. 细胞表面受体也称_____，主要分为三大类：_____、_____和_____。
5. 根据在细胞中的分布情况，胞内受体又可分为_____和_____。
6. 常见的第二信使包括_____、_____、_____、_____和_____等。
7. G蛋白具有_____酶活性；位于_____，属于_____，由_____、_____和_____三个亚基组成。
8. G蛋白偶联受体介导的cAMP信号通路由以下五种组分组成：_____、_____、_____、_____和_____，产生的第二信使cAMP可以被特异的_____迅速水解为5'-AMP，从而终止信号。
9. 由_____启动的磷脂酰肌醇信号通路又称_____，由位于_____的_____经位于_____的_____催化，产生两个重要的胞内第二信使：_____和_____，前者将继续留在_____中，后者则进入_____中；它们的合成来自磷脂酰肌醇。
10. 一氧化氮的半衰期很短，在细胞外极不稳定，其生成需要_____的催化。该酶以_____为底物，生成_____和_____。人体NOS有三种同工酶，分别是_____、_____和_____。

三、选择题

A型题

1. 下列各项关于细胞信号转导的描述，正确的是
A. 只有具有兴奋性的细胞才能够进行细胞信号传递
B. 由动作电位编码的电信息在突触间进行信号转导
C. 信息进入细胞内并引起细胞内一系列生物学反应
D. 所有外界刺激在任何感受器细胞上都能够进行信息传导
E. 将外界信号传递给其他细胞的生物学过程

2. 下列细胞间信号转导各步骤中，不涉及配体的步骤是
A. 由细胞外传递到细胞内
B. 被受体特异性识别
C. 信号肽酶的失活和降解
D. 作用于胞内信号转导分子，启动细胞反应
E. 作用于第二信使，直接启动细胞反应

3. 配体，即胞外信号分子不包括
A. 生长激素　　　　B. 神经递质
C. 局部介质　　　　D. IL-10
E. 细胞周期蛋白

4. 在信号转导中，下列哪两类酶能引起蛋白质的构象变化
A. PKC和PKA
B. 酪氨酸蛋白激酶和酪氨酸酶
C. 蛋白激酶和磷酸酶
D. MAPK和MAPKK
E. 磷酸化激酶和丝/苏氨酸蛋白激酶

5. 下列哪项不是受体的基本特点
A. 高效性（保真性）　B. 可逆性
C. 饱和性　　　　　　D. 亲和性
E. 特异性

6. 下列哪项叙述不是第二信使cAMP所具有的特征
A. 激素刺激产生cAMP的前提是腺苷酸环化酶的活化
B. 加入ATP，可阻止cAMP降解
C. 直接加入cAMP亦能刺激糖原分解
D. 受到激素刺激时含量发生变化
E. 加入磷酸二酯酶抑制剂可阻止cAMP发生降解

7. 信号转导的特征一般不包括
A. 可逆性和暂时性
B. 一过性和记忆性
C. 专一性和信号的放大效应
D. 特异性和遗传性
E. 信号转导通路的连续性

8. 与配体结合后直接行使酶催化功能的受体是
A. 核受体
B. 生长因子受体
C. 离子通道受体
D. 刺激性G蛋白偶联受体

E. PKC

9. 以简单扩散方式从一个细胞输送到另一个细胞的化学分子为

A. KCl　　　　　B. 磷脂酶 C

C. IP$_3$　　　　　D. Ca^{2+}

E. cAMP

10. 下列哪一分子引起 Ca^{2+}释放

A. 配体　　　　　B. 桥粒

C. IP3　　　　　D. PKA

E. DG

11. 具有 GTP 酶活性的蛋白是

A. 受体酪氨酸激酶　　B. G 蛋白

C. AC　　　　　D. 蛋白激酶 C

E. GC

12. PKC、PKA、PKG、MAPK 催化下列哪项磷酸化

A. PKC　　　　　B. 酪氨酸残基

C. PKA　　　　　D. GTP

E. 丝/苏氨酸残基

13. 参与细胞通信的细胞表面分子不包括

A. 磷脂酰丝氨酸　　B. IP$_3$

C. 糖蛋白　　　　D. 离子通道

E. 黏附分子

14. 细胞内的第二信使 cAMP、DG、IP$_3$ 生成的前提是

A. 丝/苏蛋白激活　　B. G 蛋白发生偶联

C. MAPK 激活　　　D. PLC 活化

E. 跨膜糖蛋白转位

15. 蛋白激酶 C 的激活依赖于

A. DG　　　　　B. cGMP

C. Ca^{2+}　　　　D. AC

E. IP$_3$+Ca^{2+}

16. 导致滑面内质网释放 Ca^{2+}的第二信使分子是

A. DG　　　　　B. IP$_3$

C. 一氧化氮　　　D. GC

E. cAMP

17. 以下哪种分子与 G 蛋白无关

A. GTPase　　　　B. 小 G 蛋白

C. Gq 蛋白　　　　D. 驱动蛋白

E. 抑制性 G 蛋白

18. 下列关于酪氨酸激酶受体结构，描述正确的是

A. 其胞外区氨基酸组成高度保守区

B. 由 α 和 β 亚单位组成的二聚体

C. 为多次跨膜蛋白

D. 胞外区主要结合多种细胞因子

E. 具有酪氨酸蛋白激酶活性

19. 下列属于 G 蛋白活化亚基的是

A. G 蛋白 α 亚基　　B. G 蛋白 α、β 亚基

C. G 蛋白 β 亚基　　D. G 蛋白 γ 亚基

E. G 蛋白 α、γ 亚基

20. IL6 与其受体结合后，属于下列哪一信号通路

A. Wnt 信号通路　　B. TGFβ 信号通路

C. Ras 信号通路　　D. JAK-STAT 信号通路

E. NF-κB

21. 引发 Ras 蛋白失活的首先步骤是

A. 需结合 ATP　　　B. 需激活 GAP

C. 需分离 ATP　　　D. 需结合 SOS

E. 需结合接头蛋白 Grb2

22. 以下哪一种分子不属于第二信使

A. DG　　　　　B. Akt

C. cGMP　　　　D. IP$_3$

E. cAMP

23. 配体是

A. 脂筏分子　　　B. MAPK

C. 第一信使　　　D. 小 G 蛋白

E. Na$^+$-K$^+$泵

24. 通过 Smad 将细胞外信号转导到核内通路为

A. JAK-STAT 信号通路

B. Ras-MAPK 信号通路

C. IL-6 信号通路

D. TGFβ 信号通路

E. Wnt 信号通路

25. 有关 cAMP 信号通路，下列叙述正确的是

A. G 蛋白的 β 和 γ 亚基结合于腺苷酸环化酶

B. G 蛋白有抑制型和刺激型之分

C. 导致磷脂酶 C 的直接活化

D. 首先使用白细胞介素时发现

E. 磷酸二酯酶抑制剂促进 cAMP 降解

26. cAMP 与 PKA 相互作用使

A. PKA 的催化亚基与调节亚基分离

B. PKA 的催化亚基与调节亚基结合

C. PKC 的催化亚基激活

D. PLC 的激活

E. PKC 的调节亚基激活

27. 下列哪一分子是二酰甘油的效应分子

A. 磷脂酶 C　　　B. PKA

C. PKG　　　　　D. 蛋白激酶 C

E. 腺苷酸环化酶

28. cAMP 作用的蛋白激酶是

A. 酪氨酸残基　　B. 丝/苏氨酸残基

C. GTPase　　　　D. 蛋白激酶 A

E. PLC

29. 4,5-二磷酸磷脂酰肌醇（PIP$_2$）经磷脂酶 C

水解产生的第二信使包括

A. DG 和二磷酸肌醇（IP_2）

B. DG 和 IP_3

C. Ca^{2+}

D. cAMP

E. 环磷酸鸟苷

30. 由一系列生长因子与其受体结合，引发蛋白激酶促级联反应，可将胞外信号传递到细胞核内的通路称为

A. cAMP 信号通路

B. γ 干扰素信号通路

C. Ras-MAPK 信号通路

D. 双信使信号通路

E. TGFβ 信号通路

31. 第二信使 IP_3 可引起 Ca^{2+}

A. 从胞质进入线粒体

B. 从线粒体进入胞质

C. 从胞质进入内质网

D. 从内质网进入胞质

E. 从内质网进入高尔基体

32. IP_3 调节胞质中 Ca^{2+} 浓度变化的机制是

A. 与 Ca^{2+} 结合，导致线粒体膜上 Ca^{2+} 的跨膜运输

B. 激活钙调蛋白，使 Ca^{2+} 进入高尔基体

C. 开放内质网膜上 Ca^{2+} 通道

D. 激活 Ca^{2+} 泵

E. 与 Ca^{2+} 结合，使 Ca^{2+} 通过核孔复合体

33. 在 Ras-MAPK 信号通路中，能被细胞内含有 SH_2 结构域的信号蛋白识别的磷酸化的氨基酸残基是

A. 酪氨酸残基   B. 甘露糖

C. PKC   D. PKA

E. 天冬酰胺残基

34. 下列哪项叙述是正确的

A. 细胞外液 Ca^{2+} 浓度低于细胞质的 Ca^{2+} 浓度

B. 细胞质 Ca^{2+} 浓度低于细胞核内 Ca^{2+} 浓度

C. 线粒体 Ca^{2+} 浓度高于细胞质的 Ca^{2+} 浓度

D. 细胞核的 Ca^{2+} 浓度高于内质网 Ca^{2+} 浓度

E. 细胞质的 Ca^{2+} 浓度远低于胞外和内质网中的 Ca^{2+} 浓度

35. 关于蛋白激酶 C 活性的叙述，下列错误的是

A. 依赖于二酰甘油

B. 依赖于磷脂酰丝氨酸

C. 依赖于 Ca^{2+}

D. 磷酸化靶蛋白的丝/苏氨酸残基

E. 磷酸化靶蛋白的酪氨酸残基

36. 参与细胞内应激、炎症和免疫反应的通路是

A. Ras-MAPK 信号通路

B. γ 干扰素信号通路

C. NF-κB 信号通路

D. 双信使信号通路

E. cAMP 信号通路

37. 下列属于受体酪氨酸激酶的是

A. 肾上腺素受体

B. 成纤维生长因子受体

C. IL-12 受体

D. 整合素

E. 血管紧张素受体

38. 关于 Grb2 叙述正确的是

A. 仅含羟基结构域

B. 属于鸟嘌呤核苷酸交换因子

C. 属于衔接蛋白

D. 属于肌动蛋白

E. 属于 GTPase 激活蛋白

39. 下列哪一类分子能够穿过细胞膜与细胞内受体结合发挥作用

A. 肾上腺素   B. 表皮生长因子

C. γ 干扰素   D. 甾体类激素

E. 胰岛素

40. 佛波酯具有与下列哪一分子类似的分子结构

A. 鸟苷酸交换因子   B. DG

C. cGMP   D. MAPK

E. cAMP

41. 借助 JAKs 激活 STAT 而影响基因调节的通路为

A. γ 干扰素信号通路

B. Ras-MAPK 信号通路

C. TGFβ 信号通路

D. 双信使信号通路

E. cAMP 信号通路

42. γ 干扰素受体属于

A. 细胞因子受体   B. 离子通道偶联受体

C. 生长因子类受体   D. 核受体

E. G 蛋白偶联受体

43. 能够被霍乱毒素抑制 GTPase 活性的是

A. G 蛋白的 α 亚基   B. G 蛋白的 β、γ 亚基

C. G 蛋白的 γ 亚基   D. Ca^{2+}

E. 小 G 蛋白的 β 亚基

44. cAMP 信号途径中，G 蛋白的直接效应酶是

A. 鸟苷酸环化酶   B. 腺苷酸环化酶

C. 酪氨酸激酶   D. 蛋白激酶 A

E. 蛋白激酶 C

B 型题

（45～49 题共用备选答案）

A. G protein   B. 表皮生长因子

C. cGMP
D. 白细胞介素
E. PLC

45. 第二信使是
46. 细胞因子是
47. 属于分子开关的是
48. 参与受体酪氨酸激酶信号通路的是
49. G 蛋白的效应酶为

（50～54 题共用备选答案）

A. JAT-STAT 信号通路
B. 乙酰胆碱
C. 维生素 D
D. Ras 蛋白
E. IP_3

50. 配体是
51. 属于受体酪氨酸激酶的信号通路是
52. 参与 Ca^{2+} 释放的是
53. 属于细胞因子受体信号通路的是
54. 识别胞内受体的是

X 型题

55. 下列属于 G 蛋白效应蛋白的是
A. 离子通道
B. 一氧化氮合酶
C. 磷脂酶 A
D. 磷脂酶 C
E. 神经递质

56. 能激活磷脂酶 C，促使 PIP_2 分解的第一信使有
A. 促甲状腺素
B. 肿瘤坏死因子
C. TGFβ 信号通路
D. 血小板生长因子
E. 乙酰胆碱

57. 细胞内与 G 蛋白作用密切相关的第二信使有
A. cAMP
B. IP_3
C. DG
D. cGMP
E. 一氧化氮

58. 下列参与细胞信号转导过程的蛋白激酶有
A. 蛋白激酶 A
B. 蛋白激酶 C
C. 酪氨酸蛋白激酶
D. 丝氨酸/苏氨酸蛋白激酶
E. 丝裂原活化蛋白激酶

59. 下列哪些属于细胞膜受体
A. 生长因子受体
B. 神经递质受体
C. 甾体激素受体
D. G 蛋白偶联受体
E. 配体闸门通道

60. 下列不属于酪氨酸蛋白激酶受体的配体是
A. 胰岛素
B. β 肾上腺素
C. 乙酰胆碱
D. 血小板生长因子
E. 阿片肽

61. PKC 激活后可引发的细胞反应有

A. 糖原分解
B. 脂肪合成
C. 胰岛素分泌
D. 多巴胺释放
E. 组胺释放

62. 以下属于第二信使的是
A. cAMP
B. cGMP
C. DG
D. PIP_2
E. IP_3

63. 关于 G 蛋白偶联受体的结构，叙述正确的是
A. 与 G 蛋白结合才能产生信号转导效应
B. 通常含 7 段疏水性跨膜序列
C. 主要是结合生长因子的受体
D. N 端位于胞内，C 端位于胞外
E. 具有酪氨酸激酶活性

64. 下列哪些属于酪氨酸蛋白激酶受体的配体
A. 神经生长因子
B. 表皮生长因子
C. 胰岛素
D. 集落刺激因子
E. 血小板生长因子

65. 下列可以作为配体的物质是
A. 肾上腺素
B. 乙酰胆碱
C. 一氧化氮合酶
D. 光子
E. IP_3

66. 关于 G 蛋白描述正确的有
A. 与 GTP 或 GDP 结合
B. 具有蛋白激酶活性
C. G 蛋白种类由 α 亚基决定
D. 由 α、β、γ 三个亚基组成
E. 通常含有 7 段疏水性跨膜序列

67. G 蛋白家族的共同特征包括
A. 由 α、β、γ 三个亚基组成
B. 通常含有 7 段疏水性跨膜序列
C. 可以与 GTP 或 GDP 结合
D. 具有 GTP 酶活性
E. 通过构象改变能激活效应蛋白

68. 信号转导蛋白通常具有活性和非活性两种形式，控制信号转导蛋白活性的方式包括
A. 配体调节
B. G 蛋白调节
C. 受体调节
D. 衔接蛋白调节
E. 可逆磷酸化调节

69. 下列关于钙调蛋白的叙述，正确的是
A. 在 Ca^{2+} 信号系统中起重要作用
B. 必须与 Ca^{2+} 结合才能发挥作用
C. 由 cAMP 激活
D. 与 Ca^{2+} 结合后构象发生改变
E. 由特异性激酶活化

四、判断题（正确为 T，错误为 F）

1. 旁分泌指由不同内分泌器官分泌产生的信号分子（如激素），释放后进入血液循环，作用于

距离较远的靶器官或细胞。（　　）

2. 水溶性信号分子,如神经递质、水溶性激素等,不能穿过靶细胞膜,只能与膜受体结合,经信号转换机制,在细胞内产生第二信使。（　　）

3. 小的脂溶性的信号分子可以穿过细胞质膜,与胞内受体结合,如各种类固醇激素、甾体类激素、细胞因子及气体分子。（　　）

4. 人类嗅上皮纤毛膜上存在着特异性受体,称为嗅觉受体,属于 G 蛋白偶联型受体。（　　）

5. 第一个被发现的小 G 蛋白是 Ras,它是 *ras* 基因的产物。其他的还有 Rho、Rab、SEC4、YPT1等。（　　）

6. 在肌肉细胞,启动糖原降解为葡萄糖 1-磷酸、抑制糖原合成需要几小时;而某些分泌细胞中,cAMP 通过 PKA 产生生物学效应仅需几秒钟。（　　）

7. 谷氨酸和 5-羟色胺受体是神经递质受体,属于电压门控离子通道。（　　）

五、问答题

1. 分析磷脂酰丝氨酸在细胞通信中的作用。
2. 细胞表面信号转导的受体可分为几种类型?各有何特点?
3. 试述酶偶联受体介导的信号转导途径的特点。
4. 试述 G 蛋白偶联受体介导的信号转导途径的特点。
5. 简述 G 蛋白在二酰甘油、肌醇三磷酸和钙离子信号通路中的作用。
6. 简述 cAMP 信号途径中蛋白激酶 A 的活化过程。
7. 简述分子开关 G 蛋白的种类及作用机制。
8. 为什么说酪氨酸蛋白激酶受体最能体现多细胞动物细胞间的社会性相互作用?

【参 考 答 案】

一、名词解释

1. 第一信使（first messenger）:又称为配体,指参与细胞信号转导的化学分子,如激素、神经递质、生长因子等,分为亲水性和亲脂性两类。包括蛋白质、多肽、氨基酸衍生物、核苷酸、胆固醇、脂肪酸衍生物及可溶解的气体分子等,可被细胞表面或胞内受体接受,穿膜转导,产生特定胞内信号的细胞外信使。

2. 细胞通信（cell communication）:在多细胞生物的细胞社会中,细胞间/内高速精确和高效发送与接受信息的通信机制,并通过放大机制引起快速的细胞生理反应。

3. G 蛋白偶联受体（G-protein-coupled receptor）:一种与三聚体 G 蛋白偶联的细胞表面受体,含有 7 个穿膜区,是迄今发现的最大的受体超家族,其成员有 1000 多个。它与配体结合后通过激活所偶联的 G 蛋白,启动不同的信号转导通路并导致各种生物学效应。

4. 内分泌（endocrine）:由不同内分泌器官分泌产生的信号分子（如激素）,释放后进入血液循环,作用于距离较远的靶器官或细胞。

5. 受体（receptor）:能与细胞外专一信号分子结合,引起细胞反应的一类蛋白质,分为膜表面受体和胞内受体两类。受体与配体结合即发生分子构象变化,从而引起细胞反应,如介导细胞间信号转导、细胞间黏合、细胞胞吞等过程。

6. 受体酪氨酸蛋白激酶（receptor tyrosine kinases）:是细胞膜表面受体的一类,是一类胞质结构域具有酪氨酸蛋白激酶功能的细胞表面受体,这类受体本身兼具受体和酪氨酸蛋白激酶两种功能。当这类受体与配体结合后可催化自身或底物蛋白的酪氨酸残基磷酸化,激活后的蛋白质进一步催化细胞内的一系列反应,从而把细胞外信号传递到细胞内。

7. 酶偶联受体（enzyme-linked receptor）:酶偶联受体通常为单次跨膜蛋白,配体与胞外区结合,胞内区本身具有酶活性或者直接与酶相关联、结合形成复合物。这类受体的共同点:①通常为单次跨膜蛋白;②接受配体后发生二聚化而激活,启动其下游信号转导。

8. 级联反应（cascade reaction）:细胞内信号传递途径关联蛋白质的系列反应,即通过多次逐级放大使较弱的输入信号转变为极强的输出信号,导致各种相应的生理反应的过程。一般包括磷酸化和去磷酸化反应。

9. G 蛋白（G-protein）:全称 GTP 结合蛋白,或称为鸟嘌呤核苷酸结合蛋白,具有 ATP 酶活性,在细胞信号通路中起信号转换器或分子开关作用的蛋白质,有三聚体 G 蛋白、低分子量单体小 G 蛋白两类。

10. 第二信使（second messenger）:受细胞外信号的作用,在细胞质内形成或向细胞质释放的细胞内小分子。通过作用于靶酶或胞内受体,将信号传递到级联反应下游,如 cAMP、cGMP、IP_3、DG 和 Ca^{2+} 等。

11. 信号转导（signal transduction）:通过细胞外信号分子（配体）与细胞膜上或胞内受体特异性结合,将其转变为细胞内信号,引发细胞内特异生物学效应的过程。

12. 膜受体（membrane receptor）：位于细胞膜上的受体，包括离子通道偶联受体、G 蛋白偶联受体和酶偶联受体三类。

13. 离子通道偶联受体（ion-channel-coupled receptor）：离子通道偶联受体是一类自身为离子通道的受体，本身既有信号分子结合位点，又是离子通道，其跨膜信号转导无须中间步骤。主要存在于神经、肌肉等可兴奋细胞，其信号分子多为神经递质。

14. 旁分泌（paracrine）：由一个细胞分泌信号分子或局部化学介质释放到细胞外液中，作用于邻近的靶细胞，其作用距离只有几微米。

二、填空题

1. 脂溶性　水溶性
2. 蛋白质　细胞表面受体　胞内受体
3. 内分泌　自分泌　旁分泌
4. 膜受体　离子通道偶联受体　G 蛋白偶联受体　酶偶联受体
5. 胞质受体　核受体
6. cAMP　cGMP　Ca^{2+}　IP_3　PIP_3　DG
7. GTP 酶　质膜胞质侧　可溶性的膜外周蛋白　α　β　γ
8. 刺激性 G 蛋白　刺激性 G 蛋白偶联受体　腺苷酸环化酶　抑制性 G 蛋白　抑制性 G 蛋白偶联受体　环腺苷酸磷酸二酯酶
9. G 蛋白偶联受体　双信使信号通路　胞膜　4,5-二磷酸磷脂酰肌醇　胞膜　磷脂酶 C　DG　IP_3　质膜　胞质
10. 一氧化氮合酶　L-精氨酸　瓜氨酸　NO　神经型　内皮型　诱导型

三、选择题

A 型题

1. C	2. C	3. B	4. D	5. B
6. C	7. D	8. B	9. C	10. C
11. B	12. E	13. B	14. B	15. A
16. B	17. D	18. E	19. A	20. D
21. D	22. B	23. C	24. D	25. B
26. A	27. D	28. C	29. B	30. C
31. D	32. C	33. A	34. E	35. E
36. C	37. B	38. C	39. D	40. B
41. A	42. A	43. A	44. B	

B 型题

45. C	46. A	47. A	48. B	49. E
50. B	51. D	52. E	53. A	54. C

X 型题

55. ACD	56. ADE	57. ABCD
58. ABCDE	59. ABDE	60. BCE
61. ABCDE	62. ABCE	63. AB
64. ABCDE	65. ABCD	66. ACD
67. ACDE	68. ABE	69. ABDE

四、判断题

1. F　2. T　3. F　4. T　5. T　6. F　7. F

五、问答题

1. 磷脂酰丝氨酸参与细胞通信的方式主要有：①它在正常情况下定位于质膜内侧，极性头朝向胞质，可被从胞质向质膜移位的 PKC 识别，对 PKC 的活化是必需的；②在细胞凋亡的过程中，质膜的不对称性被破坏，磷脂酰丝氨酸暴露到质膜外侧，成为凋亡细胞的标志，进而被具有吞噬能力的细胞迅速清除。

2. 细胞表面信号转导的受体可分为三类：离子通道偶联受体、酶偶联受体、G 蛋白偶联受体。离子通道偶联受体是一类自身为离子通道的受体，本身既有信号分子结合位点，又是离子通道，其跨膜信号转导无须中间步骤。主要存在于神经、肌肉等可兴奋细胞，其信号分子多为神经递质。G 蛋白偶联受体具有以下共同的结构特征：由 1 条多肽链组成，含有 7 个跨膜 α 螺旋区域；其氨基末端朝向细胞外，有 4 个胞外区，羧基末端位于细胞内，跨膜部分为疏水结构，由 20～27 个氨基酸残基组成；受体胞外结构域识别胞外信号分子并与之结合，胞内端含有 G 蛋白结构位点，通过与 G 蛋白偶联，调节相关酶活性，在细胞内产生第二信使，从而将胞外信号跨膜传递到胞内。酶偶联受体多为一次穿膜蛋白质，分为两类，其一是本身具有激酶活性，如肽类生长因子（EGF、PDGF、CSF 等）受体；其二是本身没有酶活性，但可以连接非受体酪氨酸激酶，如细胞因子受体超家族。

3. ①受体属于酪氨酸蛋白激酶受体家族，为跨膜蛋白；②配体多为生长因子或细胞因子；③配体与受体结合引起后者发生二聚体化；④与活化的受体直接接触的蛋白：一类为激酶和适配分子，一类为 RTK 的酪氨酸激酶底物。

4. ①G 蛋白偶联受体是一类细胞表面受体超家族的统称，这类受体种类繁多且结构复杂，7 次跨膜是其特点；②G 蛋白偶联受体的配体分子一般较小，主要包括肽类激素、氨基酸衍生物等；③配体与受体结合引发受体构象改变，是受体活化的前提之一；④与活化的受体偶联的 G 蛋白具有三个亚基：Gα、Gβ、Gγ。

5. G 蛋白激活磷脂酶 C，催化包膜脂质内层

PIP$_2$，产生 IP$_3$ 和 DG 两种胞内第二信使。IP$_3$ 是一种水溶性分子，从包膜扩散至胞质中，与内质网膜或肌质网上受体结合，使膜上的钙通道开放。Ca^{2+} 从内质网释放入胞质，启动细胞内 Ca^{2+} 信号系统；DG 生成后停留于包膜上，在有 Ca^{2+}、磷脂酰丝氨酸存在的情况下，激活 PKC，PKC 对多种胞内蛋白质进行磷酸化修饰，由此启动细胞的一系列生物学反应。

6. 蛋白激酶 A 由两个催化亚基和两个调节亚基组成，在没有 cAMP 时，以钝化复合物形式存在。cAMP 与调节亚基结合，改变调节亚基构象，使之与催化亚基解离，释放出催化亚基。活化的蛋白激酶 A 催化亚基可使细胞内某些蛋白的丝氨酸或苏氨酸残基磷酸化，于是改变这些蛋白的活性，产生不同的代谢反应。

7. 信号传递中的分子开关蛋白指 G 蛋白，全称为鸟苷酸结合蛋白，指信号转导途径中与受体偶联的鸟苷酸结合蛋白。根据 G 蛋白 α 亚单位不同，分为 Gs、Gi、Gq 三类。机制：在静息状态下，G 蛋白为异三聚体，并与 G 蛋白偶联受体相互分离，其中的 Gα 与 GTP 结合。G 蛋白具有结合 GDP 和 GTP 的能力，并具有 GTP 酶活性；位于质膜胞质侧，属于可溶性的膜外周蛋白，由 α、β、γ 三个亚基组成，其中 β 和 γ 亚基以异二聚体存在，α 亚基和 β、γ 二聚体分别通过共价结合脂分子锚定在质膜上；G 蛋白在信号转导过程中起着分子开关的作用，当 α 亚基与 GDP 结合时处于关闭状态，与 GTP 结合时处于开启状态，其中 α 亚基具有 GTP 酶活性，能催化所结合的 GTP 水解，恢复无活性的三聚体状态。

8. 酪氨酸蛋白激酶受体（RTKs）是多细胞动物谱系所共有的信号转导分子家族，最早只出现于后生动物的祖先鞭毛虫中。RTKs 在细胞接收和处理增殖与分化信息中的核心作用亦表明其在细胞社会性活动中的意义，与多细胞动物的演进历史有密切关系，因此也可以作为多细胞生物的一类标志分子。

（郭风劲）

【英文强化训练题】

Ⅰ. Terms explanation

1. Receptor
2. Ligand
3. Second messenger
4. Signal peptide
5. G-protein-linked receptors
6. Adenylyl cyclase（AC）

Ⅱ. Multiple choice（choose the BEST one）

1. Which of the following is NOT a typical event associated with cell signaling?
A. Activation of G-proteins by exchanging GTP for GDP
B. Production of the second messengers cAMP and IP$_3$
C. Activation of protein kinases
D. Release of calcium ions from cell membranes
E. Stimulation of apoptosis

2. A cell secretes growth factors that have a slow diffusion rate, and interacting only with other cells in the immediate area is an example of（　　）signaling.
A. exocrine   B. synaptic
C. paracrine   D. cell contact
E. endocrine

3. Estrogen and testosterone are steroid hormones, and are most likely to bind to
A. voltage-gated channel
B. enzyme linked membrane receptor
C. G-protein-linked membrane receptor
D. cytoplasmic receptors
E. ligand-gated ion channel

4. Sending a signal through the cell membrane can lead to the production of second messengers inside the cell. Which of the following can serve as second messengers?
A. cAMP   B. Ca^{2+}
C. IP$_3$ D. DG
E. all of the above

5. Some receptors for growth factors activate a protein kinase cascade, with the participation of multiple enzymes to effect a change in gene expression. Which of the following statements about a protein kinase cascade are true
A. multiple steps allow the amplification of the signal
B. external signals can lead to changes in gene expression
C. multiple steps leading to kinase activations can result in cells having different responses, depending on the presence or absence of target proteins

D. multiple steps in an activation mean that abnormal stimulation of a cell response such as growth can occur with mutations in more than one gene

E. All of the above are true

6. The endogenous GTPase activity of G-proteins serves to

A. stimulate the activity of enzymes by producing energy

B. synthesize cGMP as a second messenger

C. synthesize GTP as an energy source

D. hydrolyze GTP returning the G-protein to a pre-stimulated level of activity

E. produce cAMP as a second messenger

7. In a fight-or-flight response, epinephrine released by the adrenal glands binds to a membrane receptor on muscle cells. Which of the following events result from ligand binding

A. G-protein is activated by binding GTP and causing adenylyl cyclase to produce cAMP

B. the second messenger, cAMP, activates protein kinase A which inhibits glycogen synthetase blocking glycogen synthesis

C. protein kinase A activates phosphorylase kinase, which transfers a phosphate that activates glycogen phosphorylase. This leads to the breakdown of glycogen and the production of glucose-1-phosphate

D. glucose produced from glucose-1-P stimulates glycolysis, producing energy for muscle contraction

E. all of the above

8. Direct cellular connections such as gap junctions in animal cells and plasmodesmata in plant cells permit

A. adjacent cells to adhere strongly to each other

B. second messengers produced in one cell to rapidly diffuse into and stimulate events in surrounding cells

C. adjacent cells to form a water-tight barrier between their membranes

D. protein kinases to flow between cells, coordinating cellular responses in a tissue

E. the rapid exchange of genetic information between adjacent cells

Ⅲ. Answer questions

1. Why G-protein is called molecular switch?

2. Please describe the process of cAMP signal pathway.

3. What is phosphatidylinositol signal pathway? Why is it called double signal pathway?

【 Reference Answers 】

Ⅰ. Terms explanation

1. Receptor: Receptors are specific membrane proteins or nucleus proteins, which are able to recognize and bind to extracellular ligand molecules, become activated, and transduce signal to next signaling molecules.

2. Ligand: A ligand is an ion, a molecule, or a molecular group that binds to another chemical entity to form a larger complex. For example, a hormone is the ligand for its specific protein receptor.

3. Second messenger: Intracellular signal is called secondary messenger. Secondary messenger includes: cAMP、cGMP、Inositol triphosphate（IP_3）、diacylglycerol（DG）。

4. Signal peptide: A signal peptide is a short（3-60 amino acids long）peptide chain that directs the transport of a protein. Signal peptides may also be called targeting signals, signal sequences, transit peptides, or localization signals.

5. G-protein-linked receptors: It is a 7-helices transmembrane receptor; The amino terminal of the receptor lies in the extracellular, and the carboxyl terminal lies in the intracellular, the transmembrane part is hydrophobic, and includes 20-27 amino acid residue. The primary messenger binds to the extracellular portion of the receptor, and the intracellular domain links to G-protein.The linked G-protein can adjust some enzyme activity and produce the second messenger in intracellular.

6. Adenylyl cyclase（AC）: It is a kind of glycoprotein, twelve transmembrane, AC can catalysis ATP and produce the second messenger cAMP.

Ⅱ. Multiple choice

1. D 　2. C 　3. D 　4. E 　5. E
6. A 　7. E 　8. C

Ⅲ. Answer questions

1. Why G-protein is called molecular switch?

G-protein is a kind of guanine nucleotide-binding protein, which can link to receptor in signal transduction. G-protein refers to any protein which binds to GDP or GTP and act as signal transduction. G-proteins consist of three different subunits(α, β, γ-subunit). α-subunit carries GTPase activity, binding and hydrolysis of GTP. G-protein is closed or inactive during its α-subunit link with GDP, while the α-subunit links with GTP, G-protein is open or active. G-protein also called "molecular switch".

2. Please describe the process of cAMP signal pathway.

cAMP signal pathway includes five components: G-protein linked receptor; G-protein; adenylyl cyclase (AC); protein kinase A (PKA); cAMP phosphodiesterase. During ligand binds to G-protein linked receptor, the conformation of G-protein linked receptor will be changed, then linked to G-protein. G-protein will be actived after it binds to G-protein linked receptor, and G-protein bind to GTP and α-subunit seperated with β/γ-subunits. The α-subunit link with GTP, G-protein is open or actived. Then G-protein α-subunit–GTP complex binds to AC, AC is activated and catalysis ATP, produce the second messenger cAMP. Then cAMP activates PKA, and produces different physiologic effects in different cells. The speed of cAMP signal pathway is different in different cell.

3. What is phosphatidylinositol signal pathway? Why is it called double signal pathway?

During ligand binds to G-protein linked receptor, the conformation of G-protein linked receptor will be changed, then linked to G-protein. G-protein will be actived after it binds to G-protein linked receptor, and G-protein binds to GTP and α-subunit seperated with β/γ-subunits. Then G-protein α-subunit–GTP complex activates phospholipase C (PLC). Then PIP_2 is cleaved by PLC. Kinases catalyze sequential transfer of Pi from ATP to hydroxyl groups at positions 5 & 4 of the inositol ring of phosphatidylinositol, to yield phosphatidylinositol-4,5-bisphosphate (PIP_2). Cleavage of PIP_2 by PLC yields two second messengers: inositol-1, 4, 5-trisphosphate (IP_3), and diacylglycerol (DG). Firstly, diacylglycerol, with Ca^{2+}, activates PKC, which catalyzes phosphorylation of several cellular proteins, altering their activity. Secondly, IP_3 (inositol-1, 4,5-trisphosphate) activates Ca^{2+} release channels in endoplasmic reticulum (ER) membranes. Ca^{2+} stored in the ER is released to the cytosol, where it may bind to calmodulin, or may help to activate PKC.

That is why phosphatidylinositol signal pathway is called double signal pathway.

（段昌柱 郭风劲）

第十一章 细胞增殖

【目的要求】

掌握：有丝分裂、减数分裂、同源染色体、联会、联会复合体、有丝分裂器、细胞周期、细胞周期检控点的概念；有丝分裂、减数分裂各期的特征；增殖细胞、暂不增殖细胞、终末分化细胞的特点；细胞周期时相的划分及各时相的主要生物学事件；主要的细胞周期检控点及其作用。

熟悉：有丝分裂和减数分裂的生物学意义；细胞周期的调控；细胞同步化的概念。

了解：无丝分裂的过程和特点；有丝分裂时染色体移动的机制；细胞周期研究常用的模型的名称、特点；细胞同步化的方法；细胞周期时间测定的原理和方法；细胞周期与医学。

【教材精要】

一、细胞分裂

细胞分裂是指一个亲代细胞形成两个子代细胞的过程。通过细胞分裂，亲代细胞的遗传物质和某些细胞组分可以相对均等地分配到两个子代细胞中，这有效地保证了生物遗传的稳定性。细胞分裂的方式主要包括有丝分裂、减数分裂和无丝分裂三种。

1. 有丝分裂 也称间接分裂，是高等真核生物的体细胞分裂的主要方式，是一个连续的动态变化过程，包括细胞核分裂和胞质分裂。要保证复制好的染色体在有丝分裂中能精确地分配到 2 个子细胞中去，必须要形成专门执行细胞分裂功能的临时性细胞结构，这些结构称为有丝分裂器。有丝分裂器包括中心体、纺锤体、星体和染色体等。根据分裂细胞的形态和结构的变化，以细胞核分裂为坐标，通常人为地将有丝分裂划分为五个时期：前期、前中期、中期、后期、末期。各期细胞变化的主要特征如下：

（1）前期：染色质凝集、分裂极确定、纺锤体形成、核仁缩小解体。

（2）前中期：核膜崩解、完成纺锤体的装配、染色体列队。

（3）中期：所有染色体排列在细胞中央的赤道面上。

（4）后期：染色体两姐妹染色单体分离并移向细胞的两极。

（5）末期：子代细胞的核重建。

胞质分裂通常在后期末或末期开始。在细胞中央由肌动蛋白和肌球蛋白在细胞膜聚集形成收缩环，环收缩产生与纺锤体垂直的分裂沟，分裂沟逐渐深陷，最终形成 2 个完全分开的子细胞。

2. 减数分裂 是生殖细胞形成过程中的特殊有丝分裂。减数分裂的主要特征是 DNA 只复制 1 次，而细胞连续分裂 2 次，产生 4 个子代细胞，每个子代细胞中染色体数目比亲代细胞减少一半，成为仅具单倍体遗传物质的配子细胞。由于减数分裂只发生于生殖细胞的成熟阶段，因此又称为（性）成熟分裂。

经过减数分裂，有性生殖生物配子中的染色体数目由 $2n$ 变为 n。受精后，配子融合形成的受精卵中染色体数又恢复为 $2n$，由此保证了有性生殖遗传中染色体数目上的恒定。此外，减数分裂过程中可通过非同源染色体的自由组合，以及同源染色体的交换、重组，使生殖细胞遗传基础多样化，生物后代变异增大，对环境的适应力增强。所以，减数分裂不仅对于维持生物世代间遗传的稳定性具有重要的意义，同时也构成了生物变异及进化的基础。

减数分裂的两次分裂分别称为第一次减数分裂（也称减数分裂 I）和第二次减数分裂（也称减数分裂 II）。第一次减数分裂完成同源染色体分离，实现染色体数目减半及遗传物质的交换；第二次减数分裂与有丝分裂相似，实现姐妹染色单体分开。经过两次分裂形成 4 个单倍体子代细胞。

（1）第一次减数分裂可进一步分为前期 I、中期 I、后期 I 和末期 I。

前期 I 人为划分为 5 个时期：细线期、偶线期、粗线期、双线期、终变期。

细线期：染色质开始凝集。

偶线期：染色质进一步凝集，同源染色体联会，联会复合体形成。

粗线期：染色体进一步地凝集而缩短、变粗，同源染色体间出现染色体片段的交换及重组。

双线期：同源染色体彼此分开，交叉端化。

终变期：同源染色体进一步凝集，核仁消失，交叉端化继续进行，核膜逐渐解体，纺锤体装配完成，在其作用下二价体开始移向细胞中部的赤道面上。

中期 I：二价体排列在赤道面上。

后期 I：受纺锤体微管的牵拉作用，同源染色体彼此分离，包含两条姐妹染色单体的同源染色体开始分别移向细胞的两极，结果导致每极的染色体数为细胞原有染色体数的一半。

末期 I：两个子代细胞形成。

（2）第二次减数分裂过程与有丝分裂基本相同，可分为前期 II、中期 II、后期 II、末期 II、胞质分裂 5 个时期。

3. 无丝分裂　又称为直接分裂，是低等生物细胞增殖的主要方式。无丝分裂过程中，间期细胞核经复制后直接分裂成大小基本相等的两部分，不形成染色体和纺锤体，核膜也不消失，由亲代细胞直接断裂形成子代细胞，因此两个子代细胞所获得的遗传物质和其他胞质成分并不一定是均等的。

二、细胞周期及其调控

从一次细胞分裂结束开始，经过物质准备，到下一次细胞分裂结束为止，称为一个细胞周期。细胞周期可分为有丝分裂期和分裂间期两个基本的部分。其中，有丝分裂期又称为 M 期，而分裂间期则分为 G_1 期、S 期和 G_2 期。细胞周期的长短主要取决于 G_1 期长短，而 S 期、G_2 期与 M 期时间总体恒定。

依据细胞增殖及细胞周期特性，可将多细胞生物中的细胞群体分为三类：①周期细胞，这类细胞持续分裂、增殖，细胞周期持续循环，如上皮组织的基底层细胞。②终末分化细胞，一类分化程度高的细胞，待其分化成熟，将不再分裂，细胞周期因此终止，包括神经元、大量横纹肌细胞、红细胞等。③G_0 期细胞，又称静止细胞，这类细胞暂时性终止细胞周期，停止细胞分裂，但是一旦需要，G_0 期细胞可快速返回正常细胞周期，实施分裂增殖，如在一般情况下，处于不分裂的静息"休眠"状态的皮肤成纤维细胞和肝实质细胞，在需要替换损伤或死亡的细胞时可迅速出现分裂增殖。

1. 细胞周期各期的主要特征　G_1 期（DNA 合成前期）的主要事件是 RNA 和蛋白质大量合成，是细胞的生长阶段，同时为 DNA 复制作准备。在 G_1 期的晚期阶段有一个特定时期，在芽殖酵母中称为起始点，在真核生物中称为限制点（R 点）或检测点。绝大多数动物细胞如果在 R 点前缺乏生长因子，将不能越过 R 点过渡到 S 期，但如果已经越过了 R 点，则生长因子的缺乏不再能阻止细胞完成 G_1/S 期转换。R 点也是生长因子和药物等因素影响细胞周期的敏感点。不能越过 R 点的细胞将离开细胞周期，进入等待、分化或凋亡程序。

S 期（DNA 合成期）的主要事件是 DNA 合成和染色质组装，中心粒的复制也在 S 期完成。

G_2 期（DNA 合成后期）的主要事件是进行复制检查和分裂准备。细胞是否顺利进入 M 期要受到 G_2 期检测点的控制，检测点检查 DNA 是否 100%完全复制、细胞是否生长到合适大小、环境因素是否有利于细胞分裂，只有当内、外因素都满足细胞分裂后，细胞才能顺利实现从 G_2 期到 M 期的转化。

M 期的主要事件是完成染色体分离和胞质分裂。

2. 细胞周期的研究方法　常用的特殊细胞周期模型包括酵母细胞、早期胚胎细胞和体外培养的哺乳动物细胞等。

在同种细胞组成的群体中，不同细胞常常处于细胞周期的不同时相，出于研究的目的，人们需要获得整个群体处于细胞周期同一时相的细胞群，即同步化细胞群体。自然过程中发生的细胞周期同步化称为天然同步化。经过人工选择或人工诱导造成细胞周期同步化，称为人工同步化。人工选择同步化是指人为将处于周期不同时相的细胞分离开来，从而获得不同时相的细胞群体，常用有丝分裂选择法和细胞沉降分离法。人工诱导同步化是指通过药物诱导使细胞同步化，常用 DNA 合成阻断法和分裂中期阻断法。

3. 细胞周期调控　是一个精细复杂的过程，依赖于复杂的细胞周期调节蛋白网络，即细胞周期调控系统。细胞周期蛋白（cyclin）为全酶调节亚基，细胞周期蛋白依赖性激酶（Cdk）为催化亚基，不同 cyclin 选择性结合特定 Cdk，两者结合后 Cdk 呈现激酶活性，不同的 Cdk 进而通过磷酸化一系列特定的底物，实现不同细胞周期进程及转换。

（1）cyclin 是真核细胞中的一类蛋白质，它们能随细胞周期进程周期性地出现（合成）及消失（降解）。依据出现及发挥作用的细胞周期阶段，可以将细胞周期蛋白分为 4 类：①G_1 期细胞周期蛋白，如 cyclin D；②G_1/S 期细胞周期蛋白，如 cyclin E；③ S 期细胞周期蛋白，如 cyclin A；④M 期细胞周期蛋白，如 cyclin B。

（2）Cdk 为一类必须与细胞周期蛋白结合后才具有激酶活性的蛋白激酶，通过磷酸化多种细胞周期相关蛋白，可在细胞周期调控中发挥关键核心作用。因细胞周期进程中 cyclin 可不断地被合成与降解（蛋白质泛素化降解系统完成了周期性蛋白的降解事件，可谓细胞周期的"清道夫"），Cdk 对蛋白质磷酸化的作用也因此呈现出周期性的变化。为保证 Cdk 活性调节的精准性，细胞从多个层面正、反调控 Cdk 激酶活性，其中发挥主导作用的调控方式主要为：①Cdk 与特定 cyclin 结合；②Cdk 多重磷酸化/去磷酸化修饰；③Cdk 与 Cdk 抑制因子（CKI）结合。

cyclin-Cdk 复合物是细胞周期调控体系的核心，直接掌控细胞周期各时相的有序运转。作为驱动力，cyclin 周期性的表达及降解，将直接引发 cyclin-Cdk 复合物周期性的表达及降解，导致不同 Cdk 分子激酶活性在特定时相的顺序激活，由于不同 Cdk 激酶控制下的底物不同，而不同系列磷酸化修饰的底物将作为最终执行者，引发细胞周期进程中特定细胞事件的出现，并促成了 G_1 期向 S 期、G_2 期向 M 期、中期向后期等关键过程不可逆的转换。具体如下：①cyclin D-Cdk 4/6、cyclin E-Cdk 2 复合物顺序启动 G_1/S 期转化；②cyclin A-Cdk 2 复合物保障 S 期的 DNA 复制；③cyclin B-Cdk 1 启动 G_2/M 期转换；④M 期中 cyclin B-Cdk 1 复合物[成熟促进因子（MPF）]的作用，MPF 可以促进染色体凝集、促进核膜崩解、促进纺锤体的形成、促进姐妹染色单体的分离，其失活促进有丝分裂末期进程。

（3）细胞周期检测点：为防止子细胞出现 DNA 突变，细胞中存在着一系列复杂的监控系统，可对细胞周期发生的重要事件及出现的故障加以检测，只有当这些事件完成或故障修复后，保证细胞周期的每个关键环节准确完成后才能进入下个环节，该监控系统即为检测点，包括未复制 DNA 检测点、纺锤体组装检测点、染色体分离检测点及 DNA 损伤检测点。

三、细胞周期与医学

1. 细胞周期与组织再生　机体内细胞由于各种生理或病理原因而不断死亡，需要新细胞，这一过程即为组织再生。生理性再生与干细胞分裂增殖直接有关，常见于正常人体的骨髓、皮肤表皮和肠上皮等组织中，新的细胞也在不断地产生以补充逐渐进入衰老死亡的细胞，借此维持组织细胞数量的基本恒定，同时使组织处于不断更新的状态。补偿性再生形成的机制被认为是损伤刺激了原处于 G_0 期的细胞，使其重新进入了细胞周期进程，恢复细胞分裂，同时细胞周期的进程也加快，所需时间显著缩短，于是在短时期内可产生大量的新生细胞，以促进创伤后组织的修复。

2. 细胞周期异常与肿瘤发生　①肿瘤细胞具有高增殖性：肿瘤细胞可以自分泌大量生长因子，摆脱对细胞外生长因子的依赖，以及获得抵御细胞外因子抑制增殖的能力，从而极大程度刺激自我生长及增殖。肿瘤细胞总体活跃细胞多，使细胞群体数目增加很快，因此表现出肿瘤细胞一般比正常组织细胞增殖快的特点。肿瘤细胞中也存在少量 G_0 期细胞，这些细胞可能为肿瘤前体细胞，虽暂不增殖，但在一定条件下可重新进入细胞周期，补充产生新的肿瘤细胞，如在放、化疗治疗下，肿瘤细胞大量死亡，可激发 G_0 期肿瘤细胞或肿瘤干细胞的增殖、分化，成为肿瘤复发的根源。细胞增殖有赖于原癌基因与抑癌基因的阴阳平衡。一旦原癌基因过度促进增殖或抑癌基因抑制细胞增殖作用减弱或丧失，此平衡打破，其结果导致细胞增殖失去控制。②肿瘤细胞周期异常导致基因组高度不稳定性：肿瘤细胞各个周期检测点均可能发生异常，失去检查点机制的细胞中，DNA 发生基因扩增、重排、点突变等概率增高，基因组高度不稳定。③肿瘤细胞周期特点的研究可能为肿瘤治疗提供新思路：通过选择一定的化学药物，可有效地干扰肿瘤细胞代谢过程，阻止肿瘤细胞增殖。

【强化训练题】

一、名词解释

1. 细胞周期（cell cycle）
2. 联会（synapsis）
3. G_0 期细胞（G_0 phase cell）
4. 细胞周期蛋白（cyclin）
5. 细胞周期蛋白依赖性激酶（cyclin-dependent kinase，Cdk）
6. 成熟促进因子（maturation promoting factor，MPF）
7. 细胞周期检查点（cell cycle checkpoint）
8. 重组节（recombination nodule）
9. 有丝分裂器（mitotic apparatus）
10. 减数分裂（meiosis）
11. 中心体（centrosome）

12. 纺锤体（spindle）

二、填空题

1. 减数分裂的特殊事件主要发生于_____，该期人为划分为 5 个时期,分别是_____、_____、_____、_____和_____。

2. 细胞周期各期中，组蛋白合成的主要时期是_____，微管蛋白合成的主要时期是_____，DNA 聚合酶合成的主要时期是_____。

3. _____-Cdk 4/6、_____-Cdk 2 复合物顺序启动 G_1/S 期转化，_____-Cdk 2 复合物保障 S 期的 DNA 复制，_____-Cdk 1 启动 G_2/M 期转换及 M 期的顺利进行。

4. 细胞周期的分裂间期可分为_____、_____和_____三个时期，其中 DNA 的复制发生在_____。

5. 依据细胞增殖及细胞周期特性,多细胞生物中的细胞群体分为三类,分别为_____、_____和_____，其中神经元属于_____，肝实质细胞属于_____。

6. 有丝分裂前期细胞变化的主要特征包括：_____凝集、_____极确定、_____形成及_____缩小解体。

7. 细胞周期蛋白通常是通过_____途径被降解的。

8. _____与_____结合是 Cdk 活化的基本条件，而 Cdk 的完全活化还依赖于 Cdk 分子上 3 个重要的磷酸化位点的多重磷酸化/去磷酸化修饰，包括_____的磷酸化以及_____和_____的去磷酸化。

9. 正常人体造血干细胞通过分裂和分化形成功能不同的血细胞的过程属于_____性再生，临床上创伤组织的修复过程属于_____性再生。

10. 当细胞分裂进入后期末或末期初，在中部质膜的下方，出现了由大量肌动蛋白和肌球蛋白聚集形成的环状结构，称为_____。

11. 减数分裂偶线期同源染色体完全配对后形成的复合结构即为_____,因其有 4 条染色单体，又被称为_____。

12. 减数分裂时 DNA 复制一次，其中 99.7%的 DNA 合成发生在_____期，而其余的 0.3%是在_____期合成的。

13. 泛素与靶蛋白的结合是通过_____、_____和_____三种酶的连续催化作用完成的。

三、选择题

A 型题

1. 下列关于有丝分裂和减数分裂的比较，错误的是

A. 有丝分裂是真核细胞增殖的主要方式，减数分裂只发生在配子形成的成熟期

B. 有丝分裂细胞分裂 1 次，减数分裂细胞分裂 2 次

C. 有丝分裂时会形成有丝分裂器，减数分裂则没有

D. 有丝分裂形成的 2 个子细胞遗传物质相同，减数分裂形成的 4 个子细胞遗传物质各不相同

E. 有丝分裂和减数分裂 DNA 均只复制 1 次

2. 下列对于 MPF 的描述，错误的是

A. 促进 G_2/M 期的转换

B. 促进染色质凝集

C. 促进核膜崩解

D. 促进分裂极的形成

E. 由 cyclin 和 Cdk 结合而成

3. 生长因子和药物等因素影响细胞周期的主要敏感点是

A. R 点　　　　　　　B. 纺锤体组装检查点

C. S 期检查点　　　　D. G_2/M 期检查点

E. G_2 期检查点

4. S 期发生的事件不包括

A. DNA 复制

B. 组蛋白、非组蛋白合成

C. 中心粒的复制

D. 合成微管蛋白及其关联蛋白

E. 染色质组装

5. 下列关于细胞周期调控系统的描述,错误的是

A. Cdk 具有蛋白激酶活性

B. cyclin 的表达量呈周期性变化

C. CKI 对细胞周期起着负调控的作用

D. 检查点主要通过抑制 Cdk 活性来控制下一阶段事件的启动

E. 周期性蛋白的降解通过蛋白质泛素化降解系统完成

6. 下列哪种细胞属于 G_0 期细胞

A. 神经细胞

B. 红细胞

C. 外周血中的淋巴细胞

D. 肌肉细胞

E. 口腔黏膜上皮细胞

7. 细胞周期时间的长短主要取决于

A. G_1 期　　　　　　　B. G_2 期

C. M 期　　　　　　　D. S 期

E. G_0 期

8. 以下哪一个是位于 M 期中的检测点

A. R 点

B. DNA 复制检测点

C. 蛋白质合成检测点

D. DNA 损伤检测点

E. 纺锤体组装检测点

9. 联会发生在下列哪个时期

A. 细线期   B. 偶线期

C. 粗线期   D. 双线期

E. 终变期

10. 下列哪项描述不符合动物细胞有丝分裂末期发生的变化

A. 染色单体到达两极并解旋成染色质

B. 核仁重新形成

C. 核膜重建

D. 收缩环形成

E. 细胞板形成

11. 被称为细胞周期运转"引擎"的是

A. cyclin-Cdk 复合物   B. 泛素化降解途径

C. CKI   D. 检查点

E. 生长因子

12. 秋水仙素在细胞周期同步化中的作用是可以将细胞阻断在

A. G_1 期   B. S 期

C. G_2 期   D. 有丝分裂中期

E. 减Ⅱ期

13. 中心粒的复制完成于细胞周期中的

A. G_1 期   B. G_2 期

C. M 期   D. S 期

E. G_0 期

14. 下列哪种细胞属于终末分化细胞

A. 神经细胞

B. 肝细胞

C. 外周血中的淋巴细胞

D. 内皮细胞

E. 口腔黏膜上皮细胞

15. 同源染色体的非姐妹染色单体的交换和重组发生在

A. 细线期   B. 偶线期

C. 粗线期   D. 双线期

E. 终变期

16. 染色体列队发生在有丝分裂

A. 间期   B. 前期

C. 中期   D. 后期

E. 末期

17. 在 G_2 期和 M 期发挥主要调控作用的是

A. cyclin A   B. cyclin B

C. cyclin C   D. cyclin D

E. cyclin E

18. 下列属于 S 期周期蛋白的是

A. cyclin A   B. cyclin B

C. cyclin C   D. cyclin D

E. cyclin E

19. 细胞周期的分期及各期运行顺序正确的是

A. G_1—G_2—S—M   B. M—G_1—S—G_2

C. M—G_1—G_2—S   D. G_0—G_1—S—G_2

E. G_1—S—G_2—M

20. 减数分裂过程中，重组结出现在

A. 细线期   B. 偶线期

C. 粗线期   D. 双线期

E. 终变期

21. （　　）是癌细胞放疗、化疗和生物治疗的敏感点

A. DNA 损伤检查点   B. M 期

C. G_2 期   D. R 点

E. S 期

22. 细胞周期中经历时间最短、细胞形态变化最显著的时期是

A. G_1 期   B. M 期

C. G_2 期   D. G_0 期

E. S 期

23. 对细胞周期起着负调控作用的调控因素是

A. cyclin   B. Cdk

C. 蛋白酶体   D. 泛素

E. CKI

24. 导致核纤层蛋白磷酸化的 cyclin-Cdk 复合物是

A. cyclin E-Cdk 2   B. cyclin B-Cdk 1

C. cyclin D-Cdk 4   D. cyclin A-Cdk 2

E. cyclin D-Cdk 6

25. DNA 损伤时，主要通过磷酸化激活（　　），进而激活 p21，抑制 Cdk 的激酶活性，最终导致细胞周期的停滞

A. p53   B. p27

C. Rb   D. Src

E. myc

B 型题

（26～30 题共用备选答案）

A. cyclin A   B. cyclin B

C. cyclin C   D. cyclin D

E. cyclin E

26. MPF 是由 Cdk1 和（　　）构成的异二聚体

27. G_1 期细胞周期蛋白主要是

28. G_1/S 期细胞周期蛋白主要是

29. S 期细胞周期蛋白主要是

30. M 期细胞周期蛋白主要是

（31～33 题共用备选答案）

A. p21　　　　B. ras　　　　C. Rb

D. p53　　　　E. src

31. 属于 CKI 的是

32. 在 DNA 损伤检测点的激活机制中起了关键作用的是

33. G₁ 期活化的 Cdk 4/6 可磷酸化（　　）从而释放转录因子 E2F

（34～36 题共用备选答案）

A. 星体微管　　　　　B. 动粒微管

C. 横桥　　　　　　　D. 染色体微管

E. 极微管

34. 位于中心体周围，游离端伸向胞质的微管是

35. 从中心体发出，另一端连接染色体动粒的微管是

36. 由两极中心体发出在赤道板附近重叠的微管是

（37～39 题共用备选答案）

A. 环状　　　　　　　B. 单线状

C. 粉末状　　　　　　D. 中期染色体状

E. 双线状

37. G₁ 期细胞与 M 期细胞融合后产生的早熟凝集染色体呈

38. S 期细胞与 M 期细胞融合后产生的早熟凝集染色体呈

39. G₂ 期细胞与 M 期细胞融合后产生的早熟凝集染色体呈

（40～43 题共用备选答案）

A. G₀ 期　　　　　　　B. G₁ 期

C. S 期　　　　　　　D. G₂ 期

E. M 期

40. 组蛋白和非组蛋白的大量合成发生在

41. 染色体分离和胞质分裂发生在

42. 中心粒开始向细胞两极分离发生在

43. 暂时脱离细胞增殖周期的细胞属于（　　）细胞

（44～46 题共用备选答案）

A. 细线期　　　　　　B. 偶线期

C. 粗线期　　　　　　D. 双线期

E. 终变期

44. 联会的同源染色体开始彼此分离发生在

45. 二价体在（　　）开始形成

46. 非姐妹染色单体之间的交换发生在

（47～49 题共用备选答案）

A. 前期 I　　　　　　B. 中期 I

C. 中期 II　　　　　　D. 后期 I

E. 后期 II

47. 同源染色体的分离发生在

48. 二分体的分离发生在

49. 染色体的排列方式与有丝分裂中期相似的是

（50～52 题共用备选答案）

A. G₀ 期　　　　　　　B. G₁ 期

C. S 期　　　　　　　D. G₂ 期

E. M 期

50. 化疗药物紫杉醇和长春新碱主要作用于（　　）细胞

51. 阿糖胞苷等抗代谢药物主要杀死（　　）细胞

52. 先用生长因子诱导再用细胞周期特异性药物可杀死（　　）细胞

（53～55 题共用备选答案）

A. 前期　　　　　　　B. 前中期

C. 中期　　　　　　　D. 后期

E. 末期

53. 染色质凝集发生在

54. 进行染色体计数的最好时期是

55. 动粒微管解聚，极微管聚合延长发生在

X 型题

56. MPF 的主要作用包括

A. 促进染色体凝集

B. 促进核膜崩解

C. 促进姐妹染色单体分离

D. 促进纺锤体的形成

E. 其失活促进有丝分裂末期进程

57. DNA 损伤检测点的激活可使细胞周期阻滞于

A. 中期　　　　　　　B. G₁ 期

C. S 期　　　　　　　D. G₂ 期

E. M 期

58. 下列哪些因素与细胞周期调控密切相关

A. 生长因子　　　　　B. 抑素

C. 神经递质　　　　　D. 胞内信使

E. RNA 剪接因子

59. 下列属于原癌基因的有

A. *myc*　　　　　　　B. *ras*

C. *sis*　　　　　　　D. *p53*

E. *src*

60. 下列属于抑癌基因的有

A. *p21*　　　　　　　B. *ras*

C. *Rb*　　　　　　　D. *p53*

E. *src*

61. 下列关于 R 点的描述正确的有

A. R 点位于 G₁ 早期

B. 细胞如果通过此点将不受生长因子控制

C. 细胞一旦通过此点将进入 S 期

D. 细胞如果不能通过此点就只能进入 G₀ 期

E. 在缺乏生长因子的情况下细胞不能通过此点进入 S 期

62. 下列关于 G_1 期的描述错误的有
A. G_1 期是 DNA 复制的准备时期
B. R 点位于该期
C. 中心粒的复制在该期完成
D. 有大量 RNA 和蛋白合成
E. 细胞膜物质转运加强

63. 细胞正常有丝分裂时均等分裂的细胞结构有
A. 细胞膜　　　　　　B. 线粒体
C. 染色体　　　　　　D. 中心体
E. 高尔基复合体

64. 细胞分裂时中心体周围的微管可分为
A. 星体微管　　　　　B. 动粒微管
C. 极微管　　　　　　D. 纺锤体微管
E. 中心体微管

65. 人工诱导细胞周期同步化的方法包括
A. DNA 合成阻断法　　B. 卵裂同步化
C. 密度梯度离心法　　D. 分裂中期阻断法
E. 有丝分裂选择法

66. 位于 M 期的检测点包括
A. DNA 损伤检测点　　B. 未复制 DNA 检测点
C. R 点　　　　　　　D. 纺锤体组装检测点
E. 染色体分离检测点

67. 肿瘤细胞周期的特点及机制包括
A. 原癌基因与抑癌基因的平衡失调
B. 存在少量 G_0 期细胞
C. 检测点机制失效
D. 细胞周期时间较正常细胞更短
E. 自分泌大量生长因子

68. G_2 期发生的事件包括
A. DNA 损伤的修复
B. 中心粒向两极分离
C. 合成微管蛋白
D. 合成与 M 期进程有关的细胞周期调控因子
E. DNA 复制检查

69. 细胞周期研究中常用的模型有
A. 酵母
B. 爪蟾胚胎细胞
C. 体外培养的哺乳动物细胞
D. 支原体
E. 植物细胞

70. 下列有关有丝分裂和减数分裂的描述错误的有
A. 哺乳动物体细胞分裂的主要方式是有丝分裂
B. 减数分裂时 DNA 复制两次，细胞分裂两次
C. 有丝分裂时产生的子细胞染色体不完全相同

D. 有丝分裂时会出现联会和交换
E. 减数分裂最终形成的是单倍体生殖细胞

71. 引起肿瘤细胞周期异常的因素包括
A. 癌基因突变　　　　B. 抑癌基因失活
C. CKI 失活　　　　　D. Cdk 激活
E. 检测点机制失效

72. 下列有关无丝分裂的特点描述正确的是
A. 无丝分裂时不会形成染色体和纺锤体
B. 无丝分裂只发生于低等生物细胞
C. 核膜不会消失
D. 遗传物质均匀地分配到两个子细胞中
E. 无丝分裂过程中不会进行 DNA 的复制

四、问答题
1. 细胞周期分为几个时期？各个时期的主要特征分别是什么？
2. 细胞周期检测点主要有哪些？其作用分别是什么？
3. 影响肿瘤细胞增殖的两类关键基因是什么？其在肿瘤发生中的作用分别是什么？
4. 请简述有丝分裂的基本过程。
5. 请简述减数分裂的基本过程。
6. 请比较有丝分裂与减数分裂之间的联系和区别。

五、病例分析
患者，女，62 岁。因爬楼后出现胸骨后压榨性疼痛，烦躁不安入院。既往有心绞痛病史。1 年前，吵架后突感心前区疼痛，伴有上臂、左肩疼痛，气急、面色苍白，出冷汗。诊断为左室前壁心肌梗死。经治疗后缓解，但仍偶尔出现呼吸困难等慢性心功能不全症状。临床诊断：心肌梗死、休克。治疗：经抗休克等各种抢救后心跳停止，心肺复苏等急救措施无效，患者死亡。尸检：左冠状动脉前降支管壁有黄白色斑块，管腔内有血栓栓塞，心室左前壁心肌处见凹陷灰白色组织，为陈旧性梗死灶。室间隔处可见一中心苍白、周围暗红的新鲜梗死灶。
请问：
1. 患者初次心梗后为什么会出现慢性心功能不全症状？
2. 心室左前壁心肌处陈旧性梗死灶是怎么形成的？

【参 考 答 案】

一、名词解释
1. 细胞周期（cell cycle）：从一次细胞分裂结束

开始，到下一次细胞分裂结束为止所经历的全过程称为细胞周期，一个细胞周期被人为划分为 G_1 期、S 期、G_2 期和 M 期 4 个连续的时相。

2. 联会（synapsis）：在减数分裂偶线期，分别来自父母的、形态及大小相同的同源染色体相互靠近、配对，称为联会。

3. G_0 期细胞（G_0 phase cell）：又称静止细胞，这类细胞暂时性终止细胞周期，停止细胞分裂，但在特定因素的作用下，这类细胞可快速返回正常细胞周期，实施分裂增殖，如肝、肾等器官的实质细胞及成纤维细胞等。

4. 细胞周期蛋白（cyclin）：是真核细胞中的一类蛋白质，它们能随细胞周期进程周期性地出现（合成）及消失（降解）。cyclin 选择性地与 Cdk 结合，形成复合物，通过介导 Cdk 激活过程而参与细胞周期的调控。

5. 细胞周期蛋白依赖性激酶（cyclin-dependent kinase, Cdk）：是一类必须与细胞周期蛋白结合后才具有激酶活性的蛋白激酶，通过磷酸化多种细胞周期相关蛋白，可在细胞周期调控中发挥关键核心作用。

6. 成熟促进因子（maturation promoting factor, MPF）：G_2 晚期形成的 cyclin B-Cdk 1 复合物在促进 G_2 期向 M 期转换的过程中起着关键作用，是能促进 M 期启动的调控因子，该复合物称为成熟促进因子。

7. 细胞周期检查点（cell cycle checkpoint）：为防止子细胞出现 DNA 突变，细胞中存在着一系列复杂的监控系统，可对细胞周期发生的重要事件及出现的故障加以检测，只有当这些事件完成或故障修复后，保证细胞周期的每个关键环节准确完成后才能进入下个环节，该监控系统即为检测点，包括未复制 DNA 检测点、纺锤体组装检测点、染色体分离检测点及 DNA 损伤检测点。

8. 重组结（recombination nodule）：减数分裂过程中，联会复合体中央出现一些椭圆形或球形、富含蛋白质及酶的棒状结构，称为重组结，多个重组结相间地分布于联会复合体上，将同源非姐妹染色单体的 DNA 相对区域结合在一起，发生活跃的 DNA 片段交换事件，导致基因重组。

9. 有丝分裂器（mitotic apparatus）：是指在中期细胞中出现的由中心体、纺锤体、星体和染色体所形成的结构，专门执行有丝分裂功能，在 ATP 提供能量下产生推拉力量，以确保两套遗传物质能均等地分配给两个子细胞。

10. 减数分裂（meiosis）：是生殖细胞形成过程中的特殊有丝分裂。减数分裂的主要特征是 DNA 只复制 1 次，而细胞连续分裂 2 次，产生 4 个子代细胞，每个子代细胞中染色体数目比亲代细胞减少一半，成为仅具单倍体遗传物质的配子细胞。由于减数分裂只发生于生殖细胞的成熟阶段，因此又称为（性）成熟分裂。

11. 中心体（centrosome）：是与染色体分离相关的细胞器，每一中心体由一对中心粒及周围无定型基质所构成，是细胞的微管组织中心之一。

12. 纺锤体（spindle）：是在分裂期出现的特化的亚细胞结构，是一种临时性的梭形细胞骨架结构，由星体微管、极微管和动粒微管纵向排列组成，以中心体作为两极，因状如纺锤而得名。

二、填空题

1. 前期 I 　细线期 　偶线期 　粗线期 　双线期 　终变期

2. S 期 　G_2 期 　G_1 期

3. cyclin D 　cyclin E 　cyclin A 　cyclin B

4. G_1 期（合成前期） 　S 期（合成期） 　G_2 期（合成后期） 　S 期

5. 周期细胞 　终末分化细胞 　G_0 期细胞（静止细胞） 　终末分化细胞 　G_0 期细胞

6. 染色质 　分裂 　纺锤体 　核仁

7. 泛素化-蛋白酶体

8. Cdk 　cyclin 　Thr161 　Tyr15 　Thr14

9. 生理 　补偿

10. 收缩环

11. 二价体 　四分体

12. 减数分裂前 　偶线

13. 泛素活化酶 E_1 　泛素结合酶 E_2 　泛素连接酶 E_3

三、选择题

A 型题

1. C	2. D	3. A	4. D	5. A
6. C	7. A	8. E	9. B	10. E
11. A	12. D	13. D	14. A	15. C
16. C	17. B	18. A	19. E	20. C
21. D	22. B	23. E	24. B	25. A

B 型题

26. B	27. D	28. E	29. A	30. B
31. A	32. D	33. C	34. A	35. B
36. E	37. B	38. C	39. E	40. C
41. E	42. D	43. A	44. D	45. B
46. C	47. D	48. E	49. C	50. E
51. B	52. A	53. A	54. C	55. D

X 型题

56. ABCDE 　57. BCD 　58. ABDE

59. ABCE　　60. ACD　　61. BCE
62. C　　　　63. CD　　　64. ABC
65. AD　　　66. DE　　　67. ABCE
68. ABCDE　69. ABC　　70. BCD
71. ABCDE　72. AC

四、问答题

1. 细胞周期分为 G_1 期、S 期、G_2 期和 M 期 4 个时期，其主要特征如下：

G_1 期：细胞生长，RNA 和蛋白质大量合成，为 DNA 复制作准备。

S 期：DNA 合成和染色质组装。

G_2 期：复制检查和分裂准备。

M 期：完成染色体的分离和胞质分裂。

2. 细胞周期检测点主要有：

（1）未复制 DNA 检测点：作用主要包括识别未复制 DNA 并抑制 MPF 激活，即监控 DNA 复制，决定细胞是否进入 M 期。

（2）纺锤体组装检测点：作用主要是阻止纺锤体装配不完全或发生错误的中期细胞进入后期，即使细胞中仅有一个染色单体上的动粒未与纺锤体微管正确相连，后期也不能发生。

（3）染色体分离检测点：监控后期末子代染色体在细胞中的位置，决定细胞是否进入末期及发生胞质分裂。

（4）DNA 损伤检测点：监控 DNA 损伤的修复，决定细胞周期是否继续进行。

3. 影响肿瘤细胞增殖的两类关键基因是原癌基因与抑癌基因，肿瘤细胞增殖有赖于原癌基因与抑癌基因的阴阳平衡。一旦原癌基因过度促进增殖或抑癌基因抑制细胞增殖作用减弱或丧失，此平衡打破，其结果导致细胞增殖失去控制。原癌基因可发生点突变、基因扩增、重排等基因改变，导致原癌基因转化成为癌基因，而癌基因通常因获得新的表达产物而过度刺激细胞增殖。同样，抑癌基因功能的丧失也是促进肿瘤细胞增殖失控的重要因素。

4. 有丝分裂过程包括一系列复杂核改组的连续动态变化过程，根据其形态学特征人为划分为前期、前中期、中期、后期、末期及胞质分裂几个阶段，每个时期的主要特征如下：

前期：染色质凝集、分裂极确定、核仁缩小消失及核膜崩解。

前中期：染色体开始排列在赤道面上。

中期：染色体达到最大的凝集，排列在赤道面上。

后期：着丝粒纵裂，染色单体向两极移动。

末期：两组染色体到达两极解旋形成染色质，核膜、核仁重现。

胞质分裂：后期末或末期时细胞中部收缩环形成，继而形成分裂沟，分裂沟加深，胞质一分为二。

5. 减数分裂的两次分裂分别称为第一次减数分裂（减Ⅰ）和第二次减数分裂（减Ⅱ）。第一次减数分裂完成同源染色体分离，实现染色体数目减半及遗传物质的交换；第二次减数分裂与有丝分裂相似，实现姐妹染色单体分开。经过两次分裂形成 4 个单倍体子代细胞。

（1）减Ⅰ

前期Ⅰ：细线期：染色质开始凝集，核及核仁的体积均增大；偶线期：同源染色体联会，联会复合体形成；粗线期：染色体进一步地凝集而缩短、变粗，同源非姐妹染色单体之间发生 DNA 片段的交换与重组；双线期：同源染色体相互分离，联会复合体消失，交叉端化；终变期：同源染色体进一步凝集，核仁消失，交叉端化继续进行，核膜解体，纺锤体装配完成，在其作用下染色体开始移向细胞中部的赤道板。

中期Ⅰ：四分体排列于细胞的赤道板上，通过动粒微管分别与细胞不同极相连。

后期Ⅰ：同源染色体分离，包含两条姐妹染色单体的同源染色体开始分别移向细胞的两极，染色体数目减半。

末期Ⅰ：到达细胞两极的染色体去凝集，逐渐成为细丝状的染色质纤维，核仁和核膜重新出现，两个子代细胞形成。

（2）减Ⅱ

前期Ⅱ：染色体重新凝聚，核仁消失，核膜崩解，纺锤体再次形成。

中期Ⅱ：染色体整齐排列在赤道板，两个姐妹染色单体分别通过各自的动粒与动粒微管相连，朝向纺锤体两极。

后期Ⅱ：姐妹染色单体分离，移向两极。

末期Ⅱ与胞质分裂：染色体去凝集，成为染色质纤维，核仁和核膜重新出现，经胞质分裂，新的子代细胞形成，子细胞是染色体数目为 n 的单倍体细胞。

6. 经过减数分裂，有性生殖生物配子中的染色体数目由 $2n$ 变为 n。受精后，配子融合形成的受精卵中染色体数又恢复为 $2n$，由此保证了有性生殖遗传中染色体数目上的恒定。此外，减数分裂过程中可通过非同源染色体的自由组合，以及同源染色体的交换、重组，使生殖细胞遗传基础多样化，生物后代变异增大，对环境的适应力增强。所以，减数分裂不仅对于维持生物世代间遗传的稳定性具有重要的意义，同时也构成了生物变异及进化的基础。

五、病例分析

1. 心肌细胞属于终末分化细胞，丧失了分裂能力，心肌梗死后坏死处心肌由于不能由周围心肌细胞分裂增殖修复，使得收缩力下降，心脏输出量减少，引起心功能不全，因此患者初次发生心肌梗死后出现呼吸困难等慢性心功能不全症状。

2. 由于心肌细胞坏死后无法修复，但可以刺激周围的暂不分裂细胞（成纤维细胞、内皮细胞等）重新进入细胞周期，分裂增殖填补于心肌细胞坏死后的缺损，从而形成瘢痕，即灰白色陈旧梗死灶替代坏死心肌。

（曾永秋）

第十二章 细胞分化

【目的要求】

掌握：细胞分化的概念、特点及分子基础。
熟悉：细胞分化的机制及影响因素。
了解：细胞分化与癌变及其他疾病的关系。

【教材精要】

细胞分化是指同一来源的细胞逐渐产生出形态结构、功能特征各不相同的细胞类群的过程，其结果是在空间上细胞产生差异，在时间上同一细胞与其从前的状态有所不同。细胞分化的本质是基因组在时间和空间上的选择性表达，通过不同基因表达的开启或关闭，最终产生标志性蛋白质。一般情况下，细胞分化过程是不可逆的。然而，在某些条件下，分化了的细胞也不稳定，其基因表达模式也可以发生可逆性变化，又回到其未分化状态，这一过程称为去分化。

一、细胞分化的概念与特点

1. 细胞分化的概念 细胞分化是指相同细胞的后代在形态、结构和生理功能上发生稳定性差异的过程。

2. 细胞分化的特点

（1）持久性和稳定性：细胞分化贯穿于生物体整个生命进程中，一般来说，分化了的细胞将一直保持分化后的状态，直至死亡。在胚胎时期达到最大限度。

（2）普遍性：分化是生物界普遍存在的生命现象，是生物个体发育的基础。

（3）时空性：在个体发育过程中，多细胞生物细胞既有时间上的分化，也有空间上的分化。

（4）不可逆性：细胞只能从全能干细胞最终走向高度分化的体细胞，不能反向进行（即全能性逐渐减小）。

（5）可塑性：虽然细胞的分化具有很强的稳定性，但是在一些特殊情况下，已分化的细胞可以回到未分化状态或转分化为另一种类型的分化细胞，这种现象称为细胞分化的可塑性。

1）转分化：指一种类型的分化细胞转变成另一种分化类型的细胞，如分化程度低的神经干细胞可分化形成骨骼细胞等。

2）去分化：指分化细胞失去特有的结构与功能变为具有未分化细胞特性的过程。细胞去分化之后，往往也会发生再分化。

3. 细胞分化的潜能 指的是一个细胞能分化成多少种成熟细胞的能力。受精卵及哺乳动物桑葚胚的 8 个细胞期之前，每个细胞均能分化成个体生物所有类型的细胞，并能发育成完整个体。细胞的这种分化潜能称为全能性，拥有全能性的细胞称为全能性细胞。

（1）全能性细胞：如受精卵、哺乳动物桑葚胚的 8 个细胞期之前的细胞。其中，受精卵表现出最高的全能性。

（2）胚胎细胞的分化潜能：胚胎发育的过程中，细胞的分化潜能会逐渐由全能局限为多能，最后成为稳定型单能（unipotency）细胞。这是细胞分化的普遍规律。

（3）体细胞的分化潜能：一般情况下，体细胞的分化潜能最小。但在一定特殊条件下，体细胞可表现出全能性——细胞核全能性，如非洲爪蟾和多利羊的成功克隆就是很好的说明。

4. 细胞分化的分子基础

（1）细胞分化与基因的选择性表达：细胞分化的实质是基因的选择性表达。根据不同基因与分化的关系，人类基因组的基因主要分为两大类：奢侈基因和管家基因，除此之外还有与奢侈基因表达密切相关的一类基因，即调节基因。

（2）细胞分化的基因表达调控：真核细胞基因表达的调控是多级调控，导致特定蛋白合成的事件是由若干步骤组成的。主要发生在五个彼此相对独立的水平上。

1）转录前水平的调控：①基因失活，如女性发育过程中的 X 染色体失活现象；②基因丢失，如马蛔虫的个体发育中，体细胞中的染色体只得到染色体的部分片段，其余的染色体片段丢失了；③基因扩增；④基因重排，如 B 淋巴细胞成熟过程中免疫球蛋白结构基因的表达就是经过多次重排而实现的。

2）转录水平的调控：由转录因子主导。

3）转录后水平的调控：基因经过转录后形成前体 mRNA（hnRNA），然后前体 mRNA 经过戴帽、加尾和剪接形成成熟的 mRNA。剪接方式可以分为两种：①组成性剪接；②选择性剪接。

4）翻译和翻译后加工水平的调控。

5）表观遗传学调控。

二、细胞分化的影响因素

影响细胞分化的因素极其复杂,概括而言有两个方面:一是细胞的内部特性;二是细胞所处的外部环境。

1. 胞外信号分子对细胞分化的影响 胞外信号分子对细胞分化的影响主要从两个方面来实现。一是胚胎诱导;二是分泌激素远距离作用。

2. 细胞记忆与决定对细胞分化的影响 信号分子的有效作用是短暂的,然而细胞可以将这种短暂的作用储存起来并形成长时间的记忆,逐渐向特定方向分化。现在了解到,细胞决定与细胞记忆有关。

3. 受精卵细胞质不均一性对细胞分化的影响 在不同细胞胚胎发育过程中,细胞决定的时间是不同的,这与卵细胞中物质分布的不均一性密切相关。

4. 细胞间的相互作用与位置对细胞分化的影响 细胞所处的位置对细胞分化的命运有明显的影响。改变细胞所处的位置可导致细胞分化方向的改变,这种现象被称为位置效应。"位置信息"是产生位置效应的主要原因。位置信息实际上是一种信号分子,它可以影响邻近细胞的分化方向。

5. 环境因素对细胞分化的影响 细胞分化还受到环境因素的影响。物理的、化学的和生物的因素均可对细胞分化和发育起较大的作用。例如,碘缺乏可引起甲状腺肿和生长发育迟缓;风疹病毒感染可导致胎儿先天性白内障和心脏发育畸形等。

三、细胞分化与医学

1. 细胞分化异常与肿瘤 癌症是威胁人类健康和生命的严重疾病。与分化密切相关。肿瘤细胞主要表现出低分化和高增殖细胞的特点。

肿瘤细胞的分化程度包含 3 个等级:G_1,高分化,细胞分化程度较好,一般来说,G_1 的肿瘤细胞分裂速度较慢;G_2,中分化,细胞分化程度居中;G_3,低分化,细胞分化程度较差,肿瘤细胞分裂速度较快。一般而言,肿瘤细胞的分化程度越低,它的恶性程度就越高,危害性越大。

2. 癌细胞的逆转和诱导分化治疗 应用某些化学物质可使不成熟的恶性细胞逆转,向正常分化。这些物质称为分化诱导剂。在分化诱导剂的作用下,去分化的肿瘤细胞也可被诱导而重新向正常细胞分化,这种现象称为重分化或再分化。采用这一策略进行恶性肿瘤的治疗称为诱导分化治疗。

3. 脂肪细胞分化异常与 2 型糖尿病 脂肪细胞分化不良(并非简单的脂肪细胞的数量)与机体的胰岛素敏感性具有密切关系。脂肪细胞分化障碍,无法承受机体过多的脂肪堆积,进而将储存脂肪的压力转移至非脂肪组织,形成脂肪的异位沉积,从而引起机体的胰岛素抵抗。

【强化训练题】

一、名词解释

1. 细胞分化(cell differentiation)
2. 全能性细胞(totipotent cell)
3. 奢侈基因(luxury gene)
4. 管家基因(housekeeping gene)
5. 基因失活(gene inactivation)
6. 胚胎诱导(embryonic induction)
7. 反应细胞(responding cell)
8. 选择性剪接(alternative splicing)
9. 细胞决定(cell determination)
10. 位置效应(position effect)

二、填空题

1. 细胞分化的本质是_____。
2. 细胞分化的特点是_____、_____、_____和_____。
3. 从分化的角度理解,人类基因组的基因可分为_____、_____和_____三种类型。
4. 基因转录前水平的调控主要是通过四种方式完成的,它们分别是_____、_____、_____和_____。
5. 细胞的相互作用不仅限于邻近细胞之间,远距离细胞之间也有相互作用。远距离相互作用是通过_____实现的。
6. 诱导分化治疗主要是针对_____的治疗。
7. 脂肪细胞分化异常可导致_____血症和_____异常。
8. 一般来说,DNA 甲基化可_____基因的_____,从而_____基因。
9. _____感染可导致胎儿心脏发育不全。
10. 肿瘤细胞的_____越低,它的_____就越高,_____越大。

三、选择题

A 型题

1. 具有最高全能性的动物细胞是
A. 体细胞　　　　　　 B. 祖细胞
C. 受精卵　　　　　　 D. 干细胞
E. 红细胞

2. 体细胞克隆形成高等哺乳动物的成功说明了
A. 体细胞的全能性
B. 体细胞核的全能性
C. 体细胞去分化全能性
D. 体细胞核的去分化全能性
E. 均不正确

3. 细胞分化是下列哪类基因选择性表达的结果
A. 管家基因　　　　B. 调节基因
C. 奢侈基因　　　　D. 结构基因
E. 组蛋白基因家族

4. 受精卵能发育成一个完整的个体,这种能使后代细胞形成完整个体的潜能为
A. 单能性　　　　B. 多能性
C. 专一性　　　　D. 发育性
E. 全能性

5. 精细胞是
A. 单能干细胞　　　　B. 多能干细胞
C. 定向干细胞　　　　D. 全能干细胞
E. 均不是

6. 当3种调控蛋白存在时,2种调控蛋白组合可启动一种细胞分化方式,则不同的组合可启动几种类型的细胞分化
A. 4种　　　B. 6种　　　C. 8种
D. 10种　　　E. 12种

7. B淋巴细胞成熟过程中,免疫球蛋白结构基因的表达是通过下列哪种方式实现的
A. 基因重排　　　　B. 基因丢失
C. 基因扩增　　　　D. 基因失活
E. 均可以

8. 下列哪种生物在发育过程中,体细胞会发生基因丢失现象
A. 果蝇　　　　B. 马蛔虫
C. 线虫　　　　D. 非洲爪蟾
E. 酵母菌

9. 细胞分化决定了的细胞与干细胞相比
A. 已经发生了形态特征的改变
B. 没有发生形态特征的改变
C. 丧失了细胞分裂能力
D. 分化细胞特有功能的获得
E. 基因组序列发生了改变

10. 癌细胞通常由正常的细胞转化而来,与原来的细胞相比,癌细胞的分化程度通常表现为
A. 分化程度相同　　　　B. 分化程度低
C. 分化程度高　　　　D. 成为干细胞
E. 以上说法均不正确

11. 在生物体内,细胞没有表现出全能性而是分化为不同的组织器官,其原因是

A. 细胞丧失了全能性
B. 不同细胞中遗传信息的执行情况不同
C. 不同的细胞中遗传信息不完全相同
D. 在个体发育的不同时期,细胞内的遗传物质发生了变化
E. 在个体发育中,发生了基因的丢失

12. 人胰岛细胞能产生胰岛素,但不能产生血红蛋白,在胰岛细胞中
A. 只有胰岛素基因
B. 比人受精卵的基因要少
C. 既有胰岛素基因,也有血红蛋白基因和其他基因
D. 有胰岛素基因和其他基因,但没有血红蛋白基因
E. 其他不相关的基因发生了丢失

13. 正常人体内的造血干细胞能分裂产生各种血细胞,在体外,在某些因素的诱导下,却可以分化为神经细胞和肝细胞。其根本原因是这些造血干细胞
A. 有旺盛的分裂能力
B. 还没有分化
C. 能合成神经细胞或肝细胞需要的蛋白质
D. 具有与受精卵相同的全套遗传基因
E. 以上全正确

14. 全能干细胞→骨髓干细胞→未成熟红细胞→红细胞,此种转换过程称为
A. 细胞融合　　　　B. 细胞生长
C. 细胞分裂　　　　D. 细胞分化
E. 细胞改变

15. 细胞分化达到最大限度的时期是
A. 受精卵时期　　　　B. 胚胎时期
C. 细胞的增殖时期　　　　D. 有丝分裂时期
E. 发育成熟时期

16. 下列具有分化能力的细胞是
A. 心肌细胞　　　　B. 红细胞
C. 肠上皮细胞　　　　D. 神经干细胞
E. 骨骼肌细胞

17. 细胞分化发生在
A. 胚胎发育早期
B. 胚胎发育时期
C. 生物体的整个生命进程中
D. 幼儿时期
E. 青少年时期以前

18. 下列人体细胞中分化程度最低的是
A. 胚胎干细胞　　　　B. 造血干细胞
C. 胰腺细胞　　　　D. 肌肉细胞
E. 神经干细胞

19. 科学家将雌黑鼠乳腺细胞的细胞核移入白鼠去核的卵细胞内，待发育成早期胚胎后，移植入褐鼠的子宫内，该褐鼠产下的小鼠的体色和性别分别是
A. 黑、雌　　　　　B. 褐、雌
C. 白、雌　　　　　D. 黑、雄
E. 白、雄

B 型题

（20～24 题共用备选答案）
A. 细胞分化　　　　B. 胚胎诱导
C. 细胞核的全能性　D. 基因的选择性剪接
E. 脂肪细胞分化不良

20. 与 2 型糖尿病的产生密切相关的是
21. 奢侈基因的选择性表达会导致
22. 同一条 hnRNA 通过不同剪接位点而形成不同 mRNA 分子，称为
23. 胚胎发育过程中相邻细胞间的影响现象是
24. 一定条件下，体细胞可以发育成一个完整个体的现象，称为

（25～29 题共用备选答案）
A. 去分化　　　　　B. 位置效应
C. 基因重排　　　　D. 决定子
E. 肿瘤

25. 利用诱导分化的方法可以治疗
26. 从分化的角度，可以认为肿瘤细胞的形成是因为正常细胞发生了
27. 在个体发育中改变细胞的位置，可影响细胞分化的方向，这是因为发生了
28. 在细胞分化发育的过程中，分化形成产生编码免疫球蛋白的细胞，其形成具有活性的免疫球蛋白时，会发生
29. 在早期胚胎发育过程中，不同细胞的细胞质中，存在着影响细胞早期分化的特殊物质，此类物质是

X 型题

30. 增加同一基因序列编码蛋白种类的方式有
A. 基因重排　　　　B. 基因丢失
C. 基因扩增　　　　D. 基因失活
E. hnRNA 的选择性剪接
31. 关于恶性肿瘤细胞异常分化的机制，下列说法正确的是
A. 细胞的增殖和分化脱偶联
B. 基因表达时空上失调
C. 癌基因和抑癌基因的协同失调
D. 癌细胞分化程度越高，恶性程度越低
E. 以上说法均正确
32. 下列有关细胞分化的叙述中，正确的是

A. 细胞分化与生物的发育有密切关系
B. 细胞分化是生物界的一种普遍存在的生命现象
C. 细胞分化仅发生在胚胎时期
D. 细胞分化是在细胞形态结构和功能上发生稳定性差异的过程
E. 细胞分化是稳定的，而且一般是可逆的
33. 细胞分化实质说法错误的是
A. 基因组改变
B. 基因发生了选择性表达
C. 癌基因激活
D. 细胞亚显微结构改变
E. 特异性蛋白质合成
34. 机体细胞在发育的过程中一定或有可能会出现
A. 分化　　　　　　B. 去分化
C. 转分化　　　　　D. 增殖
E. 再分化
35. 以下哪些是管家蛋白
A. 组蛋白　　　　　B. 核糖体蛋白
C. 肌动蛋白　　　　D. 糖酵解蛋白
E. 微管蛋白
36. 以下哪些是奢侈蛋白
A. 血红蛋白　　　　B. 核糖体蛋白
C. 角蛋白　　　　　D. 细胞骨架蛋白
E. 波形蛋白
37. 下列哪些是全能性细胞
A. 乳腺细胞　　　　B. 受精卵
C. 骨髓造血干细胞　D. 桑葚胚8细胞期细胞
E. 肾细胞
38. 以下哪些因素影响细胞的分化
A. 细胞质
B. 胚胎细胞诱导
C. 胞外信号分子（激素）
D. 温度等环境因素
E. 胚胎细胞所处位置
39. 下列细胞不能表现最高全能性的是
A. 内皮细胞　　　　B. 成纤维细胞
C. 骨髓造血干细胞　D. 受精卵
E. 肝细胞

四、判断题（正确为 T，错误为 F）

1. 哺乳动物红细胞的分化机制是基因的丢失。
（　　）
2. 奢侈基因的表达与分化细胞的特性有关。
（　　）
3. 多莉羊的培育成功说明动物体细胞也是全能的。（　　）

4. 体内的多能干细胞是不会衰老的。( )
5. 分化程度高的细胞由于分裂能力下降,发生癌变的可能性高于分化程度低的细胞。( )
6. 调节基因可激活或阻碍奢侈基因的表达。( )
7. 细胞去分化后,往往不会发生再分化。( )
8. 分化是生物界普遍存在的生命现象,是生物个体发育的基础。( )
9. 影响细胞分化的因素极其复杂,概括而言有两个方面:一是细胞的内部特性;二是细胞所处的外部环境。( )
10. 表皮细胞具有多能性,它是多能细胞。( )

五、问答题

1. 据下图所示,回答问题。

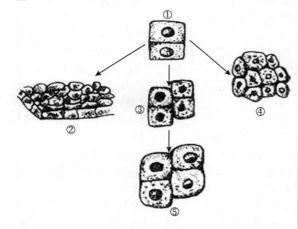

(1)①→②、①→④的过程叫做_____。
(2)①→③的过程叫做_____。
(3)③→⑤的过程叫做_____。
(4)组成②、③、④细胞的_____、_____、_____不同,因此它们属于不同的_____。
(5)①→⑤所示各细胞群中,具有分裂能力的是标号_____所示细胞群。
2. 怎样理解细胞分化的意义?
3. 怎样理解受精卵细胞质不均一对细胞分化的影响?
4. 细胞分化的影响因素有哪些?请说明。
5. 怎样理解细胞分化与基因的选择性表达的关系?

【参考答案】

一、名词解释

1. 细胞分化(cell differentiation):指同一来源的细胞逐渐产生出形态结构、功能特征各不相同的细胞类群的过程,其结果是在空间上细胞产生差异,在时间上同一细胞与其从前的状态有所不同。
2. 全能性细胞(totipotent cell):受精卵及哺乳动物桑葚胚 8 个细胞期之前,每个细胞均能分化成个体生物所有类型的细胞,并能发育成完整个体。细胞的这种分化潜能称为全能性,拥有全能性的细胞称为全能性细胞。
3. 奢侈基因(luxury gene):指不同类型细胞中特异性表达的基因,奢侈基因的产物赋予各种类型细胞特异的形态结构特征与功能。
4. 管家基因(housekeeping gene):指所有细胞中均要稳定表达的一类基因,其产物是对维持细胞基本生命活动所必需的。
5. 基因失活(gene inactivation):指在某些细胞类型或一定的发育阶段,原来的常染色质凝集,丧失基因转录活性变为异染色质的行为。
6. 胚胎诱导(embryonic induction):动物在一定的胚胎发育时期,一部分细胞影响相邻细胞使其向一定方向分化的作用称为近旁组织的相互作用,或称为胚胎诱导。
7. 反应细胞(responding cell):通过胚胎诱导作用,被诱导而发生分化的细胞称为反应细胞。
8. 选择性剪接(alternative splicing):同一前体 mRNA 分子,可以在不同的位点发生剪接反应,生成不同的 mRNA 分子,从而翻译产生不同的蛋白质,这种现象称为选择性剪接。
9. 细胞决定(cell determination):细胞在发生可识别的形态变化之前,就已受到约束而向特定方向分化,这时细胞内部已发生变化,确定了未来的发育命运,此阶段称为细胞决定。
10. 位置效应(position effect):改变细胞所处的位置可导致细胞分化方向的改变,这种现象称为位置效应。

二、填空题

1. 基因的选择性表达
2. 持久性和稳定性 普遍性 时空性 不可逆性 可塑性
3. 管家基因 奢侈基因 调节基因
4. 基因失活 基因丢失 基因扩增 基因重排
5. 激素
6. 恶性肿瘤
7. 高胰岛素 糖代谢
8. 抑制 转录 关闭
9. 风疹病毒
10. 分化程度 恶性程度 危害性

三、选择题

A 型题

1. C 2. B 3. C 4. E 5. E
6. C 7. A 8. B 9. B 10. B
11. B 12. C 13. D 14. D 15. B
16. D 17. C 18. A 19. A

B 型题

20. E 21. A 22. D 23. B 24. C
25. E 26. A 27. D 28. C 29. D

X 型题

30. AE 31. ABCDE 32. ABD
33. ACD 34. ABCDE 35. ABCD
36. ACE 37. BD 38. BCDE
39. ABCE

四、判断题

1. F 2. T 3. F 4. T 5. F 6. T 7. F 8. T
9. T 10. F

五、问答题

1.（1）细胞分化　（2）细胞分裂　（3）细胞生长　（4）形态　结构　生理功能　组织
（5）①③⑤

2. 细胞分化是指同一来源的细胞逐渐产生出形态结构、功能特征各不相同的细胞类群的过程，其结果是在空间上细胞产生差异，在时间上同一细胞与其从前的状态有所不同。

简单理解：细胞分化可使性质相同的事物变成性质不同的事物，它是生物多样性的体现之一；它的存在是多细胞生物完善个体结构、生理功能、新陈代谢必需的。如果只有细胞分裂没有细胞分化，那我们人体的不同组织、八大系统就没办法形成，所以细胞分化在机体的构建中发挥重要的作用。

3. 细胞胚胎发育的过程中，卵细胞中细胞质传递给后代细胞的分布不均一性可导致细胞分化决定时间的不同。受精卵每次卵裂，细胞核基因的传递是稳定的，都能均匀地分配到子代细胞中，而细胞质的分配却非常不均一，这种不均一性，对胚胎的早期发育有很大的影响，一定程度上决定了细胞的早期分化。

许多动物卵细胞中细胞质的分布具有明显的区域性，这些区域性不影响染色体的行为，但对于以后胚胎的器官发育却有决定作用。细胞质对细胞核的作用，还表现在对核功能活动的影响。例如，培养的 HeLa 细胞的 DNA 和 RNA 合成很活跃；鸡的红细胞虽然有完整的 DNA 序列，但 DNA 不进行合成，RNA 的活性也很弱，但如果我们将 HeLa 细胞的核去掉，与鸡的红细胞融合，便可看到红细胞核的体积增大，浓缩的染色质变得松散，原来不能合成的 RNA 和 DNA 的功能在 HeLa 细胞细胞质的影响下，重新恢复。所以，一定程度上细胞质组分的不同可以决定细胞分化的方向。而细胞质中决定细胞分化命运的特殊物质被称为决定子。

4. 细胞分化的影响因素

（1）胞外信号分子：一是胚胎诱导；二是分泌激素远距离作用。

（2）细胞记忆与决定：指信号分子的有效作用是短暂的，然而细胞可以将这种短暂的作用储存起来并形成长时间的记忆，逐渐向特定方向分化。细胞在发生可识别的形态变化之前，就已受到约束而向特定方向分化。

（3）受精卵细胞质不均一性：卵裂时胚胎细胞细胞质分布不均导致其分化方向出现差异。

（4）细胞间的相互作用与位置：改变细胞所处的位置可导致细胞分化方向的改变，这种现象被称为位置效应；"位置信息"是产生位置效应的主要原因。位置信息实际上是一种信号分子，它可以影响邻近细胞的分化方向。

（5）环境因素：细胞分化还受到环境因素的影响。物理的、化学的和生物的因素均可对细胞分化和发育起较大的作用。

5. 细胞分化的实质是基因的选择性表达。从分子水平看，细胞分化意味着各种细胞内合成了不同的专一蛋白，而专一蛋白的合成是通过细胞内一定基因在一定时期的选择性表达实现的。

根据不同基因与分化的关系，人类基因组的基因主要有三种：奢侈基因或组织特异性基因、管家基因和调节基因。奢侈基因是指不同类型细胞中特异性表达的基因，奢侈基因的产物赋予各种类型细胞特异的形态结构特征与功能，如血红蛋白基因只在血细胞内表达，所以血红蛋白基因便是奢侈基因。管家基因：是指所有细胞中均要稳定表达的一类基因，其产物是对维持细胞基本生命活动所必需的，如微管蛋白基因、糖酵解酶系基因与核糖体蛋白基因等。管家基因是一类始终保持着低水平的甲基化并且一直处于活性转录状态的基因。调节基因：调节奢侈基因表达的基因。起激活或阻遏的作用。所以奢侈基因的选择性表达可决定细胞的分化结构。因此基因选择性表达或基因调控是分化的核心问题。

【英文强化训练题】

Multiple choice（choose one or more correct answers）

1. A cell capable of differentiation is
A. myocardial cells
B. red blood cells
C. intestinal epithelial cell
D. neural stem cell
E. skeletal muscle cells

2. The stage of greatest cell differentiation is
A. zygote period
B. embryonic period
C. cell proliferation stage
D. in mitosis
E. mature period

3. In ontogenesis, the development of a fertilized egg into a complex organism, including the following major physiological processes are
A. cell division
B. cell growth
C. cells mature
D. cell division and cell growth
E. cell division and cell differentiation

4. The essence of cell differentiation is
A. genome changes
B. proto-oncogene are activated
C. selective expression of genes
D. changes in cell submicroscopic structure
E. all of the above

5. The following does not belong to the differentiation characteristics is
A. persistence
B. stability
C. changeability
D. it occurs only in the early stages of embryonic development
E. irreversibility

6. The cells that do not exhibit the highest totipotency are
A. endothelial cells
B. fibroblast
C. liver cells
D. red blood cells
E. zygote

7. The following are among the luxury proteins included
A. hemoglobin
B. keratin
C. ribosomal proteins
D. actin
E. lamin

8. The following are among the housekeeper proteins included
A. histone
B. ribosomal proteins
C. actin
D. glycolytic protein
E. vimentin

9. Physiological processes that must or may occur during the development of body cells include
A. proliferation
B. dedifferentiation
C. transdifferentiation
D. differentiation
E. redifferentiation

10. Of malignant tumor cell differentiation mechanism, including the following correct statement
A. cell proliferation and differentiation decoupling
B. gene expression is not regulated in space and time
C. oncogene and tumor suppressor genes dyssynergia
D. cancer cell differentiation degree is higher, the lower level of malignant
E. all of the above statements are correct

【 Reference Answers 】

1. D　　2. A　　3. E　　4. C
5. D　　6. ABCD　　7. ABE　　8. ABCD
9. ABCDE　　10. ABCDE

（王　敏）

第十三章　细胞衰老与细胞死亡

【目的要求】

掌握：细胞衰老、细胞凋亡、自噬性细胞死亡、细胞坏死的概念。

熟悉：细胞衰老、细胞凋亡、自噬性细胞死亡、细胞坏死的特征。

了解：细胞衰老学说；细胞衰老和细胞凋亡的分子机制。

【教材精要】

细胞衰老与死亡是细胞的基本生命现象之一，是细胞生命历程中不可逆的阶段。细胞衰老是机体衰老的基础。

细胞衰老是生理功能逐渐衰退的过程，也是细胞死亡的前奏。目前，对衰老的机制尚不清楚，一般认为细胞衰老主要由遗传因素调控和环境因素诱导引起。

细胞死亡是机体清除不需要的或异常细胞的生理现象。在个体发育、细胞分化、组织器官形成、维持体内稳定等方面均有重要作用。目前了解到细胞死亡有细胞凋亡、自噬性细胞死亡、细胞坏死三种形式。

一、细胞衰老

细胞衰老是指随着细胞生存时间的延长，细胞增殖能力和生理功能逐渐下降的变化过程，并伴有细胞形态结构、生物化学及生理功能等特征的改变。

1. 细胞衰老与个体衰老　单细胞生物的细胞衰老直接反映了个体的衰老状况。对于多细胞生物而言，在正常情况下，随着年龄的增加机体渐进衰老直至死亡，其间体内细胞也随机体衰老而衰老，但机体细胞衰老与机体衰老并不同步。根据细胞增殖能力、分化程度和细胞的寿命等差异，一般可将人体的组织细胞分为：①终末分化细胞，如神经细胞；②暂不增殖细胞，如肝细胞。③持续分裂细胞，如皮肤的表皮细胞；④可耗尽组织细胞，如女性的卵巢实质细胞。

2. 细胞的复制衰老和胁迫诱导衰老　通常认为遗传因素主要调控细胞的生理性衰老，而环境因素对细胞产生胁迫压力，也可诱导细胞衰

老。根据诱因不同可将细胞衰老分为生理性衰老和病理性衰老。

（1）细胞的复制衰老：1961年，Hayflick等发现体外培养的人的成纤维细胞经过有限次数的分裂后，细胞终止分裂，逐渐衰老直至死亡。这一现象也被称为海弗利克极限（Hayflick limit）。随后的研究发现，除了胚胎干细胞和多数肿瘤细胞外，来自不同生物、不同年龄供体的原代培养细胞均存在上述现象。在此基础上提出了复制衰老的概念。复制衰老是指体外培养的正常细胞经过有限次数的分裂后，停止分裂，细胞逐渐衰老直至死亡的现象。

（2）细胞的胁迫诱导衰老：一般将由于环境中刺激物诱导的细胞衰老称为胁迫诱导的早衰。

3. 细胞衰老的特征　细胞衰老主要表现是细胞随环境变化的适应能力和维持细胞内环境稳定性能力的降低。主要表现在以下方面：

（1）衰老细胞的形态结构变化

1）细胞体积缩小：细胞水分流失，体积缩小。

2）细胞膜变化：流动性降低，对刺激反应迟缓，膜脆性增大，容易破裂等。

3）细胞核变化：核膜内陷，分叶；异染色质数量增大；核仁不规则等。

4）线粒体老化：数量减少，内膜通透性增高，嵴膜排列紊乱等。

5）内质网老化：内质网膜出现脱粒现象，内质网肿胀等。

6）致密体生成：致密体是老年细胞中常见的由生物膜包裹形成的色素颗粒状沉积物，是一种对细胞有害的代谢产物，如脂褐素、老年色素等。

（2）细胞衰老的生物化学变化：细胞衰老时其多种生理功能和生化活性均会下降。

4. 细胞衰老学说

（1）衰老的遗传学说

1）衰老基因及衰老相关基因：人的1、4、7号染色体及X染色体上存在与衰老相关的基因，如 $p16^{INK4a}$、$p53$、$p21$、Rb 基因、β 淀粉样基因。衰老实际上是一种机体防止肿瘤发生的保护性机制。

2）抗衰老基因或长寿基因：除了衰老基因，机体内存在一些与长寿或抗衰老相关的基因，这些基因统称为长寿基因。它的表达可延长细

胞的寿命，如抗氧化酶类基因（如过氧化物酶基因）等。

（2）衰老的损伤积累学说

1）活性氧及氧化应激损伤学说。

2）细胞衰老的端粒学说。

二、细胞死亡

细胞死亡是生命现象不可逆停止及生命的结束。正常的组织中经常发生细胞死亡，是维持组织功能和形态所必需的。目前了解到的细胞死亡形式有细胞凋亡、细胞坏死和自噬性细胞死亡三种形式。

1. 细胞凋亡

（1）细胞凋亡的概念和特征

1）概念：由基因调控的，启动体内预存的死亡程序而导致的细胞死亡现象，称为程序性细胞死亡，也叫细胞凋亡。

2）形态特征

A. 凋亡起始：细胞膜变得光滑圆润；细胞体积变小；胞质浓缩；细胞核内染色质凝集，细胞核进行性浓缩和碎裂。

B. 凋亡小体的形成：细胞膜出芽或内折，胞内物质边集进入芽体中被细胞膜包裹，然后出芽、掉落，形成包含胞内物质、大小不等的膜性小体，此小体被称为凋亡小体。

C. 凋亡细胞的清除：脱落的凋亡小体被邻近的细胞或体内巨噬细胞吞噬，凋亡细胞的残余物被消耗后重新利用。

细胞凋亡最重要的特征是整个过程细胞膜保持完整，细胞内含物不外泄，不会引起炎症反应。

3）生化特征：最典型的生化特征是细胞核的 DNA，在活化的核酸内切酶的作用下，有规律的断裂为 180～200bp 或其倍数的寡核苷酸片段，故而凝胶电泳图呈"阶梯状"图谱。而坏死细胞的 DNA 断裂时，为无特征的弥散性随机片段。

（2）细胞凋亡的信号通路与分子机制

1）参与细胞凋亡的相关基因和蛋白质

A. Bcl-2 家族：Bcl-2 即 B 细胞淋巴瘤-2，是编码细胞凋亡过程中的一类调节因子的基因家族。现在发现至少有 19 个同源物。该类蛋白可通过释放细胞色素 c，参与线粒体介导的凋亡途径，促使细胞凋亡。

B. Apaf-1：该基因编码的是凋亡酶激活因子，在线粒体参与的凋亡途径中具有重要作用。

C. Fas/APO-1：Fas/APO-1 两种基因产物序列分析完全一致。现在二者共同命名为 CD95。

Fas 蛋白属于肿瘤坏死因子受体，是位于细胞膜上的死亡受体，通过识别和传递死亡信号，组成死亡信号通路，激活凋亡酶从而启动细胞凋亡。

D. Caspase 家族成员及作用：尽管凋亡过程的详细机制尚不完全清楚，但是已经确定 Caspase 即半胱天冬蛋白酶（天冬氨酸特异性的半胱氨酸蛋白水解酶）在凋亡过程中起着必不可少的作用。

参与诱导凋亡的 Caspase 主要分成两大类：一是凋亡起始者 Caspase-2、Caspase-8、Caspase-9、Caspase-10、Caspase-11；另一类是凋亡执行者 Caspase-3、Caspase-6、Caspase-7。起始者对执行者前体进行切割，使执行者活化。

2）经典的凋亡途径：接收凋亡信号→凋亡调控分子间的相互作用→蛋白水解酶的活化（Caspase）→进入连续反应过程→细胞凋亡。

客观上说目前对细胞凋亡过程中信号传递系统的认识还是不全面的，比较清楚的通路主要有：

A. 死亡受体介导的信号通路：以 Fas -FasL 为例，其凋亡过程如下。

a. Fas 的配体 FasL 与 Fas 结合。

b. Fas 三聚化使胞内的 DD 区构象改变。

c. 接头蛋白 C 端的 DD 区和受体的 DD 区结合。

d. 接头蛋白的 N 端死亡效应结构域与 Caspase-8（或-10）前体蛋白结合，形成死亡诱导信号复合物。

e. Caspase-8、Caspase-10 通过自身剪切激活，它们启动 Caspase 的级联反应。

f. Caspase-3、Caspase-6、Caspase-7 激活，这几种 Caspase 可降解胞内结构蛋白和功能蛋白。

g. 最终导致细胞凋亡。

B. 线粒体细胞凋亡途径：线粒体是细胞生命活动控制中心，它不仅是细胞呼吸链和氧化磷酸化的中心，而且还是细胞凋亡调控中心。实验表明了细胞色素 c 从线粒体释放是细胞凋亡的关键步骤。释放到细胞质的细胞色素 c 在 dATP 存在的条件下能与凋亡相关因子 1 结合，使其形成多聚体，并促使 Caspase-9 与其结合形成凋亡复合体，Caspase-9 被激活，被激活的 Caspase-9 能激活其他 Caspase，如 Caspase-3 等，从而诱导细胞凋亡。此外，线粒体还释放凋亡诱导因子，如 AIF，参与激活 Caspase。

（3）凋亡的意义：细胞凋亡是正常的生理过程，对于多细胞生物个体发育的正常进行，自稳平衡的保持及抵御外界各种因素的干扰等三方面都起着非常关键的作用。但是凋亡过多或过少都可引起疾病发生。因此，近年来对于细胞凋亡的研究，已成为医学界的关注热点。

1）生理学意义：细胞凋亡贯穿于生物的全部生命过程。一旦凋亡失控，个体便不能正常发育，或发生畸形，或不能存活。

2）细胞凋亡与疾病：细胞凋亡与疾病的关系——该"死"的细胞不死，不该"死"的细胞却死了，也就是说无论凋亡过度或凋亡不足都可以导致疾病的发生，如细胞凋亡不足（肿瘤），细胞凋亡过度（神经元退行性疾病），不足与过度并存（动脉粥样硬化）。

2. 自噬性细胞死亡 细胞自噬的意思就是"吃掉自己"。近年来越来越多的证据表明细胞自噬也是细胞死亡途径（机制）之一，这种新的死亡方式被称为自噬性细胞死亡。具体是指细胞通过自噬的方式分解细胞组分导致细胞死亡的现象。自噬性细胞死亡也有固有的调控机制，受细胞"死亡程序"的调控，故而将细胞的这种死亡方式称为Ⅱ型程序性细胞死亡。

（1）细胞自噬的形态特征

1）自噬体形成：由胞内双层膜成分（通常是内质网和高尔基复合体的膜）包裹胞内组分形成的小体成为自噬体。

2）自噬性溶酶体的形成：自噬体与溶酶体融合，形成的消化大囊泡。

3）消化大囊泡中组分被消化后转运。如自噬过度则导致细胞死亡。

（2）细胞自噬的意义

1）生理意义：组分回收利用。

2）细胞自噬与疾病：自噬异常或自噬相关基因突变可引发多种疾病，如癌症、感染性疾病、神经变性疾病等。

3. 细胞坏死 长期以来细胞坏死被认为是因病理而产生的被动死亡，如物理性或化学性的损害因子及缺氧与营养不良等均可导致细胞破膜坏死。细胞坏死时，细胞会裂解释放内含物，常引起炎症反应。

【强化训练题】

一、名词解释

1. 细胞衰老（cell aging，cell senescence）
2. 海弗利克极限（Hayflick limit）
3. 复制衰老（replication senescence，RS）
4. 细胞死亡（cell death）
5. 细胞坏死（necrosis）

6. 细胞凋亡（apoptosis）
7. 凋亡小体（apoptotic body）
8. 自噬性细胞死亡（autophagic cell death）
9. 胁迫诱导早衰（stress induced premature senescence）
10. 致密体（dense body）
11. 死亡诱导信号复合物（death-inducing signaling complex）
12. 凋亡复合体（apoptotic complex）

二、填空题

1. 迄今为止我们了解到的细胞死亡形式有_____、_____和_____三种。
2. 细胞死亡是机体清除_____或_____的生理现象。
3. 端粒 DNA 序列的逐渐丢失，最终会造成细胞_____。
4. 根据细胞增殖能力、分化程度和细胞的寿命等差异，一般可将人体的组织细胞分为_____、_____、_____、_____四种类型。
5. 细胞凋亡时其形态学的变化包含了_____、_____和_____三个阶段。
6. 积极的自噬性作用的生理意义有_____、_____等。
7. 在细胞凋亡时作为凋亡执行者的凋亡酶主要有_____、_____、_____。
8. Bcl-2 家族的成员通常具有的同源结构域为_____、_____和_____。其中能诱导细胞凋亡的结构域是_____。
9. 细胞坏死最典型的形态学特征和生理现象分别是_____和_____。
10. 白血病的形成与凋亡异常有关，它是由于白细胞凋亡_____引起的。

三、选择题

A 型题

1. 研究细胞衰老凋亡机制时最常用的模式生物主要是
A. 酵母 B. 线虫
C. 海胆 D. 小鼠
E. 非洲爪蟾
2. 机体中寿命最长的细胞是
A. 红细胞 B. 白细胞
C. 神经细胞 D. 表皮细胞
E. 肝细胞
3. 下列关于细胞衰老和凋亡的叙述，错误的是
A. 多细胞生物，细胞衰老就是个体衰老
B. 衰老细胞内水分减少，代谢变慢

C. 细胞凋亡是由基因调控的过程

D. 细胞凋亡不等同于细胞坏死

E. 老年人出现白发，是因为相关组织细胞衰老引起的

4. Bcl-2 家族成员均有 1～4 个共同的结构域。其中哪一个结构域与抗凋亡有关

A. BH_1 B. BH_2

C. BH_3 D. BH_4

E. TM

5. 下列属于凋亡执行者的是

A. Caspase-2   B. Caspase-3

C. Caspase-4   D. Caspase-5

E. Caspase-9

6. 下列哪个组分不是凋亡复合体的成员

A. Apaf-1   B. Cytc

C. ATP/dATP   D. Caspase-9

E. Caspase-3

7. 下列关于细胞凋亡特征描述正确的是

A. 组织结构破坏   B. 细胞膜破裂

C. 细胞核溶解   D. 形成凋亡小体

E. 有炎症反应

8. 在细胞的衰老过程中被称为细胞衰老指示细胞器的是

A. 内质网   B. 高尔基复合体

C. 线粒体   D. 溶酶体

E. 过氧化物酶体

9. 关于自噬性细胞死亡特点的描述，错误的是

A. 被称为Ⅱ型程序性细胞死亡

B. 细胞自噬可以清除损伤或衰老的细胞器

C. 是真核细胞普遍存在的生理现象

D. 细胞自噬不参与机体的个体发育过程

E. 自噬过度可导致细胞死亡

10. 下列细胞衰老速度由快到慢的正确排序是

A. 肝细胞→红细胞→心肌细胞

B. 红细胞→肝细胞→心肌细胞

C. 心肌细胞→肝细胞→红细胞

D. 红细胞→心肌细胞→肝细胞

E. 肝细胞→心肌细胞→红细胞

11. 关于自噬体的特点说法最正确的是

A. 主要由细胞膜包裹形成

B. 自噬体内含胞内正常组分

C. 由细胞内的膜性细胞器出芽形成

D. 自噬体随时可以形成

E. 由内质网膜包裹胞内无用物形成的双层膜囊泡

12. 下列关于细胞分裂、分化、衰老和凋亡的叙述中，正确的是

A. 细胞分化使各种细胞的遗传物质有所差异，导致细胞的形态和功能各不相同

B. 个体发育过程中细胞的分裂、分化和凋亡对于生物体都是有积极意义的

C. 细胞分裂存在于个体发育整个生命过程中，细胞分化仅发生于胚胎发育阶段

D. 多细胞生物细胞的衰老与机体的衰老总是同步进行的

E. 都不对

13. 下列有关衰老细胞的叙述，正确的是

A. 细胞内水分减少，细胞萎缩，细胞核的体积明显减小

B. 衰老时细胞膜保持相对完整

C. 胚胎期细胞不会衰老凋亡

D. 衰老细胞中所有酶的活性均降低

E. 细胞膜通透性改变，使物质运输功能降低

14. 下列不属于细胞凋亡实例的是

A. 蝌蚪变态发育中尾巴消失

B. 夏天因晒伤表皮细胞脱落

C. 女性月经期子宫内膜脱落

D. 人体血液中每时每刻都有很多红细胞在死亡

E. 胚胎发育过程中男性米勒管的退化

15. 下列关于细胞凋亡的叙述，不正确的是

A. 细胞癌变属于细胞凋亡

B. 细胞凋亡属于正常的生理过程

C. 细胞凋亡与基因选择性表达有关

D. 异常细胞的清除可通过细胞凋亡来实现

E. 人体可通过细胞凋亡来维系自身机体结构、功能的平衡

16. 下列哪种细胞在人的一生中是可耗尽的组织细胞

A. 神经细胞   B. 肝细胞

C. 表皮细胞   D. 卵巢实质细胞

E. 血细胞

17. 导致细胞衰老的内源性诱因是

A. 电离辐射   B. 乙醇

C. 氧化应激   D. 丝裂酶原 C

E. 过量的氧

18. 下列属于长寿基因的是

A. $P16^{INK4a}$ B. $prx2$

C. $p53$ D. β 淀粉样基因

E. Rb 基因

19. 关于 Bcl-2 成员的描述，错误的是

A. 目前发现至少有 19 个同源物

B. 主要是控制线粒体中细胞色素 c 的释放

C. 每个因子均具有跨膜结构域（TM 结构域）

D. 所有因子只有形成二聚体时才有活性

E. 在线粒体膜上打孔的结构域是 BH_1 和 BH_2 结构域

20. 细胞凋亡时，正确的顺序大致为
A. 接受凋亡信号→凋亡调控分子相互作用→蛋白水解酶活化→进入连续反应过程→细胞凋亡
B. 接受凋亡信号→蛋白水解酶活化→凋亡调控分子相互作用→进入连续反应过程→细胞凋亡
C. 接受凋亡信号→进入连续反应过程→蛋白水解酶活化→凋亡调控分子相互作用→细胞凋亡
D. 接受凋亡信号→蛋白水解酶活化→进入连续反应过程→凋亡调控分子相互作用→细胞凋亡
E. 接受凋亡信号→进入连续反应过程→凋亡调控分子相互作用→蛋白水解酶活化→细胞凋亡

B 型题
（21～25 题共用备选答案）
A. 细胞衰老　　　　B. 细胞凋亡
C. 细胞坏死　　　　D. 自体吞噬
E. 自噬性细胞死亡
21. 在个体发育中神经细胞数目减半的现象属于
22. 胎儿发育时脚掌脚蹼的消失与（　　）有关
23. 当细胞"饥饿"时，可通过何种方式获得能源物质
24. 分解细胞组分导致细胞死亡的方式是
25. 出现细胞膜破裂的死亡形式是
（26～30 题共用备选答案）
A. 凋亡不足　　　　B. 凋亡过度
C. Caspase　　　　D. Fas
E. Bcl-2 家族成员
26. 老年性痴呆与细胞的（　　）有一定关系
27. 癌症的形成可以认为是癌细胞
28. 在细胞凋亡过程中起关键作用的酶类是
29. 能调控细胞色素 c 释放的因子是
30. 在细胞凋亡时，介导死亡信号通路的膜受体成员是

X 型题
31. 下列关于人体衰老与细胞衰老关系的叙述，错误的是
A. 正在衰老的个体，体内没有幼嫩的细胞
B. 处于青春期的年轻人，体内没有衰老的细胞
C. 总体上看，衰老的个体内，细胞普遍衰老
D. 对于单细胞生物来说，个体的衰老不同于细胞衰老
E. 细胞出现衰老时，生理代谢活性会减弱
32. 关于细胞凋亡的叙述，正确的是

A. 细胞凋亡受细胞自身基因的调控
B. 细胞凋亡也称为细胞编程性死亡
C. 细胞凋亡不出现在胚胎发育过程中
D. 被病原体感染的细胞可通过细胞凋亡清除
E. 细胞凋亡时有新蛋白的合成
33. 下列说法错误的是
A. 在个体发育过程中，特定部位的细胞会发生自然凋亡，这有利于器官的正常发育
B. 人体在生长发育过程中产生的衰老细胞，可通过启动细胞凋亡程序，及时将其清除
C. 生物体内被病毒感染的细胞和所有肿瘤细胞均可以通过凋亡方式清除掉
D. 细胞凋亡和细胞增殖两个过程共同维持机体内器官和组织细胞数目的稳定性
E. 自噬性细胞死亡也可称为细胞凋亡
34. 下列有关细胞衰老的叙述，不正确的是
A. 人的胚胎时期细胞分裂和生长旺盛，没有细胞的衰老
B. 细胞的衰老是一种不正常的生命现象
C. 个体的衰老过程是组成机体的细胞普遍衰老的过程
D. 多细胞生物细胞的衰老与机体的衰老总是同步进行的
E. 细胞衰老完全是由环境因素造成的
35. 细胞的分化、衰老和凋亡是普遍存在的现象，下述错误的是
A. 皮肤色素沉积出现的"老年斑"是细胞分化的结果
B. 衰老细胞细胞膜的通透性改变，使物质运输效率增强
C. 细胞癌变是细胞不断增殖的结果
D. 成熟的生物体中，细胞的自然更新、被病原体感染的细胞消除，可通过细胞凋亡完成
E. 细胞内，线粒体内膜通透性增大，说明该细胞开始或已经衰老
36. 下列（　　）是细胞凋亡的特征
A. 质膜破裂
B. DNA 有控降解，凝胶电泳图谱呈梯状
C. 消耗 ATP
D. 不引起炎症反应
E. 染色质松散呈絮状
37. 细胞衰老可能的分子机制有
A. DNA 修复能力下降
B. 衰老基因启动
C. 代谢废物堆积
D. 端粒变短
E. 细胞中过多的自由基

38. 下列属于细胞衰老特征的是
A. 原生质减少,细胞形状改变
B. 细胞膜磷脂含量下降,胆固醇含量上升
C. 线粒体数目减少,核膜皱裂
D. 脂褐素减少,细胞代谢能力下降
E. 核明显变化为核固缩,常染色体减少
39. 与坏死细胞形态特征无关的描述是
A. 细胞膜完整　　　B. 出现凋亡小体
C. 核染色体呈半月状　D. 溶酶体膜破坏
E. 端粒变短
40. 有机体中寿命最长的细胞是
A. 红细胞　　　　　B. 神经细胞
C. 表皮细胞　　　　D. 小肠黏膜细胞
E. 肌肉细胞

四、判断题（正确为 T,错误为 F）
1. 细胞衰老是一个时间性依赖较强的事件。（　　）
2. 细胞体外传代的次数与机体内细胞的衰老程度呈正相关。（　　）
3. 过度饮酒会导致机体出现衰老现象。（　　）
4. 衰老实际上是机体防治肿瘤发生的一种保护机制。（　　）
5. 自噬性细胞死亡也可称为Ⅱ型细胞凋亡。（　　）
6. 细胞凋亡时 DNA 会在核小体的连接部位断裂,形成 180～200bp 倍数的核酸片段。（　　）
7. 选用线虫作为研究凋亡机制的模型生物是因为线虫小。（　　）
8. 凋亡小体又可称为凋亡复合体。（　　）
9. Caspase 需要形成异四聚体才具有生物活性。（　　）
10. 信号通路间不互相干扰、相互也不联系,每条通路独立完成自己的功能。（　　）

五、问答题
1. 列表比较细胞坏死与细胞凋亡的异同。
2. 试举例说明细胞凋亡异常对机体的影响。
3. 调控细胞凋亡的基因主要有哪些? 其作用如何?
4. 以死亡受体介导的信号通路为例,说明细胞凋亡的作用过程。
5. 简述自噬性细胞死亡的生理意义。

【参考答案】

一、名词解释
1. 细胞衰老（cell aging, cell senescence）:指随着细胞生存时间的延长,细胞增殖能力和生理功能逐渐下降的变化过程,并伴有细胞形态结构、生物化学及生理功能等特征的改变。
2. 海弗利克极限（Hayflick limit）:体外培养的细胞传代次数是有限的,而最大的传代次数被称为海弗利克极限。
3. 复制衰老（replication senescence, RS）:体外培养的正常细胞经过有限次数的分裂后,停止分裂,细胞逐渐衰老直至死亡的现象。
4. 细胞死亡（cell death）:细胞生命现象不可逆的停止。
5. 细胞坏死（necrosis）:指细胞的被动死亡。细胞受到物理、化学等环境因素的影响,如机械损伤、毒物、微生物、辐射等,引起的细胞死亡的病理过程。通常坏死细胞细胞质会溢出,影响周围细胞,发生炎症反应。
6. 细胞凋亡（apoptosis）:细胞受特定的细胞外信号或细胞内信号的诱导,死亡途径被激活,于是在有关基因的调控下发生死亡,细胞的这种死亡方式称为程序性细胞死亡,也叫细胞凋亡。
7. 凋亡小体（apoptotic body）:细胞凋亡时,由细胞膜出芽或内陷,包裹胞内物质而形成的大小不等的膜性小体,此类小体称为凋亡小体。凋亡小体最终将被巨噬细胞吞噬降解。
8. 自噬性细胞死亡（autophagic cell death）:指由于细胞自噬过度导致细胞空泡化而消失的一种死亡形式。这种死亡形式与凋亡显著不同,但它也属于程序性细胞死亡的一种独立形式。它也有固有的调控机制,受细胞"死亡程序"的调控,故而又可称之为Ⅱ型程序性细胞死亡。
9. 胁迫诱导早衰（stress induced premature senescence）:一般将由环境中刺激物诱导的细胞衰老称为胁迫诱导早衰,如电离辐射、乙醇等。
10. 致密体（dense body）:是老年细胞中常见的、由膜性成分包裹的色素颗粒状沉积物,是一种对细胞有害的代谢产物。致密体可以作为判断细胞衰老程度的一种形态学标记。
11. 死亡诱导信号复合物（death-inducing signaling complex）:指在死亡受体介导的细胞凋亡途径中,由死亡信号、死亡受体（如 Fas）、衔接蛋白（FADD）和凋亡起始者（Caspase-8 或 Caspase-10）形成的复合物,它的形成可以将胞外的死亡信号顺利传递到胞内,诱导细胞凋亡。
12. 凋亡复合体（apoptotic complex）:指细胞接收死亡信号后,细胞色素 c 从线粒体释放到细胞质,与 Apaf-1、Procaspase-9（凋亡起始者）、dATP 结合形成的复合物,该复合物可以参与线粒体凋亡途径,最终激活凋亡执行者 Caspase-3、

Caspase-6、Caspase-7，引起细胞凋亡。

二、填空题

1. 细胞坏死　细胞凋亡　自噬性细胞死亡
2. 不需要细胞　异常细胞
3. 衰老死亡
4. 终末分化细胞　暂不增殖细胞　持续分裂细胞　可耗尽组织细胞
5. 凋亡起始　凋亡小体的形成　凋亡细胞的清除
6. 组分回收利用　清除老化细胞结构　清除多余组分
7. Caspase-3　Caspase-6　Caspase-7
8. BH_1　BH_2　BH_3　BH_4　BH_3
9. 细胞膜破裂　炎症反应
10. 不足

三、选择题

A 型题

1. B	2. C	3. A	4. D	5. B
6. E	7. D	8. C	9. D	10. B
11. E	12. B	13. E	14. B	15. A
16. D	17. C	18. B	19. C	20. A

B 型题

21. B	22. B	23. D	24. C	25. C
26. B	27. A	28. C	29. E	30. D

X 型题

31. ABD	32. ABDE	33. CE
34. ABDE	35. ABC	36. BCD
37. ABCDE	38. ABCE	39. ABC
40. BE		

四、判断题

1. T　2. F　3. T　4. T　5. F　6. T　7. F　8. F
9. T　10. F

五、问答题

1. 1）细胞凋亡与坏死在形态学上的差别：

细胞凋亡	细胞坏死
单个细胞丢失	细胞成群丢失
细胞膜发泡，膜仍然完整	细胞膜不完整
细胞膜内陷，将细胞分割成凋亡小体	细胞肿胀，溶解
不发生炎症	发生严重炎症反应
被邻近的正常细胞或吞噬细胞吞噬	被巨噬细胞所吞噬
溶酶体完整	溶酶体裂解
染色质均一凝集	染色质凝集成块，不均一

2）细胞凋亡与坏死在生物化学特征上的比较：

细胞凋亡	细胞坏死
生理因素诱导的主动性死亡	非生理因素造成的意外的被动性死亡
需要能量	不需要能量
需要大分子合成	不需要核酸和蛋白质的合成
有新基因开始转录	没有新基因转录
染色质非随机降解，以 DNA Ladder 的形式降解	染色质 DNA 随机降解

2. 细胞凋亡是细胞受特定的细胞外信号或细胞内信号的诱导，死亡途径被激活，在有关基因的调控下发生的死亡形式。

细胞凋亡在机体的生命过程中发挥着重要的作用：机体发育、自稳平衡、抵御外界干扰都与其密切相关。如果细胞凋亡出现异常，一定会导致机体产生相应的疾病。例如：①白血病。白细胞的寿命大约只有 1 天，每天生一批、死一批，如白细胞凋亡机制出现障碍，凋亡不足或不凋亡，结果白细胞只生不死，堆积在血液中，导致白血病产生。②老年性痴呆。脑部神经细胞凋亡过度，导致老人脑萎缩，产生感知和认知能力等的下降，出现痴呆症状。所以凋亡过程的正常进行，对于机体的健康具有十分重要的意义。

3. 就目前研究了解到的情况，与细胞凋亡密切相关的基因主要有以下四个：*Bcl-2*，*Apaf-1*，*Fas/Apo*，*Caspase*。

（1）*Bcl-2*：Bcl-2 基因编码产生的蛋白活化后，可以导致线粒体释放细胞色素 c 或相关的凋亡因子，引起细胞启动凋亡。

（2）*Apaf-1*：Apaf-1 蛋白被释放后，可以与细胞色素 c、dATP、Caspase-9 结合形成凋亡复合体，然后激活 Caspase-3 导致细胞凋亡。

（3）*Fas/Apo*：Fas/Apo 是编码位于细胞膜上的死亡受体，它是一种跨膜蛋白，当其接收到死亡信号时，通过死亡信号通路的构建导致细胞凋亡。

（4）Caspase：Caspase 编码的是凋亡酶，此类蛋白在细胞凋亡的过程中发挥重要的作用，它可以起始凋亡、执行凋亡，促使细胞出现形态及生化改变，最终形成凋亡小体，凋亡小体被相邻巨噬细胞吞掉，细胞便无声无息地消失了。

4. 死亡受体存在于细胞膜上，它是一种跨膜蛋白，当其接收到死亡信号时，通过死亡信号通路的构建导致细胞凋亡。其凋亡过程如下。

（1）Fas 的配体 FasL（Fas ligand）与 Fas 结合。

（2）Fas 三聚化使胞内的 DD 区构象改变。

（3）然后与接头蛋白 FADD（Fas 相关死亡结构域）C 端的 DD 区结合。

（4）FADD 的 N 端 DED 区（死亡效应结构域）

与 Caspase-8（或-10）前体蛋白结合，形成 DISC（死亡诱导信号复合物）。

（5）Caspase-8、Caspase-10 通过自身剪切激活，它们启动 Caspase 的级联反应。

（6）Caspase-3、Caspase-6、Caspase-7 激活，这几种 Caspase 可降解胞内结构蛋白和功能蛋白。

（7）最终导致细胞凋亡。

5. 自噬性细胞死亡是与凋亡显著不同的程序性细胞死亡的一种独立的形式。也有固有的调控机制，受细胞"死亡程序"的调控，故而被称为Ⅱ型程序性细胞死亡。它是由于自噬过度导致细胞空泡化而消失的一种死亡形式。

这种死亡形式也贯穿于机体的生命过程，它的存在有重要的生理意义。例如，机体发育过程中多余组织细胞的清除；组分回收利用；清除老化细胞结构和多余组分；饥饿时通过自噬维系生命等。如其发生异常也会对机体产生不良影响，导致机体产生疾病，如癌症、感染性疾病、神经变性疾病等。

【英文强化训练题】

Multiple choice（choose one or more correct answers）

1. The longest-lived cell in the body is
A. white blood cell   B. nerve cell
C. red blood cell   D. epidermal cell
E. liver cell

2. The characterization of apoptosis is correct
A. structural failure
B. cell membrane rupture
C. the nucleus dissolved
D. forming apoptotic body
E. inflammatory response

3. Which form of cell death is caused by the cells overeat themselves
A. cell apoptosis   B. cell necrosis
C. autophagic cell death   D. autophagy
E. cell decomposition

4. Which one organelles called cell aging indicating organelles
A. endoplasmic reticulum
B. golgi complex
C. lysosomal
D. mitochondria
E. peroxisome

5. The correct sequence of cell senescence from fast to slow is
A. liver cells →red blood cells →myocardial cells
B. red blood cells→liver cells→myocardial cells
C. myocardial cells→liver cells→red blood cells
D. liver cells→myocardial cells→red blood cells
E. red blood cells→myocardial cells→liver cells

6. The following correct descriptions of cell passage include
A. the number of cell passage is limited
B. the number of cell passage can determine the life span of a species
C. cell passage times in vitro can understand the aging degree of cells in vivo
D. cancer cells have limited passage times
E. all of the above statements are correct

7. The longest living cell in the organism are
A. red blood cell
B. epidermal cell
C. nerve cell
D. small intestinal mucosal cell
E. skeletal muscle cell

8. The description independent of the morphological characteristics of necrotic cells are
A. cell membrane intact
B. forming apoptotic bodies
C. nuclear chromosome half-moon shaped
D. lysosome membrane destruction
E. telomeres get shorter

9. Which of the followings are characteristic of apoptosis
A. cell membrane rupture
B. DNA degradation was controlled and the gel electrophoresis pattern was ladder-like
C. Use and consume ATP
D. No inflammatory response
E. chromatin loosely as flocculent

10. The following belong to apoptosis practitioner caspase are
A. Caspas-2   B. Caspas-3
C. Caspas-6   D. Caspas-7
E. Caspas-9

【Reference Answers】

1. B   2. D   3. C   4. D   5. B
6. ABC   7. CE   8. ABC   9. BCD   10. BCD

（王　敏）

第十四章　干细胞与细胞工程

【目 的 要 求】

掌握：干细胞的概念和基本特性；细胞工程、基因工程动物、细胞治疗及组织工程的概念。

熟悉：干细胞的分类及其特点；细胞工程常用的基本技术。

了解：干细胞与医学的关系及细胞工程的主要应用领域和成就。

【教 材 精 要】

干细胞是一类原始且未特化的多潜能细胞，具有自我复制的能力。在一定条件下，它可以分化成多种功能细胞。在个体发育中，人类或哺乳动物所有的组织或器官中都有干细胞存在。虽然存在于不同组织器官中的干细胞其生物学特性差异较大，但这些干细胞都具有自我更新的能力和分化产生特定功能细胞的潜能，而且也都承担着调节相应组织器官结构和功能的动态平衡的作用。因此，认识它们的基本特征，有助于了解各种干细胞在所在组织中的功能行为及其调控机制。

一、干细胞的基本概念

1. 干细胞的分类　根据干细胞所处的发育阶段分为胚胎干细胞和成体干细胞。根据干细胞的发育潜能分为三类：全能干细胞、多能干细胞和单能干细胞（专能干细胞）。

2. 干细胞的形态和生化特征　干细胞在形态上具有共性，通常呈圆形或椭圆形，细胞体积小，核质比例相对较大，核仁明显，细胞核多为常染色质，细胞质中各种细胞器（如内质网、高尔基复合体及线粒体等）不发达等。干细胞的生化特性常被作为鉴定干细胞在组织中存在和评价其分化程度的标志。干细胞都具有较高的端粒酶活性，不同的干细胞具有不同的生化标志。

二、胚胎干细胞

当受精卵分裂发育成囊胚时，内层细胞团的细胞即为胚胎干细胞（ES 细胞）。胚胎干细胞是一种高度未分化细胞。它具有发育的全能性，能分化出成体动物的所有组织和器官，包括生殖细胞。

三、诱导多能干细胞

2006 年日本京都大学 Shinya Yamanaka 在世界著名学术杂志《细胞》上率先报道了诱导多能干细胞（iPS cells）的研究。他们把 *Oct3/4*、*Sox2*、*c-Myc* 和 *Klf4* 这四种转录因子基因克隆入病毒载体，然后引入小鼠成纤维细胞，发现可诱导其发生转化，产生的 iPS 细胞在形态、基因和蛋白表达、表观遗传修饰状态、细胞倍增能力、类胚体和畸形瘤生成能力、分化能力等方面都与胚胎干细胞相似。

四、成体干细胞

成体干细胞存在于机体的各种组织器官中，是存在于分化组织中的未分化细胞。成体干细胞在正常情况下大多处于休眠状态，在病理状态或外因诱导下可表现出不同程度的自我更新和增殖分化的能力，能分化为所在组织的组成细胞类型。造血干细胞是最早被认识的成体干细胞。近年来，随着细胞生物学和分子生物学的发展，除造血干细胞之外已有多种其他成体组织的干细胞被成功分离或鉴定，如皮肤干细胞、毛囊干细胞、肠干细胞、神经干细胞等。关于成体干细胞，有一点是非常重要的：在组织内只含有极少量的干细胞，干细胞存在于组织的特定区域内，从而在数年内都维持静止休眠状态，也就是保持不分裂的状态，直到组织受到损伤或发生疾病时被激活，才开始分裂。已经报道的含有干细胞的成体组织包括脑、骨髓、外周血液、血管、骨骼肌、皮肤和肝脏。

五、肿瘤干细胞

肿瘤干细胞，又称癌干细胞，是指具有干细胞性质的癌细胞，也就是具有自我复制及多细胞分化等能力。通常这类的细胞被认为有形成肿瘤，发展成癌症的潜力，特别是随着癌症转移出去后，产生新型癌症的来源。在功能实验中被定义为当移植进免疫缺陷小鼠体内时能形成肿瘤和自我更新的细胞。

六、干细胞与医学

当前，干细胞和再生医学的研究已成为自然科学中最为引人注目的领域。干细胞研究已经成为 21 世纪国际生命科学研究中最具有发展潜力的方向之一。在医学上，干细胞无论是在生殖发育、细胞分化、器官生成、疾病发生机制等基础医学领域，还是在生殖医学、细胞治疗、器官移植、组织工程等临床医学领域，都具有极其深远的理论意义和重大的实践应用价值。干细胞技术又称为再生医疗技术，是指通过对干细胞进行分离、体外培养、定向诱导甚至基因修饰等，在体外繁育出全新的、正常的甚至更年轻的细胞、组织或器官，并最终通过细胞组织或器官的移植实现对临床疾病的治疗。

七、细胞工程

细胞工程是生物工程的一个重要方面。总的来说，它是应用细胞生物学和分子生物学的理论和方法，按照人们的设计蓝图，进行在细胞水平上的遗传操作及大规模的细胞和组织培养。当前细胞工程所涉及的主要技术领域有细胞培养、细胞融合、细胞拆合、染色体操作及基因转移等方面。通过细胞工程可以生产有用的生物产品或培养有价值的植株，并可以产生新的物种或品系。

【强化训练题】

一、名词解释

1. 干细胞（stem cell）
2. 胚胎干细胞（embryonic stem cell）
3. 成体干细胞（adult stem cell）
4. 全能干细胞（totipotent stem cell）
5. 多能干细胞（pluripotent stem cell）
6. 单能干细胞（unipotent stem cell）
7. 诱导多能干细胞（induced pluripotent stem cells, iPS cells）
8. 肿瘤干细胞（cancer stem cell，CSC）
9. 自稳定性（self-maintenance）
10. 不对称分裂（asymmetry division）
11. 胚胎生殖细胞（embryonic germ cell，EG cell）
12. 胚胎癌性细胞（embryonal carcinoma cell，EC cell）
13. 细胞工程（cell engineering）
14. 基因工程动物（genetically engineered animal）
15. 组织工程（tissue engineering）
16. 转基因动物（transgenic animal）
17. 基因敲除动物（gene knock-out animal）
18. 细胞治疗（cell therapy）
19. 干细胞工程（stem cell engineering）
20. 基因转移（gene transferring）

二、填空题

1. 关于干细胞的分类，根据其所处的发育阶段可分为_____和_____；根据发育潜能可分为_____、_____和_____。
2. 胚胎干细胞表达_____、_____、_____及_____酶活性。
3. 胚胎干细胞具有向_____胚层组织细胞分化的潜能。
4. iPS细胞不但在形态结构、基因表达、表观遗传修饰和细胞功能等方面与_____十分相似，同时也具有向_____胚层组织细胞分化的多能性。
5. 成体干细胞包括_____、_____、_____、_____、_____等。
6. 临床上应用最多的造血干细胞标志物是_____。

三、选择题

A型题

1. 间充质干细胞含量最为丰富的组织是
A. 脂肪组织　　　　B. 骨骼肌
C. 皮肤的结缔组织　D. 外周血
E. 骨髓组织
2. 神经干细胞的特征性标志蛋白是
A. CD45　　　　B. CD34
C. CD41　　　　D. Nestin
E. CD14
3. 表皮干细胞的特征性标志蛋白是
A. CD34　　　　B. Keratin
C. Nestin　　　D. CD41
E. CD45
4. 小肠干细胞特异性标志物是
A. CD41　　　　B. CD34
C. Lgr5　　　　D. Nestin
E. Keratin
5. 首先被认识并得到广泛研究的成体干细胞是
A. 皮肤干细胞　　B. 毛囊干细胞
C. 肠干细胞　　　D. 神经干细胞
E. 造血干细胞
6. 日本科学家Yamanaka通过反转录病毒携带除下列哪一种外的四种转录因子，将成纤维细胞重编程为胚胎干细胞样细胞，即诱导多能干细胞
A. Oct3/4　　　B. Snail
C. Sox2　　　　D. Klf4
E. c-Myc
7. 成体干细胞具有一定的可塑性，在适当的条件下可以表现出更广泛的分化能力，甚至实现跨胚层的分化，称为

A. 转分化   B. 转决定

C. 转分离   D. 转分裂

E. 转成熟

8. 干细胞的增殖与分化还与它所在组织的微环境有关，现在一般把这个微环境称为干细胞的

A. 间质   B. "巢"（niche）

C. 血液   D. 体液

E. 血管

9. 下列哪个不是胚胎干细胞的形态特征

A. 体积较小

B. 核质比较大

C. 内质网及高尔基体等细胞器不发达

D. 体积较大

E. 致密的集落样生长

10. 在特定的诱导条件下分化为脂肪、软骨、骨、肌肉、肌腱、关节等多种组织细胞的干细胞是

A. 皮肤干细胞   B. 毛囊干细胞

C. 间充质干细胞   D. 肠干细胞

E. 神经干细胞

11. 关于人类胚胎干细胞研究和应用的伦理原则，不正确的是

A. 需先经动物实验等措施，以符合安全和有效的原则

B. 禁止故意生产、销售、买卖配子和胚胎等，以防止商品化

C. 无论胚胎是不是人，都应该得到尊重

D. 配子和胚胎等属于个人财产，允许买卖，符合公平的原则

E. 充分告知与患者或受试者有关的信息

12. 以下哪一项不属于胚胎干细胞的特点

A. 在体外有限的增殖能力

B. 在体外具有无限的增殖能力

C. 多潜能性

D. 自我复制

E. 对称分裂

13. 胚胎干细胞表达的特异性标志分子是

A. 细胞黏附因子   B. 白血病抑制因子

C. 集落刺激因子   D. 肿瘤坏死因子

E. 成纤维生长因子

14. 间充质干细胞是一类多能干细胞，来源于胚胎发育早期的

A. 外胚层   B. 中胚层

C. 内胚层   D. 外胚层和中胚层

E. 内胚层和中胚层

15. 下列（   ）组织不存在干细胞

A. 骨髓   B. 心肌

C. 脂肪   D. 外周血

E. 神经

16. 下列（   ）不是山中伸弥使皮肤细胞诱导成为 iPS 的特征

A. 体积小、核大、核质比高

B. 碱性磷酸酶活性高

C. 体内实验能形成畸胎瘤

D. 核型分析见多倍体

E. 细胞排列紧密，集落状生长

17. 下列（   ）不是干细胞治疗肾病的特性和优势

A. 具有强大的增殖能力和多向分化潜能

B. 低免疫原性，因细胞处于原始状态，不易被识别，所以不存在免疫排斥的特性

C. 长期传代不改变生物学特性

D. 可分化成肾固有细胞

E. 需要血型匹配问题

18. 下列（   ）不是干细胞移植治疗小儿脑瘫的优点

A. 多向分化潜能，干细胞可以向神经元、星形胶质细胞和少突胶质细胞分化

B. 低免疫原性，干细胞是未分化的原始细胞，不表达成熟的细胞抗原，不被免疫系统识别

C. 组织融合性好，可以与宿主的神经组织良好融合，并在宿主体内长期存活

D. 干细胞具有对称分裂及不对称分裂两种分裂方式，从而保持干细胞库稳定

E. 来源丰富，易于获得

19. 下列（   ）不是患者自身的骨髓细胞移植治疗肝脏疾病的优点

A. 来源丰富，易于获得

B. 通过转导促进基因能够增加肝的干细胞

C. 促进包括骨髓干细胞在内的肝前细胞分化用于肝硬化治疗

D. 可用骨髓来源肝细胞用于生物人工肝

E. 无组织相容性抗原的配型问题

20. 干细胞的基本特征描述正确的是

A. 干细胞具有自我更新和多向分化的潜能

B. 干细胞分化的细胞不可能是干细胞

C. 干细胞存在于所有的人体组织

D. 干细胞只存在于胚胎发育的早期阶段

E. 干细胞至少能分化为两种细胞类型

X 型题

21. 干细胞根据发育潜能可分为

A. 成体干细胞   B. 胚胎干细胞

C. 全能干细胞   D. 多能干细胞

E. 单能干细胞

22. 胚胎干细胞具有的特点为

A. 细胞内碱性磷酸酶活性高

B. 端粒酶活性高

C. 能分化成三个胚层细胞

D. 将胚胎干细胞植入免疫缺陷小鼠可产生畸胎瘤

E.可诱导分化为各种成体细胞

23. 脐血干细胞的优点是

A. 来源丰富，易于获得

B. 免疫原性低，移植效果更好

C. 脐带血造血干细胞的分化能力是成人骨髓或外周血干细胞的 10～20 倍

D. 它是最原始、最纯净的细胞，没有经过成长环境的污染，没有接触过任何病毒或细菌

E. 可诱导分化为各种成体细胞

24. 骨髓间充质干细胞表面标志有

A. CD166 　　　　　　B. CD54

C. CD60 　　　　　　　D. CD271

E. CD106

25. 造血干细胞表面标志有

A. CD34 　　　　　　　B. CD54

C. CD45 　　　　　　　D. CD14

E. CD4

26. 间充质干细胞主要特性有

A. 具有强大的增殖能力和多向分化潜能

B. 来源方便，易于分离、培养、扩增和纯化

C. 多次传代扩增后干细胞特性减弱或消失

D. 具有免疫调节功能

E. 异体移植排异较轻，配型要求不严格

27. 干细胞移植可能治疗神经系统疾病中的

A. 脑瘫 　　　　　　　B. 脊髓损伤

C. 帕金森病 　　　　　D. 老年性痴呆

E. 运动神经元病

28. 干细胞移植治疗疾病的优点为

A. 安全：低毒性（或无毒性）

B. 在尚未完全了解疾病发病的确切机制前也可以应用

C. 治疗材料来源充足

D. 治疗范围无限

E. 是最好的免疫治疗和基因治疗载体

29. 胚胎干细胞可来源于

A. 畸胎瘤细胞 　　　　B. 肿瘤细胞

C. 囊胚内细胞团 　　　D. 生殖原基细胞

E. 拟胚体细胞

30. 成体干细胞可来源于

A. 胚胎细胞 　　　　　B. 胚胎组织

C. 胎盘 　　　　　　　D. 心肌组织

E. 脂肪细胞

四、问答题

1. 什么是治疗性克隆？简述其临床应用前景及其意义。

2. 何为干细胞？举例说明干细胞的临床应用前景及其意义。

【参 考 答 案】

一、名词解释

1. 干细胞（stem cell）：是在生物个体发育过程中存在于各种组织中的未成熟的或未分化的原始细胞，它具有长期（或无限）自我更新并能分化产生某种（或多种）功能细胞的生物学特性。

2. 胚胎干细胞（embryonic stem cell）：简称 ES 细胞，是从囊胚内细胞团中分离获得的一类细胞，具有自我更新的能力和多向分化的潜能。

3. 成体干细胞（adult stem cell）：存在于机体的各种组织器官中，是存在于分化组织中的未分化细胞。成体干细胞在正常情况下大多处于休眠状态，在病理状态或外因诱导下可表现出不同程度的自我更新和增殖分化的能力，能分化为所在组织的组成细胞类型。

4. 全能干细胞（totipotent stem cell）：具有能够发育成为各种组织器官的完整个体潜能的细胞。从受精卵到 8 细胞期胚胎的每个细胞都具有全能性。也就是说，如果将处于这种状态的任何一个细胞植入子宫，它都具有发育为一个完整个体的可能性。

5. 多能干细胞（pluripotent stem cell）：具有分化出多种细胞组织的潜能，但失去了发育成完整个体的能力，发育潜能受到一定的限制。

6. 单能干细胞（unipotent stem cell）：只能向一种类型或密切相关的两种类型的细胞分化。

7. 诱导性多能干细胞（induced pluripotent stem cells，iPS cells）：简称 iPS 细胞，是通过引入外源基因到体细胞中，使其重编程形成具有类似于胚胎干细胞特性的细胞。

8. 肿瘤干细胞（cancer stem cell，CSC）：又称癌干细胞，是指具有干细胞性质的癌细胞，也就是具有自我复制及多细胞分化等能力。通常这类的细胞被认为有形成肿瘤，发展成癌症的潜力，特别是随着癌症转移出去后，产生新型癌症的来源。

9. 自稳定性（self-maintenance）：是指干细胞具有自我更新（self-renewing）并维持其自身数目恒定的特性，它是干细胞的基本特征之一。

10. 不对称分裂（asymmetry division）：当干细胞发生分裂后，产生一个干细胞和一个分化细胞，则称之为不对称分裂。

11. 胚胎生殖细胞（embryonic germ cell，EG cell）：指在胚胎生殖嵴中就含有多向分化潜能的细胞。

12. 胚胎癌性细胞（embryonal carcinoma cell，EC cell）：指在胚胎发育过程中由畸胎癌（常为睾丸肿瘤）衍生而来的一类多能干细胞。

13. 细胞工程（cell engineering）：也称细胞技术，它是在细胞水平上，采用细胞生物学、发育生物学、遗传学及分子生物学等学科的理论与方法，按照人们的需要对细胞的遗传性状进行人为的修饰，以获得具有产业化价值或其他利用价值的细胞或细胞相关产品的综合技术体系。

14. 基因工程动物（genetically engineered animal）：是通过遗传工程的手段对动物基因组的结构或组成进行人为的修饰或改造，并通过相应的动物育种技术，最终获得修饰改造后的基因组在世代间得以传递和表现的工程化动物。

15. 组织工程（tissue engineering）：是指应用细胞生物学、工程学和材料学的原理和方法，根据正常或病理状况下哺乳动物组织的结构和生理功能，在体外或体内研究开发能够修复、维持或改善损伤组织的人工生物替代物的学科。其研究的主要内容包括种子细胞、生物支架材料、构建组织和器官的方法与技术及组织工程的临床应用等四个方面，其中前三项是组织工程最基本的三大要素。

16. 转基因动物（transgenic animal）：指在动物基因组中引入特定的外源基因，使外源基因与动物本身的基因组整合，并随细胞的分裂而增殖，从而将外源基因稳定地遗传给下一代的动物。

17. 基因敲除动物（gene knock-out animal）：是指利用同源重组的原理，通过 ES 细胞引入人为设计的基因突变，导致特定基因失活的动物。

18. 细胞治疗（cell therapy）：是指将体外培养的、具有正常功能的成体细胞或干细胞移植到患者体内（或直接植入病变部位），以代偿丧失功能的病变细胞，对组织、器官进行修复的治疗方法。也可采用基因工程技术，将所培养的细胞在体外进行遗传修饰后，再将其用于疾病的治疗。

19. 干细胞工程（stem cell engineering）：是在细胞培养技术的基础上发展起来的一项新的细胞工程。它是利用干细胞的增殖特性、多向分化潜能及其增殖分化的高度有序性，通过体外培养干细胞、诱导干细胞定向分化或利用转基因技术处理干细胞以改变其特性的方法，达到利用干细胞为人类服务的目的。

20. 基因转移（gene transferring）：指将外源基因导入受体细胞的过程。

二、填空题

1. 胚胎性干细胞　成体干细胞　全能干细胞　多能干细胞　单能干细胞

2. 阶段特异性胚胎抗原-1（SSEA-1）　同源域转录因子 Oct4　Nanog　碱性磷酸

3. 三个

4. 胚胎干细胞　内、中、外三个

5. 造血干细胞　皮肤干细胞　毛囊干细胞　肠干细胞　神经干细胞

6. CD34

三、选择题

A 型题

1. E	2. D	3. B	4. C	5. E
6. B	7. D	8. B	9. D	10. C
11. D	12. A	13. B	14. D	15. B
16. D	17. E	18. E	19. B	20. A

X 型题

21. CDE	22. ABCDE	23. ABCD
24. ABDE	25. AC	26. ABDE
27. ABCDE	28. ABCE	29. ACDE
30. ABCE		

四、问答题

1. 治疗性克隆人的身体细胞移植到去核的卵母细胞内，经过一定的处理使其发育到囊胚，再利用囊胚建立胚胎干细胞，然后在体外进行诱导分化成特定的组织或器官（如皮肤、软骨、心脏、肝脏、肾脏、膀胱等），再将组织或器官移植到患者身上。利用这种"治疗性克隆"将从根本上解决同种异体器官移植过程中最难的免疫排斥问题；也从根本上解决现今组织器官移植中的供体来源不足的问题。胚胎干细胞经过相应的技术处理，便可发展成遗传特征与患者完全吻合的细胞、组织或器官，以前器官移植治疗方法中经常出现的排异反应问题因此得到了彻底解决，血细胞、脑细胞、骨骼和内脏等都将可以更换，癌症、白血病、帕金森病、心脏病等顽疾也有望得到有效的治疗与治愈。由于从早期人类胚胎中提取的干细胞拥有形成所有 270 种人体细胞类型的能力，因而它也就有可能成为 21 世纪最重要、最理想的人体器官替代物的原料。

2. 干细胞是一类未分化的细胞或原始细胞,是具有自我复制能力的多潜能细胞。在一定的条件下,干细胞可以分化成机体内的多功能细胞,形成任何类型的组织和器官,以实现机体内部建构和自我康复能力。

对干细胞的临床应用研究已取得很大的进展,现举例如下:

胚胎干细胞育出心脏组织此项发现,对治疗心脏病可能具有重大意义。

(1)造血干细胞治疗白血病患者。

(2)皮肤干细胞治疗人体烧伤皮肤。

(3)神经干细胞移植入患者的脑中来治疗帕金森病。

(4)胰岛干细胞治疗鼠糖尿病,这为干细胞治疗糖尿病奠定了实验基础。

干细胞是生命科学研究的热点,是目前细胞工程研究最活跃的领域,以上例子表明,干细胞在器官与组织移植、新药开发、基因疗法及癌症治疗等领域具有无限潜力,广泛应用于临床已为期不远。

(陈俊霞)

第二篇　医学遗传学

第一章　绪　论

【目 的 要 求】

掌握：医学遗传学、遗传病、先天性疾病、家族性疾病、疾病基因组学等的概念；遗传因素在疾病发生、发展和康复中的作用；遗传病的特征及其分类。

熟悉：医学遗传学与现代医学的关系。

了解：医学遗传学发展简史及其分科。

【教 材 精 要】

医学遗传学（medical genetics）是用人类遗传学的理论和方法来研究"遗传病"从亲代传至子代的特点和规律、起源和发生、病理机制、病变过程及其与临床关系的一门综合性学科。

一、医学遗传学发展史

孟德尔（Mendel）于 1865 年在《植物杂交实验》中揭示了生物遗传性状的分离和自由组合规律，为"遗传学"学科诞生标志；1953 年，Watson 和 Crick 提出 DNA 双螺旋模型，揭开遗传物质的化学本质；医学遗传学发生革命性变化是 20 世纪 90 年代开始的人类基因组计划；医学遗传学已成为 21 世纪分子医学（molecular medicine）的主体，但分子医学的"收获季节"仍未到来。

二、遗传病概述

按经典概念，遗传病是发生需要一定的遗传基础，并通过遗传基础按一定方式传于后代发育形成的疾病。而在现代医学中，遗传病概念有所扩大，遗传因素不仅仅是疾病的病因，也与环境因素一起在疾病的发生、发展及转归中起关键性作用。因此在了解医学遗传学时，既要把握经典遗传病概念，也要对遗传病的新进展有所认识。

（一）遗传病的特点

1. 遗传性　患者将其携带的致病基因通过染色体传递给下一代，使其后代携带相同的致病基因，如此反复传递下去。

2. 家族性　由于家族成员携带相同致病基因的概率较大，因此在后代中患有此类疾病的概率较正常人群高，因而具有家族聚集现象。

3. 先天性　父母不良的遗传基因，通过染色体传递给胎儿，因此从受精卵开始就已决定该胎儿患有某种疾病。

4. 终生性　遗传病是由遗传基因造成的疾病，由于现有医学技术尚无法使异常的染色体或基因恢复正常，所以有害基因将在患者体内终身存在。

（二）人类遗传病分类

1. 单基因病　疾病的发生是由单基因的突变所致。包括常染色体显性（AD）遗传病、常染色体隐性（AR）遗传病、X 连锁显性（XD）遗传病、X 连锁隐性（XR）遗传病。单基因病不多见，但由于其遗传性，危害很大。

2. 多基因病　是有一定家族史，但没有单基因性状遗传中所见到的系谱特征的一类疾病，环境因素在这类疾病的发生中起不同程度的作用。

3. 染色体病　是染色体结构或数目异常引起的一类疾病。从本质上说，这类疾病涉及一个或多个基因结构或数量的变化，因此其对个体的危害往往大于单基因病和多基因病，其中最常见的染色体异常为唐氏综合征。

4. 体细胞遗传病　只在特异的体细胞中发生，体细胞基因突变是此类疾病发生的基础。这类疾病包括恶性肿瘤、白血病、自身免疫缺陷病及衰老等。在经典的遗传病中，并不包括这一类疾病。

5. 线粒体遗传病　线粒体是细胞内的一个重要细胞器，是除细胞核之外唯一含有 DNA 的细胞器，具有自己的蛋白质翻译系统和遗传密码。线粒体遗传病就是由线粒体 DNA 缺陷引起的疾病，包括 Leber 遗传性视神经病等。

（三）在线人类孟德尔遗传

在科学研究已进入数字化年代的当今，联机形式的"在线人类孟德尔遗传"（OMIM）于 1987 年应运而生，并且免费供全世界科学家浏览和下载。OMIM 的网址是 http：//www.omim.org。

（四）疾病的发生与遗传因素和环境因素的关系

1. 完全由遗传因素决定发病 这类疾病的发生并非与环境因素无关，只是看不出什么特定的环境因素是发病所必需的。

2. 基本上由遗传决定，但需要环境中一定诱因的作用 除有遗传基础，还需外界环境诱导。葡萄糖-6-磷酸脱氢酶缺乏症（俗称蚕豆病）除有遗传基础外，还须在吃了蚕豆或服用了氧化性药物伯氨喹等以后才会诱发溶血性贫血。

3. 遗传因素和环境因素对发病都有作用，在不同的疾病中，其遗传率各不相同 遗传因素对这些疾病的发生较为重要，但环境因素也是不可缺少的。

4. 发病完全取决于环境因素，与遗传基本上无关 如烧伤、烫伤等外伤的发生与遗传因素无关，但这类疾病损伤的进程、修复、转归则与个体的遗传类型可能有关。

（五）遗传病在临床实践中的一些问题

1. 医生如何确定患者所患疾病是否有遗传性 正确区分患者所患疾病是不是遗传病，不仅需要医师具有丰富的临床经验、全面的遗传学知识，还需要足够的实验室技术来辅助诊断。近年来，计算机软件应用与遗传病的诊断，为医师确定患者所患疾病是否具有遗传性提供了有力的手段，从而使遗传病患者及亲属能得到有效的医学处理。

2. 再发风险率 是患者所患的遗传性疾病在家系亲属中再发生的风险率。

3. 遗传性疾病的群体负荷 指遗传病在群体中的严重程度，通常用发生率来表示。发生率越高，群体中的遗传有害性越高，人类需要的对应措施越多，也可以说是负荷越大。

4. 遗传病与医学伦理

遗传性疾病的产前诊断问题：①产前诊断技术安全性；②产前诊断实施后对患病胎儿的医学措施的"合法性""合理性""可靠性""安全性"等。

遗传病的症状前诊断问题：①是否有有效的医学措施使症状前患者免受"未来"疾病困扰；②个人隐私问题。

基因诊断和基因治疗问题：①基因诊断、基因治疗在技术上的安全性问题；②诊断及治疗措施的"合法性""合理性"等问题；③基因治疗措施对人类基因组的安全控制问题等。

三、遗传病的研究策略

1. 单基因病的研究 连锁分析，定位克隆，全外显子组测序。

2. 多基因病的研究 遗传率，遗传流行病学，全基因组关联（GWAS）。

3. 染色体病的研究 染色体病发生的机制，染色体病的病理生理学，染色体病的诊断、预防、治疗。

【强化训练题】

一、名词解释

1. 医学遗传学（medical genetics，MG）
2. 遗传病（genetic disease，GD）
3. 细胞遗传学（cytogenetics）
4. 生化遗传学（biochemical genetics）
5. 分子遗传学（molecular genetics）

二、填空题

1. 医学遗传学是介于临床与基础之间的桥梁学科，是_____与_____相互结合的结果。
2. 人类遗传病的主要类型是_____、_____、_____、_____和_____。
3. 单基因病由_____所致。
4. 多基因病的发生取决于_____、_____两种因素。
5. 染色体病是由_____引起的一类疾病。
6. _____是体细胞遗传病发生的基础。
7. 线粒体遗传病属于_____，因此又称为线粒体基因病。
8. 遗传病是_____所导致的疾病。
9. 单基因病包括_____、_____、_____、_____和_____等。

三、选择题

A 型题

1. 医学遗传学研究对象是
A. 遗传病　　　　　　B. 基因病
C. 分子病　　　　　　D. 染色体病
E. 先天性代谢病
2. 遗传病是指
A. 染色体畸变引起的疾病
B. 遗传物质改变引起的疾病
C. 基因缺失引起的疾病
D. "三致"物质引起的疾病
E. 酶缺乏引起的疾病
3. 多数恶性肿瘤都是在（　　　）的基础上发生的
A. 微生物感染　　　　B. 放射线照射
C. 化学物质中毒　　　D. 遗传物质改变
E. 大量吸烟

4. 成骨不全症由于
A. 大部分遗传因素和小部分环境因素决定发病
B. 遗传因素和环境因素对发病都有作用
C. 完全取决于环境因素
D. 基本上由遗传因素决定发病
E. 完全由遗传因素决定发病

5. 唇裂是
A. 完全由遗传因素决定发病
B. 遗传因素和环境因素对发病都有作用
C. 发病完全取决于环境因素
D. 基本上由遗传因素决定发病
E. 大部分遗传因素和小部分环境因素决定发病

6. 坏血病
A. 完全由遗传因素决定发病
B. 大部分遗传因素和小部分环境因素决定发病
C. 发病完全取决于环境因素
D. 基本上由遗传因素决定发病
E. 遗传因素和环境因素对发病都有作用

7. 苯丙酮尿症
A. 完全由遗传因素决定发病
B. 遗传因素和环境因素对发病都有作用
C. 大部分遗传因素和小部分环境因素决定发病
D. 基本上由遗传因素决定发病
E. 发病完全取决于环境因素

8. 蚕豆病
A. 完全由遗传因素决定发病
B. 遗传因素和环境因素对发病都有作用
C. 发病完全取决于环境因素
D. 基本上由遗传因素决定发病
E. 大部分遗传因素和小部分环境因素决定发病

9. 白化病
A. 完全由遗传因素决定发病
B. 遗传因素和环境因素对发病都有作用
C. 发病完全取决于环境因素
D. 基本上由遗传因素决定发病
E. 大部分遗传因素和小部分环境因素决定发病

10. 原发性高血压
A. 完全由遗传因素决定发病
B. 遗传因素和环境因素对发病都有作用
C. 发病完全取决于环境因素
D. 基本上由遗传因素决定发病
E. 大部分遗传因素和小部分环境因素决定发病

11. 唐氏综合征
A. 完全由遗传因素决定发病
B. 遗传因素和环境因素对发病都有作用
C. 发病完全取决于环境因素
D. 基本上由遗传因素决定发病

E. 大部分遗传因素和小部分环境因素决定发病

12. 糖尿病发生机制
A. 全由遗传因素决定发病
B. 遗传因素和环境因素对发病都有作用
C. 发病完全取决于环境因素
D. 基本上由遗传因素决定发病
E. 大部分遗传因素和小部分环境因素决定发病

13. 克兰费尔特综合征
A. 完全由遗传因素决定发病
B. 遗传因素和环境因素对发病都有作用
C. 发病完全取决于环境因素
D. 基本上由遗传因素决定发病
E. 大部分遗传因素和小部分环境因素决定发病

14. 先天性幽门狭窄的发生
A. 完全由遗传因素决定发病
B. 遗传因素和环境因素对发病都有作用
C. 发病完全取决于环境因素
D. 基本上由遗传因素决定发病
E. 大部分遗传因素和小部分环境因素决定发病

15. 哮喘病的发生
A. 完全由遗传因素决定发病
B. 遗传因素和环境因素对发病都有作用
C. 发病完全取决于环境因素
D. 基本上由遗传因素决定发病
E. 大部分遗传因素和小部分环境因素决定发病

16. 特纳综合征的发生
A. 完全由遗传因素决定发病
B. 遗传因素和环境因素对发病都有作用
C. 发病完全取决于环境因素
D. 基本上由遗传因素决定发病
E. 大部分遗传因素和小部分环境因素决定发病

17. 环境因素诱导发病的单基因病为
A. 亨廷顿舞蹈症　　　　B. 蚕豆病
C. 白化病　　　　　　　D. 血友病 A
E. 镰状细胞贫血

18. 传染病发病
A. 仅受遗传因素控制
B. 主要受遗传因素影响，但需要环境因素的调节
C. 以遗传因素影响为主，环境因素为辅
D. 以环境因素影响为主，遗传因素为辅
E. 仅受环境因素影响

19. 唐氏综合征是
A. 单基因病　　　　　　B. 多基因病
C. 染色体病　　　　　　D. 线粒体病
E. 体细胞遗传病

20. 原发性高血压是
A. 单基因病　　　　　　B. 多基因病

C. 染色体病　　　　D. 线粒体病

E. 体细胞遗传病

四、判断题（正确为 T，错误为 F）

1. 遗传病是代代都遗传的疾病。（　　）
2. 遗传病是先天性疾病。（　　）
3. 遗传病是家族性疾病。（　　）
4. 遗传病是遗传物质改变所导致的疾病。（　　）
5. 所有疾病的发生都与基因直接或间接相关。
（　　）

五、问答题

1. 简述遗传病的主要特点。
2. 简述遗传病的分类。

【参 考 答 案】

一、名词解释

1. 医学遗传学（medical genetics，MG）：是遗传学与医学相结合的一门边缘学科。是研究遗传病发生机制、传递方式、诊断、治疗、预后，尤其是预防方法的一门学科，为控制遗传病的发生和其在群体中的流行提供理论依据和手段，进而对改善人类健康素质作出贡献。

2. 遗传病（genetic disease，GD）：遗传物质改变所导致的疾病。

3. 细胞遗传学（cytogenetics）：研究人类染色体形态结构，以及染色体数目、结构异常与染色体病关系的学科。

4. 生化遗传学（biochemical genetics）：研究人类遗传物质的性质，以及遗传物质对蛋白质合成和对机体代谢的调节控制的学科。

5. 分子遗传学（molecular genetics）：在分子水平上研究生物遗传与变异机制的遗传学分支学科，是生化遗传学的发展与继续。是从基因水平探讨遗传病的本质。

二、填空题

1. 医学　遗传学

2. 单基因病　多基因病　染色体病　体细胞遗传病　线粒体遗传病
3. 单基因突变
4. 遗传　环境
5. 染色体结构或数目异常
6. 体细胞基因突变
7. 单基因
8. 遗传物质改变
9. 常染色体显性遗传病（AD）　常染色体隐性遗传病（AR）　X 连锁隐性遗传病（XR）　X 连锁显性遗传病（XD）　Y 连锁遗传病　线粒体遗传病

三、选择题

A 型题

1. A　　2. B　　3. D　　4. E　　5. B
6. C　　7. D　　8. D　　9. A　　10. B
11. A　　12. B　　13. A　　14. B　　15. B
16. A　　17. B　　18. D　　19. C　　20. B

四、判断题

1. F　2. F　3. F　4. T　5. T

五、问答题

1. 遗传病一般具有垂直传递、先天性、家族性等主要特点，在家族中的分布具有一定的比例；部分遗传病也可能因感染而发生。①垂直传递：一些遗传病表现连代传递，如多数的常染色体显性遗传病；②先天性：许多遗传病的病症是生来就有的，如白化病是一种常染色体隐性遗传病，婴儿刚出生时就表现有"白化"症状；③家族性：许多遗传病具有家族聚集性，如亨廷顿舞蹈症患者往往具有阳性家族史；④基因突变和染色体畸变是发生遗传病的根本原因；⑤只有生殖细胞或受精卵发生的遗传物质改变才能传递。

2. 遗传病的种类：①单基因病；②多基因病；③染色体病；④体细胞遗传病。

（崔艳艳）

第二章　遗传的分子基础

【目 的 要 求】

掌握：基因的概念，基因的结构与功能，基因突变的类型和遗传效应。

熟悉：基因表达调控。

了解：基因突变的机制及其后果。

【教 材 精 要】

一、基因的概念

基因是合成一种有功能的多肽链或者 RNA 分子所必需的一段完整的 DNA 序列。

二、人类基因组

人类基因组（genome）：是指人类细胞的 DNA 分子所包含的储藏有人类全部遗传信息的一整套基因。包括核基因组和线粒体基因组。

1. 单一序列　是指基因组中仅有单个或少数拷贝的（仅出现一次或少数几次的）DNA 序列，一般由 800～1000bp 组成，占基因组的 60%～65%。

2. 重复序列　是在基因组中重复出现的 DNA 序列，占 30%以上。包括高度重复序列、中度重复序列和反向重复序列。高度重复序列由很短的碱基序列重复而成，长度在 300bp 以下，重复次数 10^6～10^8。在个体间高度变异，体现了人类基因组的遗传多态性。中度重复序列以散在的或成簇的形式存在于基因组中，序列的长度和拷贝数很不一致，长度为 300～7000bp，拷贝数几十个至 10^5 个。反向重复序列由两个顺序互补的拷贝在同一条 DNA 链上反向排列而成。

3. 多基因家族（multigene family）　是指由一个祖先基因经过重复和变异形成的一组来源相同、结构相似、功能相关的基因。

4. 假基因（pseudogene）　也称拟基因，是指在多基因家族中，某些成员与有功能的基因在核苷酸顺序组成上非常相似，在进化过程中丧失了产生蛋白产物的能力。常用ψ表示。

三、基因突变

1. 基因突变的特性　①稀有性:在特定的条件下一个细胞的某一基因在一个世代中发生突变的概率是很低的。②重演性：相同的基因突变可以重复出现在同一种生物的不同个体上。一种生物不同群体中发生同一基因突变的频率相近。③可逆性：基因的突变是可逆的。任何一种野生型基因，都能够通过突变而形成其等位的突变型基因；反过来，突变型基因，也可以突变为其相应的野生型基因。前者被称作正向突变，后者被称作回复突变。一般情况下，正向突变率总是远远高于回复突变率。④多向性：任何基因座上的基因，都有可能独立地发生多次不同的突变而形成其新的等位基因，这就是基因突变的多向性。⑤有害性：一般而言，生物遗传性状的形成，是在长期的进化过程中与其赖以生存的自然环境相互适应的结果，是自然选择的产物。而对这些性状具有决定性意义的基因一旦发生突变，通常都会对生物的生存带来消极或不利的影响，即有害性。⑥随机性：基因突变不仅是生物界普遍存在的一种遗传事件，而且，对于任何一种生物，任何一个个体，任何一个细胞乃至任何一个基因来说，突变的发生都是随机的。只是不同的物种、不同的个体、不同的细胞或者基因，其各自发生基因突变的频率可能并不完全相同而已。

2. 基因突变的诱因　基因突变分为自发突变与诱发突变。由于自然界中诱变剂的作用或 DNA 复制、转录、修复时偶然出现的碱基配对错误所产生的突变称为自发突变。自发突变的频率一般较低。但一些微生物存在增变基因，则具有相当高的自发突变频率。诱发突变是指采用人为措施诱导生物体的表型或者遗传基因信息产生变异，常用于功能基因的发掘、作物种质资源的改良及优良新品种的培育。根据采取措施的不同，诱发突变可以分为物理诱变、化学诱变、航天诱变、生物诱变等。

3. 基因突变的类型　碱基替换、移码突变、动态突变。碱基替换指一个碱基对被另一个不同的碱基对所替换，为 DNA 分子中单个碱基对的改变，即点突变。移码突变：指 DNA 分子中插入或缺失一个或几个碱基对，从而使该碱基对下游的 DNA 读码顺序发生改变所造成的突变。动态突变：是指存在于基因编码区或非翻译区中的短串联重复序列（尤其是三核苷酸重复序列）的重复次数在一代一代传递过程中明显增加的现象，其结果将导致某种遗传病的发生。

【强化训练题】

一、名词解释

1. 基因（gene）
2. 基因组（genome）
3. 断裂基因（split gene）
4. 转录（transcription）
5. 基因表达（gene expression）
6. 突变（mutation）
7. 动态突变（dynamic mutation）
8. 移码突变（frameshift mutation）
9. 卫星 DNA（satellite DNA）
10. 基因簇（gene cluster）
11. 假基因（pseudogene）

二、选择题

A 型题

1. 关于 DNA 分子复制过程，下列错误的是
A. 亲代 DNA 分子双股链拆开，形成两条模板链
B. 新合成的子链和模板链的碱基互补配对
C. 复制后新形成的两条子代 DNA 分子的碱基顺序与亲代的 DNA 分子完全相同
D. 以 ATP、UTP、CTP、GTP 和 TDP 为合成原料
E. 半不连续复制

2. 提出 DNA 双螺旋结构模型的是
A. Mendel B. Morgan
C. Hooke D. Watson 和 Crick
E. Sthleiden 和 Schwann

3. 以下（ ）不属于基因的功能
A. 携带遗传信息 B. 传递遗传信息
C. 决定性状 D. 自我复制
E. 基因突变

4. DNA 分子中核苷酸顺序的变化可构成突变，突变的机制一般不包括
A. 颠换 B. 内复制
C. 转换 D. 碱基缺失或插入
E. 不等交换

5. 下列（ ）结构与割裂基因的组成和功能的关系最小
A. 外显子 B. 内含子
C. TATA 框 D. 冈崎片段
E. 倒位重复顺序

6. DNA 片段中发生（ ）变动，可引起移码突变
A. 碱基的转换
B. 碱基的颠换
C. 不等交换

D. 一个碱基对的插入或缺失
E. 3 个或 3 的倍数的碱基对插入或缺失

7. 转录起始点到转录终止点之间的序列称为一个
A. 基因 B. 转录单位
C. 原初转录本 D. 核内异质 RNA
E. 操纵子

8. 在 DNA 复制时所需要的引物是
A. DNA B. RNA
C. tRNA D. mRNA
E. rRNA

9. DNA 自我复制所不必需的条件为
A. 解旋酶
B. DNA 多聚酶
C. RNA 引物
D. ATP、GTP、CTP 和 TTP 及能量
E. 限制性内切酶

10. 引起 DNA 形成胸腺嘧啶二聚体的因素是
A. 羟胺 B. 亚硝酸
C. 5-溴尿嘧啶 D. 吖啶类
E. 紫外线

11. （ ）引起 DNA 发生移码突变
A. 焦宁类 B. 羟胺
C. 甲醛 D. 亚硝酸
E. 5-溴尿嘧啶

12. （ ）引起 DNA 分子断裂而导致 DNA 片段重排
A. 紫外线 B. 电离辐射
C. 焦宁类 D. 亚硝酸
E. 甲醛

13. （ ）引起 DNA 上核苷酸烷化并导致复制时错误配对
A. 紫外线 B. 电离辐射
C. 焦宁类 D. 亚硝酸
E. 甲醛

14. （ ）诱导 DNA 分子中核苷酸脱氨基
A. 紫外线 B. 电离辐射
C. 焦宁类 D. 亚硝酸
E. 甲醛

15. 由脱氧三核苷酸串联重复扩增而引起疾病的突变为
A. 移码突变 B. 动态突变
C. 片段突变 D. 转换
E. 颠换

16. 在突变点后所有密码子发生移位的突变为
A. 移码突变 B. 动态突变
C. 片段突变 D. 转换
E. 颠换

17. 异类碱基之间发生替换的突变为
A. 移码突变 B. 动态突变
C. 片段突变 D. 转换
E. 颠换

18. 染色体结构畸变属于
A. 移码突变 B. 动态突变
C. 片段突变 D. 转换
E. 颠换

19. （　　）为编码密码子形成终止密码
A. 错义突变 B. 无义突变
C. 终止密码突变 D. 移码突变
E. 同义突变

20. 不改变氨基酸编码的基因突变为
A. 同义突变 B. 错义突变
C. 无义突变 D. 终止密码突变
E. 移码突变

21. 可以通过分子构象改变而导致与不同碱基配对的化学物质为
A. 羟胺 B. 亚硝酸
C. 烷化剂 D. 5-溴尿嘧啶
E. 焦宁类

22. 属于转换的碱基替换的是
A. A 和 C B. A 和 T
C. T 和 C D. G 和 T
E. G 和 C

23. 属于颠换的碱基替换为
A. G 和 T B. A 和 G
C. T 和 C D. C 和 U
E. T 和 U

24. 真核生物结构基因中内含子两端的结构特征为
A. 5′AC……GT3′ B. 5′GT……AG3′
C. 5′AG……CT3′ D. 5′GT……AC3′
E. 5′AG……AC3′

25. 基因表达时，遗传信息流动方向是
A. RNA→DNA→蛋白质
B. hnRNA→mRNA→蛋白质
C. DNA→mRNA→蛋白质
D. DNA→tRNA→蛋白质
E. DNA→rRNA→蛋白质

26. 下列（　　）为断裂基因转录的过程
A. 基因→hnRNA→剪接、加尾→mRNA
B. 基因→hnRNA→剪接、戴帽→mRNA
C. 基因→hnRNA→戴帽、加尾→mRNA
D. 基因→hnRNA→剪接、戴帽、加尾→mRNA
E. 基因→mRNA

27. 遗传密码表中的遗传密码是以下列何种分子的 5′→3′ 方向的碱基三联体表示

A. DNA B. RNA
C. tRNA D. rRNA
E. mRNA

X 型题

28. DNA 和 RNA 分子的主要区别是
A. 戊糖结构上的差异
B. 一种嘌呤的不同
C. 嘧啶的不同
D. 在细胞内存在的部位不同
E. 功能不同

29. 乳糖操纵子包括
A. 调节基因 B. 操纵基因
C. 启动子 D. 结构基因
E. 阻遏基因

30. 真核细胞基因调控包括（　　）水平
A. 翻译水平的调控 B. 翻译后水平的调控
C. 转录水平的调控 D. 转录后水平的调控
E. 转录前水平的调控

31. hnRNA 经过（　　）过程形成成熟 mRNA
A. 转录 B. 剪接
C. 翻译 D. 戴帽
E. 加尾

32. 基因突变特点有
A. 不可逆性 B. 多向性
C. 可重复性 D. 有害性
E. 稀有性

33. （　　）酶有切除修复功能
A. DNA 聚合酶 B. RNA 聚合酶
C. 核酸内切酶 D. 连接酶
E. DNase

34. 片段突变包括
A. 重复 B. 缺失
C. 碱基替换 D. 重组
E. 重排

35. （　　）疾病属于动态突变
A. 脆性 X 综合征 B. 镰状细胞贫血
C. 半乳糖血症 D. 亨廷顿舞蹈症
E. β-珠蛋白生成障碍性贫血

三、问答题

1. 简述基因突变类型及产生后果。
2. 简述 DNA 损伤的修复机制。
3. 简述 RNA 编辑及其意义。

【参 考 答 案】

一、名词解释

1. 基因（gene）：特定的 DNA 片段，带有遗传信息，可通过控制细胞内 RNA 和蛋白质（酶）的合成，进而决定生物的遗传性状。

2. 基因组（genome）：指生物成熟生殖细胞（单倍体细胞）DNA 分子上的全部基因总和。

3. 断裂基因（split gene）：指编码序列不连续，被非编码序列分隔成嵌合排列的断裂形式的基因。

4. 转录（transcription）：指以 DNA 为模板，在 RNA 聚合酶作用下合成 RNA 的过程。

5. 基因表达（gene expression）：指储存在基因中的遗传信息通过转录和翻译，转变成蛋白质或酶分子，形成生物特定性状的过程。

6. 突变（mutation）：遗传物质一种明显的可遗传的变化。通常指单个基因的变化（点突变），也适用于染色体畸变。

7. 动态突变（dynamic mutation）：指人类基因组的短串连重复序列，尤其是基因编码序列或侧翼序列中的三核苷酸重复，其重复次数在世代传递过程中出现明显增加，从而导致肽链合成异常，可引起某些遗传病。

8. 移码突变（frameshift mutation）：指 DNA 链上插入或丢失一两个或多个碱基（非 3 个碱基或 3 的倍数）时引起变化点下游的碱基发生位移，密码子重新组合，导致变化点以后多肽的氨基酸种类和序列发生改变。

9. 卫星 DNA（satellite DNA）：又称随体 DNA，是指 DNA 在氯化铯（CsCl）密度梯度离心中，大部分 DNA 形成主峰，由于有些高度重复 DNA 的 GC 含量少于 AT，当重复序列的 GC 与 AT 的比率有差异时，可在 DNA 主峰旁形成卫星 DNA 峰，这种高度重复序列称为卫星 DNA。卫星 DNA 构成着丝粒和 Y 染色体长臂上的异染色质区，它不编码蛋白质和 RNA，主要功能是参与染色体结构的维持、形成结构基因的间隔并可能与减数分裂过程中的同源染色体的联会有关。

10. 基因簇（gene cluster）：基因家族的各个成员具有几乎相同的碱基顺序，串联排列集中在一条染色体上，这种集中成簇的一组基因称为基因簇。

11. 假基因（pseudogene）：也称拟基因，是指在多基因家族中，某些成员不产生有功能的基因产物的基因。

二、选择题

A 型题

1. D 2. D 3. B 4. B 5. D

6. D 7. B 8. B 9. E 10. E
11. A 12. B 13. E 14. D 15. B
16. A 17. E 18. C 19. B 20. A
21. D 22. C 23. A 24. B 25. C
26. D 27. E

X 型题

28. ACDE 29. BCD 30. ABCDE
31. BDE 32. BCDE 33. ACD
34. ABDE 35. AD

三、问答题

1. 基因突变主要指基因组 DNA 分子在结构上发生碱基对组成或序列的改变，它通常只涉及某一基因的部分变化。包括点突变、片段突变和动态突变。点突变是 DNA 链中一个或一对碱基发生的改变，它包括碱基替换和移码突变两种形式；片段突变是 DNA 链中某些小片段的碱基序列发生缺失、重复或重排。动态突变是串联重复的三核苷酸序列随着世代的传递而拷贝数逐代累加的突变方式。

2. 生物体内存在着多种 DNA 修复系统，当 DNA 受到损伤时，在一定条件下，这些修复系统可以部分地修正 DNA 分子的损伤，从而大大降低突变所引起的有害效应，保持遗传物质的稳定性。紫外线引起的 DNA 损伤主要通过光复活修复、重组修复、切除修复等修复机制进行修复；电离辐射引起的 DNA 损伤通过超快修复、快修复和慢修复机制进行修复。

3. RNA 编辑是一种与 RNA 剪接不同的 RNA 加工形式，能改变初始转录物的编码特性，即导致生成的 mRNA 分子在编码区的序列不同于它的 DNA 模板序列。由于此编辑是在转录产生 RNA 的过程中或在转录完成后发生，即在 RNA 水平上发生的，故称之为 mRNA 编辑。导致 mRNA 编辑的三种形式：U 的加入或删除；C—U、A—G 或 G—A 的碱基转换；C—G、G—C 或 U—A 的碱基颠换。RNA 编辑是对分子生物学中心法则的一个重要补充。RNA 编辑的多种形式将极大地增加 mRNA 的遗传信息量。经过编辑的 mRNA 具有翻译活性。

（崔艳艳）

第三章 遗传的细胞基础

【目的要求】

掌握：人类染色体形态结构及正常核型；性染色质。

熟悉：熟悉常染色质与异染色质；染色质与染色体的化学组成；染色质和染色体的组装；细胞的减数分裂和配子的发生。

了解：细胞的有丝分裂。理解遗传的细胞基础——染色质和染色体的化学组成、分子结构及组装；明确人类染色体的形态结构、Denver 体制和染色体显带技术；减数分裂、配子发生与受精过程。

【教材精要】

一、染色质与染色体

1. 染色质（chromatin） 间期细胞核内能被碱性染料染色的物质，由 DNA、组蛋白、非组蛋白及少量 RNA 组成，是间期细胞遗传物质存在的形式，有利于遗传信息的复制和表达。染色体（chromosome）在有丝分裂或减数分裂过程中，由染色质聚缩而成的棒状结构，是 DNA 螺旋化的最高形式，有利于遗传物质平均分配。

2. 染色质的类型 常染色质与异染色质。结构上常染色质折叠压缩程度低，处于伸展状态；异染色质折叠压缩程度高，处于聚缩状态。功能上常染色质转录比较活跃；异染色质与常染色质相比，异染色质是转录不活跃部分，多在晚 S 期复制。

二、人类染色体

1. 染色体形态结构与类型 中央着丝粒、近端着丝粒和亚中着丝粒。

2. 人类染色体核型 一个体细胞中的全部染色体，按其大小、形态特征顺序排列所构成的图像就称为核型。将待测细胞核型进行染色体数目、形态特征的分析，确定其是否与正常核型完全一致，称为核型分析。

3. 人类正常核型 正常核型的记录的格式：染色体总数，性染色体构成，二者间用逗号隔开。例如，46，XX 代表正常女性核型；46，XY 代表正常男性核型。

4. 染色体显带技术 Q 显带、G 显带、R 显带、T 显带、C 显带和 N 显带。G 显带染色体的识别与命名：①染色体号；②臂的符号，长臂 q，短臂 p；③区的序号；④带的序号。

5. 性染色体 间期细胞核中性染色体的异染色质所显示出来的一种特殊结构，包括 X 染色质（X-chromatin）和 Y 染色质（Y-chromatin）两种。

染色体显带技术、G 显带染色体的识别与命名、染色体高分辨显带及命名；性染色质——X 染色质和 Y 染色质，Lyon 假说；人类的性别决定。

三、细胞分裂

有丝分裂；减数分裂；精子和卵子的发生。

【强化训练题】

一、名词解释

1. 同源染色体（homologous chromosomes）
2. 染色质（chromatin）
3. 异染色质（heterochromatin）
4. X 染色质（X-chromatin）

二、填空题

1. 染色体的基本结构单位是_____。
2. 正常女性个体在间期细胞核的核膜内缘，可见一个被碱性染料浓染的染色质，称为_____。
3. 正常雌性哺乳动物的体细胞中，只有一条 X 染色体_____，另一条 X 染色体是_____，呈异固缩状态，称_____现象。
4. 人类初级卵母细胞减数分裂前期 I 偶线期可见_____进行联会，联会后可出现_____个二价体。
5. 减数分裂前期 I 可分为_____、_____、_____、_____和_____五个时期。

三、选择题

A 型题

1. 常染色质是指
A. 螺旋化程度高，具有转录活性的染色质
B. 螺旋化程度低，具有转录活性的染色质
C. 螺旋化程度低，没有转录活性的染色质
D. 螺旋化程度高，没有转录活性的染色质

E. 螺旋化程度低，很少有转录活性的染色质

2. 正常男性核型中，（　　）染色体具有随体
A. 近端着丝粒染色体
B. 中央着丝粒染色体
C. 亚中着丝粒染色体
D. 近端着丝粒染色体（除 Y 染色体）
E. Y 染色体

3. 染色体和染色质是
A. 同一物质在细胞的不同时期的两种不同的存在形式
B. 不同物质在细胞的不同时期的两种不同的存在形式
C. 同一物质在细胞的同一时期的不同表现
D. 不同物质在细胞的同一时期的不同表现
E. 两者的组成和结构完全不同

4. 某个体的细胞核中有 2 个 X 小体，表明该个体 1 个体细胞中有（　　）条 X 染色体
A. 1　　　　B. 2　　　　C. 3
D. 4　　　　E. 5

5. 某人的口腔上皮细胞中可观察到两个 X 染色质且 Y 染色质阳性，其性染色体组成是
A. XXX　　　　　　B. XXYY
C. XXY　　　　　　D. XXXY
E. XXXXY

6. 女性成熟后，每月有 1 个卵泡成熟，排放的是
A. 成熟的卵细胞
B. 处于减数第一次分裂前期的初级卵母细胞
C. 处于减数第二次分裂前期的次级卵母细胞
D. 处于减数第二次分裂中期的次级卵母细胞
E. 处于减数第二次分裂后期的次级卵母细胞

7. （　　）是染色质的结构单位
A. 染色丝　　　　　B. 断裂基因
C. 染色单体　　　　D. 核小体
E. 核体

8. （　　）染色体有随体
A. 5 号　　　　　　B. 10 号
C. 18 号　　　　　　D. 13 号
E. Y 染色体

9. 生殖细胞发生过程中四分体出现在减数分裂前期 I 的
A. 细线期　　　　　B. 偶线期
C. 粗线期　　　　　D. 双线期
E. 终变期

10. （　　）是核小体的主要化学成分
A. 核酸和蛋白质　　　B. DNA 和蛋白质
C. RNA 和蛋白质　　　D. DNA 和组蛋白
E. RNA 和组蛋白

11. 关于常染色质与异染色质，下列说法不正确的是
A. 转录活性不同
B. 在核内的分布不同
C. 螺旋化和折叠程度不同
D. 在间期核内的染色反应不同
E. 不同时存在于同一细胞核中

12. 减数分裂中，染色体着丝粒的分裂发生于
A. 减数第一次分裂后期
B. 减数第二次分裂后期
C. 第一次分裂中期
D. 减数第二次分裂中期
E. 减数第一次分裂末期

13. 同源染色体分离、非同源染色体自由组合
A. 同时发生于后期 I
B. 同时发生于后期 II
C. 后期 I 和后期 II 都出现
D. 在中期 I
E. 在 M 期

14. 体细胞中发生 X 染色体异固缩是在（　　）时期
A. 婴儿出生以后
B. 从受精卵开始至整个生命期
C. 从受精卵开始至胚胎第 16 天
D. 胚胎期第 16 天至整个生命期
E. 只出现在胚胎的第 16 天

15. 核小体由
A. 4 种组蛋白和 200bpDNA 分子组成
B. 4 种组蛋白和 140bpDNA 分子组成
C. 5 种组蛋白和 200bpDNA 分子组成
D. 5 种组蛋白和 140bpDNA 分子组成
E. 5 种组蛋白和 160bpDNA 分子组成

16. 常染色质
A. 多位于细胞核中央，易着色，有转录活性
B. 多位于细胞核边缘，易着色，有转录活性
C. 多位于细胞核边缘，不易着色，有转录活性
D. 多位于细胞核中央，不易着色，很少有转录活性
E. 多位于细胞核中央，不易着色，有转录活性

17. 真核细胞染色质的化学组成为
A. DNA 和组蛋白
B. DNA、组蛋白和非组蛋白
C. DNA、RNA 和组蛋白
D. DNA、组蛋白、非组蛋白和 RNA
E. DNA、RNA 和非组蛋白

18. 核小体的核心颗粒
A. 为圆形，是组蛋白 H_1、H_2、H_3、H_4 各 2 分子

组成的八聚体

B. 为扁圆形，是组蛋白 H_2A、H_2B、H_3、H_4 各 2 分子组成的八聚体

C. 为扁圆形，是组蛋白 H_1、H_2A、H_2B、H_4 各 2 分子组成的八聚体

D. 为圆形，是组蛋白 H_2A、H_2B、H_3、H_4 各 2 分子组成的八聚体

E. 以上都不是

19. 核小体的核心颗粒

A. 为扁圆形，140bpDNA 分子在其外缠绕 1.75 圈

B. 为扁圆形，200bpDNA 分子在其外缠绕 1.75 圈

C. 为扁圆形，160bpDNA 分子在其外缠绕 1.75 圈

D. 为圆形，140bpDNA 分子在其外缠绕 1.75 圈

E. 为圆形，200bpDNA 分子在其外缠绕 1.75 圈

20. 异染色质

A. 常位于细胞核边缘，着色较深，一般无转录活性

B. 常位于细胞核边缘和核仁周围，着色较深，一般无转录活性

C. 常位于细胞核中央，着色较深，一般无转录活性

D. 常位于细胞核边缘，不易着色，一般无转录活性

E. 常位于细胞核边缘和核仁周围，不易着色，一般无转录活性

21. 兼性异染色质

A. 在特定细胞全部发育阶段处于凝集状态

B. 是由异染色质发生转变而形成

C. 在特定细胞的某一发育阶段处于凝集状态

D. 无转录活性

E. 处于松散状态时成为结构异染色质

22. 结构异染色质

A. 无转录活性

B. 在特定细胞全部发育阶段处于凝集状态

C. 在特定细胞的某一发育阶段处于凝集状态

D. 处于松散状态时恢复转录活性

E. 含有大量中等重复 DNA 序列

23. 人类核型中（　　）有随体

A. 13、14、15、21、22 号染色体

B. 13、14、15、21、22 号和 Y 染色体

C. 16、17、18、21、22 号染色体

D. 13、14、15、16 号染色体

E. 13、14、15、19、20 号染色体

24. 人类核型中（　　）为中央着丝粒染色体

A. 1、3、19、20 号染色体

B. 1、2、3、16、19、20 号染色体

C. 1、3、18、19、20 号染色体

D. 1、2、3、19、20 号染色体

E. 1、3、16、19、20 号染色体

25. 人类 X 染色体属于核型中的

A. B 组 　　　　　　　B. F 组

C. D 组 　　　　　　　D. E 组

E. C 组

26. 人类最小的中央着丝粒染色体属于核型中的

A. C 组 　　　　　　　B. D 组

C. E 组 　　　　　　　D. F 组

E. G 组

27. 人类第 12 号染色体和第 16 号染色体分别属于核型中的

A. B 组和 C 组 　　　　B. C 组和 D 组

C. D 组和 E 组 　　　　D. C 组和 E 组

E. D 组和 F 组

28. 人类 C 组染色体包括

A. 7 对染色体

B. 6 对染色体

C. 7 对染色体+X 染色体

D. 6 对染色体+X 染色体

E. 以上都不是

29. 人类第 13 号染色体和第 18 号染色体分别属于核型中的

A. C 组和 D 组 　　　　B. D 组和 E 组

C. C 组和 E 组 　　　　D. D 组和 F 组

E. C 组和 F 组

30. 染色体的着丝粒指数用（　　）表示

A. $p/q \times 100\%$ 　　　　B. $q/p+q \times 100\%$

C. $q/p \times 100\%$ 　　　　D. $p/p+q \times 100\%$

E. 以上都不是

31. 人类的 SRY 基因

A. 位于 Y 染色体长臂末端

B. 位于 Y 染色体短臂近着丝粒

C. 位于 Y 染色体长臂近着丝粒处

D. 产物为 SRY 蛋白，决定睾丸形成

E. 是性别决定中的唯一决定基因

32. 人类次级精母细胞中有 23 个

A. 二价体 　　　　　　B. 单分体

C. 四分体 　　　　　　D. 染色单体

E. 二分体

33. 减数分裂中染色体着丝粒分裂发生于

A. 后期 II 　　　　　　B. 后期 I

C. 中期 II 　　　　　　D. 中期 I

E. 以上都不是

34. 同源染色体联会发生于第一次减数分裂前期的

A. 细线期 　　　　　　B. 偶线期

C. 粗线期　　　　　　D. 双线期

E. 终变期

35. 同源染色体的非姐妹染色单体之间的片段互换发生于

A. 细线期　　　　　　B. 偶线期

C. 粗线期　　　　　　D. 双线期

E. 终变期

36. 二分体形成于第一次减数分裂前期的

A. 细线期　　　　　　B. 偶线期

C. 粗线期　　　　　　D. 双线期

E. 终变期

X 型题

37. 下列（　　）情况为 X 染色质阴性

A. 46，XX　　　　　　B. 45，X

C. 46，XY　　　　　　D. 47，XXX

E. 47，XYY

38. 下列人类细胞中（　　）具有 23 条染色体

A. 精原细胞　　　　　B. 卵原细胞

C. 次级卵母细胞　　　D. 次级精母细胞

E. 卵细胞

39. 真核细胞染色体的化学组成是

A. RNA　　　　　　　B. 糖蛋白

C. 组蛋白　　　　　　D. 非组蛋白

E. DNA

40. Lyon 假说的内容包括

A. 正常女性的两条染色体中，只有一条具有转录活性，另一条在遗传上失活

B. 哪一条 X 染色体失活是随机的

C. 在女性胚胎发育初期，两条 X 染色体都有活性，其后一条失活

D. 在男性胚胎发育初期，X 染色体即失活

E. 在一个细胞中失活的那条染色体，在其后增殖的细胞都是这条 X 染色体失活

41. 常染色质

A. 容易着色

B. 多位于细胞核的中央

C. 具有转录活性

D. 在光镜下很容易辨认

E. 可以凝缩转变为结构异染色质

42. 异染色质

A. 常位于细胞核的中央

B. 折叠盘曲紧密，呈凝集状态

C. 着色较深

D. 分为结构异染色质和兼性异染色质两种

E. 一般无转录活性

43. 结构异染色质

A. 在各类细胞的全部发育阶段都处于凝集状态

B. 无转录活性

C. 含有高度重复的 DNA 序列

D. 是由常染色质凝缩转变形成的

E. 仅位于染色体两臂的末端

44. 兼性异染色质

A. 在特定细胞的某一发育阶段处于凝集状态

B. 含有高度重复的 DNA 序列

C. 处于松散状态时，恢复转录活性

D. 多位于染色体的着丝粒附近

E. 是由常染色质凝缩转变形成的

45. 根据染色质的四级折叠模型

A. 一条 DNA 分子将核小体串联起来，形成串珠状纤维

B. 螺线管的每一个螺旋由 6 个核小体组成

C. 螺线管为直径 400nm 的圆筒状结构

D. 超螺线管是染色体的四级结构

E. 只有在组蛋白 H 和 Mg 同时存在下，超螺线管的结构才能稳定

46. 人类核型 C 组染色体中

A. 包括 6～12 号和 X 染色体

B. 除了 X 染色体外都为亚中着丝粒染色体

C. X 染色体的大小介于第 8 号和第 9 号染色体之间

D. 9 号染色体常见有副缢痕

E. 都没有随体

47. 在第一次减数分裂后期

A. 同源染色体彼此分开，只在交叉的部位连在一起

B. 同源染色体的姐妹染色单体之间已经互换了片段

C. 等位基因分离

D. 不同对染色体上的非等位基因自由组合

E. 四分体分成两个二分体

四、问答题

1. 简述 Lyon 假说及 X 染色质检查的临床意义。

2. 常染色质与异染色质在结构和功能上有何差异？

【参 考 答 案】

一、名词解释

1. 同源染色体（homologous chromosomes）：大小、形态、结构上相同的一对染色体，一个来自母体，一个来自父体。

2. 染色质（chromatin）：在间期细胞核中含有伸展（解螺旋）呈细丝状分布、易被碱性染料着色的核蛋白物质称为染色质。

3. 异染色质（heterochromatin）：在细胞间期呈凝缩状态，着色较深，含有重复 DNA 序列，很少转录或无转录活性的染色质，称为异染色质。

4. X 染色质（X-chromatin）：正常女性间期细胞核中紧贴核膜内缘，约 1μm 大小的浓染小体。

二、填空题

1. 核小体
2. X 染色质
3. 有活性　失活　Lyon
4. 同源染色体　23
5. 细线期　偶线期　粗线期　双线期　终变期

三、选择题

A 型题

1. B	2. D	3. A	4. C	5. D
6. C	7. D	8. D	9. C	10. D
11. E	12. B	13. A	14. D	15. C
16. E	17. D	18. B	19. A	20. B
21. C	22. A	23. A	24. E	25. E
26. D	27. D	28. C	29. B	30. D
31. D	32. E	33. A	34. B	35. C
36. B				

X 型题

37. BCE	38. CDE	39. ABCE
40. BC	41. BCDE	42. ACE
43. ABC	44. ACE	45. AB
46. ADE	47. CDE	

四、问答题

1. 简述 Lyon 假说及 X 染色质检查的临床意义。

莱昂（Lyon）假说：①雌性哺乳动物的体细胞内只有一条 X 染色体有活性，其他的 X 染色体在间期细胞核中螺旋化而呈异固缩状态的 X 染色质，不再具有转录活性；②失活发生在胚胎发育的早期（人胚第 16 天）；③X 染色体的失活是随机的，但是是恒定的。

X 染色质检查的临床意义：①对个体进行性别鉴定，临床上可利用口腔上皮细胞、羊水细胞和绒毛细胞等材料进行检查；②对怀疑有遗传病的个体或胎儿进行性别鉴定，对发育畸形的个体进行鉴别诊断。

2. 常染色质与异染色质在结构和功能上有何差异？

常染色质是在细胞间期呈松散状态的部分，其螺旋化程度低，染色较浅而均匀，含有单一或重复序列 DNA，具有转录活性，常位于间期核的中央部分。

异染色质在细胞间期呈凝缩状态，其螺旋化程度较高，着色较深，含有重复 DNA 序列，为间期核中不活跃的染色质，其 DNA 复制较晚，很少转录或无转录活性。多分布在核膜内表面。异染色质的特点：①间期凝缩；②遗传惰性（基因多不表达）；③晚期复制。

（崔艳艳）

第四章 单基因遗传病

【目的要求】

掌握：单基因遗传病的类型和特点；单基因遗传病估计发病风险；常见单基因遗传病：亨廷顿舞蹈症、白化病、先天性聋哑、血友病 A、色盲、抗维生素 D 佝偻病等。

熟悉：影响单基因遗传效应的因素；系谱与系谱分析法。

了解：常见单基因遗传病的分子遗传学机制。

【教材精要】

单基因遗传病在上下代之间的传递遵循孟德尔分离定律，是同源染色体上的一对等位基因控制而发病的遗传性疾病。在体细胞中，等位基因是同时存在的，一个来自父方，一个来自母方，当生殖细胞进行减数分裂时，等位基因跟随同源染色体彼此分离，分别进入不同的配子，每个配子只有等位基因中的一个。可以根据致病基因所在的染色体和等位基因显隐性关系的不同，将单基因遗传病分为 5 种遗传方式：常染色体显性遗传、常染色体隐性遗传、X 连锁显性遗传、X 连锁隐性遗传和 Y 连锁遗传。

一、常染色体显性遗传病

常染色体显性（AD）遗传病指一种遗传病的致病基因位于常染色体上，并且是显性的。AD 的显性基因是致病基因，隐性基因是正常基因。通常显性基因用大写字母表示，隐性基因用小写字母表示。

（一）遗传分析：婚配类型与子代发病风险

AD 基因型常表示为 AA、Aa、aa；AA 为显性患者、Aa 为杂合患者、aa 为正常人（A 为显性致病基因，a 为隐性正常基因）。如显性致病基因 A 的频率（p）为 $1/10^3 \sim 1/10^2$。那么出现 AA 纯合的频率（p^2）应该是 $1/10^6 \sim 1/10^4$，出现 Aa 杂合子的频率（$2pq$）为 $1/500 \sim 1/50$。AD 病家系中常见的是一个患者和一个正常人的婚配，人群中患者绝大多数为 Aa，如果 Aa 杂合子与正常人（aa）婚配，那么他们每生一个孩子发病的可能性都是 1/2。

（二）AD 遗传的特点

AD 基因型：AA、Aa、aa；AA 为显性患者、Aa 为杂合患者、aa 为正常人（A 为显性致病基因，a 为隐性正常基因）。

（1）致病基因的遗传与性别无关，男女患病机会均等。

（2）患者双亲中必有一个患者，致病基因来自患者的亲代，患者的同胞中有 1/2 的发病可能；双亲无病时，子女一般不发病（除非发生基因突变）。

（3）患者的子代发病的概率为 1/2。

（4）系谱中连续几代看到发病患者，即存在连续传递的现象。

（三）常见 AD 遗传病

（1）软骨发育不全。

（2）亨廷顿舞蹈症。

（3）马方综合征。

（4）视网膜母细胞瘤。

（5）家族性高胆固醇血症。

（6）短指（趾）症 A_1 型。

二、常染色体隐性遗传病

常染色体隐性遗传（AR）是指控制一种遗传性状或疾病的基因是隐性基因，且位于 1～22 号染色体上的遗传方式。显性基因是正常的，隐性基因是致病的；杂合子是隐性致病基因携带者，其表型正常；隐形基因纯合子为患者。

（一）遗传分析：婚配类型与子代发病风险

AR 基因型常表示为 AA、Aa、aa；AA 为正常人、Aa 为携带者、aa 为患者（A 为显性正常基因，a 为隐性致病基因）。AR 病家系中常见的是两个携带者（Aa×Aa）之间婚配，每次生育的子女发病风险（aa）为 1/4。人群中最多的婚配类型是携带者与正常人（Aa×AA），子代表型都正常，但会有 1/2 的携带者。

（二）AR 遗传的特点

（1）致病基因的遗传与性别无关，男女患病机会均等。

（2）患者双亲往往表现正常，但都是致病基因携带者。

（3）患者同胞中发病率为 1/4，患者表型正常的同胞中有 2/3 的可能性为携带者；患者子女一般不发病，但肯定是携带者。

（4）系谱中患者的分布往往是分散的，看不到连续传递现象。

（5）近亲婚配发病率增高。

亲属级别：

一级亲属：亲缘系数一般为 1/2，包括亲子关系和同胞关系。

二级亲属：亲缘系数一般为 1/4，包括祖父母、外祖父母、双亲的同胞、半同胞、同胞的子女和子女的子女等。

三级亲属：亲缘系数一般为 1/8，如堂表兄弟姐妹。

其他亲属级别以此类推，亲属级别每远一级，基因相同的可能性减少 1/2。

（三）常见 AR 遗传病

（1）苯丙酮尿症 I 型。

（2）先天性聋哑 I 型。

（3）Tay-Sachs 病。

（4）白化病 I 型。

（5）尿黑酸症。

（6）半乳糖血症。

三、性连锁遗传病

1. X 连锁显性（XD）遗传　致病基因在 X 染色体上，且是显性基因具有致病作用。致病基因是显性的，并位于 X 染色体上，因此不论男性或女性，只要携带致病基因就会发病，但女性发病率约为男性的 2 倍。遗传方式一般为交叉遗传，男性的 X 连锁基因只能从母亲传来，下一代只能传给女儿，不存在男性到男性的传递。常见 XD 遗传病：低磷酸盐血症性佝偻病（抗维生素 D 佝偻病）、遗传性慢性肾炎、口面指综合征 I 型等。

2. X 连锁隐性（XR）遗传　控制一种隐性性状的基因位于 X 染色体上的遗传方式，带有致病基因的女性杂合子不发病。群体中多为男性患者，女性少见。遗传方式呈交叉遗传，即男性患者的致病基因只能传于女儿，女儿是携带者，可以将致病基因又传给孙辈，男性发病。双亲没有发病时，儿子可能有 1/2 概率发病，女儿不发病，但有 1/2 概率为携带者。常见 XR 遗传病：血友病、色盲、Duchenne 型肌营养不良、G-6-PD 缺乏症等。

3. Y 连锁遗传　决定遗传性状或致病的基因位于 Y 染色体上，随 Y 染色体而在上下代之间进行传递。该遗传方式只在男性中发生，没有显隐性关系，所以只要有一个致病基因都将发病。常见 Y 连锁遗传病为外耳道多毛症。

四、影响单基因遗传效应的因素

由于受到遗传背景或环境因素的影响，有些突变基因性状的遗传存在许多例外情况。包括：不完全显性、共显性、延迟显性、不规则显性、表现度、基因的多效性、遗传异质性、同一基因可产生显性或隐性突变、遗传早现、遗传印记、从性遗传、限性遗传、X 染色体失活、生殖腺嵌合和拟表型。

【强化训练题】

一、名词解释

1. 遗传异质性（genetic heterogeneity）
2. 交叉遗传（criss-cross inheritance）
3. 常染色体显性遗传病（autosomal dominant inheritance disease）
4. 表现度（expressivity）
5. 外显率（penetrance）
6. 表型（phenotype）
7. 系谱（pedigree）
8. 单基因遗传病（single gene disease）
9. 不完全显性（incomplete dominance）
10. 从性遗传（sex-influenced inheritance）
11. 限性遗传（sex-limited inheritance）
12. 基因型（genotype）
13. 系谱分析（pedigree analysis）
14. 先证者（proband）
15. 常染色体隐性遗传（autosomal recessive inheritance）
16. X 连锁显性遗传（X-linked dominant inheritance）
17. X 连锁隐性遗传（X-linked recessive inheritance）
18. 完全显性（complete dominance）
19. 共显性（codominance）
20. 不规则显性（irregular dominance）
21. 延迟显性（delayed dominance）
22. 拟表型（phenocopy）
23. 等位基因（allele）
24. 遗传印记（genetic imprinting）
25. 携带者（carrier）
26. 显性基因（dominant gene）
27. 隐性基因（recessive gene）
28. 杂合子（heterozygote）
29. 纯合子（homozygote）
30. 亲缘系数（coefficient of relationship, coefficient of kinship）

二、填空题

1. 一个家族性结肠息肉（AD）女性患者与一个

健康男性婚配，其子女患病风险为_____。

2. A 型血女性与 B 型血男性婚配，生育一个 AB 型血的孩子，这种传递方式为_____。

3. 影响表现度和外显率的因素是_____和_____。

4. X 连锁遗传男性的 X 连锁基因只能从母亲传来，将来传给自己的女儿，所以又称为_____。在 XR 中，男性只要 X 染色体上有致病基因，即将患病，所以男性的患病率为_____。相反，女性的患病率为_____。在 XD 中，只要 X 染色体上带有致病基因，个体就会患病，且女性的患病率是男性患病率的_____。

5. 一个家系如果出现两种单基因病患者，而这两种患病基因位于非同源染色体上，其遗传方式按_____规律传递，可应用_____对后代发病风险做出估计。当两种单基因病的致病基因位于同一对染色体上时，他们按照遗传的_____定律传递。可根据_____对后代发病风险做出估计。

6. 亨廷顿舞蹈症是显性遗传病，但在生命早期没有明显的临床现象，属于致病基因_____。

三、选择题

A 型题

1. 视网膜母细胞瘤（AD）外显率为80%，一个患者和一个正常女性结婚，其所生子女的发病风险是
A. 50% B. 25% C. 40%
D. 80% E. 20%

2. 不完全显性（半显性）指的是
A. 杂合子表型介于纯合显性和纯合隐性之间
B. 显性基因作用介于纯合显性和纯合隐性之间
C. 显性基因与隐性基因都表现
D. 显性基因作用未表现
E. 隐性基因作用未表现

3. 两个先天性聋哑（AR）患者婚后生两个子女的听力为均正常，这是由于
A. 外显率不全   B. 表现度低
C. 基因突变   D. 遗传异质性
E. 环境因素影响

4. 白化病（AR）群体发病率是 $1/10^4$，携带者频率是
A. 1/200 B. 1/100 C. 1/50
D. 1/4   E. 1/2

5. 如果血友病 A 型（XR）男性发病率为 $1/10^4$，那么女性发病率是
A. $1 \times 1/10^4$ B. $2 \times 1/10^4$
C. $4 \times 1/10^4$ D. $8 \times 1/10^4$

E. $1/10^8$

6. 二级亲属的亲缘系数是
A. 1/32 B. 1/16 C. 1/8
D. 1/4   E. 1/2

7. 三级亲属的亲缘系数是
A. 1/2   B. 1/4   C. 1/8
D. 1/16 E. 1/32

8. 母亲血型为 B，MN，Rh$^+$，孩子的血型是 A，N，Rh$^+$，那么父亲的血型可能是
A. AB，M，Rh$^+$ B. AB，MN，Rh$^-$
C. A，M，Rh$^+$ D. O，M，Rh$^-$
E. B，N，Rh$^+$

9. 苯丙酮尿症（AR）群体发病率为 $1/10^4$，一个男人的外甥患此病，他与正常女性结婚，其所生子女患此病的风险是
A. 1/50   B. 1/100 C. 1/200
D. 1/400 E. 1/800

10. 交叉遗传的主要特点是
A. 女性患者的致病基因一定由父亲传来，将来一定传给女儿
B. 女性患者的致病基因一定由母亲传来，将来一定传给儿子
C. 男性患者的致病基因一定由父亲传来，将来一定传给女儿
D. 男性患者的致病基因一定由父亲传来，将来一定传给儿子
E. 男性患者的致病基因一定从母亲传来，将来一定传给女儿

11. 先天性聋哑是一种 AR 遗传病，一个男性患此病，与其姨表妹结婚后，生下两个女儿未患此病，按分离律计算，再生子女患此病的风险是
A. 1/4   B. 1/8   C. 1/16
D. 1/56 E. 1/72

12. 白化病（AR）群体发病率为 $1/10^4$，一个人的叔叔患此病，他与其姑表妹结婚，所生子女的发病风险是
A. 1/4   B. 1/8   C. 1/36
D. 1/100 E. 1/120

13. 白化病（AR）群体发病率为 $1/10^4$，一个人的叔叔患此病，他与无血亲关系的正常女性婚配所生子女发病风险是
A. 1/100 B. $1/10^4$ C. 1/36
D. 1/600 E. 1/800

14. 一女性的两个弟弟患血友病（XR），她父母无病，她与正常男性结婚，其所生男孩的发病风险是
A. 1/2   B. 1/4   C. 1/8

D. 1/16　　　E. 1/32

15. 一个女人的两个舅舅患 DMD 病（XR），此女人与正常男性结婚，其所生男孩的患病风险是
A. 1/2　　　B. 1/4　　　C. 1/8
D. 1/16　　　E. 1/32

16. 亨廷顿舞蹈症是一种延迟显性遗传病，一个男人的母亲在 40 岁时患此病，他未发病，按分离律计算，其与正常女性婚配后所生子女的发病风险是
A. 1/2　　　B. 1/4　　　C. 1/8
D. 1/16　　　E. 1/32

17. 某男子常染色体上某一基因发生突变，该男子把这个突变基因传递给其孙女的概率是
A. 0　　　B. 1　　　C. 1/2
D. 1/4　　　E. 1/8

18. 从性遗传是指
A. X 连锁的显性遗传
B. X 连锁的隐性遗传
C. Y 连锁的显性遗传
D. Y 连锁的隐性遗传
E. 性别作为修饰因子的常染色体显性遗传

19. 某种常染色体显性遗传病杂合子个体的病情轻，这是因为该遗传病是
A. 隐性遗传　　　B. 共显性遗传
C. 不完全显性遗传　　　D. 外显不全
E. 性连锁遗传

20. 常染色体隐性遗传系谱中
A. 男女患病的概率均等，无明显性别差异
B. 男性患者多于女性患者
C. 两个携带者婚配，子女发病风险为 1/2
D. 患者的双亲之一为携带者
E. 患者的正常同胞中，携带者占 2/3

21. 如果多趾症（AD）的外显率为 60%，一杂合子患者和一基因型、表型均正常的人结婚，其生下正常儿的可能性是
A. 30%　　　B. 40%　　　C. 50%
D. 60%　　　E. 70%

22. 假性肥大性肌营养不良（XR）男性发病率是 1/3500，则女性中携带者的频率为
A. 0.004　　　B. 1/3500　　　C. 0.008
D. 1/1750　　　E. 1/350

23. 近亲婚配的危害表现最为突出的是
A. XD 病　　　B. AR 病　　　C. AD 病
D. XR 病　　　E. Y 连锁遗传病

24. 某 XR 病，男性发病率为 1/12 000，正常女性与一位男性患者结婚，若生儿子，患病风险为
A. 1/1000　　　　　B. 1/6000

C. 1/12 000　　　　　D. 1/24 000
E. 1/200

25. 高度近视（AR）群体发病率为 $1/10^4$，某人视力正常，但其哥哥患高度近视，若此人的配偶视力正常，那么他们的子女患高度近视的风险是
A. 1/50　　　B. 1/200　　　C. 1/500
D. 1/100　　　E. 1/300

26. 一些单基因疾病中，杂合子患者病情较轻，是因为
A. 共显性遗传　　　B. 不完全显性遗传
C. 修饰基因作用　　　D. 基因突变
E. 以上均不是

27. 一位抗维生素 D 佝偻病（XD）男性患者与一位健康女性婚配，其子女患病情况为
A. 女儿都发病，儿子都正常
B. 儿子都发病，女儿都正常
C. 儿、女都有 1/2 患病风险
D. 女儿都为携带者，儿子都患病
E. 女儿有 1/2 患病风险，儿子都正常

28. 一对夫妇表型正常，他们的父母表型也正常，但各自有一位白化病患者叔父，那么他们所生子女患白化病的风险是
A. 1/8　　　B. 1/16　　　C. 1/36
D. 1/64　　　E. 1/4

29. 一对表型正常的夫妇生了一个红绿色盲（XR）的儿子，若再生女儿，患红绿色盲的风险为
A. 1/2　　　B. 1/4　　　C. 3/4
D. 0　　　E. 1

30. 某基因（包括显性基因和隐性基因）控制的性状在一个群体中得以表现的百分比称为
A. 遗传度　　　B. 表现度
C. 外显率　　　D. 阈值
E. 发病率

31. 一对等位基因在杂合状态和显性纯合状态时的表型相同，这种遗传方式为
A. 完全显性　　　B. 不完全显性
C. 不规则显性　　　D. 延迟显性
E. 共显性

32. 来源不同（父方、母方）的基因在后代表现出功能差异的现象称为
A. 拟表型　　　B. 基因多效性
C. 遗传印记　　　D. 遗传异质性
E. 限性遗传

33. 常染色体的基因在不同性别的个体中表型存在差异的现象称为

A. 从性遗传　　　　B. 基因多效性
C. 遗传早现　　　　D. 遗传异质性
E. 限性遗传

34. 一对等位基因，彼此间没有显性和隐性的区别，在杂合状态时两种基因的作用都得到表达，分别独立地产生基因产物，形成相应的表型。这种遗传方式称为
A. 延迟显性遗传　　B. 不完全显性
C. 不规则显性　　　D. 共显性
E. 完全显性

35. 某 XR 遗传病，男性发病率为 3/2200，一正常女性与一男性患者结婚，若生儿子，患病风险为
A. 1/2200　　　　　B. 3/2200
C. 1/12 000　　　　D. 1/4400
E. 3/4400

36. 下列属于 X 连锁隐性遗传病的是
A. 成骨发育不全症　B. 红绿色盲
C. 抗维生素 D 佝偻病　D. 色素失调症
E. 外耳道多毛症

37. 下列疾病中属于从性遗传的是
A. 外耳道多毛症　　B. 子宫阴道积水
C. 遗传性早秃　　　D. 亨廷顿舞蹈症
E. 白化病

38. 一男性表型正常，但他的舅表兄死于血友病，他的配偶是一个基因型、表型都正常的女性，则其儿子发病风险是
A. 1/2　　B. 1/8　　C. 1/5
D. 0　　　E. 1/4

39. 高度近视（AR）群体发病率为 1/10 000。某人视力正常，但姐姐的儿子患高度近视，若与视力正常的配偶结婚。试问他们的子女患高度近视的风险是
A. 1/8　　B. 1/200　　C. 1/8
D. 1/100　E. 1/400

X 型题

40. Y 连锁遗传的特点有
A. 女性不可能为患者，但有可能为携带者
B. 家系中只有男性患者
C. 患者的儿子一定也为患者，女儿都正常
D. 家系中女儿也可能为患者
E. 患者的致病基因可以传递给女儿

41. 常染色体显性遗传（AD）的不同类型有
A. 完全显性　　　　B. 不完全显性
C. 不规则显性　　　D. 共显性
E. 延迟显性

42. AD 系谱的特点是
A. 双亲之一是患者

B. 患者的子女有 1/2 发病机会
C. 男女发病机会不相等
D. 男女发病机会相等
E. 连续传递

43. AR 系谱的特点是
A. 患者的双亲是携带者
B. 患者的同胞有 1/4 发病机会
C. 男女机会均等
D. 散发病例
E. 近亲婚配后代发病风险明显增高

44. XD 系谱的特点是
A. 群体中女性患者多于男性
B. 女性患者的病情较男性轻
C. 男性患者的母亲是患者
D. 男性患者的女儿是患者
E. 连续传递

45. XR 系谱的特点是
A. 系谱中常常只见男性患者
B. 男性患者的致病基因来自母亲
C. 男性患者的致病基因只能传给女儿
D. 男性患者的致病基因不能传给儿子
E. 男性患者的致病基因能传给儿子

46. 交叉遗传的特点是
A. 连续传递
B. 男性患者的致病基因来自母亲
C. 男性患者的致病基因只能传给女儿
D. 男性患者的致病基因不能传给儿子
E. 不连续传递

47. 影响单基因病发病规律性的因素有
A. 表现度　　　　　B. 基因的多效性
C. 遗传异质性　　　D. 从性遗传和限性遗传
E. 遗传早现

48. 携带者包括
A. AR 遗传病杂合子个体
B. AD 遗传病未外显的杂合子
C. XR 遗传病杂合子女性个体
D. 染色体平衡易位携带者
E. 以上均不是

49. XD 遗传系谱中
A. 男女患病概率均等
B. 女性患者多于男性患者
C. 女性患者的儿子患病，女儿不可能患病
D. 男性患者后代中，女儿都患病，儿子都正常
E. 女性患者后代中，女儿都患病，儿子都正常

50. XR 遗传系谱中
A. 男性患者远多于女性患者
B. 患者双亲中必有一个为患者

C. 男性患者的女儿都正常，儿子则可能患病

D. 双亲无病时，儿子可能发病，女儿则不会发病

E. 男性患者的致病基因能传给儿子

四、判断题（正确为 T，错误为 F）

1. 亲缘系数指具有亲缘关系的个体之间相同的可能性。（　　）

2. XD 遗传病的女性发病率高于男性，但女性患者病情较轻。（　　）

3. 遗传性斑秃是 XR 遗传病，患者多为男性。（　　）

4. 某一些遗传病的从性遗传是因为致病基因位于性染色体上。（　　）

5. 交叉遗传作为致病基因遗传的特点，XD 遗传病最为突出。（　　）

6. AD 遗传的系谱中患者的分布一般是发散的。（　　）

五、问答题

1. 为什么近亲婚配中，子代 AR 遗传病发病风险明显增高？

2. AD 遗传病的 6 种遗传方式是什么？

3. 不完全显性遗传与不完全外显的区别是什么？

六、病例分析

1. 某一种 X 连锁隐性遗传病，一个女性的弟弟和舅舅都是患者，请分析：这个家庭中致病基因是由遗传还是突变而来？谁一定是携带者？谁可能是携带者？这位女性婚后所生儿子中，患有该种遗传病的风险如何？

2. 白化病（AR）群体发病率为 $1/10^4$，一个人的叔叔患此病，请通过绘制系谱分析：①他与其姑表妹结婚，所生子女的发病风险是多少？②他与无血亲关系的正常女性婚配所生子女发病风险是多少？③二者相比说明什么问题？

【参 考 答 案】

一、名词解释

1. 遗传异质性（genetic heterogeneity）：同一种遗传病可以由多个不同的遗传改变所致，又可进一步分为等位基因异质性和基因座异质性。

2. 交叉遗传（criss-cross inheritance）：男性的 X 染色体及其连锁的基因只能从母亲来，又只能传递给女儿，不存在男性-男性的传递，这种遗传现象叫交叉遗传。

3. 常染色体显性遗传病（autosomal dominant inheritance disease）：指一种遗传病其致病基因位于常染色体上，并且致病基因是显性基因。

4. 表现度（expressivity）：在不同遗传背景和环境因素的影响下，相同基因型的个体在性状或疾病的表现程度上产生的差异。

5. 外显率（penetrance）：一定条件下，群体中某一基因型个体表现出相应表型的百分率。

6. 表型（phenotype）：生物个体表现出来的可见的遗传性状。

7. 系谱（pedigree）：从先证者入手，对家族各个成员的亲缘关系制成图谱。

8. 单基因遗传病（single gene disease）：又称单基因病，是受到同源染色体上的一对等位基因控制而发病的遗传性疾病，它的遗传方式符合孟德尔定律。

9. 不完全显性（incomplete dominance）：在显性遗传中，杂合子的表型介于显性纯合子和隐性纯合子表型之间的一种遗传方式，这种情况也称半显性遗传。

10. 从性遗传（sex-influenced inheritance）：位于常染色体上的基因在不同性别有不同表达程度和表达方式，从而造成男女性状分布上的差异。

11. 限性遗传（sex-limited inheritance）：常染色体上的基因只在一种性别中表达，而在另一种性别完全不表达。

12. 基因型（genotype）：与表型有关的基因组成。

13. 系谱分析（pedigree analysis）：从先证者入手调查家族各成员的情况，然后根据被调查者的亲缘关系和健康状况，用特定的系谱符号绘成系谱图。根据系谱进行回顾性分析，以确定所发现的某一特定的形状或疾病的可能的遗传方式，从而对家系中其他成员的发病情况做出预测。调查的人数越多越好，除要求信息准确外，还要注意患者的年龄、病情、死亡原因和近亲婚配等情况。

14. 先证者（proband）：某个家族中第一个在临床上发现的罹患某种遗传病的患者或具有某种性状的成员。

15. 常染色体隐性遗传（autosomal recessive inheritance）：指控制一种遗传性状或疾病的基因是隐性基因，且位于 1~22 号染色体上的遗传方式。

16. X 连锁显性遗传（X-linked dominant inheritance）：决定一种遗传性状的显性基因位于 X 染色体上的遗传方式。

17. X 连锁隐性遗传（X-linked recessive inheritance）：控制一种隐性性状的基因位于 X 染色体上的遗传方式。

18. 完全显性（complete dominance）：指杂合子个体表现出与显性子个体完全相同的表型。

19. 共显性（codominance）：指一对等位基因之

间没有显性和隐性的区别，在杂合体个体中两个基因的作用都表现出来。

20. 不规则显性（irregular dominance）：指杂合子的显性基因有某种原因而不表现出相应形状，或即使发病，但病情程度有差异，使传递方式出现不规则。

21. 延迟显性（delayed dominance）：指某种带有显性致病基因的杂合体，在生命的早期不表现相应的症状，当达到一定年龄时致病基因的作用才表达出来。

22. 拟表型（phenocopy）：指环境因素的作用使个体的表型恰好与某一特定基因所产生的表型相同或相似的现象。

23. 等位基因（allele）：位于一对同源染色体上相同位点的不同形式或相同形式、影响同一对相对性状的基因。

24. 遗传印记（genetic imprinting）：指一个个体的同源染色体或等位基因分别来源于父方或母方，而表现出功能上的差异，因此所形成的表型也有所不同的现象。

25. 携带者（carrier）：表型正常但带有致病基因的杂合体。

26. 显性基因（dominant gene）：控制显性性状的基因称为显性基因，在杂合子中得到表达的基因。

27. 隐性基因（recessive gene）：控制隐形性状的基因称为隐性基因，在杂合子中得不到表达的基因。

28. 杂合子（heterozygote）：一对等位基因彼此不相同的个体称为杂合子。

29. 纯合子（homozygote）：一对等位基因彼此相同的个体称为纯合子。

30. 亲缘系数（coefficient of relationship, coefficient of kinship）：指有共同祖先的两个人在某一基因座上具有相同基因的概率。

二、填空题

1. 1/2
2. 共显性遗传
3. 个体的遗传背景（修饰基因）　生物体的内外环境对基因表达所产生的影响
4. 交叉遗传　致病基因的频率　致病基因频率的平方　2 倍
5. 孟德尔自由组合　概率定律　连锁互换　两基因之间的交换率
6. 延迟显性

三、选择题

A 型题

1. C	2. A	3. D	4. C	5. E
6. D	7. C	8. B	9. D	10. E
11. B	12. C	13. D	14. B	15. C
16. B	17. D	18. B	19. C	20. A
21. E	22. D	23. B	24. C	25. E
26. B	27. A	28. C	29. D	30. C
31. A	32. C	33. A	34. D	35. B
36. B	37. C	38. D	39. E	

X 型题

40. BC	41. ABCDE	42. ABDE
43. ABCDE	44. ABCDE	45. ABCD
46. BCD	47. ABCDE	48. ABCD
49. BD	50. AD	

四、判断题

1. F　2. T　3. F　4. F　5. F　6. F

五、问答题

1. 近亲结婚是指 3～4 代之内有共同祖先的个体之间的婚配，由于他们之间可能从共同祖先传来某一基因，所以他们基因相同的可能性较一般人要高得多，如堂兄妹间基因相同的可能性为 1/8，如果某 AR 遗传病的发病率为 10^4，那么堂兄妹间婚配子代的发病风险是 $1/50 \times 1/8 \times 1/4 = 1/1600$，而随机婚配则是 $1/50 \times 1/50 \times 1/4 = 1/10^4$，近亲婚配的风险要高出 5.25 倍。

2. AD 遗传病系常染色体显性遗传病，患者基因型大多为杂合子。根据杂合子的表型可将 AD 遗传病分为 6 种：①完全显性遗传，指杂合子的表型与显性纯合子的表型完全相同，如家族性多发性结肠息肉。②不完全显性遗传，指杂合子的表型介于显性纯合子与隐性纯合子之间，如先天性软骨发育不全。③共显性遗传，指杂合子两个基因的作用都要表达，如人类的 ABO 血型。④条件显性遗传，又称不规则显性遗传，指杂合子在不同条件下表型反应不同，可显性而发病，可隐性而不发病，这种遗传方式称条件显性遗传，这种遗传现象称不完全外显，如多指。⑤延迟显性遗传，指杂合子不是一出生就发病，而是要发育到一定的年龄才发病，如亨廷顿舞蹈症。⑥从性或伴性显性遗传，指杂合子发病与否和性别有关，如遗传性斑秃。

3. 两者的区别主要表现在以下 5 个方面：①不完全显性遗传是一种遗传方式，不完全外显是一种遗传现象，隶属于条件显性遗传的遗传方式。②外显率不同。前者外显率为 100%，后者外显率小于

100%。③表现度不同。不完全显性遗传，杂合子的病情均轻于显性纯合子，而不完全外显，杂合子的病情有轻有重。④病因不完全相同，不完全显性遗传完全受到遗传因素影响，而不完全外显与遗传和内外环境因素均有关。⑤不完全显性遗传发病时是连续的，不完全外显可见隔代遗传的现象。

六、病例分析

1. 由遗传而来的；该女性的外祖母及母亲是肯定的携带者；该女性是可能的携带者，可能性为1/2；其所生儿子中有1/4 可能患该遗传病。

2.（1）绘制系谱

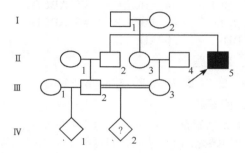

（2）系谱分析

1）Ⅱ5 的基因型是 aa，Ⅱ2、Ⅱ3 是杂合子 Aa 的概率为 2/3；Ⅲ2 和Ⅲ3 是杂合子的概率分别是 2/3×1/2=1/3；Ⅲ2 与Ⅲ3 结婚生出患儿的可能性为：1/3×1/3×1/4=1/36。

2）已知白化病（AR）群体发病率为 1/10 000；致病基因频率 a 的频率为 1/100，杂合子频率 1/50；如Ⅲ2 与Ⅲ1 结婚，则生出患儿的可能性为：1/3×1/50×1/4=1/600。

3）近亲结婚比社会群体随机婚配的风险大大增高。

（唐吟宇　孙　艳）

【英文强化训练题】

Ⅰ. Terms explanation

1. Allele
2. Genotype
3. Phenotype
4. Pedigree
5. Proband
6. Consanguineous

Ⅱ. Multiple choice（choose the BEST one）

1. First degree relatives don't include
A. parents   B. uncles and aunts
C. offsprings   D. sibs
E. all above

2. Which of the following is a variant form of a gene?
A. locus   B. allele
C. genotype   D. phenotype
E. all of the above

3. In human ABO blood system, what's the genotype for the person with O type blood?
A. $I^A i$ B. $I^B i$ C. $I^A I^B$
D. ii E. $I^H i$

4. Neurofibromatosis belongs to（　　）disease.
A. AD   B. AR   C. XD
D. XR   E. Y-linked

5. Achondroplasia belongs to（　　）disease.
A. XD   B. XR   C. AD
D. AR   E. Y-linked

6. Brachydactyly, type A1（BDA1）belongs to（　　）disease.
A. AD   B. AR   C. XD
D. XR   E. Y-linked

7. Phenylketonuria belongs to（　　）disease.
A. AD   B. AR   C. XD
D. XR   E. Y-linked

8. Brachydactyly, type A1（BDA1）belongs to（　　）disease.
A. AD   B. AR   C. XD
D. XR   E. Y-linked

9. Bloom syndrome belongs to（　　）disease.
A. AD   B. AR   C. XD
D. XR   E. Y-linked

10. What's the recurrence risk for each sib of proband in cystic fibrosis family?
A. 100%   B. 75%   C. 50%
D. 25%   E. 0

11. Vitamin D resistant rickets belongs to（　　）disease.
A. AD   B. AR   C. XD
D. XR   E. Y-linked

12. Rett syndrome belongs to（　　）disease.
A. AD   B. AR   C. XD
D. XR   E. Y-linked

13. Galactosemia belongs to（　　）disease.
A. Y-linked   B. XD   C. XR
D. AD   E. AR

14. Microphthalmia, syndromic 7 belongs to

( ) disease.

A. AD　　B. AR　　C. XD

D. XR　　E. Y-linked

15. Hemophilia A belongs to ( ) disease.

A. AD　　　　　　B. AR

C. XD　　　　　　D. XR

E. Y-linked

16. A woman with no history of color blindness (XR) marries a color-blind man. What are the risks for this couple of having a son or daughter who is color-blind?

A. 100%　　B. 50%　　C. 25%

D. 15%　　E. virtually 0

17. When a normal male married a carrier female with Duchenne Muscular Dystrophy (DMD), the correct description of the risk of the offsprings is

A. daughters：1/2 carriers

B. daughters：1/3 carriers

C. daughters：1/4 carriers

D. daughters：all carriers

E. daughters：all normal

18. The parents of Hb Bart's hydrops fetalis syndrome are a0 heterozygotes, the risk of their offspring is

A. 1　　　B. 1/2　　　C. 1/3

D. 1/4　　E. 1/8

19. Color blinders is more likely to occur in males than female because

A. Males have a tendency to deposit cholesterol in small blood vessels thereby reducing the oxygen and food supply to the retina

B. Genes for the characteristic are located in sex chromosomes

C. The trait is dominant in males and recessive in females

D. Males require more vitamin A to achieve the same sensitivity in the rods and cones of the retina

E. Some males have difficulty absorbing vitamin A, a necessary prerequisite th the synthesis of visual purple (rhodopsin)

20. The probability that a male inherits his Y chromosome from his maternal grandfather is

A. 0　　　B. 0.25　　C. 0.5

D. 0.75　　E. 1.0

Ⅲ. Answer questions

1. Please describe the steps in pedigree analysis.

2. Please describe the characteristics of AD.

3. Please describe the characteristics of AR.

4. Please describe the characteristics of XD.

5. Please describe the characteristics of XR.

【 Reference Answers 】

Ⅰ. Terms explanation

1. Allele：One of the alternate version of a gene present in a population.

2. Genotype：An individual's genetic constitution, either collectively at all loci or more typically, at a single locus.

3. Phenotype：Observable expression of genotype as a trait or disease.

4. Pedigree：A graphical representation of a family tree, using standard symbols.

5. Proband：The affected member through whom a family with a genetic disorder is first brought to attention

6. Consanguineous：Couples who have one or more ancestors in common.

Ⅱ. Multiple choice

1. B	2. B	3. D	4. A	5. C
6. A	7. B	8. A	9. B	10. D
11. C	12. C	13. E	14. C	15. D
16. E	17. A	18. D	19. B	20. A

Ⅲ. Answer questions

1. ①Is transmission vertical；②Look for male-to-male transmission (must have reproducing males)；③Are all daughters of affected father affected；④Does trait alternate generations；⑤Look at segregation ratios.

2. ①The phenotype usually appears in every generation, each affected person having an affected parent；②Any child of an affected parents has a 50% risk of inheriting the trait；③Phenotypically normal family members do not transmit the phenotype to their children；④Males and females are equally likely to transmit the phenotype, to children of either sex；⑤A significant proportion of isolated cases are due to new mutation.

3. ①An autosomal recessive phenotype, if it appears in more than one member of a kindred, typically is seen only in the sibship of the proband, not in parents, offspring, or other relatives；②For

most autosomal recessive diseases, males and females are equally likely to be affected; ③Parents of an affected child are asymptomatic carriers of mutant alleles; ④The parents of the affected person may in some cases be consanguineous. This is especially likely if the gene responsible for the condition is rare in the population; ⑤The recurrence risk for each sib of the proband is 1 in 4.

4. ①Affected males with normal mated have no affected sons and no normal daughters; ②Both male and female offspring of female carriers have a 50% risk of inheriting the phenotype; ③For rare phenotypes, affected females are about twice as common as affected males, but affected females typically have milder expression of the phenotype.

5. ①The incidence of the trait is much higher in male than in female; ②Heterozygous females are usually unaffected, but some may express the condition with variable severity as determined by the pattern of X inactivation; ③The gene responsible for the condition is transmitted from an affected man through all his daughters. Any of his daughters' sons has a 50% chance of inheriting it; ④The gene is ordinarily never transmitted directly from father to son, but it is transmitted by an affected male to all his daughter; ⑤The gene may be transmitted through a series males of carrier female; ⑥A significant proportion of isolated cases are due to new mutation.

（孙　艳）

第五章 多基因遗传病

【目的要求】

掌握：多基因遗传病的特征及发病风险的估计；数量性状与质量性状的区别；常见单基因遗传病：精神分裂症、糖尿病、唇裂、腭裂、脊柱裂和各型先心病等。

熟悉：多基因遗传病的特点；易患性与发病阈值。

了解：常见多基因遗传病的遗传率和发病率。

【教材精要】

一些遗传性状或遗传病的传递基础不是一对基因，而是由多对基因共同作用，这种遗传方式叫多基因遗传，不符合孟德尔遗传规律。在多基因性状中，每对基因作用是微小的，这类基因叫微效基因。但几对基因作用累积起来可以形成明显的效应，称为累积效应。

一、数量性状的多基因遗传

（一）数量性状与质量性状

1. 质量性状 单基因遗传的变异，是不连续的，在群体中可以被明显地区别，有质的差异，这种变异称质量性状。质量性状不受环境因素的影响。

2. 数量性状 是指个体间的差异只是量的变化，邻近的两个个体之间的差异很小，所以变异在群体中是连续的且呈正态分布。数量性状要受环境因素的影响，如人的身高。

（二）数量性状的多基因遗传

数量性状往往呈正态分布，主要取决于多对微效基因和基因随机组合。虽然多基因遗传不符合孟德尔定律，但是数量性状的遗传基础也是基因，每一对基因的遗传方式还是符合孟德尔定律，决定数量性状的不是一对基因，而是两对以上的基因；每对基因的等位基因之间是共显性的；基因对表型的影响较小，但有累积作用。

二、疾病的多基因遗传

1. 易患性与发病阈值

（1）在多基因遗传病中，遗传基础是由多基因构成的，部分决定了个体的发病风险。这种由遗传基础决定一个个体患病的风险称为易感性。但环境对多基因遗传病也有较大的作用。由遗传因素和环境共同作用决定一个个体是否患病的风险称为易患性。群体的易患性变异呈正态分布。当一个个体易患性高到一定限度时，就可能发病。这种由易患性导致的多基因遗传病发病最低限度称为发病阈值。阈值将连续分布的易患性变异分为两部分：正常群体和患病群体。在一定的环境条件下，阈值代表造成个体发病所需要的最低的易患性基因数量。

（2）一个群体易患性高低可从其易患性平均值作出估计：平均值与阈值距离越大，说明群体易患性低，阈值高，群体发病率越小；平均值与阈值距离越小，说明群体易患性高，阈值低，群体发病率越大。

2. 遗传率及其估算

（1）遗传率是指在多基因遗传病中，易患性的高低受遗传因素和环境因素共同作用，其中遗传因素所起作用的大小可以用遗传率来估算。一般用百分率（%）表示。在遗传率高的疾病中遗传率高达70%～80%，这表示遗传基础在决定易患性变异上有重要作用，环境作用较小。在遗传率低的疾病中，遗传率可在30%～40%，这表示环境因素在决定易患性变异上有重要作用，遗传基础的作用不显著。

（2）计算人类多基因遗传病遗传率高低的计算公式有两种，即Falconer公式和Holzinger公式。

Falconer公式：$h^2=b/r$，h^2为遗传率；b为亲属易患性对先证者易患性的回归系数；r为亲缘系数。

三、影响多基因遗传病再发风险估计的因素

多基因遗传病是一种遗传和环境因素共同作用的复杂性疾病，在对多基因遗传病的再发风险作预估时，其再发风险要考虑多个因素：

1. 患病率与亲属级别有关 多基因遗传病有明显的家族聚集性，随着患者亲属级别的降低，发病风险迅速降低。

2. 患者亲属再发风险与亲属中受累人数有关 在多基因遗传病中，一个家庭中患病人数越多，则亲属再发风险越高，这表明他们的父母带

有更多的易患基因。

3. 患者亲属再发风险与患者畸形或疾病严重程度有关 因为多基因疾病存在累加效应，如果患者病情严重，说明患者具有更多的易患性基因，其一级亲属发病风险增高。

4. 多基因遗传疾病的群体患病率存在性别差异时，亲属再发风险与性别有关 在有些多基因病的发病上存在性别差异，不同性别的发病阈值高低不同。群体中发病率低但是性别阈值高的患者带有更多的易患性基因，因而他们的亲属发病风险高，如先天性幽门狭窄。

【强化训练题】

一、名词解释

1. 质量性状（qualitative character）
2. 数量性状（quantitative character）
3. 多基因遗传（polygenic inheritance）
4. 微效基因（minor gene）
5. 累积效应（additive effect）
6. 易患性（liability）
7. 发病阈值（threshold）
8. 遗传率（heritability）
9. 易感性（susceptibility）

二、填空题

1. 性状变异在群体中呈不连续分布的称为_____性状。
2. 性状变异在群体中呈连续分布的称为_____性状。
3. 数量性状变异呈_____分布。
4. 质量性状的遗传基础主要取决于_____对基因。
5. 数量性状的遗传基础取决于_____对以上的等位基因。
6. 控制数量性状的基因遗传方式遵循_____遗传规律。
7. 控制数量性状的每对基因彼此之间没有显性的区分，而是_____。
8. 控制数量性状的每对基因作用是微小的，称为_____，但若干对基因的作用累积起来，可以形成一个明显的表型效应，称为_____。
9. 多基因遗传除了受遗传因素的影响，还受_____因素的影响。
10. 一个群体的易患性平均值可由该群体的_____作出估计。
11. 易患性是一种_____性状。

12. 数量性状在遗传过程中，子代将向平均值靠拢，这是一种_____现象。

三、选择题

A 型题

1. 多基因遗传的遗传基础是 2 对或 2 对以上微效基因，这些基因的性质是
A. 显性
B. 隐性
C. 共显性
D. 显性和隐性
E. 外显不全
2. 下列关于多基因遗传的说法错误的是
A. 遗传基础是主要的
B. 多为两对以上等位基因
C. 这些基因性质为共显性
D. 环境因素起到不可替代的作用
E. 微效基因和环境因素共同作用
3. 下列疾病中不属于多基因遗传病的是
A. 精神分裂症
B. 糖尿病
C. 先天性幽门狭窄
D. 唇裂
E. 软骨发育不全
4. 关于多基因遗传病的叙述，不正确的是
A. 患者同胞发病风险相同
B. 呈单峰分布
C. 发病有家族聚居倾向
D. 呈连续分布
E. 发病率与亲属关系远近相关
5. 哮喘的遗传方式为
A. X 连锁隐性遗传
B. 染色体遗传
C. 复杂的多基因遗传
D. 常染色体隐性遗传
E. 常染色体显性遗传
6. 下列哪项不是微效基因所具备的特点
A. 基因之间是共显性
B. 每对基因作用是微小的
C. 彼此之间有累加作用
D. 基因之间是显性
E. 是 2 对或 2 对以上
7. 糖尿病属于
A. 线粒体遗传病
B. 单基因遗传病
C. 染色体遗传病
D. 复杂性疾病
E. 以上都不是
8. 下面哪种性状不属于质量性状
A. ABO 血型
B. 血压
C. 红绿色盲
D. 多指
E. 先天性聋哑
9. 下列疾病中属于多基因遗传病的是
A. 苯丙酮尿症
B. 亨廷顿舞蹈症
C. 地中海贫血症
D. 先天性幽门狭窄

E. 多指症 A1 型

10. 下列不符合数量性状变异特点的是
A. 一对性状存在着一系列中间过渡类型
B. 一个群体性状变异曲线是不连续的
C. 分布近似于正态曲线
D. 一对性状间无质的差异
E. 大部分个体的表型都接近于中间类型

11. 人类的身高属多基因遗传，如果将某人群身高变异的分布绘成曲线，可以看到
A. 曲线是不连续的两个峰
B. 曲线是不连续的三个峰
C. 可能出现两个或三个峰
D. 曲线是连续的一个峰
E. 曲线是不规则的，无法判定

12. 在多基因病中由多基因基础决定的发生某种遗传病风险的高低称为
A. 遗传率　　　　　　B. 易感性
C. 易患性　　　　　　D. 阈值
E. 风险度

13. 多基因遗传病的遗传率越高，则表示该种多基因病
A. 主要是遗传因素的作用
B. 主要是环境因素的作用
C. 主要是遗传因素的作用，环境因素作用较小
D. 主要是环境因素的作用，遗传因素作用较小
E. 遗传因素和环境因素的作用各一半

14. 一种多基因遗传病的复发风险与
A. 该病的遗传率的大小有关，而与一般群体的发病率的大小无关
B. 一般群体的发病率的大小有关，而与该病的遗传率的大小无关
C. 该病的遗传率和一般群体的发病率的大小都有关
D. 亲缘关系的远近无关
E. 群体易患性平均值有关

15. 一个家庭患某种多基因患者数多，说明这个家庭患此病的
A. 阈值较高　　　　　B. 阈值较低
C. 易患性较高　　　　D. 易患性较低
E. 遗传率较高

16. 遗传率是
A. 遗传病发病率的高低
B. 致病基因有害程度
C. 遗传因素对性状影响程度
D. 遗传性状的表现程度
E. 遗传性状的异质性

17. 不符合多基因病的阈值、易患性平均值与发病规律的是
A. 群体易患性平均值越高，群体发病率越高
B. 群体易患性平均值越低，群体发病率越低
C. 群体易患性平均值与发病阈值越近，群体发病率越高
D. 群体易患性平均值越高，群体发病率越低
E. 群体易患性平均值与发病阈值越远，群体发病率越低

18. 如果一个群体中某病发病率是 0.13%，易患性平均值与阈值的距离为
A. 1σ　　B. 2σ　　C. 3σ
D. 4σ　　E. 以上都不对

19. 在多基因遗传病中，两个极端变异的个体杂交后，子 1 代是
A. 均为极端的个体
B. 均为中间的个体
C. 多数为极端的个体，少数为中间的个体
D. 多数为中间的个体，少数为极端的个体
E. 极端个体和中间个体各占一半

20. 在一个随机杂交的群体中，多基因遗传的变异范围广泛，大多数个体接近于中间类型，极端变异的个体很少。这些变异的产生是由
A. 遗传基础和环境因素共同作用的结果
B. 遗传基础的作用大小决定的
C. 环境因素的作用大小决定的
D. 多对基因的分离和自由组合的作用结果
E. 主基因作用

21. 下列哪种患者的后代发病风险高
A. 单侧唇裂　　　　　B. 单侧腭裂
C. 双侧唇裂　　　　　D. 单侧唇裂+腭裂
E. 双侧唇裂+腭裂

22. 精神分裂症的一般人群发病率为 1%，在患者一级亲属 768 人中，有 80 人发病，精神分裂症的遗传率约为
A. 1%　　　B. 10.4%　　　C. 40%
D. 60%　　　E. 80%

23. 先天性幽门狭窄是一种多基因遗传病，男性发病率为 0.5%，女性发病率为 0.1%，下列哪种情况发病率最高
A. 女性患者的儿子　　B. 男性患者的儿子
C. 女性患者的女儿　　D. 男性患者的女儿
E. 以上都不是

24. 先天性巨结肠乃多基因遗传病，发病率男性高于女性，则
A. 男性患者所生儿子患该病风险最高
B. 男性患者所生女儿患该病风险最高
C. 女性患者所生儿子患该病风险最高

D. 女性患者所生女儿患该病风险最高

E. 以上均不是

25. 对多基因遗传病，后代发病风险的估计与（　　）无关

A. 群体发病率　　　　　B. 患者年龄

C. 家庭患病人数　　　　D. 病情严重程度

E. 遗传率

26. X_{r1} 的含义是指

A. 患者一级亲属易患性平均值与阈值之差

B. 患者亲属易患性平均值与阈值之差

C. 患者易患性平均值与阈值之差

D. 患者易患性平均值与群体易患性平均值之差

E. 患者一级亲属易患性平均值与患者易患性平均值之差

27. 多基因遗传病患者亲属的发病风险随着亲缘系数降低而骤降，下列患者的亲属中发病率最低的是

A. 儿女　　　　　　　　B. 孙子、孙女

C. 侄儿、侄女　　　　　D. 外甥、外甥女

E. 表兄妹

28. 当群体发病率为 0.1%～1%，遗传率为 70%～80% 时，患者一级亲属的发病率为

A. 大于群体发病率

B. 小于群体发病率

C. 大于群体发病率的平方根

D. 约等于群体发病率的平方根

E. 约等于群体发病率

29. 某疾病为多基因遗传病，发病率男性高于女性。现有两个家庭，一个家庭生育了一个该病的男患儿，另一家庭生育了一个女患儿。若再次生育，（　　）家庭再生患儿的风险高

A. 生男患的　　　　　　B. 生女患的

C. 两个家庭都高　　　　D. 无法预测

E. 两个家庭一样高

30. 关于精神分裂症下列叙述不正确的是

A. 基因有累积效应

B. 环境因素有一定影响

C. 由多对微效基因决定

D. 患者子女中约有 1/4 再发风险

E. 易患性在人群中呈正态分布

31. 先天性巨结肠是一种多基因遗传病，发病率女性高于男性。现有两个家庭，一个家庭生育了一个该病的男患儿，另一家庭生育了一个女患儿。若再次生育，（　　）家庭再生患儿的风险高

A. 生男患的　　　　　　B. 生女患的

C. 两个家庭都高　　　　D. 无法预测

E. 两个家庭一样高

32. 在多基因遗传病中，p 和 q 指的是

A. 基因频率　　　　　　B. 基因型频率

C. 染色体短臂和长臂　　D. 表型频率

E. 以上均不是

33. 某多基因遗传病的遗传率为 76%，群体发病率为 0.49%，一对夫妇，女的表型正常，男的患该病，若生孩子也患该病的风险为

A. 0.7%　　　B. 76%　　　C. 0.49%

D. 0.76%　　　E. 7%

34. 一对夫妇生出一个唇裂的患儿后，再次发病风险为 4%，如果再生出一个患儿后，那么第三次生育的发病风险是

A. 小于 4%　　　　　　B. 4%～8%

C. 10%　　　　　　　　D. 20%

E. 50%

35. 癫痫是一种多基因遗传病，在我国该病的发病率为 0.36%，遗传率约为 70%。一对表型正常夫妇结婚后，头胎因患有癫痫而夭折。如果他们再次生育，患癫痫的风险是

A. 70%　　　B. 60%　　　C. 6%

D. 0.6%　　　E. 0.36%

36. 在多基因遗传病中，利用 Edward 公式估算患者一级亲属的发病风险时，必须注意公式应用的条件是

A. 群体发病率 0.1%～1%，遗传率为 70%～80%

B. 群体发病率 70%～80%，遗传率为 0.1%～1%

C. 群体发病率 1%～10%，遗传率为 70%～80%

D. 群体发病率 70%～80%，遗传率为 1%～10%

E. 任何条件不予考虑均可使用

37. 如果精神分裂症的发病群体率为 1/100，遗传率为 80%，一对夫妇的儿子患精神分裂症后，才发现丈夫的弟弟也患有精神分裂症，如果该夫妇再生一个孩子患精神分裂症的风险是

A. 1/5　　　B. 1/10　　　C. 1/100

D. $1/10^3$　　　E. $1/10^4$

38. 多基因遗传病的再发风险与下列哪个因素无关

A. 遗传率　　　　　　　B. 亲属级别

C. 群体易患性平均值　　D. 患者病情

E. 患者数目

39. 下列表述正确的是

A. Xg＞Xr＞ag　　　　　B. ag＞Xg＞Xr

C. Xr＞Xg＞ag　　　　　D. Xg＞ag＞Xr

E. ar＞Xg＞ag

40. Xg 的含义是指

A. 一般群体易患性平均值与阈值之差

B. 患者亲属易患性平均值与阈值之差

C. 患者易患性平均值与阈值之差

D. 一般群体易患性平均值与患者易患性平均值之差

E. 对照易患性平均值与阈值之差

B 型题

（41～44 题共用备选答案）

A. 阈值低

B. 群体易患性平均值高

C. 发病风险高

D. 遗传率高

E. 群体发病率低

41. 某种多基因病男性发病率高于女性，女性患者生育的后代则

42. 群体易患性平均值与阈值相距较远，则

43. 在多基因病中，如果遗传因素起的作用较大，则

44. 多基因病的发病率有性别差异时，发病率高的性别则

（45～49 题共用备选答案）

A. 遗传率　　　　　　B. 易患性

C. 群体发病率　　　　D. 微效基因

E. 发病阈值

45.（　　）是多基因病的遗传基础

46. 阈值的高低可以决定

47.（　　）是指多基因病中遗传因素所起作用的大小

48. 多基因病中呈连续变异，呈常态分布的是

49.（　　）是指在一定条件下发病所必需的最低的易患基因数量

（50～52 题共用备选答案）

A. 符合孟德尔遗传方式

B. 呈正态分布

C. 呈显隐性关系

D. 没有显隐性关系

E. 可分为 2～3 个峰

50. 质量性状变异分布图

51. 控制质量性状和数量性状的基因

52. 数量性状变异分布图

（53～55 题共用备选答案）

A. 0.1%　　　　　　B. 1%　～ 10%

C. 1/2 或 1/4　　　　D. 70%　～80%

E. 1%

53. 多基因遗传病患者同胞的发病率约为

54. 多基因病的发病率往往大于

55. 利用 Edward 公式估计患者一级亲属的发病风险时，要求遗传率为

X 型题

56. 关于多基因遗传，下列说法正确的是

A. 受两对以上等位基因控制

B. 每对基因的作用是微小的

C. 基因间是共显性的

D. 基因间的作用可互相抵消

E. 受环境因素影响

57. 属于多基因遗传的常见性状有

A. 身高　　　B. 智力　　　C. ABO 血型

D. 血压　　　E. 高度近视

58. 下列属于数量性状遗传特点的是

A. 相对性状差异显著

B. 相对性状差异不显著

C. 变异是连续的

D. 变异是不连续的

E. 呈正态分布

59. 根据多基因假说，数量性状的遗传基础为

A. 一对基因　　　　　B. 多对基因

C. 基因间呈显隐性　　D. 基因间呈共显性

E. 符合孟德尔遗传方式

60. 在一个随机杂交的群体中，多基因遗传的特点是

A. 大多数个体接近中间类型

B. 极端变异的个体很少

C. 中间类型和极端变异的个体都很多

D. 变异范围广泛

E. 个体均为中间类型

61. 一种多基因病的阈值与群体易患性平均值相距越近，则其群体

A. 发病率越低　　　　B. 阈值越低

C. 发病率越高　　　　D. 阈值越高

E. 发病率和阈值均越高

62. 多基因遗传病复发风险与（　　）有关

A. 患者病情严重程度　B. 家系中患者人数

C. 亲缘关系的远近　　D. 群体的发病率

E. 遗传率的大小

63. 多基因病患者的同胞及子女的发病风险包括

A. 大于群体发病率　　B. 小于群体发病率

C. 与群体发病率相近　D. 1%～10%之间

E. 等于群体发病率的平方根

64. 多基因遗传与单基因遗传的区别在于

A. 遗传基础是主基因

B. 遗传基础是微效基因

C. 患者一级亲属再发风险相同

D. 群体变异曲线呈双峰或三峰

E. 多基因性状形成受环境因子和微效基因共同作用

65. 影响多基因遗传病发病风险的因素是
A. 环境因素与微效基因协同作用
B. 染色体缺失
C. 发病率的性别差异
D. 出生顺序
E. 多基因的累加效应
66. 多基因遗传病的特点是
A. 发病有家族聚集倾向
B. 发病率有种族差异
C. 近亲婚配子女发病风险增高
D. 随亲属级别降低，患者亲属发病风险迅速降低
E. 患者的双亲、同胞和子女有相同的发病风险
67. 当多基因遗传病发病率有性别差异时，则
A. 发病率低的性别，则阈值低，该性别患者子女发病风险相对较低
B. 发病率低的性别，则阈值高，该性别患者子女发病风险相对较高
C. 发病率高的性别，则阈值高，该性别患者子女发病风险相对较高
D. 发病率高的性别，则阈值低，该性别患者子女发病风险相对较低
E. 发病率高的性别，则阈值低，该性别患者子女发病风险相对较高
68. 对多基因遗传病患者后代发病风险的估计中，与下列哪些因素有关
A. 群体发病率　　　　B. 孕妇年龄
C. 家庭中患病人数　　D. 病情严重程度
E. 遗传率

四、判断题（正确为 T，错误为 F）

1. 多基因遗传病的发病取决于遗传因素和环境因素。（　）
2. polygene hypothesis 阐述的是 quantitative character 遗传的特点。（　）
3. 在多基因病易患性的正态分布曲线中，X 值和 a 值呈正相关。（　）
4. liability 指在遗传和环境因素共同作用下，一个体患某种遗传病的可能性。（　）
5. 在多基因病易患性的正态分布曲线中，X 值越大，群体的易患性越低。（　）
6. 数量性状的遗传规律符合孟德尔遗传规律。（　）
7. 遗传病的易感性是由遗传因素和环境因素共同决定的。（　）
8. 微效基因在多基因病的遗传中发挥的作用也不是完全相同的。（　）

五、问答题

1. 质量性状与数量性状的区别是什么？
2. 简述多基因遗传病的形成机制是什么？
3. 多基因病具有哪些遗传特点？
4. 对多基因病作遗传咨询时要考虑哪些因素？
5. 数量性状的遗传特点是什么？

【参 考 答 案】

一、名词解释

1. 质量性状（qualitative character）：单基因遗传中的变异，在一个群体中可以被明显地区别，是不连续的。
2. 数量性状（quantitative character）：是指个体间的差异只是量的变化，邻近的两个个体之间的差异很小。
3. 多基因遗传（polygenic inheritance）：一些遗传性状或遗传病的传递基础不是一对基因，而是由多对基因共同作用，这种遗传方式称为多基因遗传。
4. 微效基因（minor gene）：在多基因性状中，每对基因作用是微小的，这类基因称为微效基因。
5. 累积效应（additive effect）：多基因性状中，每对基因作用是微小的，但几对基因作用累积起来可以形成明显的效应。
6. 易患性（liability）：是指在多基因遗传中，由遗传因素和环境因素共同作用决定一个个体是否易患病的风险。
7. 发病阈值（threshold）：当一个个体易患性高到一定的限度时，就可能发病，这种由易患性导致的多基因遗传病发病最低限度称为发病阈值。
8. 遗传率（heritability）：是指在多基因遗传病中，易患性的高低受遗传因素和环境因素共同作用，其中遗传因素所起作用的大小可以用遗传率来估算。
9. 易感性（susceptibility）：由遗传基础决定一个个体患病的风险称为易感性。

二、填空题

1. 质量　2. 数量　3. 正态
4. 单个　5. 两　6. 孟德尔
7. 共显性　8. 微效基因　累积效应
9. 环境　10. 发病率
11. 数量　12. 回归

三、选择题

A 型题
1. C　2. A　3. E　4. A　5. C

6. D	7. D	8. B	9. D	10. B
11. D	12. B	13. C	14. C	15. C
16. C	17. D	18. C	19. B	20. A
21. E	22. E	23. A	24. C	25. B
26. E	27. E	28. D	29. D	30. D
31. A	32. D	33. E	34. C	35. C
36. A	37. A	38. C	39. B	40. A

B 型题

41. C	42. E	43. D	44. A	45. D
46. C	47. A	48. B	49. E	50. E
51. A	52. B	53. B	54. A	55. D

X 型题

56. ABCE	57. ABDE	58. BCE
59. BDE	60. ABD	61. BC
62. ABCDE	63. AD	64. BCE
65. ACE	66. ABCDE	67. BD
68. ACDE		

四、判断题

1. F　2. T　3. T　4. F　5. T　6. F　7. F　8. T

五、问答题

1. 质量性状通常由一对等位基因（主基因）所控制，彼此为显隐性或共显性，相对性状的差异明显，即变异是不连续的。数量性状的遗传基础是多对微效基因，彼此间为共显性，其变异在一个群体中是连续的。

2. 多基因性状或多基因病的形成受多对微效基因控制；每对微效基因彼此之间是共显性的，并有累积效应；这些基因遵循分离律和自由组合律；多基因性状或多基因病的形成除受遗传因素影响外，也受环境因素的影响。

3. 发病率均高于 0.1%；发病有家族聚集倾向；发病率有种族差异；近亲婚配时，子女发病风险也增高；亲缘系数相同，有相同的发病风险；随着亲属级别的降低，发病风险迅速降低。

4. 在对多基因遗传病做遗传咨询时，要考虑以下 5 个因素：①遗传率。总的原则是遗传率越高，患者亲属发病风险越高。②亲属级别。总的原则是和患者亲缘关系越近的亲属，发病风险越高。③患者数量。家里患者越多，患者亲属发病风险越高，亲缘关系越远风险越低。④病情严重程度。患者病情越重，亲属发病风险越高。⑤性别。对于发病率有性别差异的多基因病，发病率低的性别，患者亲属发病风险高，尤其是异性亲属。特别需要指出的是，5 个因素一定要综合考虑。

5. 数量性状的遗传具有如下特点：①两个极端变异的个体杂交后，子 1 代都是中间类型，但也有一定变异范围，这是环境因素影响的结果。②两个中间类型的子 1 代个体杂交后，子 2 代大多数个体仍是中间类型，但变异范围更广泛，有时会出现极端变异个体。这是基因的分离和自由组合及环境因素影响的结果。③在一个随机杂交的群体中，变异范围很广泛，但是大多数个体接近中间类型，极端变异的个体很少。

（孙　艳　唐吟宇）

【英文强化训练题】

Ⅰ. Terms explanation

1. Qualitative character
2. Quantitative character
3. Heritability
4. Susceptibility
5. Liability
6. Threshold

Ⅱ. Multiple choice（choose the BEST one）

1. A graph of the length of the forefinger on the left hand versus the number of people having fingers of a particular length is a bell-shaped curve. This indicates that finger length is a
A. single-gene character
B. polygenic character
C. randomly inherited character
D. strongly selected character
E. sex-linked character

2. The following is quantitative character contents, which is incorrect?
A. These inheritance characters are controlled by many allele genes
B. The variation between relative character is showed continuous normal distribution
C. The quantitative character is also influenced by environmental factors
D. The variation between relative character is showed uncontinuous abnormal distribution
E. Body height is a kind of quantitative character

3. In polygenetic inheritance diseases，"p" and "q" mean
A. gene frequency
B. genotype frequency
C. phenotype frequency
D. short and long arms of chromosomes

E. none of the above

4. The recurrence risks of polygenic inheritance diseases are not including

A. heritability

B. coefficient of relationship

C. the number of patients

D. patient's condition

E. the average of population susceptibility

5. Many family members have the same polygenic inheritance disease, it indicates that the polygenic inheritance disease has (   ) in this family

A. high heritability   B. high threshold

C. low threshold   D. high susceptibility

E. low susceptibility

III. Answer questions

1. What is the significance of heritability and how to estimate the heritability?

2. What is the difference between qualitative character and quantitative character?

3. What is the formation mechanism of polygenic inheritance disease?

【 Reference Answers 】

I. Terms explanation

1. Qualitative character: Qualitative character is expressed qualitatively, which means that the phenotype falls into different categories. The pattern of inheritance for a qualitative character is monogenetic, which means that the character is only influenced by a single gene with a major effect.

2. Quantitative character: Quantitative character involves traits influenced by several genes with small effects, called polygenes, so that the phenotypes cannot be placed in easily identifiable classes. Most of these traits are measured on a continuous scale.

3. Heritability: Heritability estimates the percentage of the phenotypic variation for a trait that is due to genes. Heritability is a statistical measure of the proportion of the total phenotypic variation attributable to genetic factors as opposed to environmental ones. In general terms, it is a measure of whether the role of genes in determining a given phenotype is large or small.

4. Susceptibility: Susceptibility refers the genetic factors that make an individual more or less likely to develop a disease or defect.

5. Liability: Liability represents the sum total of genetic and environmental influences that make an individual more or less likely to develop a disease or defect.

6. Threshold: The critical points of liability above which all individuals are affected is the threshold. A threshold model is often used to interpret the discontinuous distribution of multifactorial traits.

II. Multiple choice

1. B   2. D   3. C   4. E   5. A

III. Answer questions

1. Heritability is a statistical measure of the proportion of the total phenotypic variation attributable to genetic factors as opposed to environmental ones. The method: $h^2=b/r$, b: regression coefficient, r: coefficient of relationship.

2. Qualitative character is usually controlled by a pair of alleles (main genes), each of which is dominance, recessive or codominant, and the difference of contrasting character is obvious, and the mean is that the variation is discontinuous. The genetic basis of quantitative character is multiple pairs of minor genes, which are codominant and their variations are continuous in a population.

3. Polygenic inheritance disease is controlled by multiple minor genes; Each pair of minor gene is codominant with each other, and has additive effect with each other; These genes follow the laws of segregation and independent assortment; Polygenic inheritance disease is influenced not only by genetic factors but also by environmental factors.

（孙　艳）

第六章　线粒体遗传病

【目的要求】

掌握：线粒体基因组的结构特征和遗传特征；线粒体基因组突变类型；主要的线粒体遗传病类型。

熟悉：主要线粒体遗传病的遗传机制；线粒体基因突变与衰老。

了解：细胞核 DNA 与线粒体病的关系。

【教材精要】

线粒体是为细胞提供能量（ATP）的细胞器。人体细胞（除红细胞）都有线粒体，它们携带着自己的 DNA（mtDNA），而这些基因的突变可能引起线粒体疾病。

一、线粒体基因组

人类每个体细胞常常有数百个线粒体，一个线粒体中一般有 2～10 拷贝 DNA。

（一）线粒体基因组的结构特征

线粒体基因组是裸露的 DNA 双链分子，无组蛋白结合，主要呈双链环状（但也有呈线状的特例存在）。各个物种的线粒体基因组大小不一，mtDNA 长度一般为几万至数十万碱基对，mtDNA 的长度和线粒体基因组的大小因物种而异，人类 mtDNA 的长度为 16 569bp，拥有 37 个基因，编码了 2 种 rRNA（12S rRNA 和 16S rRNA）、22 种 tRNA（同样转运 20 种标准氨基酸，只是亮氨酸和丝氨酸有两种对应的 tRNA）及 13 种多肽（呼吸链复合物 I、III、IV、V 的亚基）。人类的 mtDNA 一般没有内含子。

（二）线粒体基因组的遗传特征

1. 半自主性　mtDNA 能编码蛋白质，但其种类十分有限。mtDNA 编码的蛋白质只有 13 种线粒体蛋白质亚基，组成线粒体各部分的蛋白质，但其绝大多数蛋白质都是由核 DNA 编码并在细胞质核糖体上合成后再运送到线粒体各自的功能位点上。线粒体的遗传系统仍然要依赖于细胞核的遗传系统，由此，线粒体基因组在遗传控制上表现出半自主性。

2. 突变率高　mtDNA 在一个细胞中具有数百次拷贝，因此 mtDNA 突变比例可以在 0～100% 之间变化。其突变率比细胞核基因组高 10～20 倍。

3. 遗传密码特殊　线粒体的遗传密码与变形菌门细菌的遗传密码更为相似；与核基因遗传密码不完全一致。

4. 母系遗传　女性的线粒体基因随其卵细胞遗传给后代。mtDNA 表现为母系遗传。

5. 瓶颈效应　卵母细胞中有约 10 万拷贝的 mtDNA，在卵成熟时大部分线粒体会消失，只有 10～100 个 mtDNA 进入到受精卵，这个现象称为瓶颈效应。此后，经过早期胚胎的细胞分裂，线粒体数目会达到每个细胞 1 万或更多。

6. 阈值效应　对于异质性的 mtDNA 突变，细胞可以承受正常的 mtDNA 减少直到 1 个阈值时细胞才凋亡或细胞功能受损。mtDNA 突变所产生的效应取决于该细胞中野生型和突变型线粒体 DNA 的比例，只有突变型 DNA 达到一定数量或比例（阈值）时才足以引起细胞的功能障碍，这种现象称为阈值效应。

7. 异质性　一两个不同的 mtDNA 序列可以存在于一个个体的细胞、组织和不同个体。在连续的细胞分裂过程中，异质性细胞中突变型 mtDNA 和野生型 mtDNA 的比例会发生漂变，向同质性的方向发展。分裂旺盛的细胞（如血细胞）往往有排斥突变 mtDNA 的趋势，经无数次分裂后，细胞逐渐成为只有野生型 mtDNA 的同质性细胞。mtDNA 具有复制优势，在分裂不旺盛的细胞（如肌细胞）中逐渐积累，形成只有突变型 mtDNA 的同质性细胞。漂变的结果，表型也随之发生改变。

8. 累加效应　但随着突变型 DNA 逐渐累积，线粒体的能量代谢功能持续性下降，最终出现临床症状。mtDNA 突变可以影响线粒体功能，引起 ATP 合成障碍，导致疾病发生。突变种类越多，病情越严重。

9. 随机分离　mtDNA 的复制和线粒体的分离是随机过程。mtDNA 具有自我复制的能力，以自身为模板半保留复制，可分布于整个细胞周期。

二、线粒体基因组与疾病

（一）线粒体基因组突变类型

（1）碱基替换：mRNA 基因的碱基替换、tRNA 基因的碱基替换、rRNA 基因的碱基替换、调控序列的碱基替换。

（2）缺失、插入、倒位、重排突变。

（3）mRNA 拷贝数目突变。

（二）常见的线粒体遗传病

由于线粒体基因异常致编码蛋白异常，线粒体能量代谢障碍，全身许多器官，尤其是能量代谢需求旺盛的器官和组织更易受累，如卒中、痴呆、癫痫反复发作、视觉系统损害、共济失调、智能障碍等均可与此相关。

线粒体病主要包括：Leber 遗传性视神经病、线粒体肌病、MERRF-线粒体肌病、耳聋、共济失调并发色素性视网膜炎、帕金森病、糖尿病-耳聋等。

线粒体病遗传方式复杂，导致疾病的原因主要由核基因和线粒体基因造成。

（三）线粒体与衰老

线粒体是直接利用氧气制造能量的部位，90%以上吸入体内的氧气被线粒体消耗掉。但是，氧是个"双刃剑"，一方面生物体利用氧分子制造能量，另一方面氧分子在被利用的过程中会产生极活泼的中间体（活性氧自由基）伤害生物体造成氧毒性。生物体就是在不断地与氧毒性进行斗争中求得生存和发展的，氧毒性的存在是生物体衰老的最原初的原因。线粒体利用氧分子的同时也不断受到氧毒性的伤害，线粒体损伤超过一定限度，细胞就会衰老死亡。生物体总是不断有新的细胞取代衰老的细胞以维持生命的延续，这就是细胞的新陈代谢。

三、细胞核 DNA 异常引起的线粒体病

线粒体是真核细胞中的氧化中心和动力站，而线粒体 DNA 是与核 DNA 的协同作用控制合成呼吸链的蛋白亚基，以及控制线粒体的复制、转录和表达。丙酮酸脱氢酶缺乏症、肌病和肌红蛋白尿、帕金森综合征等可能是核基因异常引起的线粒体病。

【强化训练题】

一、名词解释

1. 母系遗传（maternal inheritance）
2. 遗传瓶颈（genetic bottleneck）
3. 阈值效应（threshold effect）
4. 异质性（heterogeneity）

二、填空题

1. 线粒体基因碱基替换的类型主要有_____、_____、_____、_____。

2. 除线粒体基因组缺陷可直接导致线粒体病外，编码线粒体 99%的蛋白质的_____突变也可引起线粒体病，但这种疾病表现为_____遗传方式。

3. mtDNA 突变率高于核 DNA，主要是 mtDNA 缺少_____的保护，以及线粒体中 DNA 损伤的_____系统。

4. mtDNA 突变可导致一个细胞内_____mtDNA 和_____mtDNA 共存。

5. mtDNA 具有自我复制、自我转录功能，但所需的酶却由_____编码。

6. 人 mtDNA 全长_____bp，不与组蛋白结合，且暴露_____，重链富含_____，轻链富含_____。

三、选择题

A 型题

1. DNA 遗传的特点是
A. X 连锁显性遗传
B. X 连锁隐性遗传
C. Y 连锁遗传
D. 母体遗传
E. 常染色体隐性遗传

2. 人线粒体 DNA 是由多少碱基组成的双链闭合环状分子
A. 1656bp
B. 6569bp
C. 16 569bp
D. 165 690bp
E. 165 696bp

3. mtDNA 突变率很高，约为核 DNA 的（　　）以上
A. 10～20 倍
B. 30 倍
C. 40 倍
D. 50 倍
E. 100 倍

4. 线粒体遗传病与年龄有关，这是因为
A. 延迟显性
B. 突变 mtDNA 数量随年龄增长而累积
C. 遗传瓶颈
D. 母体遗传
E. 半自主性遗传

5. 动物细胞核外唯一含有 DNA 的细胞器是
A. 中心体
B. 高尔基体
C. 线粒体
D. 核糖体
E. 溶酶体

6. 下列哪项不符合哺乳动物线粒体 DNA 复制的事实?
A. 双向复制
B. 复制需消耗能量
C. 不对称复制
D. 半保留复制

E. 复制发生在 S～G_2 期

7. 人类 mtDNA 中含有

A. 37 个基因　　　　B. 大量调控序列

C. 内含子　　　　　D. 终止子

E. 高度重复序列

8. mtDNA 突变类型不包括

A. 缺失　　　　　　B. 点突变

C. mtDNA 数量减少　D. 双着丝粒

E. 重复

9. 符合母系遗传的疾病是

A. 甲型血友病

B. 白化病

C. 家族性高胆固醇血症

D. Leber 遗传性视神经病

E. 子宫阴道积水

10. UGA 在细胞核基因组中是终止密码，而在线粒体编码的氨基酸是

A. 色氨酸　　　　　B. 赖氨酸

C. 天冬氨酸　　　　D. 苏氨酸

E. 异亮氨酸

11. 线粒体遗传不具有的特征是

A. 异质性　　　　　B. 母系遗传

C. 高突变率　　　　D. 交叉遗传

E. 阈值效应

12. mtDNA 的 rRNA 基因位点上发生突变，可导致

A. 呼吸链中多种酶缺陷

B. 三羧酸循环所需酶

C. 线粒体蛋白输入缺陷

D. 底物转运蛋白缺陷

E. 导肽受体缺陷

13. 一女性患有 Leber 遗传性视神经病，如该女子结婚生育，其子女的情况是

A. 女儿不会携带致病基因

B. 儿子不会携带致病基因

C. 儿子和女儿都会携带致病基因

D. 儿子和女儿都发病

E. 儿子和女儿都不会发病

B 型题

（14～15 题共用备选答案）

A. 点突变　　　　　B. 移码突变

C. 缺失　　　　　　D. 重复

E. 易位

14. Leber 遗传性视神经病是由于 mtDNA

15. KSS 病是由于 mtDNA

（16～19 题共用备选答案）

A. 帕金森综合征

B. 苯丙酮尿症

C. 软骨发育不全

D. Leber 遗传性视神经病

E. KSS 病

16. 符合母系遗传的疾病是

17. 符合常染色体隐性遗传的疾病是

18. 符合常染色体显性遗传的疾病是

19. 最早发现与 mtDNA 突变有关的疾病是

X 型题

20. 线粒体 DNA 遗传的特点是

A. 半自主性

B. mtDNA 基因组的遗传密码与通用密码不同

C. mtDNA 突变率高

D. 有母系遗传现象

E. 孟德尔遗传

21. 细胞的核外 DNA 存在于

A. 线粒体　　　　　B. 内质网

C. 核糖体　　　　　D. 高尔基复合体

E. 叶绿体

22. 下列对线粒体 DNA 描述较为确切的是

A. 多为闭合环状 DNA

B. mtDNA 含线粒体功能所需全部蛋白的遗传信息

C. 遗传密码与细胞核通用密码略有不同

D. 极易发生突变

E. 以上都不确切

23. 下列疾病可能与线粒体疾病有关的是

A. 进行性肌无力　　B. 糖尿病

C. 甲型血友病　　　D. 苯丙酮尿症

E. Leber 遗传性视神经病

24. 人类 mtDNA 分子组成和结构的特点是

A. 共有 16 569bp　　B. 不与组蛋白结合

C. 双起点复制　　　D. 闭合环状

E. 双链

四、判断题（正确为 T，错误为 F）

1. 大规模线粒体 DNA 重排，可能导致慢性进行性眼外肌瘫痪。（　　）

2. 线粒体是一个完全自主的细胞器。（　　）

3. 线粒体只有少量 DNA，mtDNA 上的信息被核基因掩盖了。（　　）

4. mtDNA 的转录方式类似于原核细胞。（　　）

5. 线粒体遗传属于隐性遗传。（　　）

6. 线粒体的 tRNA 兼用性较强，共有 22 个。（　　）

7. mtDNA 编码的 mRNA 数目是 13 个。（　　）

8. mtDNA 的编码区域各基因之间部分区域重

叠。（　　）

9. mtDNA 具有交叉遗传现象。（　　）

10. 线粒体的异质性是由于 mtDNA 突变所导致的。（　　）

11. 中枢神经系统是最容易受线粒体阈值效应影响而受累的组织。（　　）

五、问答题

1. Leber 遗传性视神经病临床特征和发病机制如何?

2. 线粒体遗传有什么特点?

【参 考 答 案】

一、名词解释

1. 母系遗传（maternal inheritance）：由母体的遗传型决定子代性状的遗传现象，即母亲将她的 mtDNA 传递给所有子女，但只有她的女儿们才能将 mtDNA 传给下一代的现象。

2. 遗传瓶颈（genetic bottleneck）：女性卵母细胞中大约有 10 万个线粒体，但在卵细胞成熟时，绝大多数线粒体会消失，留下来的线粒体数目最多不会超出 100 个，有时可能会少于 10 个。这种线粒体数目在卵的发育过程中从 10 万个锐减到少于 100 个的过程，称为遗传瓶颈。

3. 阈值效应（threshold effect）：突变 mtDNA 是否在组织产生表型效应，这由突变 mtDNA 与正常 mtDNA 相对比例和该组织对线粒体产生的 ATP 依赖程度而定。当突变 mtDNA 的数目达到某种程度时，才引起组织器官的功能异常，称为阈值效应。

4. 异质性（heterogeneity）：单个细胞内 mtDNA 有野生型和突变型同时存在的情况。

二、填空题

1. mRNA 基因的碱基替换　tRNA 基因的碱基替换　rRNA 基因的碱基替换　调控序列的碱基替换

2. 核基因　孟德尔

3. 组蛋白　修复

4. 野生型　突变型

5. 核 DNA

6. 16 569　双链环状　鸟嘌呤　胞嘧啶

三、选择题

A 型题

1. D　　2. C　　3. A　　4. B　　5. C
6. A　　7. C　　8. D　　9. D　　10. A
11. D　　12. A　　13. C

B 型题

14. A　　15. C　　16. D　　17. B　　18. C
19. D

X 型题

20. ABCD　　21. AE　　22. ACD
23. ABE　　24. ABCDE

四、判断题

1. T　2. F　3. F　4. T　5. F　6. T　7. T　8. T
9. F　10. T　11. T

五、问答题

1. Leber 遗传性视神经病（leber shereditaryopticneuropathy，LHON）：是一种罕见的眼部线粒体疾病。首发症状为视物模糊，接着在几个月之内出现无痛性、完全或接近完全的失明，通常是两眼同时受累。视神经和视网膜神经元的退化是 LHON 的主要病理特征。通常在 20～30 岁发病，但发病年龄范围可从儿童时期一直到 70 多岁。通常存在性别差异，男女发病之比为 4:1。发病机制：mtDNA 第 11 778 位点的 G 转换成了 A，使 NADH 脱氢酶亚单位 4（ND4）蛋白质中第 340 个氨基酸由精氨酸变成了组氨酸。大约 50%发病是由该位点突变引起的。除此之外，还发现 10 多种点突变导致该病的发生。

2. 线粒体遗传主要特点：mtDNA 具半自主性；母系遗传；mtDNA 突变频率高；具有阈值效应及遗传瓶颈；在晚年才表现出线粒体遗传症状。

（杨春蕾）

第七章 染色体疾病

【目的要求】

掌握：染色体核型分析；染色体数目异常和结构畸变的主要类型、产生机制、遗传学效应；常见染色体遗传病：Down 综合征、18 三体综合征、13 三体综合征、5p⁻综合征。

熟悉：常见染色体病及核型；常见染色体病的临床特征。

了解：染色体异常与临床相关问题。

【教材精要】

一、人类染色体的数目、结构和形态

不同种的生物的染色体数目是各不相同的，而同一种物种的染色体数目是相对恒定的。

1. 人类染色体的数目 人类染色体数（体细胞）为 46 条 23 对。一个正常人类的生殖细胞（配子）含有 23 条染色单体，称为一个染色体组，其所含的全部基因称为一个基因组。具有一个染色体组的细胞称单倍体，用"n"表示；具有两个染色体组的细胞称二倍体，用 $2n$ 表示。人类正常体细胞染色体数目是 46 条，即 $2n=46$ 条；正常性细胞（精子或卵子）中染色体数目为 23 条，即 $n=23$ 条。

2. 人类染色体的结构和形态 通常以有丝分裂中期染色体的形态为标准。

（1）染色体的结构：每一个中期染色体都具有两条染色单体，互称为姐妹染色单体。两条单体染色体之间由着丝粒连接，着丝粒凹陷部位称初级缢痕，也称主缢痕。着丝粒将染色体划分为短臂（p）和长臂（q）两部分。在短、长臂末端分别有一特化部位称端粒，它对维持染色体形态结构的稳定性和完整性有很重要的作用。在某些染色体的短、长臂上还可见凹陷部位，称次级缢痕。人类近端着丝粒染色体的短臂末端有一球状结构，称为随体。

（2）染色体的种类：染色体上着丝点位置是恒定不变的，根据着丝粒的位置可以将染色体分为 4 类：①中着丝点染色：着丝粒位于或靠近染色体中间；②亚中着丝点染色体：着丝粒位于染色体纵轴的 5/8～7/8 处，将染色体划分为长短不同的臂；③近端着丝点染色体：着丝粒靠近染色体一端，短臂很短；④端着丝点染色体：着丝粒靠近染色体一端，没有短臂（人类没有此类型染色体）。

二、染色体的核型分析和命名

一个体细胞中的所有染色体按其大小、形态等特点有规律依次排列而成的图像称为核型。将待测细胞的全套染色体按照染色体数目、形态特征进行分析，确定其是否与正常核型完全一致的过程称为核型分析。

（一）人类染色体非显带核型分析

1. 非显带核型分析 根据国际 Denver（丹佛）体制（ISCN）将人类体细胞分裂中期的 46 条染色体按其相对长度（大小）和着丝粒位置分为 23 对，包括 7 个组（A～G 组），其中 22 对常染色体以其长度递减和着丝粒位置依次编为 1～22 号；另 1 对 X 和 Y 染色体随性别而异。

2. 显带核型分析 用特殊的染色方法使染色体臂上显示出一条条明暗交替或深浅交替的横纹（带）的核型分析方法。根据不同的染色的方法，可以分为：Q 显带、G 显带、R 显带、T 显带、C 显带和 N 显带。应用显带技术将 24 种染色体显示出的各自特异的带纹，称为带型。显带核型分析可以显示染色体更细微的结构，有助于准确识别每一条染色体及诊断染色体异常疾病。

（二）高分辨显带染色体

通过技术改进，高分辨显带技术可以在单倍染色体上显示出更多的带纹，为染色体及其畸变提供更多的细节，在临床和科研上应用广泛。

（三）人类染色体命名的国际体制

根据人类细胞遗传学会命名的国际体制（ISCN），每一条染色体都是由一系列连续的带组成，没有非带区。每一条染色体都按界标、区、带三级逐级划分及编号。描述染色体某一特定的带时需要写明以下四方面内容：①染色体序号；②臂的序号；③区的序号；④带的序号。例如，1q23 表示 1 号染色体长臂的 2 区 3 带。

三、染色体畸变

体细胞或者生殖细胞中的染色体发生了数量和结构的改变称染色体畸变，分为数目畸变和结构畸变。化学因素、物理因素、生物因素、

遗传因素和母亲年龄等因素都可以导致染色体畸变。

（一）染色体数目畸变及其产生的机制

染色体数目畸变是指以人二倍体数目为标准，体细胞的染色体数目（整组或整条）的增加或减少。

1. 整倍体改变　细胞中染色体数目变化是以单倍体（ n ）的整倍数，成倍地增加或减少，则称为整倍性改变。出现整组的增减，结果形成单倍体、三倍体或四倍体。含有三个及其以上染色体组的细胞或个体称为多倍体。多倍体中以三倍体为主且多见于自然流产胚胎。整倍体的改变的机制主要有：①双雄受精；②双雌受精（digyny）；③核内复制。

2. 非整倍体改变　一个体细胞的染色体数目增加或减少一条或数条，称非整倍体。常见类型为亚二倍体（染色体数目减少）和超二倍体（染色体数目增多）。亚二倍体中常见类型是某对染色体缺失一条，导致细胞染色体数目为45，构成单体型。超二倍体中常见类型是某对染色体增加了一条，导致细胞染色体数目为47，构成三体型。三体型以上的非整倍体统称为多体型，如48，XXXY为四体型。如果体内同时存在两种或两种以上不同核型细胞系的个体称为嵌合体。体内不同核型的细胞系起源于同一受精卵的个体称为同源嵌合体。体内不同核型的细胞系起源于 2 个或以上受精卵的个体形成"真两性畸形"，称为异源嵌合体。

非整倍体改变的机制主要有两种：

（1）染色体不分离，会导致一个子细胞成为超二倍体，一个子细胞成为亚二倍体。染色体不分离可以发生在两种情况中：①发生在受精卵卵裂早期的有丝分裂过程中，可导致产生两种细胞系或三种细胞系的嵌合型，发生越早，临床病状越重；②发生在配子形成时的减数分裂过程中。

（2）染色体丢失，如细胞有丝分裂过程中，某一染色体未与纺锤丝相连，不能移向两极参与新细胞的形成，或者移向两极时行动迟缓，滞留在细胞质中，造成该条染色体丢失而形成亚二倍体。

（二）染色体结构畸形及其产生的机制

染色体结构畸形指染色体部分片段的缺失、重复或重排。其基础是染色体断裂和（或）断裂后的异常连接。染色体断裂后形成的新畸变染色体称为衍生染色体。

1. 染色体结构畸形的描述方法

符号描述：

符号	含义	符号	含义
:	断裂	ins	插入
::	断裂与重接	del	缺失
→	从……到……	dup	重复
I	等臂染色体	inv	倒位
R	环状染色体	T	易位
ter	末端	dic	双着丝粒染色体

2. 染色体结构畸形的类型及产生机制

（1）缺失：是指染色体断片的丢失，造成这个片段染色质的基因也丢失。包括：①末端缺失，指染色体的臂发生断裂，未发生重接，无着丝粒的片段不能与纺锤丝连接，在细胞分裂后期不能移动到两极而丢失；②中间缺失，指一条染色体的同一臂上发生两次断裂，两个断点之间的无着丝粒片段丢失，其余的两个断片重接；③环状染色体，是指一条染色体长臂、短臂同时发生断裂，含有着丝粒的两个断片的两断端弯曲融合，可形成环状染色体。

（2）重复：是指一条染色体某一片段增加了一份以上的现象，使得这些片段的基因多了一份或几份。

（3）倒位：是指某一染色体发生两次断裂后，这段断片旋转180°后重接。包括：①臂内倒位，是指一条染色体的某一臂上同时发生两次断裂，两断裂点之间的片段旋转180°后重接；②臂间倒位，是指一条染色体的长、短臂各发生一次断裂，中间断片颠倒后重接，形成一条臂间倒位染色体。

（4）易位：是指一条染色体的断片接到另一条非同源染色体臂上的结构异变。包括：①相互易位，指两条染色体同时发生易位，断片交换位置后重接，形成两条衍生染色体，互相易位仅涉及断片位置的改变，而不造成断片上的丢失，因此这种易位又称"平衡易位"；②罗伯逊易位，又称为着丝粒融合，只发生近端着丝点染色体之间，断裂发生在着丝粒中间或附近，断裂两长臂融合，形成一个大的亚中着丝粒染色体和两短臂融合的一个小的染色体，后者往往丢失；③插入易位，是两条非同源染色体同时发生断裂，但只有其中一条染色体的片段插入到另一条染色体的非末端部位，只有发生了三次断裂时，才可能发生插入易位。

（5）双着丝粒染色体：指两条染色体同时发生一次断裂后，两个具有着丝粒的片段相连接，形成的结构畸形。

（6）等臂染色体：一条染色体的两个臂在形态、遗传结构上完全相同，称等臂染色体。等臂染色体是由染色体着丝点横裂形成，即先横裂，再复制形成等臂染色体。

（7）插入：是一条染色体的片段插入到另一条染色体的现象。

3. 染色体畸变的细胞遗传学效应

（1）形成携带者表现自然流产的效应主要见于平衡衍生染色体的结构畸变（倒位、易位）携带者（倒位携带者和易位携带者）。

（2）形成染色体病患者表现先天缺陷或疾病的效应。主要见于某些染色体数目异常形成的单体型和三体型，以及不平衡衍生染色体的结构畸变（缺失、重复等）形成的部分单体型和部分三体型。

四、染色体病

由染色体数目或结构异常引起的疾病，称为染色体病。染色体病的类型可分为常染色体病、性染色体病和染色体异常携带者。染色体病的特点：①染色体病多为先天性多发性畸形，生长、智力或性发育迟缓，特殊肤纹。②绝大多数染色体病患者呈散发性，即双亲染色体正常；畸变染色体来自双亲生殖细胞或受精卵早期卵裂新发生的染色体畸变，这类患者往往无家族史。③少数染色体结构畸变患者是由表型正常的双亲遗传而得，主要是平衡易位使得子代染色体不平衡。

（一）常染色体病

常染色体病是指常染色体数目或结构异常引起的疾病。临床特征一般为多发畸形、智力和生长发育迟缓及特殊肤纹的"三联征"。

1. Down 综合征（DS） 也称唐氏综合征、21 三体综合征或先天愚型。

（1）特征：严重智力低下、50%伴有先天性心脏病、大多有皮纹改变。

（2）核型：①标准型（游离型，21 三体型）：47，XX（XY），+21；约 92.5%先天愚型属于该类型，产生的主要原因是宿主细胞减数分裂时染色体不分离，患者的后代 1/2 患此征。②嵌合型：47，XX（XY）/47，XX（XY），+21；产生的主要原因是受精卵卵裂时染色体不分离发生在前几次，患者病情轻，在先天愚型中 2%属此型。③易位型：约占 5%，增加的 21 号染色体不独立存在，而是和 D 组或 G 组的一条染色体发生罗伯逊易位，染色体总数仍是 46 条。D/G 易位核

型为 46，XX（XY），−14，+t（14q21q）或 45，XX（XY），−14，−21，+t（14q21q）（此核型为平衡易位携带者）。

患者的易位染色体如果是由亲代传递而来，其双亲之一通常是表现正常的平衡易位携带者的，其核型为 45，XX（XY），−D，−21，+t（Dq21q）或 45，XX（XY），−G，−21，+t（Gq21q）。后代会出现 4 种核型，三种表型：①46，XX（XY），表型正常；②45，XX（XY），−21，因少了一条 21 号染色体而流产；③ 46，XX（XY），−14，+t（14q21q），少了一条 14 号染色体，多了一条由 14q 和 21q 易位而成的染色体，从量的本质上多了 21q，因此症状与 21 三体型相似；④45，XX（XY），−14，−21，+t（14q，21q），表型正常。

2. 18 三体型综合征（Edwards 综合征）

（1）特征：发病率为 1/8000～1/3500，男女比例为 1 : 4；头面部及手足严重畸形，95%有先天性心脏病。

（2）核型：47，XX（XY），+18；个别为 46，XX（XY）/47，XX（XY），+18。

3. 13 三体综合征（Patan 综合征）

（1）特征：新生儿发病率为 1/25 000，女性多于男性，患者畸形比 21 三体型和 18 三体型症状严重，99%以上的胎儿流产，出生后 45%患儿在 1 个月内死亡。

（2）核型：主要是游离型，为 47，XX（XY），+13；少数为易位型，58%易位型为 13q14q，13q15q 易位型占 4%，13q13q 易位型占 38%，产生后 100%流产，应绝育。

4. 5p⁻综合征（猫叫综合征）

（1）特征：发病率约为 1/50 000，女孩多于男孩，患者智能发育不全，哭声似猫叫。

（2）核型：5p15 部分缺失。

（二）性染色体病

性染色体病指性染色体 X 或 Y 发生数目或结构异常所引起的疾病。性染色体虽只有一对，但由其引起的疾病却占染色体病的 1/3。

1. Klinefelter 综合征（先天性睾丸发育不全）

（1）特征：在男婴中为 0.12%，身高 180cm 以上男性群体约占 1/260，男性精神发育不全患者中约占 1/100，在男性不育患者中约占 1/10。以身材高、睾丸小、第二性征发育差、不育为特征。

（2）核型：主要为 47，XXY，部分嵌合型为 46，XY/47，XXY、47 或 46，XY/48，XXXY。

2. Turner 综合征（性腺发育不全）

（1）特征：新生女婴中患病率为 1/5000，患

者婴儿期足背淋巴样水肿，性发育幼稚，身材矮小（120～140cm），肘外翻，原发性闭经、无初级卵泡、无法生育等。亲代生殖细胞形成时染色体丢失，嵌合型的原因是卵裂时染色体丢失。

（2）核型：主要为 45，X，部分为嵌合型 45，X/46，XX。

3. XYY 综合征

（1）特征：患者体高，常在 180cm 以上，性格粗暴、易冲动、常有攻击行为、智力正常和轻低下、性器官发育正常、大多能生育正常后代，也有个别生育 XYY 后代。由父方 Y 染色体第二次不分离造成。

（2）核型：47，XYY。

4. 多 X 综合征

（1）特征：X 染色体越多，智力越低下，70%发育良好，有生育能力。主要来自母方 X 染色体第一次减数不分离，这与母方年龄有关，女婴发病率为 1/1000。

（2）核型：多为 47，XXX，少数是 46，XX/47，XXX。

【强化训练题】

一、名词解释

1. 核型（karyotype）
2. 核型分析（karyotype analysis）
3. 常规核型分析
4. 显带核型分析
5. 带型（banding pattern）
6. 染色体组（chromosome set）
7. 单倍体（haploid）
8. 多倍体（polyploid）
9. 单体型（monosomy）
10. 三体型（trisomy）
11. 多体型（ploysomy）
12. 嵌合体（mosaic）
13. 同源嵌合体（homologous mosaic）
14. 异源嵌合体（allogeneic mosaic）
15. 衍生染色体（derivative chromosome）
16. 等臂染色体（isochromosome）
17. 倒位（inversion）
18. 易位（translocation）
19. 相互易位（reciprocal translocation）
20. 罗伯逊易位（Robertsonian translocation）
21. 平衡易位（balanced translocation）
22. 平衡易位携带者（balanced translocation carrier）
23. 缺失（deletion）

二、填空题

1. 染色体畸变可以分为_____和_____两大类。
2. 造成染色体畸变的主要因素包括_____、_____和_____。
3. 三倍体形成原因是_____或者_____。
4. 核内复制是指一次细胞分裂时，DNA 复制了_____次，细胞分裂_____次。
5. 三体型的细胞中含有_____条染色体。
6. 染色体不分离可以发生在_____过程中，也可以发生在_____过程中。
7. 发生在染色体同一臂内的倒位称为_____倒位。
8. Down 综合征包括_____、_____和_____三种遗传学类型。
9. 根据 ISCN 标准，2q32 表示_____，_____，_____，_____。
10. 等臂染色体一般是由_____异常造成的。

三、选择题

A 型题

1. 下列疾病中需要做染色体检查是
A. Down 综合征
B. 染色体不稳定综合征
C. 血友病
D. 精神分裂症
E. 珠蛋白生成障碍性贫血

2. 人类染色体缺乏的染色体类型为
A. 中部着丝粒染色体
B. 亚中部着丝粒染色体
C. 近端着丝粒染色体
D. 端着丝粒染色体
E. 具有前面 4 种

3. "人类的染色体数目是 46" 的正确含义是指
A. 一个人有 46 条染色体
B. 一个人有 46 对染色体
C. 一个人的每个体细胞都有 46 条染色体
D. 一个人的所有细胞都有 46 条染色体
E. 以上都对

4. 正常配子的染色体数目是体细胞染色体数目的
A. 2 倍　　　　　　　B. 4 倍
C. 1/4　　　　　　　D. 1 倍
E. 1/2

5. X 染色体在形态大小上与（　　）相似
A. A 组　　　　　　　B. B 组
C. C 组　　　　　　　D. E 组
E. F 组

6. 有随体的染色体是
A. G+E
B. D+E
C. D+G
D. G+F
E. E+F

7. 目前用于准确识别染色体及其结构畸变类型的核型分析方法主要为
A. 常规核型分析
B. Q 显带核型分析
C. G 显带核型分析
D. R 显带核型分析
E. T 显带核型分析

8. 根据国际标准，人类染色体分
A. 9 组
B. 8 组
C. 7 组
D. 6 组
E. 5 组

9. 体细胞中，最小的中央着丝粒染色体是
A. A 组
B. B 组
C. C 组
D. E 组
E. F 组

10. 根据国际命名体制规定，染色体臂上作为界标的带应属于
A. 界标后一个区（着丝点远端的区）
B. 界标前一个区
C. 分成两半，各属两个区
D. 前一个区和后一个区重复计算
E. 不属于任何区

11. 国际命名体制规定普通G显带的带纹命名及表示方法所采用的 4 个连续书写的符号不包括
A. 染色体序号
B. 臂的符号
C. 区号
D. 带号
E. 亚带

12. 国际命名体制规定普通G显带的带纹命名及表示方法采用 4 个连续书写的符号，如 8q27 中的 "2" 指的是
A. 染色体序号
B. 臂的符号
C. 区号
D. 带号
E. 亚带

13. 在光镜下观察非显带染色体标本时，可通过计数（　　　）的染色体数目来确定性别
A. C 组
B. D 组
C. E 组
D. F 组
E. G 组

14. 人类二倍体细胞染色体数目是 46 条，成熟的生殖细胞是 23 条。如果不考虑染色体互换交叉的情况，则由非同源染色体自由组合形成的配子类型是
A. 2^{23}
B. 2^{46}
C. 23^2
D. 46^2
E. 以上都不对

15. 我国正常汉族人的 atd 角大多为
A. $<30°$
B. $<40°$
C. $<50°$
D. $<60°$
E. $<70°$

16. 如果染色体不分离发生在第一次减数分裂过程中，其产生的配子受精后形成的受精卵类型是
A. 全部正常
B. 1/2 单体型，1/2 三体型
C. 1/2 正常，1/2 异常
D. 1/2 正常，1/4 单体型，1/4 三体型
E. 以上均不正确

17. 如果染色体不分离发生在第一次减数分裂过程中，其产生的配子的类型是
A. 全部正常
B. 1/2 为 n，1/2 为 $n+1$
C. 1/2 为 n，1/2 为 $n-1$
D. 1/2 为 $n+1$，1/2 为 $n-1$
E. 1/2 正常，1/4 为 $n+1$，1/4 为 $n-1$

18. 如果染色体不分离发生在第二次减数分裂过程中，其产生的配子受精后形成的受精卵类型是
A. 全部正常
B. 1/2 单体型，1/2 三体型
C. 1/2 正常，1/2 异常
D. 1/2 正常，1/4 单体型，1/4 三体型
E. 以上均不正确

19. 如果染色体不分离发生在第二次减数分裂过程中，其产生的配子的类型是
A. 全部正常
B. 1/2 为 n，1/2 为 $n+1$
C. 1/2 为 n，1/2 为 $n-1$
D. 1/2 为 $n+1$，1/2 为 $n-1$
E. 1/2 正常，1/4 为 $n+1$，1/4 为 $n-1$

20. （　　　）产生的配子在受精后仅能形成单体型胚胎
A. 减数分裂时染色体不分离
B. 减数分裂时染色体丢失
C. 卵裂时染色体不分离
D. 卵裂时染色体丢失
E. 以上均不对

21. （　　　）产生的配子在受精后既能形成单体型又能形成三体型胚胎
A. 减数分裂时染色体不分离
B. 减数分裂时染色体丢失
C. 卵裂时染色体不分离
D. 卵裂时染色体丢失
E. 以上均不对

22. 同源嵌合体形成的主要机制是
A. 生殖细胞的减数分裂染色体不分离
B. 生殖细胞的减数分裂染色体丢失

C. 受精卵的有丝分裂染色体不分离

D. 受精卵的有丝分裂染色体丢失

E. 双雄受精或双雌受精

23. 下面哪种属于异源嵌合体核型

A. 45，X/46，XX

B. 46，XY/47，XXY

C. 46，XX/47，XXY

D. 46，XX/47，XX，+21

E. 46，XY/47，XY，+21

24. 46，XX/47，XX，+21 形成的主要机制是

A. 生殖细胞的减数分裂染色体不分离

B. 生殖细胞的减数分裂染色体丢失

C. 受精卵的有丝分裂染色体不分离

D. 受精卵的有丝分裂染色体丢失

E. 双雄受精或双雌受精

25. 46，XY/47，XY，+21 形成的主要机制是

A. 第一次减数分裂时染色体不分离

B. 第二次减数分裂时染色体不分离

C. 第一次卵裂时染色体不分离

D. 第二次卵裂时染色体不分离

E. 卵裂时染色体丢失

26. 可形成三个不同细胞系的同源嵌合体的主要机制是

A. 第一次减数分裂时染色体不分离

B. 第二次减数分裂时染色体不分离

C. 第一次卵裂时染色体不分离

D. 第二次卵裂时染色体不分离

E. 卵裂时染色体丢失

27. 主要表现是自发性流产效应的染色体异常个体不包括

A. 携带臂内倒位染色体的个体

B. 携带臂间倒位染色体的个体

C. 携带等臂染色体的个体

D. 携带罗伯逊易位染色体的个体

E. 携带相互易位染色体的个体

28. 猫叫综合征属于

A. 染色体非整倍体异常形成的单体型

B. 染色体非整倍体异常形成的三体型

C. 染色体缺失形成的部分单体型

D. 染色体重复形成的部分三体型

E. 染色体嵌合体异常形成的嵌合型

29. Turner 综合征患者身高可以正常的核型是

A. 45，X　　　　　　B. 46，X，del（xp）

C. 46，X，i（Xp）　　D. 46，X，i（Xq）

E. 45，X/46，XX

30. Turner 综合征患者的核型不包括

A. 45，X/46，XX　　　B. 47，XXX

C. 46，X，i（Xp）　　　D. 46，X，i（Xq）

E. 46，X，del（xp）

31. 完全型 21 三体形成的机制是

A. 减数分裂时 21 号染色体不分离

B. 减数分裂时 21 号染色体丢失

C. 卵裂时 21 号染色体不分离

D. 卵裂时 21 号染色体丢失

E. 由携带 14/21 罗伯逊易位染色体的亲代遗传而来

32. 嵌合型 21 三体（46/47，+21）的不同个体其两种核型的细胞数量比例不同，其临床表现程度也不同，分析表明其两种核型的细胞数量比例不同主要与（　　）有关

A. 减数分裂时 21 号染色体不分离的时间

B. 减数分裂时 21 号染色体丢失的时间

C. 卵裂时 21 号染色体不分离的时间

D. 卵裂时 21 号染色体丢失的时间

E. 以上均无关

33. 在下列核型中，（　　）为先天愚型携带者的核型，而且其出生的后代中全部为先天愚型患者

A. 45，XX，−14，−21，+t（14q，21q）

B. 46，XX，−14，+t（14q，21q）

C. 45，XX，−21，−21，+t（21q，21q）

D. 46，XX，−21，+t（21q，21q）

E. 45，XX，−22，−1，+t（21q，21q）

34. 下列核型中，哪一种为易位型先天愚型患者的核型

A. 46，XX，+21

B. 46，XX/47，XX，+21

C. 46，XX，−14，+t（14q，21q）

D. 45，XX，−14，−21，+t（14q，21q）

E. 46，XX，−21，+t（14q，21q）

35. 核型为 45，XX，−14，−21，+t（14q，21q）的个体其出生的后代中一般不可能有下列（　　）核型

A. 45，XX，−14，−21，+t（14q，21q）

B. 46，XX，−14，+t（14q，21q）

C. 46，XX，−21，+t（14q，21q）

D. 46，XX

E. 以上均可能

36. 14/21 罗伯逊易位染色体携带者产生的配子受精后形成的合子中排除 100% 流产的类型，则其出生的后代中为患者的概率大约为

A. 1/2　　　　B. 1/3　　　　C. 1/4

D. 1　　　　　E. 以上都不对

37. 假设母亲为 t（22/21）罗伯逊易位携带者，排除基本上 100% 流产的胚胎类型，理论上其出

生的后代中为患者的概率是

A. 1   B. 1/2   C. 1/3

D. 1/4   E. 1/6

38. 染色体倒位携带者，主要引起的遗传学效应是

A. 身体发育迟缓 B. 智力低下

C. 多发畸形   D. 自发性流产

E. 先心

39. 常染色体平衡易位携带者，主要引起的遗传学效应是

A. 身体发育迟缓 B. 智力低下

C. 多发畸形   D. 自发性流产

E. 先天性心脏病

40. 常染色体病患者在临床上最常见的表现是

A. 多发畸形和身体及智力发育迟缓

B. 皮纹改变

C. 自发性流产

D. 不生育

E. 以上均不是

41. 常见的数目异常性染色体病在临床上最主要表现不包括

A. 性腺发育不全 B. 生殖器官发育不全

C. 第二性征发育不全 D. 两性畸形

E. 以上均不对

42. 没有纹心和三叉点的指纹类型是

A. 弓形纹   B. 箕形纹

C. 双箕斗形纹 D. 螺旋斗形纹

E. 同心斗形纹

43. 有 1 个纹心和 1 个三叉点的指纹类型是

A. 弓形纹   B. 箕形纹

C. 双箕斗形纹 D. 螺旋斗形纹

E. 同心斗形纹

44. 在常规核型分析下组内染色体也可以相互识别的一组染色体是

A. A 组   B. B 组

C. C 组   D. E 组

E. F 组

45. 一条染色体发生两次断裂后，断片颠倒 180° 后重接，形成

A. 缺失   B. 倒位

C. 易位   D. 插入

E. 重复

B 型题

（46～50 题共用备选答案）

A. G 显带   B. C 显带

C. N 显带   D. T 显带

E. R 显带

46. 用于观察染色体着丝粒结构的显带技术是

47. 用于观察染色体端粒结构的显带技术是

48. 用于观察染色体随体结构的显带技术是

49. 用于准确识别染色体及其结构畸变的显带技术是

50. 称为反带的显带技术是

（51～57 题共用备选答案）

A. 中部着丝粒染色体

B. 亚中部着丝粒染色体

C. 全部有随体的近端着丝粒染色体

D. 个别无随体的近端着丝粒染色体

E. 具有 A 和 B 两种

51. 人类 A 组染色体属于

52. 人类 B 组染色体属于

53. 人类 C 组染色体属于

54. 人类 D 组染色体属于

55. 人类 E 组染色体属于

56. 人类 F 组染色体属于

57. 人类 G 组染色体属于

（58～62 题共用备选答案）

A. 单倍体   B. 二倍体

C. 三倍体   D. 嵌合体

E. 非整倍体

58. 46，XX 属于

59. 23，X 属于

60. 45，X/46，XX 属于

61. 45，X 属于

62. 69，XXX 属于

（63～67 题共用备选答案）

A. 47，XX+21

B. 46，XX/47，XX+21

C. 46，XX，−14，+t（14q，21q）

D. 45，XX，−14，−21，+t（14q，21q）

E. 45，XX，−21，−21，+t（21q，21q）

63. 嵌合型 21 三体核型是

64. 完全型 21 三体核型是

65. 易位型 21 三体核型是

66. 出生的后代个体全部为患者的易位型 21 三体携带者的核型是

67. 出生的后代个体 1/3 为患者的易位型 21 三体携带者的核型是

（68～72 题共用备选答案）

A. X 染色质阳性+

B. Y 染色质阳性+

C. X 染色质阳性++

D. X 染色质阳性+，Y 染色质阳性+

E. X 染色质阴性

68. 核型 45，X 性染色质检测呈

69. 核型 46，XX 性染色质检测呈
70. 核型 46，XY 性染色质检测呈
71. 核型 47，XXY 性染色质检测呈
72. 核型 47，XXX 性染色质检测呈

X 型题

73. 国际命名体制规定普通 G 显带的带纹命名由（　　）组成
A. 染色体序号　　　　B. 臂的符号
C. 区号　　　　　　　D. 带号
E. 亚带号

74. Turner 综合征患者身高可以正常的核型是
A. 45，X
B. 46，X，del（Xq）
C. 46，X，i（Xp）　　D. 46，X，i（Xq）
E. 45，X/46，XX

75. 通常表型正常而主要表现自发性流产效应的染色体异常个体包括
A. 存在臂内倒位染色体的个体
B. 存在臂间倒位染色体的个体
C. 存在等臂染色体的个体
D. 存在罗伯逊易位染色体的个体
E. 存在相互易位染色体的个体

76. 先天愚型患者的核型包括
A. 46，XX，+21
B. 46，XX/47，XX，+21
C. 46，XX，−14，+t（14q，21q）
D. 46，XX，−21，+t（21q，21q）
E. 46，XX，−21，+t（14q，21q）

77. 染色体整倍体异常（主要指多倍体）的形成机制包括
A. 双雄受精
B. 双雌受精
C. 核内复制（或内分裂）
D. 减数分裂时染色体不分离或丢失
E. 卵裂时染色体不分离或丢失

78. 有 1 个纹心和 2 个三叉点的指纹类型包括
A. 弓形纹　　　　　　B. 箕形纹
C. 同心斗形纹　　　　D. 螺旋斗形纹
E. 双箕斗形纹

四、判断题（正确为 T，错误为 F）

1. 近端着丝粒染色体都有随体。（　　）
2. 目前实验室诊断染色体遗传病主要采用常规核型分析。（　　）
3. Turner 综合征患者身高都表现为矮小。（　　）
4. 有通贯手的个体都存在染色体异常。（　　）
5. 先天愚型都具有通贯手现象。（　　）
6. 部分三体是一种结构畸变导致的染色体病。

（　　）
7. 染色体整倍体异常主要存在于自然流产胚胎。（　　）
8. 插入易位是染色体出现两次断裂时产生的。（　　）
9. 平衡易位会导致染色体片段发生增减。（　　）
10. XYY 综合征中额外的 Y 染色体肯定来自父亲精子形成过程中第二次减数分裂时 Y 染色体不分离。（　　）

五、问答题

1. 根据染色体的改变，先天愚型可分为几种遗传类型？不同类型形成的机制及再发风险是什么？
2. 一对表型正常的夫妻生育了一个先天愚型的孩子，应该如何处理和解决他们的遗传咨询？
3. 染色体畸变的遗传学效应有哪些？
4. 倒位染色体携带者为什么会出现习惯性流产的现象？

六、病例分析

1. 分析下列案例的发病原因，确定能否再次生育。
（1）一对表型正常的夫妇生育一个 47，XY，+21 的小孩。
（2）一对表型正常的夫妇生育一个 46，XX，14，+t（14q，21q）4 的小孩。
（3）一对表型正常的夫妇生育一个 46，XX，−21，+t（21q，21q）的小孩。
2. 一位外表正常的妇女因婚后发生习惯性流产而至遗传门诊就诊。进行细胞遗传学检查后发现其核型为 46，XX，t（4；6）（4pter→4q35∷6q21→6qter；6pter→6q21∷4q35→4qter）。请解释这位妇女发生习惯性流产的原因。

【参 考 答 案】

一、名词解释

1. 核型（karyotype）：一个体细胞中的所有染色体按其大小、形态等特点有规律依次排列而成的图像。
2. 核型分析（karyotype analysis）：将待测细胞的全套染色体按照染色体数目、形态特征进行分析，确定其是否与正常核型完全一致的过程。
3. 常规核型分析：根据国际 Denver（丹佛）体制（ISCN）将人类体细胞分裂中期的 46 条染色体按其相对长度（大小）和着丝粒位置分为 23 对，包括 7 个组（A～G 组），其中 22 对常染色体以其长度递减和着丝粒位置依次编为 1～22 号；另 1 对 X 和 Y 染色体随性别而异，称为性

染色体，46，XX 代表正常女性，46，XY 代表正常男性。

4. 显带核型分析：用特殊的染色方法使染色体臂上显示出一条条明暗交替或深浅交替的横纹（带）的核型分析方法。

5. 带型（banding pattern）：是指应用显带技术将人类 24 种染色体（22 种常染色体、X 和 Y 染色体）显示出的各自特异的带纹。

6. 染色体组（chromosome set）：人类正常的宿主细胞即精子或卵子所含的全套染色体称为一个染色体组。

7. 单倍体（haploid）：含有一个染色体组的细胞或个体，如人类配子细胞（精子或卵子）。

8. 多倍体（polyploid）：含有三个及其以上染色体组的细胞或个体。

9. 单体型（monosomy）：某对染色体缺失一条（2n-1），导致细胞染色体数目为 45，即构成单体型。

10. 三体型（trisomy）：某对染色体增加了一条（2n+1），导致细胞染色体数目为 47，即构成三体型。

11. 多体型（ploysomy）：三体型以上的非整倍体统称为多体型，常见于性染色体中。

12. 嵌合体（mosaic）：体内同时存在两种或两种以上不同核型细胞系的个体。

13. 同源嵌合体（homologous mosaic）：体内不同核型的细胞系起源于同一受精卵的个体。

14. 异源嵌合体（allogeneic mosaic）：体内不同核型的细胞系起源于 2 个或以上受精卵的个体形成"真两性畸形"。

15. 衍生染色体（derivative chromosome）：染色体断裂后形成的新畸变染色体。

16. 等臂染色体（isochromosome）：由于细胞分裂中期时着丝粒横裂，形成两条只由长臂组成或只由短臂组成的染色体，两个臂在形态和遗传结构上完全相同。

17. 倒位（inversion）：染色体发生两次断裂，断片颠倒 180° 在原位重接的畸变类型。

18. 易位（translocation）：两条或两条以上染色体发生断裂，交换或转移片段位置重接的畸变类型。

19. 相互易位（reciprocal translocation）：两条非同源染色体断裂相互交换片段的易位。

20. 罗伯逊易位（Robertsonian translocation）：两条近端着丝粒染色体分别在着丝粒断裂丢失短臂后剩余两个长臂通过着丝粒融合连接的易位。

21. 平衡易位（balanced translocation）：仅有位置的改变而没有明显的染色体片段的增减，通常不会引起明显的遗传学效应的易位，也称原发性易位。

22. 平衡易位携带者（balanced translocation carrier）：具有平衡易位染色体但表型正常的个体。

23. 缺失（deletion）：指染色体断片的丢失，造成染色体内遗传物质的部分丢失。

二、填空题

1. 结构畸变　数目畸变
2. 化学因素　物理因素　生物因素
3. 双雄受精　双雌受精
4. 2　1
5. 47
6. 有丝分裂　减数分裂
7. 臂内
8. 游离型　易位型　嵌合型
9. 第 2 号染色体　长臂　3 区　2 带
10. 着丝粒分裂

三、选择题

A 型题

1. A	2. D	3. C	4. E	5. C
6. C	7. C	8. C	9. E	10. A
11. E	12. C	13. E	14. A	15. C
16. B	17. D	18. D	19. E	20. B
21. A	22. C	23. C	24. C	25. D
26. D	27. D	28. C	29. D	30. B
31. A	32. D	33. C	34. C	35. C
36. B	37. D	38. D	39. D	40. A
41. D	42. A	43. B	44. A	45. B

B 型题

46. B	47. D	48. C	49. A	50. E
51. E	52. B	53. B	54. C	55. E
56. A	57. D	58. B	59. A	60. D
61. E	62. B	63. B	64. A	65. C
66. E	67. D	68. C	69. A	70. B
71. D	72. C			

X 型题

73. ABCD	74. BC	75. ABDE
76. ABCD	77. ABC	78. CD

四、判断题

1. F　2. F　3. F　4. F　5. F　6. T　7. T　8. F
9. F　10. T

五、问答题

1. 分为以下三种类型：①完全型（游离型）：占 95%，其发病机制主要是减数分裂时 21 号染色体不分离，发病率会随母亲年龄增高而增大，再发风险低。②嵌合型：占2%～4%，其发病机制是早期卵裂时21号染色体不分离，再发风险低。③易位型：占5%，其发病机制是增加的一条21号染色体并不是独立存在，而是与D组/G组的一条染色体发生罗伯逊易位，染色体总数为46，但是其中一条是易位染色体。

2.（1）首先了解其家族史，家族中是否有人患有先天愚型。（2）然后让他们将患儿带来进行临床诊断，如果症状较轻，说明为嵌合型并进行核型分析；如果症状严重，则进行核型分析。（3）然后进行再发风险估计并提出对策与措施：①如果为47，+21，说明是由于减数分裂时21号染色体不分离造成，可以再生育。②如果为46/47，+21，说明是由于早期卵裂时21号染色体不分离生成，可以再生育。③如果为46，−D，+rob（Dq21q）或者46，−22，+rob（22q21q），说明父母中有一人为平衡易位携带者，再育正常儿的概率为1/3，可以选择人工授精。但是如果为46，−21，+rob（21q21q），虽然父母中有一个为平衡易位携带者，但是100%所育为患儿，应当选择不生育。

3.（1）表现自然流产的效应。主要见于平衡衍生染色体的结构畸变（倒位、易位）携带者（倒位携带者和易位携带者）。

（2）表现先天缺陷或疾病的效应。主要见于某些染色体数目异常形成的单体型和三体型，以及不平衡衍生染色体的结构畸变（缺失、重复等），形成的部分单体型和部分三体型。

4. 倒位发生时一般没有遗传物质的丢失，故倒位染色体携带者本身通常没有表型的改变。但由于其所携带基因的顺序颠倒而无法在减数分裂同源染色体联会时与其同源染色体正常联会，因而形成了一个特殊的结构，即倒位环。若倒位环内发生重组，则在后期分离时会形成四种配子：一种为正常配子，一种为倒位的配子，其余两种均为不平衡配子。当这四种配子与正常的异性配子结合为受精卵后，一种将发育为正常的胚胎，一种为携带倒位染色体的胚胎，其余两种则将因为部分单体和部分三体的存在而发生自然流产。基于此，倒位染色体携带者在生育子女时会出现习惯性流产。

六、病例分析

1.（1）一对表型正常的夫妇生育一个47，XY，+21的小孩：完全型，主要由于减数分裂时21号染色体不分离造成，再发风险低，可以选择再

生育。（2）一对表型正常的夫妇生育一个46，XY，−14，+t（14q，21q）的小孩：嵌合型，由于一条21号染色体与一个14号染色体发生罗伯逊易位造成，亲代有平衡易位携带者，再生风险高，建议人工授精。（3）一对表型正常的夫妇生育一个46，XY，−21，+t（21q，21q）的小孩：嵌合型，由于两条21号染色体发生罗伯逊易位造成，亲代有平衡易位携带者，且携带者的配子只有两种核型，一种为22，−21，另一种为23，−21，+t（21q，21q）。子代中或为21单体，易流产；或为21三体综合征，所以建议不生育。

2. 从这位妇女的核型可知其为一位平衡易位染色体的携带者。易位在其4号和6号染色体之间，断裂点分别为4q35和6q21。由于没有遗传物质的丢失，故没有表型的改变。然而在卵子发生的减数分裂过程中，因基因所处位置变化而使得同源染色体无法正常联会。因此，易位的两条染色体必须与另外两条与其同源的染色体共同组成四射体而完成联会。相关染色体在后期可进行对位、邻位-1、邻位-2及3∶1分离，形成18种配子。这18种配子中一种为正常配子，一种为平衡易位配子，余者皆为不平衡配子。这16种不平衡配子与正常的异性配子受精而形成的合子中，大部分将形成单体或部分单体、三体或部分三体的异常胚胎，从而导致了流产、死胎或畸形儿的发生。这位妇女正是由于这个原因而反复发生自然流产，出现了临床上所谓的习惯性流产。

（郭玉萍 孙 艳）

【英文强化训练题】

I. Terms explanation

1. The Lyon hypothesis
2. Interstitial deletion
3. Isochromosome
4. Duplication
5. Dicentric chromosomes
6. Paracentric inversion
7. Translocations
8. Karyotype
9. Haploid

II. Multiple choice（choose the BEST one）

1. Giving the name of the syndrome according to the karyotype, The karyotype of "47, XXY" and "45, X" stands for

A. Down syndrome and Turner's syndrome
B. Klinefelter syndrome and Turner's syndrome
C. Fragile X syndrome and Turner's syndrome
D. Klinefelter syndrome and Edward's syndrome
E. Turner's syndrome and Edward's syndrome

2. Which of the following persons is or are expected to be phenotypically normal?
A. A female with the karyotype 47, XX, +13
B. A male with the karyotype 47, XY, +18
C. A person with a balanced reciprocal translocation
D. A person with a pericentric inversion of chromosome 6
E. A female with 47 chromosomes including a small supernumerary chromosome derived from the centromeric of chromosome 15

3. The following is about the mechanism of Down syndrome, which is incorrect?
A. If chromosome nondisjunction occurs at meiosis I, the gamete with 24 chromosomes contains both the paternal and the maternal members of the pair
B. The consequences of nondisjunction during meiosis I and meiosis II are different
C. If chromosome nondisjunction occurs at meiosis II, the gamete with the extra chromosome contains both copies of the paternal and the maternal chromosome
D. If chromosome nondisjunction occurs at meiosis I, 50% individuals are trisomy, 50% individuals are monosomy
E. If chromosome nondisjunction occurs at meiosis I, 50% individuals are normal

4. The following is Fragile X chromosome syndrome contents, (　　) is incorrect.
A. The major characteristic of Fragile X syndrome is mentality retardation, also called Fragile X chromosome mental retardation syndrome
B. It is first reported by Martin and Bell in 1943, also called Martin-Bell syndrome
C. This kind of disease is more male than female, and the female patient is a carrier commonly
D. The fragile site cannot inherit on basis of Mendel Laws
E. The fragile site of Fragile X syndrome is Xq27.3

5. According to the karyotype, giving the name of the syndrome. The karyotype of "46, fraX (q27) X" and "45, X" stands for

A. Down syndrome and Turner's syndrome
B. Klinefelter syndrome and Turner's syndrome
C. Fragile X syndrome and Turner's syndrome
D. Klinefelter syndrome and Edward's syndrome
E. Turner's syndrome and Edward's syndrome

6. The most common clinical manifestations in the number aberration of sex chromosome diseases do not include
A. gonadal hypoplasia
B. reproductive organs hypoplasia
C. secondary sexual characteristics hypoplasia
D. hermaphroditism
E. none of the above is true

7. Which of the following karyotypes is the karyotype of patients with translocated Down syndrome?
A. 46, XX + 21
B. 46, XX, −14, +t (14q, 21q)
C. 46, 47, XX/XX, plus 21
D. 45, XX, −14, −21, +t (14q, 21q)
E. 46, XX, −21, +t (14q, 21q)

8. The karyotypes of Turner's syndrome patients do not includ
A. 45, X/46, XX　　B. 47, XXX
C. 46, X, i (Xp)　　D. 46, X, i (Xq)
E. 46, X, del (xp)

9. If the chromosome is not separated during the second meiosis, the types of gametes are
A. all normal　　B. 1/2 n, 1/2 n+1
C. 1/2 n, 1/2 n−1　　D. 1/2 n+1 and 1/2 n−1
E. 1/2 normal, 1/4 n+1 and 1/4 n−1

10. Which of the following is the description of an individual Down's Syndrome?
A. 46, XX, +13　　B. 47, XX, +13
C. 46, XX, +21　　D. 47, XX, +21
E. 47, XX, −21

11. Nondisjunction of chromosome 16 during meiosis II can result in all of the following chromosome complements (with respect to chromosome 16) in a gamete except
A. nullsomic　　B. monosomic
C. disomic　　D. trisomic
E. two of these

12. Which chromosomal aberration involves more than one chromosome?
A. translocation　　B. duplication
C. deletion　　D. inversion

E. acentric piece

13. Trisomy usually results from

A. Robertsonian fusion B. chromosome lagging

C. centromeric fusion D. nondisjunction

E. unequal crossing-over

14. An individual with a normal chromosome 21 and an isochromosome 21 would

A. be normal

B. have Down's syndrome

C. be a "carrier" of Down's syndrome

D. have Turner's syndrome

E. be a "carrier" of Turner's syndrome

15. Which of the following is the description of an individual with Turner's syndrome?

A. 45, X   B. 46, X

C. 46, XX   D. 45, XX

E. 44, X

III. Answer questions

1. What is the mechanism of trisomy 18?

2. What is the mechanism of trisomy 21 syndrome? What is the characteristic in every karyotype of trisomy 21 syndrome?

3. What is inversion? Please clarify every type of inversion and compare their gametes production and molecular mechanisms.

IV. Case analysis

1. You send a blood sample from a dysmorphic infant to the chromosome laboratory for analysis. The laboratory's report states that the child's karyotype is 46, XY, del (18)(q12).

(1) What does this karyotype mean?

(2) The laboratory asks for blood samples from the clinically normal parents for analysis. Why?

(3) The laboratory reports the mother's karyotype as 46, XX and the father's karyotype as 46, XY, t (7; 18)(q35; q12). What does the latter karyotype mean? Sketch the translocation chromosome or chromosomes in the father and in his son. Sketch these chromosomes in meiosis in the father. What kinds of gametes can he produce?

2. A newborn child with Down syndrome, when karyotyped, is found to have two cell lines: 70% of her cells have the typical 47, XX, +21 karyotype, and 30% are normal 46, XX. When did the nondisjunctional event probably occur? What is the prognosis for this child?

【Reference Answers】

I. Terms explanation

1. The Lyon hypothesis: X chromosome inactivation in female somatic cells.

2. Interstitial deletion: Deletions involve loss of a chromosome segment, resulting in chromosome imbalance. Deletion may originate by chromosome breakage and loss of the acentric segment. If a deletion occurs along a chromosome arm, it is called interstitial deletion.

3. Isochromosome: An isochromosome is a chromosome in which one arm is missing and the other duplicated in a mirror-image fashion.

4. Duplication: Like deletion, can originate by unequal crossing over or by abnormal segregation from meiosis. Abbreviation of "dup" stands for duplication.

5. Dicentric chromosomes: A dicentric is a rare type of abnormal chromosome in which two chromosome segments, each with a centromere, fuse end to end, with loss of their acentric fragments.

6. Paracentric inversion: Both breaks occur in one arm (q arm or p arm), the break part does not include the centromere and is reconstituted between the breaks. The pericentric frequence is higher than the paracentric.

7. Translocations: The exchange of chromosome segments between two, usually nonhomologous chromosomes. Type: There are two types of translocations, reciprocal translocation and Robertsonian translocation.

8. Karyotype: Karyotype is the number and appearance of chromosomes in the nucleus of a eukaryotic cell.

9. Haploid: The haploid number (n) is the number of chromosomes in a gamete.

II. Multiple choice

1. B	2. C	3. E	4. D	5. C
6. D	7. B	8. B	9. E	10. D
11. C	12. A	13. D	14. B	15. A

III. Answer questions

1. 80% trisomy 18 is dissociated type. The karyotype is 47, XX (XY), +18; 10% trisomy 18

is mosaic type. The karyotype is 46, XX(XY)/47, XX(XY), +18. The remainder is translocated type, which is connected with the translocation of 18 chromosome and D group chromosomes.

2. (1) The dissociated type is about 95%. The karyotype of this type of Trisomy 21 is the following: 47, XX(or XY)+21. During meiosis and mitosis, one pair of homologous chromosomes or sister chromatids cannot divide normally and come into the same nucleus, it is called chromosome non-disjunction. If the chromosome non-disjunction happened during the meiosis of gamete produce, it is called meiotic non-disjunction, while happened during the mitosis of somatic cell or zygote, it is called mitotic non-disjunction. The meiotic error responsible for the trisomy usually occurs during maternal meiosis, predominantly in meiosis I, but about 10% of cases occur in paternal meiosis, usually in meiosis II. The risk of having a child with this type of trisomy 21 increases with maternal age, especially after the age of 30 years.

(2) The translocated type is about 3%-4%. There are 46 chromosomes in this type of Down syndrome, including Robertsonian translocation and 21q21q translocation. One of which is a Robertsonian translocation between chromosome 21q and the long arm of one of the other acrocentric chromosomes (usually chromosome 14 or 22). The karyotype of Robertsonian translocation is the following: 46, XX or XY, rob (14; 21)(q10; q10), +21. About 4% of Down syndrome patients have 46 chromosomes, one of which is a Robertsonian translocation between chromosome 21q and the long arm of one of the other acrocentric chromosomes. Unlike standard trisomy 21, translocation Down syndrome shows no relation to maternal age but has a relatively high recurrence risk in families when a parent, especially the mother, is a carrier of the translocation. A 21q21q translocation chromosome is a chromosome comprising two chromosome 21 long arms. It is a small proportion of Down syndrome patients.It is thought to originate as an isochromosome rather than by Robertsonian translocation. The carrier of a 21q21q translocation has only 45 chromosomes. The karyotype is 45, XX/XY, −21, −21, +t(21q21q). The offsprings are all Down syndrome (50% Down syndrome, 50% monosomy 21 and abort).

(3) The Mosaic type is about 1%-2%. A small percentage of Down syndrome patients are mosaic, The karyotype is 46, XX(XY)/47, XX(XY), +21, The phenotype may be milder than the typical trisomy 21, but there is wide variability in phenotypes among mosaic patients, possibly reflecting the variable proportion of trisomy 21 cells in the embryo during early development.

3. (1) When a single chromosome undergoes two breaks and is reconstituted with the segment between the breaks inverted. This aberration structure is called inversions. (2) The inversions include two types: paracentric inversion and pericentric inversion. (3) Paracentric inversion is that both breaks occur in one arm(q arm or p arm). The break part does not include the centromere and is reconstituted between the breaks. Pericentric invision is that there is a break in each arm, q arm and p arm have a break respectively, The break part includes the centromere and is reconstituted between the breaks. The pericentric frequence is higher than the paracentric. (4) The Pericentric invision will produce 25% normal gametes, 25% balanced inversion carriers, 25% deletion gametes and 25% duplication gametes because of a special loop, which be formed in meiosis. During meiosis, homologous chromosomes will be pair of each other, the inversion chromosome in inversion carriers will form a special loop in the region of the inversion. Because if the inversion loop can not formed, all of the homologous chromosomes' region can not be pair of each other correctly. The Paracentric inversion will produce 25% normal gametes, 50% deletion gametes and 25% balanced inversion carriers because of a special loop, which be formed in meiosis. When the paracentric inversion chromosome can be pair of the normal homologous chromosome, the inversion loop is formed. The centromere lies in the out of the loop. When the crossing-over happened in the inversion loop, two kinds of aberration chromosomes formed, one is the chromatid with two centromeres, the other is the fragment without centromere.

Ⅳ. Case analysis

1. （1）The karyotype 46，XY，del（18）（q12）
means total chromosome number 46，male，deletion
18 chromosome q arm 1 region 2 band.（2）The
reason which the laboratory asks for blood samples
from the clinically normal parents is analysis on
child's chromosome abnormality.（3）The laboratory
reports the mother's karyotype as 46，XX and the
father's karyotype as 46，XY，t（7；18）（q35；
q12）. The father's karyotype mean translocation
chromosome 7q35 and 18q12. This translocation
results in their son's chromosome deletion.

2. The typical karyotype of Down syndrome is 47,
XX/XY，+21. The trisomy 21 syndrome is caused
by non-disjunction of chromosome 21，correlated
with age of mother. The dissociated type（95%），
The translocated type（3%-4%）and mosaic type
（1%-2%）. A small percentage of Down syndrome
patients are mosaic，the karyotype is 46，XX（XY）
/47，XX（XY），+21. The phenotype may be milder
than the typical trisomy 21，but there is wide
variability in phenotypes among mosaic patients,
possibly reflecting the variable proportion of trisomy
21 cells in the embryo during early development.

（孙　艳）

第八章 群体遗传学

【目的要求】

掌握：群体遗传平衡定律及其应用；基本概念：基因频率、基因型频率、突变、选择、适合度、选择系数、近婚系数、遗传负荷。

熟悉：基因频率和基因型频率的换算方法（见【教材精要】中7个公式）；近亲婚配的有害效应。

了解：影响遗传平衡的因素；近婚系数计算方法。

【教材精要】

群体，又称为种群或孟德尔群体，是指生活在某一地区并能够互相交配的同一物种的个体群。研究群体的遗传结构变化的学科叫群体遗传学，具体说就是应用数学和统计学方法来研究群体中基因频率和基因型频率及两者之间的关系，同时研究突变、选择、迁移、遗传漂变与群体遗传结构变化之间的关系。

在医学遗传学中群体遗传学的研究具有重要意义。通过对人类群体遗传组成的研究，可以帮助人类解答世代之间的遗传组成问题及群体遗传组成变化的规律。

一、群体中的遗传平衡

（一）基本概念

群体的遗传结构，又称为遗传组成，是指群体中针对某一单基因病具有一定种类和频率的基因和基因型。

基因频率是指群体中某一基因占该基因座位上全部等位基因总数的比率，反映了该基因在群体中的数量。

基因型频率是指某一基因型的所有个体在所研究群体中的比率。

基因频率和基因型频率是群体遗传组成的内容和标志。

基因型频率在群体中的变化规律与基因频率不同。在一个自然群体中，知道了基因型频率可以求得基因频率。计算公式如下：

基因型频率：$D=F_{(AA)}=n_1/N$ （8-1）

$H=F_{(Aa)}=n_2/N$ （8-2）

$R=F_{(aa)}=n_3/N$ （8-3）

$D+H+R=1$

基因频率：$F_{(A)}=$ A基因的总数/基因的总数
$=(2n_1+n_2)/2N$
$=F_{(AA)}+F_{(Aa)}/2$ （8-4）

$F_{(a)}=$ a基因的总数/基因的总数
$=(2n_3+n_2)/2N$
$=F_{(aa)}+F_{(Aa)}/2$ （8-5）

（二）基本理论：遗传平衡定律

遗传平衡定律又称 Hardy-Weinberg 定律，是指对于一个能连续随机交配的大的群体来说，如果没有突变、选择、迁移等因素对基因组成和数量的影响，则每代的基因频率和基因型频率不变。

Hardy-Weinberg 定律有三个要点：

在随机交配下的大的孟德尔群体中，若没有其他因素（突变、选择、迁移）的干扰，基因频率世代相传保持不变。

无论群体的起始情况如何，经过一个世代的随机交配之后，群体的基因频率和基因型频率将达到平衡，符合 Hardy-Weinberg 公式：

$(p+q)^2=p^2+2pq+q^2=1$，$p+q=1$ （8-6）

其中基因型频率和基因频率满足：

$D=F_{(AA)}=p^2$，$H=F_{(Aa)}=2pq$，$R=F_{(aa)}=q^2$ （8-7）

（3）只要随机交配系统得以保持，基因型频率保持上述平衡系统不变。

遗传平衡定律反映了一个自然群体达到遗传平衡时基因频率和基因型频率之间的数理关系。

（三）遗传平衡定律的应用

遗传平衡定律在医学遗传学中具有重要应用价值。对于单基因遗传的疾病，可以通过调查某群体患病人数和总人数获得群体发病率，再根据遗传平衡公式计算该群体中的疾病基因频率，从而了解疾病基因频率在群体中的变化，以对遗传病的诊断和预防进行指导。

1. AD 遗传病的基因型频率和基因频率的计算 在 AD 遗传病中，患者绝大多数为杂合子（纯合子患者少见，可以忽略不计）。所以，AD 遗传病的群体发病率即为杂合子（Aa）的基因型频率（H）[式（8-1）]。

当群体达到遗传平衡时，$H=2pq$。由于致病基因频率（p）很低，所以 q 接近于1，故 $H≈2p$，$p≈1/2H$。据此简化的公式可以计算 AD 遗传病的疾病基因频率。

2. AR 病的基因型频率和基因频率的计算 在 AR 遗传病中，群体发病率就是纯合子（aa）的基因型频率（R）[式（8-3）]。当群体达到遗传平衡时，$R=q^2$，故 $q=\sqrt{R}$，即 AR 病的疾病基因频率为群体发病率的 2 次方根。另外，携带者频率可以根据 $H=F_{(Aa)}=2pq$[式（8-7）]计算。

3. X 连锁遗传病（XR 遗传病和 XD 遗传病）的基因型频率和基因频率的计算 XD 遗传病和 XR 遗传病患者的基因型频率和基因频率可用遗传平衡定律计算（表 2-8-1）。

表 2-8-1　X 连锁遗传病的基因型频率和基因频率的计算

0	X^AX^A	X^AX^a	X^aX^a	X^AY	X^aY	$F_{(A)}$	$F_{(a)}$
基因型频率	p^2	$2pq$	q^2	p	q		
XR 遗传病的基因频率						$1-q$	q
XD 遗传病的基因频率						p	$1-p$
XR 遗传病的发病率	女性（X^aX^a）发病率为 q^2，						
	男性（X^aY）发病率为隐性致病基因频率 q						
XD 遗传病的发病率	女性（X^AX^A 和 X^AX^a）发病率为 p^2+2pq						
	男性发病率（X^AY）为显性致病基因频率 p						

女性的基因型频率和基因频率的分布与常染色体基因的分布是一致的；男性则不同，因为男性的等位基因是半合子，所以男性的基因型频率等于基因频率，故无论 XD 遗传病和 XR 遗传病，都可以直接根据男性的发病率得出疾病基因频率。

二、影响遗传平衡的因素

影响人类群体遗传平衡的因素有群体的大小、是否随机婚配、突变、选择、遗传漂变等。只有在满足以下条件时群体才会保持遗传平衡，即群体很大、随机婚配、不存在突变、没有选择、没有大规模迁移等。如果条件发生变化，群体的遗传结构将随之发生改变，从而遗传平衡遭到破坏。

下面简述上述因素是如何影响遗传平衡的。

（一）突变

突变是影响群体遗传平衡的重要因素，可改变群体的基因频率和基因型频率。但突变率通常很低，用 $n\times10^{-6}$（配子·位点·代）表示。在没有选择作用下，群体基因频率的改变由等位基因双向突变维持。

（二）选择

选择是影响群体遗传平衡的重要因素。在某些环境条件的影响下，某些表型遭受选择的作用，从而使群体内的遗传结构发生变化，这叫选择压力。群体中不同基因型的个体对环境的适合度（f）不同。适合度的大小一般用相对生育率来衡量。选择作用一般用选择系数（S）来表示，$S=1-f$。选择对群体的遗传平衡的影响，是通过增加或减少个体的适合度来起作用的。群体中发生基因突变有三种不同的结果，形成显性纯合个体、隐性纯合个体或杂合个体，各种基因型有各自的适合度。

1. 选择对显性基因的作用明显 凡是带有显性基因的个体（AA 和 Aa）都要受到选择作用。当突变基因 A 是有害致死基因，会引起个体死亡或不能生育后代时，则适合度为 0，选择系数为 1，只需一代即可淘汰有害基因；当突变基因 A 有害但不致死，而是导致患病个体生育力降低时，选择作用依然有效，选择系数为 S，经每一代选择作用被淘汰的基因为 Sp。实际上，显性遗传病患者大多是杂合子，纯合子很少，所以基因频率计算公式（8-4）可变为 $F_{(A)}=p=F_{(Aa)}/2$，被淘汰的显性基因为 $Sp=SF_{(Aa)}/2$，且必将由新的突变率（v）来补偿才能维持遗传平衡，即 $v=Sp=SF_{(Aa)}/2$，因此用此公式还可求得显性致病基因的突变率。

2. 选择对隐性基因的作用有限 隐性基因大多以杂合状态存在于群体中、以携带者保留许多世代不受选择作用，只有在纯合时才面临选择，即使隐性纯合个体的适合度为 0（即突变致死）时，也仅涉及少数隐性基因，还有大部分没有纯合。每代淘汰的隐性基因是 $SF_{(aa)}=Sq^2$。遗传平衡的群体中被淘汰的隐性基因将由新的突变率（μ）来补偿才能维持，即 $\mu=SF_{(aa)}=Sq^2$，因此，用此公式可以求得隐性致病基因的突变率。

3. 选择对 X 连锁基因的作用情况不同 X 连锁的显性基因都会受选择作用，隐性基因只有在男性才受选择，女性携带者不受选择影响，女性纯合体由于数量可以忽略。XR 病的致病基因

频率为 q，男性发病率也为 q，选择系数为 S，则每代被淘汰的隐性基因频率为 Sq。由于男女共有 3 个 X 染色体，其中只有男性的 X 染色体上的隐性致病基因受选择，所以在群体中因选择被淘汰的隐性致病基因频率 Sq 要乘以 1/3，即每代中只有 $1/3Sq$ 的隐性基因被淘汰。遗传平衡的群体中被淘汰的隐性基因将由新的突变率（μ）来补偿才能维持，即 $\mu=1/3Sq$，因此用此公式可以求得 X 连锁隐性基因的突变率。值得注意的是，选择对杂合子的作用并不都使被选择的基因频率下降，还可能存在杂合子优势。

（三）迁移

迁移也是影响遗传平衡的重要因素。人类不同种族和不同民族的基因频率可能存在较大的差异，迁移导致基因从一个群体扩散到另一个群体，迁移将改变迁出群体和迁入群体的基因频率。新群体会出现新的遗传平衡。

突变、选择、迁移等因素对群体遗传平衡的影响，都是基于一个相当大的、环境条件不变的平衡群体。

（四）遗传漂变

遗传漂变在小群体中对遗传平衡的影响特别有效。由于群体小和偶然事件可造成基因频率随机波动，即在一个小的隔离群体中，不同的基因型的个体所生育后代数如果出现波动，可对群体的基因频率产生很大的影响，其结果会使某些等位基因从群体中消失。

（五）近亲婚配

近亲婚配属于非大群体、非随机事件，可能使后代从双亲得到来自祖先的共同的基因的概率增大，从而改变群体的遗传结构。不同近亲关系的双亲，其子女获得相同基因的可能性不同。我们将近亲婚配后其子女从婚配双方祖先得到同一基因而成为该基因纯合子的概率称为近婚系数（F）。近婚系数可以根据通径分析方法进行计算。近亲婚配将导致隐性致病基因形成纯合子的机会增多，使隐性遗传病发病率增高，从而对人类健康带来危害。评价群体的近亲婚配的程度及其危害性通常用平均近婚系数表示。在做群体调查时，计算平均近婚系数是有必要的，它可以对群体中有害基因的近婚系数作出科学的判断，为人类群体降低遗传病的发病率提供参考。

（六）遗传负荷

群体中有害基因或致死基因的存在，使群体适合度降低。遗传负荷就是指群体中平均每个个体携带的有害基因或致死基因的数量。人类不同群体的遗传负荷不同。

根据有害基因或致死基因的来源，遗传负荷分为突变负荷和分离负荷。

突变负荷是指由基因突变产生有害或致死基因而致群体适合度下降。

分离负荷是指由适合度较高的杂合子产生配子时发生基因分离而产生适合度较低的纯合子，从而降低群体适合度。

【强化训练题】

一、名词解释

1. 群体（population）
2. 基因频率（gene frequency）
3. 基因型频率（genotypic frequency）
4. 基因库（gene pool）
5. 适合度（fitness，f）
6. 选择系数（selection coefficient，S）
7. 迁移（migration）
8. 遗传漂变（genetic drift）
9. 建立者效应（founder effect）
10. 基因流（gene flow）
11. 近亲结婚（consanguineous marriage）
12. 亲缘系数（coefficient of relationship，r）
13. 近婚系数（inbreeding coefficient，F）
14. 遗传负荷（genetic load）
15. 突变负荷（mutational load）
16. 分离负荷（segregation load）

二、填空题

1. 群体中某一基因型个体在全部个体中的比率称_____，同一基因座位所有基因型频率之和应该等于_____。
2. 群体中某基因位点上显性基因的频率等于该等位基因相应_____的频率加上_____的频率。
3. Hardy-Weinberg 平衡的群体是一个理想群体,这个群体为_____、_____、_____的随机婚配群体。
4. 遗传平衡群体的基因频率和基因型频率之间的关系可用公式表为_____。
5. 对于单基因遗传病,某些因素可以影响基因分布或改变基因频率,从而破坏遗传平衡,这些因素包括_____、_____、_____、_____。
6. 已知群体中基因型 AA、Aa 和 aa 的频率分别为 80%、16%和 4%,则基因 A、a 的频率分别为_____、_____。

7. 假如群体中有 10 000 人，其中基因型 AA 为 5000 人，基因型 Aa 为 2000 人，基因型 aa 为 3000 人，该群体的 AA、Aa 和 aa 三种基因型的频率分别为_____、_____、_____。随机交配一代后，上述三种基因型的频率分别为_____、_____、_____。

8. 从群体调查结果知道一个群体中白化病（AR）的发病率为 1/10 000，则致病基因及其携带者的频率分别为_____、_____。

9. 若已知一个群体中某常染色体隐性遗传病（AR）的发病率为 1/100，假设该群体为遗传平衡的群体，则携带者（Aa）在该群体中占表型正常个体（AA 和 Aa）的比例为_____。

10. 在遗传平衡的群体中，对于一对常染色体等位基因 A、a 的频率分别为 p 和 q，则其对应的三种基因型 AA、Aa 和 aa 的频率分别为_____、_____、_____。对于一对 X 连锁等位基因 X^A 和 X^a 的频率分别为 p 和 q，则女性群体中三种基因型 X^AX^A、X^AX^a 和 X^aX^a 的频率分别为_____、_____、_____；男性群体中 X^AY 和 X^aY 的频率分别为_____、_____。

11. 对于一个随机交配的群体，影响其遗传平衡的主要因素有_____、_____、_____。

12. 对于隐性基因遗传病，人群中该病的发病率不高，但_____却相当多。

13. 对于常染色体显性遗传病，由于选择作用的影响，每代的回复突变率 v 至少为_____时，才能使群体保持平衡。

14. 对于 X 连锁显性遗传，设该基因座位对应的等位基因 X^A 和 X^a 的频率分别为 p 和 q，女性群体的发病率为_____，男性群体的发病率为_____。

15. 对于 X 连锁隐性遗传病，设该基因座位对应的等位基因 X^A 和 X^a 的频率分别为 p 和 q，女性群体的发病率为_____，男性群体的发病率为_____。

16. 对于 X 连锁隐性遗传病，男女患者的发病比例为_____。女性群体的致病基因主要由_____携带，其频率近似于男性发病率的_____。

17. 对于 X 连锁显性遗传病，群体中女性患者约为男性患者的_____。

18. 红绿色盲（XR）的男性发病率为 0.06，则女性发病率为_____。

19. 选择对常染色体隐性致病基因的作用效果是_____的；而对常染色体显性致病基因的作用效果是_____的。

20. 选择系数 S 是指在选择作用下降低的适合度 f，二者的关系可用公式表示为_____。

21. 适合度是指在一定的环境条件下，某基因型的个体能够生存并将其基因传给下一代的相对能力，可用相同环境中不同个体的_____来衡量。

22. 近亲婚配的危害主要来自隐性等位基因的_____。

23. 医学遗传学通常将_____代内有共同祖先的一些个体称近亲。近婚程度及其遗传效应通常用_____来度量。

24. 对于常染色体基因，表兄妹、堂兄妹之间的亲缘系数 r 等于_____。

25. 对于常染色体基因，表兄妹、堂兄妹之间的近婚系数 F 等于_____。

26. 非随机婚配可以通过两种方式增加纯合子的频率，一种是_____；另一种是_____。

27. 群体中隐性致病基因频率 q 越_____，近亲婚配后代发病风险比随机婚配提高得越多。

28. 遗传负荷一般用群体中每个个体平均带有的有害基因的数量来表示，它的来源主要包括_____和_____。

29. 近亲婚配所造成的遗传负荷比随机婚配群体的遗传负荷_____。

三、选择题

A 型题

1. 在任一群体中，基因频率和基因型频率的关系为
A. 知道群体的基因型频率不可求出基因频率
B. 知道群体的基因频率不可求出基因型频率
C. 知道群体的基因型频率不一定就可求出基因频率
D. 群体的基因型频率与基因频率可以相互换算
E. 基因频率和基因型频率是相同的

2. 一个群体经随机交配一代后，代代相传，保持不变的是
A. 基因频率
B. 基因型频率
C. 表型频率
D. 基因频率和基因型频率
E. 基因频率、基因型频率和表型频率

3. 已知群体中基因型 AA、Aa、aa 的频率分别为 40%、50% 和 10%，则基因 a 的频率为
A. 0.65　　　B. 0.45　　　C. 0.35

D. 0.30　　　E. 0.25

4. 下列哪个群体为平衡群体

A. AA50；Aa250；aa50

B. AA50；Aa200；aa50

C. AA25；Aa100；aa25

D. AA50；Aa100；aa50

E. AA50；Aa150；aa50

5. 在一个遗传平衡群体中，如果某一性状的隐性表型（aa）的频率是 0.000 9，杂合子 Aa 的频率是

A. 0.000 9　　　　　B. 0.000 6

C. 0.06　　　　　　D. 0.03

E. 0.000 3

6. 在一个遗传平衡群体中，如果某一遗传病（XR）的男性发病率为 0.02，则女性发病的概率为

A. 0.02　　　B. 0.04　　　C. 0.000 4

D. 0.000 2　　　E. 0.004

7. M 和 N 血型受控于两个显性等位基因。在一个 200 人的随机群体中，有 128 人发现是 M 血型。假定群体是随机婚配的，N 等位基因的频率是

A. 10%　　　B. 13%　　　C. 15%

D. 18%　　　E. 20%

8. 10 000 人中有 1 人是患苯丙酮尿症患者。已知这种病是由一个隐性基因 a 控制。在正常群体中携带这种基因的人的频率是

A. 0.01%　　　B. 0.1%　　　C. 1%

D. 2%　　　E. 5%

9. 在一个隔离岛上 75 人的群体中基因 A 的频率为 0.8。在另一群 25 人的移民中 A 基因的频率为 0.2。这两群人集合在一起形成一个 100 人的群体。经过一个世代的随机婚配，基因 A 的频率将变为

A. 25%　　　B. 35%　　　C. 40%

D. 65%　　　E. 75%

10. 在一个遗传平衡群体中，如果某一遗传病（XR）的致病基因的频率为 0.07，则男女发病率分别为

A. 0.07；0.004 9　　　B. 0.004 9；0.004 9

C. 0.07；0.07　　　　D. 0.004 9；0.07

E. 以上都不对

11. 在某地方医院诞生的 9400 个婴儿中，有 6 个婴儿出生后不久死于肠梗阻。这是一种由常染色体隐性基因（co）决定的致死病。由 co$^+$ 突变成 co 的频率是

A. 0.01%　　　B. 0.06%　　　C. 2.5%

D. 0.5%　　　E. 6%

12. 在一个中非国家中，发现每 400 人中就有 1 人是镰状细胞贫血的纯合基因型，因而表现病态。如果在该群体中这种等位基因处于 Hardy-Weinberg 平衡中，经过 10 代后，隐性基因 Hbs 的频率是

A. 0.01%　　　B. 0.1%　　　C. 0.24%

D. 0.25%　　　E. 5%

13. 在遗传平衡群体中，对于性连锁基因

A. 两性的基因频率相同，同一表型的个体在雌雄性中的比例却不同

B. 两性的基因频率相同，同一表型的个体在雌雄性中的比例也相同

C. 两性的基因频率不同，同一表型的个体在雌雄性中的比例也不同

D. 两性的基因频率不同，同一表型的个体在雌雄性中的比例却相同

E. 两性的基因型频率相同，基因频率在雌雄性中的比例却不同

14. 对于性连锁基因，群体要达到平衡状态需要随机交配的世代数为

A. 一代　　　B. 两代　　　C. 几代

D. 无数代　　　E. 以上都不对

15. 在一定环境条件下，正反两个方向突变达到平衡，基因频率不再变化（即群体达到平衡状态），此时基因频率大小取决于

A. 正向突变率 μ

B. 负向突变率 v

C. 正反向突变率 μ 和 v

D. 初始频率 p_0 和 q_0

E. 基因型频率

16. 某群体中 A 突变为 a 的频率 μ 为 24×10^{-6}，a 突变为 A 的频率 v 为 16×10^{-6}，则平衡时 a 基因的频率为

A. 0.67　　　B. 0.33　　　C. 0.4

D. 0.6　　　E. 不能确定

17. 选择对常染色体显性基因和隐性基因的作用效果是

A. 对显性等位基因的选择有效，而对隐性等位基因的选择无效

B. 对显性等位基因的选择无效，而对隐性等位基因的选择有效

C. 同样有效

D. 对显性基因作用迅速而对隐性基因的作用缓慢

E. 对显性基因和隐性基因的作用都是缓慢的

18. 在一个遗传平衡群体中，设某常染色体显性

遗传病的致病基因的频率为 p，选择系数为 S，那么这个群体中控制该病的致病基因的突变率为

A. $1/3Sq$ B. Sp C. Sq^2

D. Sq E. Sp^2

19. 在一个遗传平衡群体中，设某 X 连锁隐性遗传病的致病基因的频率为 q，选择系数为 S，那么这个群体中控制该病的致病基因的突变率为

A. $1/3Sq$ B. Sp C. Sq^2

D. Sq E. Sp^2

20. 在软骨发育不全侏儒症的研究中发现，108 个患者只生 27 个子女，而他们的 457 个同胞却生下 528 个子女，那么侏儒症的适合度是

A. 0.125 B. 0.197 C. 0.155

D. 0.176 E. 0.222

21. 由随机遗传漂变引起的等位基因频率的变化

A. 在方向上可预测，但在量值上不可预测

B. 在量值上可预测，但在方向上不可预测

C. 在量值上和方向上都不可测

D. 在量值上和方向上都可预测

E. 以上都不是

22. 三级亲属的亲缘系数为

A. 1/2 B. 1/4 C. 1/8

D. 1/16 E. 1/32

23. 近亲结婚后代容易从共同祖先得到相同等位基因而成为纯合子。因此，近亲结婚能提高遗传病发病率，尤以（　　　）最显著

A. 常染色体隐性遗传病

B. 常染色体显性遗传病

C. X 连锁隐性遗传病

D. 多基因病

E. 染色体病

24. 表兄妹结婚的近婚系数为

A. 1/8 B. 1/16 C. 1/32

D. 1/64 E. 1/128

25. 对于常染色体基因，叔与侄女婚配后代的近婚系数为

A. 1/2 B. 1/4 C. 1/8

D. 1/16 E. 1/32

26. 人群中遗传负荷增高的主要原因是

A. 发生常染色体显性致死突变

B. 发生常染色体隐性致死突变

C. 发生 X 连锁显性致死突变

D. 发生 X 连锁隐性致死突变

B 型题

（27～29 题共用备选答案）

A. 基因频率

B. 基因型频率

C. 表型频率

D. 基因频率和基因型频率

E. 基因型频率和表型频率

27. 要定量表示群体的遗传组成，即要定量群体的

28. 知道群体的基因型频率，可求出

29. 在遗传平衡的群体内，代代相传，保持不变的是

（30～32 题共用备选答案）

A. 0.000 001 B. 0.000 002

C. 0.001 D. 0.002

E. 0.02

30. 若一个遗传平衡群体中，某 AR 病 a 基因的频率是 0.001，杂合子 Aa 的频率为

31. 在上述群体中，群体发病率为

32. 若一个遗传平衡群体中，aa 的频率是 0.0001，杂合子 Aa 的频率是

（33～35 题共用备选答案）

A. 0.006 B. 0.000 009

C. 0.003 D. 0.000 006

E. 0.009

33. 对于 X 连锁隐性遗传病，在一个遗传平衡群体中，若男性发病率为 0.003，则女性发病率为

34. 在上述群体中，女性携带者的频率为

35. 对于 X 连锁显性遗传病，在一个遗传平衡群体中，若男性发病率为 0.000 003，则女性发病率为

（36～38 题共用备选答案）

A. 几乎均为男性患者

B. 几乎均为女性患者

C. 女性患者约是男性患者的 2 倍

D. 男性患者约是女性患者的 2 倍

E. 男女患者比例约为 1：1

36. 对于一种罕见的 X 连锁隐性遗传，群体中男女患者的比例为

37. 对于 X 连锁显性遗传病，群体中男女患者的比例为

38. 对于常染色体遗传病，群体中男女患者的比例为

（39～42 题共用备选答案）

A. AA B. AA 和 Aa

C. Aa 和 aa D. Aa E. aa

39. 当选择对常染色体显性基因起作用时，被选择的个体为

40. 当选择对常染色体隐性基因起作用时，被选择的个体为

41. 当选择对常染色体显性基因起作用时，适合度为 1 的个体为

42. 当选择对常染色体隐性基因起作用时，适合度为1的个体为

（43～46 题共用备选答案）

A. 1/2 　　B. 1/4 　　C. 1/8
D. 1/16 　　E. 1/64

43. 对于常染色体基因，表兄妹婚配后代的近婚系数为

44. 对于常染色体基因，二级表兄妹婚配后代的近婚系数为

45. 叔与侄女的亲缘系数为

46. 同胞之间的亲缘系数为

X 型题

47. 群体遗传结构是指群体的
A. 基因频率 　　　　B. 基因型频率
C. 表型频率 　　　　D. 所有基因组成
E. 所有基因型组成

48. 群体遗传平衡定律适用于
A. 常染色体上的一对等位基因
B. 常染色体上的复等位基因
C. X 连锁基因
D. 仅为常染色体基因
E. 仅为一对等位基因

49. 影响群体遗传平衡的因素主要有
A. 群体大小 　　　　B. 突变
C. 选择 　　　　　　D. 迁移
E. 遗传漂变

50. 对于一种罕见的 X 连锁隐性遗传病，群体中
A. 患者几乎均为男性
B. 患者几乎均为女性
C. 女性携带者约是男性患者的 2 倍
D. 男性患者约是女性患者的 2 倍
E. 女性患者约是男性患者的 2 倍

51. 假定在某一个人群中，每 100 个男性中就有5 个是色盲（由于隐性性连锁基因 d），那么
A. 等位基因 D 的频率是 15/20
B. 等位基因 d 的频率是 5/20
C. 等位基因 D 的频率是 19/20
D. 等位基因 d 的频率是 1/20
E. 群体中色盲女性的频率是 1/400

52. 假设在常染色体上有一隐性基因 a，能引起患儿严重贫血并在 5 岁前死亡。在群体中，每出生 200 000 个婴儿中就有 1 个该病病儿，则
A. a 座位的突变率为 1/200 000
B. 在群体中大约有 1/220 的人是隐性基因杂合体
C. 基因型 AA 频率为 1/440
D. 基因型 aa 频率为 1/440
E. 隐性基因 a 频率为 1/440

53. 一群体由 80%基因型为 AA 的个体和 20%基因型为 aa 的个体组成。群体平衡后
A. 基因型 AA 频率为 0.64
B. 基因型 Aa 频率为 0.32
C. 基因型 aa 频率为 0.04
D. 等位基因 A 频率为 0.96
E. 等位基因 a 频率为 0.04

54. 男性红绿色盲的频率，日本约 5%，挪威约8%，那么
A. 日本群体中女性色盲的频率约为 0.25%
B. 挪威群体中女性色盲的频率约为 0.64%
C. 日本群体中女性携带色盲基因者（以杂合状态保持色盲基因者）的频率 9.5%
D. 挪威群体中女性携带色盲基因者（以杂合状态保持色盲基因者）的频率为 14.7%
E. 两个群体中女性色盲均为 0

55. 对于一种罕见的 X 连锁显性遗传病，群体中
A. 患者几乎均为男性
B. 患者几乎均为女性
C. 女性携带者约是男性患者的 2 倍
D. 男性患者约是女性患者的 2 倍
E. 女性患者约是男性患者的 2 倍

56. 当正反两个方向突变达到平衡时，群体的基因频率的大小取决于
A. 正向突变率 μ 　　　B. 负向突变率 ν
C. 初始基因频率 　　　D. 初始基因型频率
E. 初始表型频率

57. 选择作用对不同基因的影响效果不同，它对
A. 常染色体显性基因的作用相对迅速
B. 常染色体显性基因的作用相对缓慢
C. 常染色体隐性基因的作用相对迅速
D. 常染色体隐性基因的作用相对缓慢
E. 常染色体显性基因和隐性基因的作用相同

58. 选择对不同基因作用时，它所选择的对象
A. 当对常染色体显性基因作用时，被选择的个体主要为 AA
B. 当对常染色体显性基因作用时，被选择的个体为 AA 和 Aa
C. 当对常染色体隐性基因作用时，被选择的个体为 aa
D. 当对 X 连锁隐性基因作用时，被选择的个体主要为男性
E. 当对 X 连锁显性基因作用时，被选择的个体主要为男性

59. 亲缘系数为 1/4 的情况为
A. 同胞 　　　　　　B. 叔与侄女
C. 表兄妹 　　　　　D. 姨与外甥

E. 堂兄妹

60. 近婚系数为 1/16 的情况为

A. 同胞　　　　　　B. 叔与侄女

C. 表兄妹　　　　　D. 姨与外甥

E. 堂兄妹

61. 遗传负荷的来源是

A. 放松选择　　　　B. 突变负荷

C. 近亲婚配　　　　D. 分离负荷

E. 大规模迁徙

四、问答题

1. 简述遗传平衡定律（Hardy-Weinberg）及维持遗传平衡的条件。

2. 设群体中某基因位点有三种等位基因 A_1、A_2 和 A_3，频率是 $F(A_1)=0.2$；$F(A_2)=0.3$；$F(A_3)=0.5$，试求随机交配的所有可能期望基因型的频率。

3. 在某一人群中，白化病的发病率约为 1/40 000，假定该群体为遗传平衡群体，求（1）该群体中携带者的频率；（2）该群体中携带者与患者的比例。

4. 在一个成年黑种人的群体中，发现有关镰状细胞贫血的基因型及各基因型的人数如下：AA 基因型 605 人，AS 基因型 390 人，SS 基因型 5 人，指出该群体是不是遗传平衡群体，并讨论原因。

5. 若经调查 1000 人的血型，得到决定 ABO 血型的三等位基因 I^A、I^B、I 的频率 p、q 和 r 分别约为 0.27、0.06、0.67，设该群体为 Hardy-Weinberg 平衡状态，O、A、B 和 AB 表型的期望数分别为多少？

6. 假设一个 1000 人的群体中，各血型的人数如下：A 型 450 人，B 型 130 人，AB 型 60 人，O 型 360 人。请计算该群体中 I^A、I^B 和 I 基因的频率。

7. 红绿色盲（XR）的男性发病率为 0.07，试求在遗传平衡群体中女性的（1）携带者的概率；（2）红绿色盲的概率；（3）夫妻均为红绿色盲的概率。

8. 在一个遗传平衡的群体中，血友病 A 的男性发病率为 8/100 000，适合度为 0.25，求这个群体中控制该病的致病基因频率和突变率。

9. 在一随机交配群体中，某一 X 连锁隐性性状在女性中占 12.96%，试求该隐性性状在男性中期望占的百分数。

10. 如果在某一达到平衡的群体中，血友病（XR）的频率是每 5000 个男性中有 1 个，问女性血友病患者的概率是多少？女性携带者的概率是多少？

11. 软骨营养障碍性侏儒由一显性基因控制，其适合度约为 0.2，设在一个遗传平衡的群体中该病的发病率为 1/2000，试估算该显性基因的突变率。

12. 在美国调查 199 628 人，发现有 2 名女性和 6 名男性患有苯丙酮尿症。如果在该人群中有表兄妹婚配，其所生子女患苯丙酮尿症的概率与正常随机婚配时所生患儿的概率是否一样，为什么？

13. 在一个假定已达到 Hardy-Weinberg 平衡的人类群体中，由纯合隐性基因引起的黑尿病（常染色体隐性）的发病率是 1/1 000 000。请问由下列情况产生有病的后代的概率是多少：（1）两个无亲缘关系的人结婚；（2）一个患黑尿病的人和一个正常的与其无亲缘关系的人结婚；（3）一个正常人，他的父母是正常的，但有一个患黑尿病的同胞，与一正常的无亲缘关系的人结婚。

14. 某群体中苯丙酮尿症的发病率若为 4/1 000 000，则如果该群体中一对二级亲属婚配，所生子女患病的概率为多少？

15. 一个群体中，某遗传病（AR）的发病率为 1/10 000，求该群体中一对三级亲属结婚所生子女患该病的概率比正常人婚配时高多少倍？

【参考答案】

一、名词解释

1. 群体（population）：在一定空间内，可以相互交配，并随着世代进行基因交换的许多同种个体的集群。在这样的群体里，基因的行为是以孟德尔定律为基础，因此又称为孟德尔群体。

2. 基因频率（gene frequency）：是指一个群体中某类等位基因的数量占该基因位点上全部等位基因的比率。

3. 基因型频率（genotypic frequency）：是指一个群体中某一基因型的个体占群体中全部个体的比率。

4. 基因库（gene pool）：一个群体内所包含的全部基因。

5. 适合度（fitness, f）：是指在一定的环境条件下，某基因型的个体能够生存并将其基因传给下一代的相对能力，可用相同环境中不同个体的相对生育率来衡量，一般用 f 表示。

6. 选择系数（selection coefficient, S）：是指在选择作用下降低的适合度，$S=1-f$。

7. 迁移（migration）：是指在一个群体中的个体迁入另一个群体并与后一群体中个体婚配。如果迁入的群体和接受的群体的基因频率不同，迁移将影响基因频率。

8. 遗传漂变（genetic drift）：由于群体较小和偶然事件引起等位基因频率的随机变化称为遗传漂变。

9. 建立者效应（founder effect）：如果一个数目有限的新群体原是由少数几个迁移个体——奠基者繁殖起来的，在这个群体中由于遗传漂变使某个等位基因频率达到很高，这种现象称为建立者效应。

10. 基因流（gene flow）：随着群体迁移两个群体混合并相互婚配，新的等位基因进入另一群体，将导致基因频率改变，这种等位基因跨越种族或地界的渐进混合称为基因流。

11. 近亲结婚（consanguineous marriage）：是指3～4代内具有共同祖先的个体之间婚配。

12. 亲缘系数（coefficient of relationship，r）：指拥有共同祖先的两个人在某一位点上具有相同基因的概率。

13. 近婚系数（inbreeding coefficient，F）：指近亲婚配后其子女从婚配双方得到祖先同一基因而成为该基因纯合子的概率。

14. 遗传负荷（genetic load）：是指一个群体由于有害基因的存在，使群体适合度下降的现象。

15. 突变负荷（mutational load）：是遗传负荷的主要部分，是由于基因的有害或致死突变而降低了适合度，给群体带来的负荷。

16. 分离负荷（segregation load）：是由于杂合子（Aa）和杂合子（Aa）之间的婚配，后代中有1/4为纯合子（aa），其适合度降低，因而导致群体适合度的降低，造成遗传负荷增加。

二、填空题

1. 基因型频率　1
2. 纯合基因型　1/2 杂合基因型
3. 无选择　无突变　无迁移　无限大
4. $D=p^2$　$H=2pq$　$R=q^2$
5. 非随机婚配　突变　选择　遗传漂变　迁移
6. 0.88　0.12
7. 0.50　0.20　0.30　0.36　0.48　0.16
8. 0.01　0.0198 或 0.02
9. 0.182 或 0.18
10. P^2　$2pq$　q^2　P^2　$2pq$　q^2　p　q
11. 群体大小或遗传漂变　选择　突变　迁移
12. 携带者
13. $1/2SH$
14. P^2+2pq　p
15. q^2　q
16. 男性大大多于女性（或患者几乎均为男性）

杂合体（携带者）　2 倍
17. 2 倍
18. 0.0036
19. 缓慢　明显
20. $S=1-f$
21. 相对生育率
22. 纯合性
23. 3～4　近婚系数
24. 1/8
25. 1/16
26. 选型婚配　近亲婚配
27. 小
28. 突变负荷　分离负荷
29. 要大

三、选择题

A 型题
1. D　2. D　3. C　4. D　5. C
6. C　7. E　8. D　9. D　10. A
11. B　12. E　13. A　14. A　15. C
16. D　17. D　18. B　19. A　20. E
21. B　22. C　23. A　24. D　25. C
26. B

B 型题
27. D　28. A　29. D　30. D　31. A
32. E　33. B　34. A　35. D　36. A
37. C　38. E　39. D　40. E　41. E
42. B　43. D　44. A　45. D　46. A

X 型题
47. AB　48. ABC　49. ABCDE
50. AC　51. CDE　52. ABE
53. ABC　54. ABCD　55. E
56. AB　57. AD　58. BCD
59. BD　60. CE　61. BD

四、问答题

1. Hardy-Weinberg 定律：在一定条件下，基因频率和基因型频率在一代一代繁殖传代中保持不变。维持遗传平衡的条件：①群体很大；②随机婚配；③没有自然选择；④没有突变或突变与选择达到平衡；⑤没有大规模迁移。

2. 根据基因频率 $F_{(A_1)}=0.2$；$F_{(A_2)}=0.3$；$F_{(A_3)}=0.5$，所有可能的期望的基因型频率为

A_1A_1 基因型，p_1^2（A_1A_1）$=0.2^2=0.04$；

A_2A_2 基因型，p_2^2（A_2A_2）$=0.3^2=0.09$；

A_3A_3 基因型，p_3^2（A_3A_3）$=0.5^2=0.25$；

A_1A_2 基因型，$2p_1p_2$（A_1A_2）$=2\times0.2\times0.3=0.12$；

A_1A_3 基因型，$2p_1p_3$（A_1A_3）$=2\times0.2\times0.5=0.20$；

A_2A_3 基因型，$2p_2p_3$（A_2A_3）$=2\times0.3\times0.5=0.30$。

3. $q^2=1/40\,000$，$q=1/200$，$p=199/200$。

（1）携带者的频率$=2\times$（$199/200$）$\times$（$1/200$）$=0.009\,95$。

（2）携带者与患者的比例 $2pq/q^2=2p/q=$（$2\times199/200$）$/$（$1/200$）$=398:1\approx400:1$。

4. 首先计算 $F_{(A)}=0.8$，$F_{(S)}=0.2$，若为遗传平衡群体，则群体中各基因型频率期望值应为 $F_{(AA)}=p^2=0.8^2=0.64$，$F_{(AS)}=2pq=2\times0.8\times0.2=0.32$，$F_{(SS)}=q^2=0.2^2=0.04$。

据此，人数分布期望值应为 AA 基因型 640 人，AS 基因型 320 人，SS 基因型 40 人。可见，该群体不是遗传平衡群体。AA 基因型人数少于预期值，原因是该基因型对疟疾的感染更敏感；AS 多于期望值，是因为该基因型在疟疾流行的地区对选择有利；SS 少于期望值，是因为 SS 是半致死基因型。

5. O 型：$1000\times r^2=1000\times0.67^2=448.9\approx449$ 人；

A 型：$1000\times$（p^2+2pr）$=1000\times$（$0.27^2+2\times0.27\times0.67$）$=434.7\approx435$ 人；

B 型：$1000\times$（q^2+2qr）$=1000\times$（$0.06^2+2\times0.06\times0.67$）$=84$ 人；

AB 型：$1000\times2pq=1000\times2\times0.27\times0.06=32.4\approx32$ 人。

6. $r=\sqrt{\overline{O}}=\sqrt{360/1000}=0.6$；

$p=1-$（$q+r$）$=1-\sqrt{(q+r)^2}=1-\sqrt{q^2+r^2+2qr}=1-\sqrt{\overline{B}+\overline{O}}=1-\sqrt{(130+360)/1000}=1-0.7=0.3$

$q=1-\sqrt{\overline{A}+\overline{O}}=1-\sqrt{(450+360)/1000}=1-0.9=0.1$

7. （1）携带者的概率为 $2\times0.07=0.14$；

（2）红绿色盲的概率为 $0.07^2=0.0049$；

（3）夫妻均为红绿色盲的概率为 $0.07\times0.07^2=0.07^3$。

8. 男性发病率=该致病基因的基因频率：$q=0.000\,08$，$f=0.25$，$S=1-0.25=0.75$，突变率 $\mu=1/3Sq=1/3\times0.75\times0.000\,08=20\times10^{-6}$。

9. X 连锁隐性性状在女性中占 12.96%，即 $q^2=12.96/100$，$q=0.36$，所以该隐性性状在男性中期望占的百分数 $q=36\%$。

女性发病率$=q^2=$（$1/5000$）$^2=1/25\,000\,000$。

女性携带者的概率$=2\times1/5000=1/2500$。

10. 略。

11. 由 $H=2pq=1/2000$；$f=0.2$，$S=1-f=0.8$，突变率 $v=1/2SH=1/2\times0.8\times1/2000=200\times10^{-6}$。

12. （1）不一样，约高 10 倍；（2）$q^2=$（$2+6$）$/199\,628$，$q=0.0063$，$p=0.9937$，$2pq=0.0126$，表兄妹子女发病率：$0.0126\times1/8\times1/4=0.000\,394$；正常人子女发病率：$0.0126\times0.0126\times1/4=0.000\,040$。

13. （1）两个无亲缘关系的个体结婚产生患儿的概率=群体发病率$=q^2=0.000\,001$

（2）由 $q=0.001$，$2pq=2\times0.999\times0.001=0.002$；一个患者其基因型为 aa 概率为 1，群体中正常个体且能与 aa 个体产生患儿的基因型只能为 Aa，概率为 $2pq$，这种基因型个体结婚（aa×Aa）产生患者的概率为 1/2，所以 $1\times0.002\times$（$1/2$）$=0.001$。

（3）一个正常人，他的父母是正常的，但有一个患黑尿病的同胞，可知其父母基因型均为 Aa，则该个体为 Aa（因为其为 AA 时不会产生患儿）的概率为 2/3；群体中正常个体且能与 Aa 个体产生患儿的基因型只能为 Aa，概率为 $2pq$，这种基因型个体结婚（Aa×Aa）产生患者的概率为 1/4，所以 $2/3\times0.002\times$（$1/4$）$=0.000\,33$。

14. $q^2=4/1\,000\,000$，$q=0.0002$，$2pq=2\times0.9998\times0.0002\approx0.0004$，$r=1/4$，二级亲属婚配，所生子女患病的概率为 $2pq\times1/4\times1/4=0.000\,025$。

15. $q^2=1/10\,000$，$q=0.01$，$2pq=2\times0.99\times0.01\approx0.02$，$r=1/8$，三级亲属婚配，所生子女患病的概率为 $2pq\times1/8\times1/4=0.000\,062\,5$。相当于正常人婚配时的倍数为 $0.000\,062\,5/$（$1/10\,000$）$=62.5$。

（李学英）

第九章　分子病与先天性代谢缺陷病

【目的要求】

掌握：分子病和先天性代谢缺陷病的基本概念；血红蛋白病、地中海贫血、血友病等的分子机制；先天性代谢缺陷的特征。

熟悉：先天性代谢缺陷病（假肥大性肌营养不良症、白化病、苯丙酮尿症、糖原贮积症、黏多糖贮积症等）的分子机制。

了解：主要的分子病和先天性代谢缺陷病的临床症状。

【教材精要】

第一节　分　子　病

人类因遗传改变导致蛋白质分子结构或合成量异常引起的疾病称为分子病。任何由遗传原因引起的蛋白质功能异常所带来的疾病都是分子病，但习惯上把酶蛋白分子催化功能异常引起的疾病归属于先天性代谢缺陷，而把除了酶蛋白以外的其他蛋白质异常引起的疾病称为分子病。

常见分子病有以下几种：

一、血红蛋白病

血红蛋白（Hb）是红细胞内运输氧的特殊蛋白质，是使血液呈红色的蛋白。Hb 分子由珠蛋白和血红素组成，其珠蛋白部分是由两对珠蛋白链组成的四聚体。其中一对是类 α 链（α 链和 ζ 链），另一对是类 β 链（β 链、ε 链、γ 链和 δ 链）。

正常人体在发育过程中因不同珠蛋白基因表达而使合成的血红蛋白也不同。血红蛋白共有 6 种：3 种胚胎期血红蛋白 Hb Gower Ⅰ（$\zeta_2\varepsilon_2$）、Hb Gower Ⅱ（$\alpha_2\varepsilon_2$）、Hb Portland（$\zeta_2\gamma_2$），1 种胎儿期血红蛋白 Hb F（$\alpha_2\gamma_2$），2 种成人期血红蛋白 Hb A（$\alpha_2\beta_2$）、Hb A2（$\alpha_2\delta_2$）（Hb A2 只占极少）。

珠蛋白受控于两个基因簇，分别是类 α 珠蛋白基因簇、类 β 珠蛋白基因簇。

类 α 珠蛋白基因簇，位于 16p13，有 3 个有功能的 α 珠蛋白基因（ζ、α_2、α_1）。每条 16 号染色体上有 2 个 α 基因，因此正常二倍体细胞有 4 个 α 基因。

类 β 珠蛋白基因簇，位于 11p15，每条 11 号染色体上有 5 个有功能的 β 珠蛋白基因（ε、Gγ、Aγ、δ 和 β）。每条 11 号染色体上有 1 个 β 基因，因此正常二倍体细胞有 2 个 β 基因。

（一）异常血红蛋白病

由于珠蛋白基因突变导致珠蛋白分子结构异常引起的血红蛋白病称为异常血红蛋白病。

1. 镰状细胞贫血　患者因 β 珠蛋白基因点突变，致 β 链第 6 位谷氨酸被缬氨酸取代，形成异常血红蛋白 Hb S。与正常血红蛋白 Hb A 相比，Hb S 表面电荷改变，出现一个疏水区，导致溶解度降低；在氧分压低的静脉中，Hb S 凝成长棒状聚合物，使红细胞呈镰刀状。镰变的红细胞使血液黏性增加，易阻塞微血管，造成局部组织缺氧，严重者可致局部组织坏死，产生肌肉、骨关节或腹部剧痛、脑缺血，称为镰形红细胞危象。同时，镰变的红细胞胞膜变硬，变形能力降低，通过狭窄毛细血管时易破裂，导致溶血性贫血。本病杂合子（Hb A/Hb S）多数无临床症状，但在氧分压低时可产生部分红细胞镰变，纯合子（Hb S/Hb S）表现为镰状细胞贫血，有典型的临床表现。

2. 高铁血红蛋白症（Hb M 病）　Hb M 病患者珠蛋白基因点突变，使 α 链或 β 链上与铁原子连接的组氨酸或邻近的氨基酸被酪氨酸取代，酪氨酸的羟基使铁稳定在三价状态，对高铁血红蛋白还原酶系统产生抵抗，结果生成高铁血红蛋白（Hb M），从而丧失与氧的结合能力，使组织细胞供氧不足。患者有发绀及继发性红细胞增多的表现。本病为 AD 遗传方式，故又名为"家族性紫绀症"。杂合子患者 Hb M 含量达 30% 即出现症状；由于纯合子患者成活率低，故很难见到本病纯合子患者。临床上所见均为杂合子状态。注意区别于高铁血红蛋白还原酶缺乏、药物和化学物质引起的高铁血红蛋白。

3. Hb Bristol 不稳定血红蛋白病　本病患者 β 珠蛋白基因点突变，导致 β 链第 67 位缬氨酸被天冬氨酸取代，形成的 Hb Bristol，其稳定性降低。Hb Bristol 易变性而沉淀于细胞中，形成变性珠蛋白小体（Heinz 小体）；含有 Heinz 小体的红细胞阳离子通透性增加、变形性降低，通过微循环时被阻留破坏，导致溶血。患者通常有溶血性贫血、黄疸、脾大等临床表现。本病为 AD 遗传方式，不完全显性，患者多为杂合子。重症者（显性纯合子）可出现溶血危象而危及生命。

（二）地中海贫血

由于珠蛋白基因突变或缺失，相应珠蛋白合成发生障碍，致类 α 链或类 β 链合成量不平衡所引起的溶血性贫血，也称为珠蛋白生成障碍性贫血，因地中海地区居民患病率高，又名地中海贫血，简称地贫，其主要类型为 α 地中海贫血、β 地中海贫血，其次还有 γ 地中海贫血等。类 α 链合成不足引起 α 地中海贫血，类 β 链合成不足引起 β 地中海贫血。

由于基因缺陷存在复杂性与多样性，使缺乏的珠蛋白链类型、数量及临床症状变异性较大，根据所缺乏的珠蛋白链种类及缺乏程度对地中海贫血命名和分类。

1. α 地中海贫血（表 2-9-1） 是由于类 α 链基因异常或缺失所致。一条 16 号染色体上的两个 α 基因都缺失的单倍型称 α^0，两个 α 基因之一缺失的单倍型称 α^+，两个 α 基因都存在的单倍型称 α^A。

表 2-9-1　α 地中海贫血的分型

名称	表型名称	基因型	基因组成	α 链合成的比例
Hb Bart's 胎儿水肿综合征	α^0 纯合子	α^0/α^0	- -/- -	0
Hb H 病	$\alpha^0\alpha^+$ 双重杂合子	α^+/α^0	α-/- -	25%
标准型 α 地中海贫血	α^0 杂合子	α^A/α^0	αα/- -	50%
	α^+ 纯合子	α^+/α^+	或 α-/α-	50%
静止型 α 地中海贫血	α^+ 杂合子	α^A/α^+	αα/α-	75%

（1）Hb Barts 胎儿水肿综合征：属重型地中海贫血。患者 4 个 α 基因全部缺失（--/--），完全不能合成 α 链，不能形成胎儿期正常血红蛋白 Hb F，过量的 γ 链形成异常血红蛋白 Hb Barts，其对氧的亲和力很高，在氧分压低的组织中，不易释放氧，造成组织缺氧而致水肿。这种胎儿全身水肿，肝脾大，四肢短小，腹部因有腹水而隆起。胎儿多于妊娠 30～40 周死亡或早产后半小时内死亡。

（2）Hb H 病：属中间型地中海贫血。患者 4 个 α 基因中有 3 个缺失（α-/--），只有少量 α 链合成，相对过量的 β 链聚合成异常血红蛋白 Hb H。Hb H 不稳定，容易解聚，游离的 β 链沉淀聚积形成包涵体，附着于红细胞膜上，以致红细胞被破坏，导致中度或较严重的贫血。

（3）标准型 α 地中海贫血：属轻型地中海贫血。患者缺失两个 α 基因（αα/--或 α-/α-）。由

于患者能合成一定量的 α 链，所以仅表现轻度溶血性贫血，但如双亲均为 α^0 杂合子（α^0/α^A），所生子女有 1/4 可能性患 Hb Barts 胎儿水肿综合征。

（4）静止型 α 地中海贫血：属静止型地中海贫血，患者无临床症状。患者 4 个 α 基因中只有 1 个缺失（αα/α-），仅在出生时血液中可检出 1%～2% 的 Hb Barts。此型个体与标准型 α 地中海贫血患者（基因型为 α^A/α^0）的婚配，有 1/4 可能性生育 Hb H 病患儿。

2. β 地中海贫血（表 2-9-2） 是由于 β 链基因异常或缺失所致。11 号染色体上的 β 珠蛋白基因异常或缺失，β 链合成量不足或缺失，并持续合成 γ 和 δ 链。一条 11 号染色体上 β 链基因失活或缺失、完全不能合成 β 链的单倍型称 β^0，一条 11 号染色体上 β 链基因缺陷但能部分合成 β 链的单倍型称 β^+，β 链基因正常能 β 链的单倍型称 β^A。

表 2-9-2　β 地中海贫血分型

名称	表型名称	基因型	基因组成	β 合成量，Hb 类型
重型 β 地中海贫血	β^0 纯合子	β^0/β^0	-/-	Hb F↑50%～90%，β^0 纯合子完全不合成 β 链，β^0 杂合子部分
	β^0 杂合子	β^0/β^+	-/β	合成 β 链
轻型 β 地中海贫血	β^0 杂合子	β^0/β^+	-/β	Hb F 含量正常，β^0 杂合子可合成部分 β 链，β^A 杂合子可合成
	β^+ 杂合子	β^A/β^+	β/β	相当量的 β 链
中间型 β 地中海贫血	β^+ 纯合子	β^+/β^+	β/β	Hb F↑40%～80%，Hb A$_2$↑，β^+ 纯合子部分合成 β 链
	双重杂合子	$\beta^0/\delta\beta^+$	-/δβ	

（1）重型 β 地中海贫血：患者体内无正常 β 珠蛋白基因，完全不能合成 β 链，或合成量很少。

患者可能的基因型为 β^0/β^0、β^+/β^+、β^0/β^+、$\delta\beta^0/\delta\beta^0$ 等。结果相对过剩的 α 链沉积于红细胞膜上，增

加膜的脆性、降低膜的变形能力，使红细胞容易破裂，引起严重溶血性贫血。同时 γ 链代偿性表达增加使异常血红蛋白 Hb F 升高（可达 50%～90%）。患儿出生后几个月便可出现严重的进行性溶血性贫血、肝脾大等；由于骨髓增生、骨质疏松，可出现鼻塌眼肿、上颌前突、头大额隆等特殊的"地中海贫血面容"。

（2）轻型 β 地中海贫血：患者通常带有一个正常的 β 基因 β^A，所以能合成相当量的 β 链，表现为轻度的溶血性贫血。患者可能的基因型为 β^A/β^+、β^A/β^0 或 $\beta^A/\delta\beta^0$。

（3）中间型 β 地中海贫血：患者通常是某种 β 地中海贫血变异型的纯合子，如 β^+/β^+，异常血红蛋白 Hb F 含量增高；或是两种不同变异型地中海贫血的双重杂合子，如 $\beta^0/\delta\beta^+$。患者的临床表现介于重型和轻型之间，故称中间型地中海贫血。本病特点是 Hb A_2 或 Hb F 升高。

二、血浆蛋白病

血浆蛋白是血液中含量高、种类多、功能重要的一类蛋白质，在体内起着物质运输、止血、凝血及免疫防御等作用。人体血浆蛋白基因异常导致血浆蛋白病。

血友病是一组遗传性出血性疾病，以血液中某些凝血因子的遗传性缺乏，导致严重凝血障碍。根据缺乏的凝血因子的不同，血友病分为 3 型，即 A、B、C 三型。其遗传方式不同。

1. 血友病 A　又称凝血因子Ⅷ缺乏症，由组成Ⅷ的抗血友病球蛋白（AHG）基因（Xq28）缺陷所致。A 型最常见，属 XR 遗传方式。

2. 血友病 B　又称凝血因子Ⅸ缺乏症，是血浆凝血活酶成分（PTC）基因（Xq27）缺陷所致。属 XR 遗传方式。

3. 血友病 C　又称凝血因子Ⅺ缺乏症，是血浆凝血活酶前质（PTA）基因（15q11）缺陷所致。临床症状较 A、B 型轻。属 AR 遗传方式。

三、受体蛋白病

受体是存在于细胞膜上、细胞质中或核内，任何能够同激素、神经递质、药物或细胞内信号分子结合并能引起细胞功能变化的一类特殊蛋白质。受体蛋白遗传性缺陷导致受体缺失、减少、结构异常所引起的疾病称为受体蛋白病。

1. 家族性高胆固醇血症（FH）　为高脂蛋白血症Ⅱ型，是由于低密度脂蛋白受体（LDLR）基因（19p13）突变所致。患者血浆中胆固醇特别是低密度脂蛋白胆固醇特别增多，并可沉积在血管壁造成动脉粥样硬化，引发冠心病，沉积在皮肤和肌腱等组织，形成黄色瘤。

正常情况下，细胞可从血浆中的低密度脂蛋白胆固醇（LDL-C）获得胆固醇或自身合成胆固醇，以供生理需要。血浆中的 LDL-C 与 LDLR（受体）结合后，进入细胞内供细胞利用，过剩的胆固醇会酯化成胆固醇酯而储存。同时，积累的胆固醇会抑制细胞内胆固醇的自身合成，以协调细胞内的胆固醇水平。患者的 LDLR 缺陷时，LDL-C 不易进入细胞而在血浆中积累，而细胞内胆固醇减少，解除了胆固醇合成的抑制作用，从而细胞内胆固醇合成增加，结果使胆固醇在血浆和组织细胞中积累而致病。本病为 AD 遗传方式，表现为不完全显性。群体中杂合子患者约为 1/500。

2. 雄激素不敏感综合征（AIS）　又称睾丸女性化综合征（TFS），是由于雄激素受体（TFM）基因（Xq11-13）突变导致雄激素受体缺乏，靶细胞对雄激素不敏感所致。患者虽有睾丸，亦能正常产生雄激素，但雄激素不能在靶器官发生作用，所以表现出女性化特征。患者外观为女性或呈间性，青春期乳房、外阴均发育良好。常因原发性闭经、不育等原因求治时被发现。查体可见阴蒂肥大，阴道短浅，子宫、卵巢缺如，腹腔或腹股沟处或大阴唇皮下有睾丸和附睾，睾丸曲细精管不能生成精子。血睾酮在正常水平。染色体核型为 46，XY。约 8% 患者青春期睾丸恶变，且随年龄增大，恶变率增高。本病为 XR 遗传方式。

四、膜转运载体蛋白病

细胞膜载体蛋白基因突变导致的、特异性主动转运系统的膜载体蛋白缺陷引起的疾病称为膜转运载体蛋白病。

1. 肝豆状核变性（HLD）　又称 Wilson 病（WD），是由于 P 型铜转运 ATP 酶（ATP7B）基因（13q14.3）缺陷引起的一种铜代谢障碍疾病。患者细胞膜 ATP7B 缺陷，铜不能被及时清除，沉淀于组织细胞而引起毒性作用。受累器官以肝、脑、肾等最为显著。铜沉淀于肝，导致肝坏死，最终发展为肝硬化；沉淀于肾，使近曲小管受损而出现氨基酸尿、蛋白尿等；沉积于脑，导致神经系统受损；沉积于角膜，形成角膜外缘绿色环；铜被红细胞摄取，可发生溶血性贫血。本病属于 AR 遗传方式。

2. 胱氨酸尿症　是由于肾小管重吸收胱氨酸、赖氨酸、精氨酸和鸟氨酸的特异性载体蛋白缺陷而导致的一种肾小管的遗传性缺陷。患者血浆中这4种氨基酸低于正常，尿液中则水平增高。患者主要临床表现是尿道结石及由此引起的尿路感染和肾绞痛。本病属于 AR 遗传方式。本病至少涉及 3 个异常等位基因，临床分为 3 型：Ⅰ型，致病基因定位于 2p16.3。纯合子患者 4 种氨基酸排出量均增加，杂合子的氨基酸排出量正常，患者肠上皮细胞对 4 种氨基酸均不能吸收。Ⅱ型，致病基因定位于 2p16.3。纯合子患者 4 种氨基酸排出量均增加，杂合子的胱氨酸和赖氨酸排出量增加。纯合子患者肠上皮细胞对 4 种氨基酸有少量摄取。Ⅲ型，致病基因定位于 19q13.1。Ⅲ型与Ⅱ型相似，纯合子患者肠上皮细胞对氨基酸吸收稍低于正常。

第二节　先天性代谢缺陷病

先天性代谢缺陷病是指由于编码酶蛋白的结构基因发生突变或其基因调控系统出现异常，导致人体内酶蛋白分子结构或酶活性异常，致使机体出现先天性代谢紊乱而引起的一类疾病。这是一种因酶缺陷引起的单基因遗传病，也称为遗传代谢病或遗传性酶病。遗传性酶病大都属 AR 遗传方式。

一、遗传性酶病的发病机制

1. 代谢终产物缺乏　基因突变导致酶活性降低或缺失，使其催化的代谢途径受阻，导致终产物（D）缺乏。用 A→B→C→D↓ 表示，如白化病。

2. 代谢中间产物积累　酶缺乏使中间产物（BC）累积在体内，出现某种血症，或随尿排出产生某种尿症。用 A→B↑→C↑ ⊬ D 表示，如半乳糖血症、尿黑酸尿症。

3. 代谢底物积累　当一系列生化反应可逆时，某步反应因酶异常而受阻，导致底物（A）不能有效地变成产物而积累在血液或组织，引起贮积性疾病。用 A↑⇌B⇌C ⊬ D 表示，如糖原贮积症、黏多糖贮积症。

4. 代谢副产物累积　某代谢反应因酶异常而受阻，前体物质积累而进入旁路代谢，产生副

$$A → B → C ⊬ D$$
$$↓$$
$$E↑→F↑$$

产物（E、F），造成危害。用表示，如苯丙酮尿症。

5. 反馈抑制减弱　一些代谢过程，其代谢产物对整个反应过程有反馈抑制作用。相关酶的遗

传缺陷，使该产物减少，可引起反馈调控失调，造成代谢紊乱，如自毁容貌综合征。

6. 代谢产物增加　基因突变使酶蛋白结构变化，导致酶活性异常增高，酶促反应生成的产物增加，引起不良后果，如痛风。

7. 多酶缺陷　某些遗传性代谢缺陷患者，可能不只是一种酶缺陷。如先天性蔗糖不耐受症，患者体内同时缺乏异麦芽糖酶和蔗糖酶。

目前已知先天性代谢缺陷所带来的疾病有 1000 余种。

遗传性酶病以预防为先。从遗传方面减少群体中先天性代谢缺陷发病率的措施主要是：①避免近亲结婚。②遗传咨询。推算生出有病儿童的概率，决定应否生育或继续妊娠等。③杂合体检出。可通过酶活性的测定检出。④产前诊断。可通过测定培养的羊水胎儿脱屑细胞的酶活性而检出。

二、遗传性酶病

（一）氨基酸代谢病

氨基酸代谢病由氨基酸分解代谢过程中遗传性酶缺乏所引起。

1. 苯丙酮尿症（PKU）　较常见，是由于苯丙氨酸羟化酶（PAH）基因（12q24）缺陷引起 PAH 遗传性缺乏所致。患者幼年即可表现出尿臭、智力障碍和白化等主要临床特征。本病为 AR 遗传方式。典型的 PKU 患者，肝内缺乏 PAH，使苯丙氨酸不能转变为酪氨酸而在血清中积累。过量的苯丙氨酸进入旁路代谢，经转氨酶催化生成苯丙酮酸，再经氧化脱羧产生苯乳酸、苯乙酸等旁路产物，这些物质通过不同的途径产生不同的表型反应，如尿臭（因苯丙酮酸、苯乳酸、苯乙酸有特殊臭味，由尿液排出，使尿液呈腐臭味）、智力障碍（因旁路代谢产物通过抑制脑组织有关酶，影响 γ-氨基丁酸和 5-羟色胺的生成，进而影响大脑的发育和功能，导致智力低下）、白化（因旁路代谢产物可抑制酪氨酸酶，使酪氨酸不能有效变成黑色素，使皮肤、毛发及视网膜黑色素较少而呈白化现象）。

2. 白化病　典型白化病（Ⅰ型）是由于酪氨酸酶基因（11q14-q21）缺陷导致酪氨酸酶缺乏，使酪氨酸不能转变为黑色素前体，进而影响黑色素的生成所致。患者全身皮肤、毛发及眼睛缺乏黑色素，皮肤白皙，全身白化，终身不变。毛发银白或呈淡黄色，虹膜及瞳孔浅红色，畏光，视物模糊，眼球震颤。日晒皮肤易灼伤，暴露的皮肤易患皮肤癌。本病为 AR 遗传方式。

（二）糖代谢病

糖代谢病是由于糖类代谢过程中遗传性酶缺乏所引起。

1. 半乳糖血症　典型的半乳糖血症患者是由于半乳糖-1-磷酸尿苷转移酶基因（9p13）缺陷，使该酶缺乏，导致半乳糖和1-磷酸半乳糖在血清中积累，部分随尿排出。1-磷酸半乳糖在脑组织中积累可引起智力障碍；在肝组织中积累可引起肝损害甚至肝硬化；在肾积累可致肾功能损害而呈蛋白尿和氨基酸尿；半乳糖在醛糖还原酶作用下生成半乳糖醇，可使晶状体渗透压改变，使水分进入晶体，影响晶状体代谢而致白内障；血液中半乳糖升高会抑制糖原分解成葡萄糖，出现低血糖。本病为 AR 遗传方式。

2. 糖原贮积病（GSD）　是一类较罕见的先天性代谢病，是由一组参与糖原合成和分解的酶遗传性缺陷，引起糖原累积所致。不同类型的糖原贮积症有不同的病因、病情和预后。现已发现13种类型，以 I 型最常见。

糖原贮积病 I 型（von Gierke 病）症状严重。患者葡萄糖-6-磷酸酶（G-6-Pase）基因（17q21）缺陷，引起 G-6-Pase 缺乏，导致糖原分解代谢障碍，肝糖原贮积进一步引起肝肾肿大伴低血糖，发育不良表现为消瘦或身材矮小，常有出血倾向。本病为 AR 遗传方式，个别有 X 连锁遗传。

（三）脂类代谢病

脂类代谢病是脂类分解代谢过程中特异性酶缺乏，导致脂类底物在内脏、脑和血管等处积产生的疾病，总称脂类累积症。特异性酶缺乏所致脂类累积症也有多种。

1. Tay-Sachs 病　亦称 GM2 神经节苷脂贮积症，是由于患者体内的氨基己糖苷酶 A 基因（15q23-q24）缺陷，引起该酶缺乏所致。患者体内该酶缺乏，致 GM2 神经节苷脂在脑组织中积累，引起一系列临床表现。早期表现为视网膜黄斑变性，进行性失明；局部或全身性抽搐；肌张力进行性减退，生长发育阻滞；智能低下。后期身体完全瘫痪，出现恶病质。本病为 AR 遗传方式。

2. Gaucher 病　是由于葡萄糖脑苷脂酶（1q21）基因缺陷，导致该酶缺乏，使葡萄糖脑苷脂蓄积于单核巨噬细胞系统的细胞中而致病。患者肝、脾、淋巴结及骨髓等处可见葡萄糖脑苷脂蓄积的 Gaucher 细胞。本病为 AR 遗传方式。

（四）嘌呤代谢病

嘌呤代谢病是指酶的遗传性缺陷使人体内嘌呤代谢异常而导致的嘌呤代谢缺陷性疾病。如莱斯-奈恩综合征、核酸内切酶缺乏导致的着色性干皮病，以及由于腺苷酸脱氨酶缺乏导致的重症联合免疫缺乏综合征。

莱斯-奈恩综合征，又称自毁容貌综合征。本病是由于次黄嘌呤鸟嘌呤磷酸核糖转移酶（HGPRT）基因（Xq26-q27）缺陷，致该酶缺乏，使 IMP 和 GMP 合成减少，反馈抑制作用减弱或消失，嘌呤合成加快，尿酸生成增多，代谢紊乱。患者有高尿酸血症和尿酸尿、尿道结石和痛风等，常伴有智能发育不全，舞蹈样动作，强迫性自残行为。患儿发病时用牙咬伤自己的指尖和口唇，将自己的脚插入转动车轮的辐条之间。患儿一边由于疼痛而哭叫，一边仍继续这种自残行为。本病为 XR 遗传方式。

（五）结构蛋白缺陷病

1. 成骨发育不全　是一组 I 型胶原蛋白异常所致的具有遗传异质性的疾病。成骨不全有4种类型，其中 I 型、II 型最为常见。I 型成骨不全又称蓝色巩膜综合征，是由于胶原基因（17q21.3-q22）各种点突变导致的胶原成熟缺陷。本病变累及骨骼、肌腱、韧带、牙本质及巩膜等。患者主要表现为骨质疏松致脆性增加而易反复骨折，巩膜蓝色，关节可过度活动而易受伤并导致畸形，牙齿生长不齐、畸形，伴传导性耳聋，多在青春期发病。本病呈 AD 遗传方式（绝大多数）。II 型成骨不全是一种致死性疾病，患者出生时全身多发骨折，常在出生几周或几个月内死亡。

2. 肌营养不良　最常见的是假肥大性肌营养不良，也称 Duchenne 型肌营养不良症（DMD）。是由于编码肌营养不良蛋白的 DMD 基因（Xp21.2）突变引起肌营养不良蛋白无法合成而致的一类进行性肌营养不良症。本病属 XR 遗传方式。主要是男孩发病，女性为致病基因的携带者。患者多在 3～5 岁发病，肌肉无力，走路困难呈鸭步，大多数患者有腓肠肌假性肥大和不同程度的心肌损害。患者多在 12 岁左右不能行走，一般在 20 岁前死于心力衰竭和呼吸衰竭。其次是 Becker 肌营养不良（BMD）。BMD 与 DMD 是同一基因异常所致，但基因缺失范围较小，故病情较轻，患者可活过生育期，有可能将突变基因传递给后代。

【强化训练题】

一、名词解释

1. 分子病（molecular disease）
2. 罕见病（rare disease）

3. 融合基因（fusion gene）
4. α₁-抗胰蛋白酶缺乏症（α₁-antitrypsin deficiency）
5. 假基因（pseudogene）
6. 基因家族（gene family）
7. 基因簇（gene cluster）

二、选择题

A₁型题

1. α珠蛋白位于人类第（ ）号染色体上
A. 6　　　　B. 11　　　　C. 14
D. 16　　　　E. 22

2. β珠蛋白位于人类第（ ）号染色体上
A. 6　　　　B. 11　　　　C. 14
D. 16　　　　E. 22

3. （ ）基因不能表达珠蛋白
A. α　　　　B. β　　　　C. δ
D. γ　　　　E. β

4. 镰状细胞贫血的突变方式是
A. GAG→GGG　　　　B. GAG→GCG
C. GAG→GTG　　　　D. GAG→GAT
E. GAG→TAG

5. 血红蛋白 Barts 胎儿水肿综合征的基因型为
A. --/--　　　　B. --/α-
C. --/αα 或-α/-α　　　　D. -α/αα
E. αα/αα

6. Hb H 病的基因型为
A. --/--　　　　B. --/α-
C. --/αα 或-α/-α　　　　D. -α/αα
E. αα/αα

7. 标准型 α 地中海贫血的基因型为
A. --/--　　　　B. --/α-
C. --/αα 或-α/-α　　　　D. -α/αα
E. αα/αα

8. 静止型 α 地中海贫血的基因型为
A. --/--　　　　B. --/α-
C. --/αα 或-α/-α　　　　D. -α/αα
E. αα/αα

9. 引起镰状细胞贫血的 β 珠蛋白基因突变的方式属于
A. 移码突变　　　　B. 错义突变
C. 无义突变　　　　D. 终止密码突变
E. 同义突变

10. Hb Lepore δβ 基因的形成机制是
A. 碱基替换　　　　B. 移码突变
C. 重排　　　　D. 缺失
E. 错配引起不等交换

11. （ ）属于受体病的分子病
A. 镰状细胞贫血

B. Hb Lepore
C. 血友病 A
D. 家族性高胆固醇血症
E. β 地中海贫血

12. （ ）属于凝血障碍的分子病
A. 镰状细胞贫血
B. Hb Lepore
C. 血友病 A
D. 家族性高胆固醇血症
E. β 地中海贫血

13. （ ）是由于基因融合引起的分子病
A. 镰状细胞贫血
B. Hb Lepore
C. 血友病 A
D. 家族性高胆固醇血症
E. 先天性葡萄糖、半乳糖吸收不良症

14. 血友病 A 缺乏的凝血因子为（ ）因子
A. Ⅷ　　　　B. Ⅸ　　　　C. Ⅵ
D. vWF　　　　E. Ⅹ

15. 血友病 B 缺乏的凝血因子为（ ）因子
A. Ⅷ　　　　B. Ⅸ　　　　C. Ⅵ
D. vWF　　　　E. Ⅹ

16. （ ）属于膜转运蛋白缺陷的分子病
A. 镰状细胞贫血
B. Hb Lepore
C. 血友病 A
D. 家族性高胆固醇血症
E. 囊性纤维化病

17. （ ）是由于 DNA 修复系统缺陷而引起的疾病
A. 白化病　　　　B. 半乳糖血症
C. 黏多糖贮积症　　　　D. 苯丙酮尿症
E. 着色性干皮病

18. （ ）是由于溶酶体酶缺乏而引起的疾病
A. 白化病　　　　B. 半乳糖血症
C. 黏多糖贮积症　　　　D. 苯丙酮尿症
E. 着色性干皮病

19. （ ）是由于酪氨酸酶缺乏而引起的疾病
A. 白化病　　　　B. 半乳糖血症
C. 黏多糖贮积症　　　　D. 苯丙酮尿症
E. 着色性干皮病

20. （ ）是由于半乳糖-1-磷酸尿苷酸转移酶缺乏而引起的疾病
A. 白化病　　　　B. 半乳糖血症
C. 黏多糖贮积症　　　　D. 苯丙酮尿症
E. 着色性干皮病

21. Archibald Garrod 曾深入研究和报道的黑尿

酸尿症疾病，患者缺乏

A. 苯丙氨酸羟化酶　　　　B. 酪氨酸酶

C. 溶酶体酶　　　　　　　D. 黑尿酸氧化酶

E. 半乳糖激酶

22. 下列（　　）为先天性代谢缺陷常见的症状

A. 肥大

B. 黄疸/胆红素水平高

C. 肿瘤形成

D. 肌肉增大

E. 智力较高

23. 有关先天性代谢缺陷的正确描述是

A. 先天性代谢缺陷可能造成先天性的结构畸形

B. 先天性代谢缺陷自 16 世纪便被描述报道

C. 先天性代谢缺陷属于罕见病，且无有效的治疗措施，故不被临床所重视

D. 先天性代谢缺陷可得到早期治疗和预防，故在临床上不属于大问题

E. 先天性代谢缺陷的鉴别诊断较为容易

24. 苯丙酮尿症属于（　　）遗传方式

A. AR　　　　　　　　　　B. AD

C. XR　　　　　　　　　　D. XD

E. Y 连锁遗传病

25. 血友病 B 属于（　　）遗传方式

A. AR　　　　　　　　　　B. AD

C. XR　　　　　　　　　　D. XD

E. Y 连锁遗传病

26. 家族性高胆固醇血症属于

A. AR　　　　　　　　　　B. AD

C. XR　　　　　　　　　　D. XD

E. Y 连锁遗传病

27. （　　）是由于反馈抑制丧失引起疾病的分子病

A. 自毁容貌综合征　　　　B. 卟啉病

C. 肝豆状核变性　　　　　D. 胱氨酸血症

E. GM2 神经节苷脂贮积病变异型 B

28. 静止型 α 地中海贫血患者之间婚配，生出轻型 α 地中海贫血患者的可能性是

A. 0　　　　　B. 1/8　　　　　C. 1/4

D. 1/2　　　　E. 1

29. 正常个体与重型 β 地中海贫血患者结婚，其子女患轻型 β 地中海贫血的可能性为

A. 0　　　　　B. 1/8　　　　　C. 1/4

D. 1/2　　　　E. 1

30. Duchenne 型肌营养不良为（　　）遗传方式

A. AR　　　　　　　　　　B. AD

C. XR　　　　　　　　　　D. XD

E. Y 连锁遗传病

31. （　　）是具有缓慢渗血症状的遗传病

A. 苯丙酮尿症　　　　　　B. 白化病

C. 自毁容貌综合征　　　　D. 血友病

E. 血红蛋白病

32. （　　）是与 G-6-PD 缺陷有关的疾病

A. 胱氨酸尿症　　　　　　B. 白化病

C. 高胆红素血症　　　　　D. 血友病

E. 血红蛋白病

33. 血红蛋白 H 病患者的体内会形成（　　）珠蛋白肽链的四聚体

A. α_4　　　　B. β_4　　　　C. ε_4

D. γ_4　　　　E. δ_4

34. 一个男孩是血友病 A（XR）患者，其父母和祖父母的表型均正常。若没有新突变产生，其亲属中（　　）不可能罹患本病

A. 外祖父　　　　　　　　B. 姨表兄弟

C. 姑姑　　　　　　　　　D. 同胞兄弟

E. 舅父

35. 黏多糖贮积症 I 型是缺乏（　　）导致的病症

A. 酪氨酸酶

B. 艾杜糖-2-硫酸酯酶

C. α-L-艾杜糖苷酸酶

D. 苯丙氨酸羟化酶

E. 次黄嘌呤鸟嘌呤磷酸核糖转移酶

36. （　　）为核酸代谢异常的疾病/综合征

A. G-6-PD 缺陷　　　　　B. 着色性干皮病

C. 基底细胞痣综合征　　　D. 尿黑酸尿症

E. 自毁容貌综合征

37. 具有精神发育迟缓、白内障、肝硬化症候群的遗传病是

A. PKU　　　　　　　　　B. G-6-PD 缺乏症

C. 半乳糖血症　　　　　　D. 尿黑酸尿症

E. 白化病

38. 一个表型正常的男性，其父亲为白化病患者，该男子与一个基因型和表型均正常的女子结婚，婚后如生育，其子女中有

A. 1/4 概率为白化病患者

B. 1/4 概率为白化病携带者

C. 1/2 概率为白化病携带者

D. 1/2 概率为白化病患者

E. 全部子女的基因型及表型都正常

39. 白化病根据致病突变基因可以分（　　）型

A. 2　　　　　B. 3　　　　　C. 4

D. 5　　　　　E. 6

40. HGPRT 缺陷症的遗传方式是

A. 常染色体显性遗传　　B. 常染色体隐性遗传

C. X 连锁显性遗传　　　　D. X 连锁隐性遗传

E. Y 染色体遗传

41. Gaucher 病的遗传方式是

A. 常染色体显性遗传　　B. 常染色体隐性遗传

C. X 连锁显性遗传　　　　D. X 连锁隐性遗传

E. Y 染色体遗传

42. 引起 Duchenne 型肌营养不良症的主要突变类型是

A. 碱基置换突变　　　　B. 移码突变

C. 缺失突变　　　　　　D. 插入突变

E. 同一突变

43. 成骨不全中常见的围生致死型是指

A. Ⅰ 型　　　　　　　　B. Ⅱ 型

C. Ⅲ 型　　　　　　　　D. Ⅳ 型

E. Ⅴ 型

44. 绝大多数先天性代谢缺陷为

A. 常染色体显性遗传　　B. 常染色体隐性遗传

C. X 连锁显性遗传　　　　D. X 连锁隐性遗传

E. Y 染色体遗传

45. 在机体内，酶的正常数量大大超过维持机体新陈代谢所必需的数量，因而能保证杂合子的正常代谢的酶活性一般为

A. 100%　　　B. 75%　　　C. 50%

D. 5%　　　　E. 1%

46. 酶缺陷所引起的病理改变一般因为

A. 底物堆积　　　　　　B. 中间代谢产物堆积

C. 产物缺乏　　　　　　D. 以上全部

E. 以上都不是

47. G-6-PD 缺乏的红细胞将出现

A. NADPH　　　　　　　B. GSH 增加

C. H_2O_2 增加　　　　　　D. O_2 增加

E. H_2O 增加

48. 胎儿期（妊娠 8 周至出生）血红蛋白合成的场所是

A. 卵黄囊　　　　　　　B. 肝脾

C. 骨髓　　　　　　　　D. 肾

E. 肺

49. 特殊的"地中海贫血面容"不包括

A. 鼻塌眼肿　　　　　　B. 上颌前突

C. 头大额隆　　　　　　D. 骨质疏松

E. 水肿

50. 某些 HPFH 发生的分子基础是（　　）高表达

A. γ 基因　　　　　　　　B. α 基因

C. β 基因　　　　　　　　D. ε 基因

E. δ 基因

51. （　　）属于血友病确诊试验

A. 凝血时间、激活部分凝血活酶时间、凝血因子Ⅷ：C 测定

B. 凝血酶原时间、凝血因子Ⅸ、凝血因子Ⅺ测定

C. 凝血时间、激活部分凝血活酶时间、凝血酶原时间测定

D. 凝血因子Ⅷ、凝血因子Ⅸ、凝血因子Ⅺ测定

E. 激活部分凝血活酶时间、凝血因子Ⅷ：C、凝血因子Ⅺ测定

52. 血管壁功能异常所致的出血性疾病是

A. 特发性血小板　　　　B. 弥散性血管内凝血

C. 过敏性紫癜　　　　　D. 血小板增多

E. 血友病

53. 地中海贫血是与（　　）有关的病理变化

A. 大细胞性贫血

B. 正常细胞性贫血

C. 小细胞低色素性贫血

D. 单纯小细胞性贫血

E. 球形细胞性贫血

A₂ 型题

54. 患者，男性，8 岁。精神发育迟缓，皮肤、毛发和虹膜色素减退，头发呈赤褐色，有癫痫发作、湿疹和特殊的鼠样臭味尿。最可能的诊断是

A. 眼皮肤白化病Ⅲ型

B. 典型的苯丙酮尿症

C. Duchenne 型肌营养不良

D. 家族性高胆固醇血症

E. 尿黑酸血症

55. 患者，男性，24 岁。全身皮肤、毛发、眼睛缺乏黑色素，全身白化，终身不变。患者的视网膜无色素，虹膜和瞳孔呈淡红色，畏光，眼球震颤。最可能的诊断是

A. 白化病

B. 典型的苯丙酮尿症

C. 非典型的苯丙酮尿症

D. 尿黑酸症

E. 家族性高胆固醇血症

56. 出生婴儿哺乳后呕吐、腹泻，继而出现白内障、肝硬化、黄疸、腹水、智力发育不全、皮肤多处出血或有出血点。其可能的诊断是

A. G-6-PD 缺乏症　　　　B. 黏多糖贮积症

C. 糖原贮积症　　　　　D. 半乳糖血症

E. 白血病

57. 患者，男性，17 岁。进食蚕豆后 1 天出现急性血管内溶血，并伴有头晕、厌食、恶心、呕吐、疲乏等症状，继而出现黄疸、血红蛋白尿。其最可能的诊断是

A. G-6-PD 缺乏症　　　　B. 黏多糖贮积症

C. 糖原贮积症　　　　　D. 半乳糖血症

E. 白血病

58. 某 3 岁患儿出现肝脾大、骨骼异常、面容粗陋并伴有智力障碍等症状，空腹血糖低下。其可能的诊断是

A. G-6-PD 缺乏症　　　B. 黏多糖贮积症

C. 糖原贮积症　　　　　D. 半乳糖血症

E. 白血病

59. 一个并指症女性与一个甲型血友病男性结婚，生育了一个男孩，其并指症状与母亲类同。他们若再生一个女孩，女儿为并指伴甲型血友病携带者的概率是

A. 25%　　　　　　　B. 50%

C. 75%　　　　　　　D. 100%

E. 0

60. 患者，男性，18 岁。自幼有出血倾向。出血时间延长，凝血时间正常，血小板计数 $150×10^9/L$，血小板黏附率降低，部分凝血活酶时间延长，凝血酶原时间正常。其父亲也有类似病史。考虑的诊断为

A. 血友病　　　　　　B. 血管性血友病

C. 过敏性紫癜　　　　D. 维生素 K 缺乏

E. 遗传性出血性毛细血管扩张症

61. 患者，女性，40 岁，石油化工厂工人，长期与苯接触。1 年来全身乏力，Hb 6g/dL，血小板 50 000/dL，网织红细胞低于正常水平，肝脾不大，骨髓增生低下。可能的诊断是

A. 缺铁性贫血　　　　B. 巨幼细胞贫血

C. 再生障碍性贫血　　D. 溶血性贫血

E. 地中海贫血

62. 一对表型正常的夫妇，连生了 3 个苯丙酮尿症患儿。他们生育表型正常孩子的概率为

A. 25%　　　B. 50%　　　C. 75%

D. 100%　　　E. 0

63. 一个女性将染色体上的某一突变基因传给她孙子的概率为

A. 1/2　　　B. 1/4　　　C. 1/8

D. 1/16　　　E. 0

64. 一对表型正常的夫妇生了一个血友病 B 患儿，他们女儿患血友病的概率为

A. 0　　　B. 1/2　　　C. 1/4

D. 1/8　　　E. 1/16

65. 患者，男性，3 岁，表现为智力发育障碍、共济失调，具有敌对性和侵占性，常自毁容貌。其最可能的诊断是

A. HGPRT 缺陷症　　　B. 着色性干皮病

C. Gaucher 病　　　　D. Tay-Sachs 病

E. 苯丙酮尿症

66. 患者为 2 岁女童，从海边回来后皮肤出现红斑、水肿，继而有色素沉着、皮肤干燥的表现。其父母为近亲结婚。患者最有可能罹患

A. HGPRT 缺陷症　　　B. 着色性干皮病

C. Gaucher 病　　　　D. Tay-Sachs 病

E. 苯丙酮尿症

67. 患者为 1 岁半男童，表现出生长发育迟缓，肝脾大，结膜黄斑，面部及下肢有棕黄色色素沉着。已经诊断为 I 型 Gaucher 病。与本病相关的基因是

A. *BCL-1*　　　　　　B. *BCL-2*

C. *GBA*　　　　　　D. *C-myc*

E. *erb-B2*

68. 患者为 9 个月女童，对声、光及触觉敏感，有激惹现象。视网膜中心凹周围有灰白色区域，检眼镜检查可见樱桃红色斑点。为了明确诊断，应进一步检查

A. HEXA　　　　　　B. G-6-PD

C. SOD　　　　　　D. GLB

E. HA

69. 患者，男性，4 岁，行走呈典型鸭步，不能正常跑步，容易跌倒。其最可能的诊断是

A. 风湿性关节炎

B. 系统性红斑狼疮

C. 骨关节炎

D. Duchenne 型肌营养不良

E. 强直性肌营养不良

70. 某男性患儿，死胎。检查发现长骨短宽，四肢、肋骨多发性骨折，蓝色巩膜，身材发育矮小。其最可能的诊断是

A. I 型成骨不全　　　B. II 型成骨不全

C. III 型成骨不全　　　D. IV 型成骨不全

E. V 型成骨不全

B 型题

（71～72 题共用备选答案）

A. $α_2ε_2$　　　　　　B. $α_2γ_2$

C. $α_2δ_2$　　　　　　D. $ζ_2ε_2$

E. $α_2β_2$

71. 成年人血红蛋白分子的主要组成是

72. 属于胎儿血红蛋白的分子组成的是

（73～74 题共用备选答案）

A. 移码突变　　　　　B. 密码子插入

C. 密码子缺失　　　　D. 基因重排

E. 碱基置换

73. α 地中海贫血产生的突变类型不包括

74. β 地中海贫血产生的突变类型不包括

（75～76 题共用备选答案）

A. 镰状细胞贫血

B. GM2 神经节苷脂贮积病变异型 B

C. 白化病

D. 肝豆状核变性

E. Ehlers-Danlos 综合征

75. 引起红细胞破坏的分子病是

76. 与溶酶体酶缺陷有关的先天性代谢病是

三、问答题

1. 何谓血红蛋白病？它可分为几类？

2. 异常血红蛋白病和地中海贫血病发生的分子机制分别是什么？

3. 简述 Hb Barts 胎儿水肿综合征的分子机制。

4. 以镰状细胞贫血为例,简述血红蛋白病的分子机制。

5. 简述重型 β 地中海贫血的分子机制和主要临床症状。

6. 先天性代谢缺陷引起疾病的途径有哪些？举例说明。

7. 为何部分 G-6-PD 缺陷女性杂合子的酶活性是正常的？

8. 试述血友病 A 的基因诊断方法。

9. 试述几种 Gaucher 病亚型的临床表现。

【参 考 答 案】

一、名词解释

1. 分子病（molecular disease）：指由于遗传改变造成蛋白质分子结构或合成量异常所引起的一种疾病。

2. 罕见病（rare disease）：又称"孤儿病"（orphan disease），是指那些发病率极低的疾病。罕见病多为先天性疾病，虽然发病率低，但病种繁多、症状严重。国际较为公认的罕见病近 7000 种，主要涉及儿科、内分泌科、神经内科、骨科等专业，约 80% 的罕见病是由基因缺陷导致，仅有不到 5% 的罕见病可有效干预或治疗。

3. 融合基因（fusion gene）：是指 2 个基因或其各自的一部分组合成一个新的能表达的基因。

4. α_1-抗胰蛋白酶缺乏症（α_1-antitrypsin deficiency）：是血中抗蛋白酶成分 α_1-抗胰蛋白酶（简称 α_1-AT）缺乏引起的一种先天性代谢病，通过常染色体遗传。临床常导致新生儿肝炎、婴幼儿和成人肝硬化、肝癌和肺气肿等。

5. 假基因（pseudogene）：指存在于真核生物的多基因家族中不产生有功能产物的基因。它是基因家族在进化过程中形成的无功能的残留物，与正常基因相似，但丧失正常功能，常用ψ表示。

6. 基因家族（gene family）：指同一物种中结构与功能相似、进化起源上密切相关的一组基因（包含相关的外显子）。

7. 基因簇（gene cluster）：指基因家族中来源相同、结构相似和功能相关的在染色体上彼此紧密连锁的一组基因，如 α 珠蛋白基因簇、β 珠蛋白基因簇。

二、选择题

A₁ 型题

1. D	2. B	3. E	4. C	5. A
6. B	7. C	8. D	9. B	10. E
11. D	12. C	13. B	14. A	15. B
16. E	17. E	18. C	19. A	20. B
21. D	22. B	23. A	24. B	25. C
26. B	27. A	28. B	29. E	30. C
31. D	32. C	33. B	34. C	35. C
36. E	37. C	38. C	39. C	40. D
41. D	42. C	43. B	44. B	45. C
46. B	47. A	48. C	49. B	50. A
51. D	52. C	53. C		

A₂ 型题

54. B	55. A	56. B	57. A	58. B
59. B	60. B	61. C	62. C	63. B
64. A	65. A	66. B	67. C	68. A
69. D	70. B			

B 型题

71. E	72. B	73. D	74. E	75. A
76. B				

三、问答题

1. 珠蛋白分子结构异常或合成量异常导致的血红蛋白分子合成异常所引起的疾病称血红蛋白病；血红蛋白疾病可分为：异常血红蛋白病和地中海贫血两大类。

2. 血红蛋白病的分子基础是珠蛋白基因的突变或缺失所致。其中，异常血红蛋白为血红蛋白分子的珠蛋白肽链结构异常，而影响到血红蛋白的溶解度、稳定性等生物学功能；地中海贫血病是由于珠蛋白基因突变或缺失，相应珠蛋白合成发生障碍，致类 α 链或类 β 链合成量不平衡所引起的溶血性贫血，也称为珠蛋白生成障碍性贫血。

3. Hb Barts 胎儿水肿综合征发病于胎儿期。患儿的基因型为 α^0 的纯合子（α^0/α^0），即两条 16 号染色体上的 4 个 α 基因全部缺失（--/--），因此机体完全不能合成 α 链，以致不能形成胎儿期的正常血红蛋白 Hb F（$\alpha_2\gamma_2$），而相对过量的 γ 链会自身形成四聚体 γ_4，称 Hb Barts 胎儿水肿综合征。它对氧的亲和力很高，在氧分压低的组织中，不易释放氧，使组织缺氧，引发胎儿水肿。

4. 血红蛋白病的分子基础是珠蛋白基因的突变或缺陷所致。例如，镰状细胞贫血就是由于 β 珠蛋白基因点突变（GAG→GTG）导致血红蛋白分子结构异常而引起的异常血红蛋白病。β 珠蛋白基因突变导致错义突变，β 链 N 端第 6 位氨基酸由正常的亲水的谷氨酸变成了疏水的缬氨酸，形成异常血红蛋白 Hb S。Hb S 的表面电荷改变，出现一个疏水区，导致其溶解度降低；在氧分压低的毛细血管中，Hb S 会聚合成长棒状结构，使红细胞呈镰刀状。镰变的红细胞使血液黏性增加，易阻塞微血管，造成局部组织缺氧，严重者可致局部组织坏死，产生肌肉、骨关节或腹部剧痛，脑缺血，称为镰状红细胞危象。同时，镰变的红细胞胞膜变硬，变形能力降低，通过狭窄毛细血管时易破裂，导致溶血性贫血。本病杂合子（Hb A/Hb S）多数无临床症状，但在氧分压低时可产生部分红细胞镰变，纯合子（Hb S/Hb S）表现为镰状细胞贫血，有典型的临床表现。

以 β 珠蛋白基因相关序列为探针进行分子杂交，结合限制性片段长度多态性（RFLP）分析，可检出该病杂合子，也可进行产前诊断。

5. 重型 β 地中海贫血是由于 β 珠蛋白基因严重缺陷或缺失所引起的。患者基因型为 β^0/β^0、β^0/β^+、β^+/β^+ 或 $\delta\beta^0/\delta\beta^0$。其共同的特点是患者完全不能合成 β 链（β^0/β^0），或合成量很少（β^0/β^+、β^+/β^+ 或 $\delta\beta^0/\delta\beta^0$），造成 α 链大量"过剩"而沉积于红细胞膜上，改变膜的性能，使膜的变形能力下降、脆性增加，进而引发严重溶血反应，导致溶血性贫血。同时 γ 链代偿性表达增加使 Hb F 升高（可达 50%～90%）。患儿出生后几个月便可出现严重的进行性溶血性贫血、肝脾大等；由于骨髓增生、骨质疏松，可出现鼻塌眼肿、上颌前突、头大额隆等特殊的"地中海贫血面容"。

6. 先天性代谢缺陷引起疾病的途径：①产物缺乏，如白化病，为黑色素产生障碍；②底物堆积，如半乳糖血症，为有害底物半乳糖-1-磷酸和半乳糖在血液中的堆积所致的疾病；③激发次要代谢途径的开放，中间代谢产物的堆积，如苯丙酮尿症，患者体内苯丙酮酸的堆积对神经产生的毒性作用；④酶缺陷导致反馈抑制减弱，如先天性肾上腺皮质增生症。

7. G-6-PD 缺乏症属 X 连锁不完全显性遗传，酶缺乏的表现度不一，一些女性杂合子酶活性可能正常。女性杂合子个体的细胞内带有一对 G-6-PD 等位基因，即野生型等位基因（wild allele）和突变型等位基因（mutant allele）。其中一条 X 染色体的随机性失活，使得女性杂合子体内部分细胞群带有活性的野生型等位基因，而另一部分细胞群带有无活性的突变型等位基因，成为嵌合体。如果带有突变型等位基因细胞群的比例高，则这个女性杂合子将表现为 G-6-PD 酶活性的明显降低；如果带有野生型等位基因细胞群的比例高，则将表现 G-6-DP 酶活性的轻度降低或正常。

8. 血友病 A 的基因诊断可分为直接诊断和间接诊断。

（1）直接诊断：①F8 基因第 22 个内含子倒位突变（lnv22）。目前，长片段 PCR（LD-PCR）的条件经过优化，已被商品化，可采用 LD-PCR 试剂盒法，其检测时间为 7～8 小时，操作重复性稳定。②F8 基因第 1 内含子倒位突变（lnv1）。F8 基因 lnv22 突变检测结果为阴性者，再采用双管多重 PCR 技术检测其第 1 内含子是否存在倒位突变。③F8 基因其他类型突变如点突变、插入或缺失等。直接测序是最准确、最直接的基因诊断方法，被认为是基因突变检测的金标准。但是由于某部分患者并非由于基因突变而致病，因此 DNA 测序只能检测出 98% 的基因突变。

（2）间接诊断：利用连锁分析进行间接诊断。连锁分析需要利用特异性分子的遗传标志物。遗传标志物可以通过致病基因内外的限制性及片段长度多态性获得，并可以通过家系成员间的关系来诊断血友病基因的遗传状况，如限制性长度多态性（RFLP）、可变数目串联重复序列（VNTR）、短串联重复序列（STR）和单核苷酸多态性（SNP）为常用的遗传标志物。

9. ①Ⅰ型 Gaucher 病：临床特点是患者无原发性中枢神经系统的症状。发病人群为从出生几个月的婴儿至成人，患者多在婴幼儿期表现出生长发育迟缓，肝脾大（可继发门静脉高压），各类血细胞减少，骨骼被 Gaucher 细胞浸润。患者易发生肺部感染而死亡。有的患者可出现骨和关节的间歇痛和病理性骨折。可出现结膜黄斑，面部及下肢的黄色、棕黄色色素沉着。患者的病情严重程度不一，婴儿患者症状较严重，有些成人患者症状较轻，甚至没有临床症状。②Ⅱ型 Gaucher 病：急性中枢神经系统受累型。患儿出生时多正常，婴儿期发病，2 岁前夭折。其临床特点是婴幼儿期出现急性的肝、脾、肺等重要器官受累及脑神经异常、椎体外束等引起的症状，变现为肝脾大、生长迟缓、反复肺部感染；吸吮、吞咽困难、牙关紧闭、斜视、意识障碍、颈强直、头后仰、肌张力增高、角弓反张、腱反射亢进、进行性痉挛等。患儿常因肺部感染或缺氧而死亡。此外，还有一种类型发病更早、死亡率高，称为围产期致死性 Gaucher 病。③Ⅲ型 Gaucher 病：亚急性中枢神经系统受累型。其临床特点是病程进展较Ⅱ型 Gaucher 病为慢。最初出现肝脾大，随后出现共济失调、惊厥等症状。Ⅲ型 A 患者常出现肌阵挛和痴呆；Ⅲ型 B 患者出现分离性核上水平凝视麻痹和攻击行为；Ⅲ型 C 患者常伴有心血管钙化。

（李学英）

第十章　肿瘤遗传学

【目的要求】

掌握：癌家族、家族性癌的基本概念和特点；癌基因和抑癌基因的概念；肿瘤的单克隆起源学说，肿瘤的"二次"突变学说。

熟悉：几种常见遗传性肿瘤和染色体不稳定综合征；原癌基因的激活机制。

了解：肿瘤的遗传易感机制；标记染色体的临床意义。

【教材精要】

一、肿瘤与遗传的关系

肿瘤是危害人类健康最严重的疾病之一，大量的研究证实肿瘤是基因或染色体异常引起的疾病，是体细胞遗传病。但是肿瘤的发生发展过程是多因素介入的结果，其中遗传因素起着非常重要的作用，同时也受环境因素的影响。

（一）癌家族与家族性癌

癌家族和家族性癌都出现了肿瘤发病的家族聚集现象。癌家族指的是在一个家族中恶性肿瘤的发病率高，发病年龄早，属于单基因遗传方式，通常呈常染色体显性遗传。

家族性癌指一个家族中有多个成员患同一种类型的肿瘤，这种肿瘤称为这个家族的家族性癌。家族性癌属于多基因遗传，受遗传和环境的双重影响。12%～25%的结肠癌患者有肠癌家族史，许多常见肿瘤通常是散发的，但一部分患者具有明显的家族史。此外患者的一级亲属中发病率通常高于一般人群3～4倍。

（二）遗传性肿瘤

由单个基因引起的符合孟德尔遗传规律的肿瘤称为遗传性肿瘤，通常呈常染色体显性遗传，表现为双侧性或多发性，发病年龄早于散发病例。

1. 视网膜母细胞瘤（retinoblastoma，RB；MIM 180200）　是眼球视网膜的恶性肿瘤，多见于幼儿，发病率为1/28 000～1/15 000，致病基因 *RB1* 定位于13q14.3。患者的恶性程度很高，可随血液循环转移，也可直接侵入颅内。

2. 家族性结肠息肉（familiar polyposis colon，FPC；MIM 175100）　又称为家族性腺瘤样息肉症，是一种常染色体显性遗传病，群体发病率为1/100 000。主要与5q21上的抑癌基因 *APC* 突变有关。

3. 肾母细胞瘤（Wilms 瘤）　是一种婴幼儿肾的恶性胚胎性肿瘤，约占全部肾肿瘤的6%。分为遗传型和非遗传型两种，遗传型双侧肿瘤较多，发病年龄较早，呈常染色体显性遗传，有明显的家族聚集现象。

（三）肿瘤的遗传易感性

肿瘤发生存在个体的易感性差异。某些遗传缺陷的个体在相同的条件下具有更容易发生肿瘤的倾向。遗传因素对一个个体患癌风险所起的作用称为肿瘤的遗传易感性，这种遗传易感性既包括染色体水平的改变，也有基因水平的改变。现在发现人类的乳腺癌、胃癌、肝癌和肺癌等，在人群中均存在遗传易感性差异。但是在更多情况下，遗传的只是肿瘤的易感性即易感基因。这些易感基因如何发挥作用目前不清楚，但是有一些证据表明它们可能通过生化、免疫和细胞分裂的机制促进肿瘤的发生。某些基因可通过对环境中致癌剂的代谢控制而决定对肿瘤的遗传易感性。

（四）染色体异常与肿瘤

1. 染色体畸变与肿瘤

（1）肿瘤的染色体数目异常：人类大部分的肿瘤细胞都是非整倍体。肿瘤组织中非整倍体细胞的比例与肿瘤的恶化进程、转移风险成正比，非整倍体肿瘤的治疗效果远差于整倍体肿瘤。肿瘤细胞非整倍体是恶性肿瘤的重要标志之一。

（2）肿瘤的染色体结构异常：在肿瘤发生发展过程中，由于肿瘤细胞的增殖失控等原因，引起细胞有丝分裂异常并产生部分染色体断裂与重接，形成了一些结构特殊的染色体，这些特殊的染色体通常较多地出现在某种肿瘤细胞内，称为标记染色体。标记染色体分为特异性和非特异性两种。

2. 染色体不稳定综合征　人类一些与体细胞染色体不稳定和断裂相关的遗传性疾病称为染色体不稳定综合征，如 Fanconi 贫血、Bloom 综合征及着色性干皮病等。研究发现有某些遗传缺陷的患者，其肿瘤的发病率比群体发病率高。

（1）Fanconi 贫血：主要表现为全血细胞减少，该病呈常染色体隐性遗传，患者多在5～10

岁发病。

（2）Bloom 综合征：患者的临床表现为身材矮小，对日光敏感，面部暴露于日光的部分易出现因毛细血管扩张所导致的蝴蝶状的红斑皮疹。*BLM* 基因突变是 Bloom 综合征发病的分子基础。

（3）着色性干皮病：患者皮肤对紫外线特别敏感，易出现多个皮疹和异常色素沉着。在受紫外线照射后染色体的断裂率明显上升，细胞很容易死亡，存活下来的细胞由于 DNA 修复酶缺陷，不能切除异常的嘧啶二聚体导致突变率升高，形成恶性肿瘤。

3. 染色体脆性部位与肿瘤 人类染色体上有一些易发生断裂的部分，称为可遗传的脆性部位。某些脆性部位与肿瘤细胞染色体异常的断裂点一致或相邻，有些与已知癌基因座位一致或相邻。

二、肿瘤发生的遗传机制

（一）基因突变与肿瘤

1. 癌基因

（1）癌基因是指能引起细胞恶性转化的一类基因。根据来源不同分为病毒癌基因和细胞癌基因或原癌基因。在每一个正常细胞基因组内都带有原癌基因，它们是与细胞增殖相关的基因，维持机体正常生命活动所需，在进化上高度保守。正常情况下并不出现致癌活性。

根据原癌基因编码的产物不同将其分为生长因子类、生长因子受体类、信号转导因子类及核内转录因子类。

（2）原癌基因激活机制

基因突变：原癌基因可因点突变、移码突变等 DNA 序列的改变而被激活，产生异常的基因产物，也可由于点突变使基因摆脱正常的调控而过度表达。

病毒诱导与启动子插入：若在细胞原癌基因附近或内部插入启动子，可启动下游邻近基因的转录和影响附近结构基因的转录水平，使原癌基因过度表达或由不表达变为表达，从而导致细胞发生癌变。

染色体重排：染色体易位、倒位等重排会导致癌基因的重排或融合，产生异常的癌蛋白而使细胞转化。

基因扩增：是指原癌基因数量的增加或表达活性增强，产生过量的表达蛋白导致肿瘤的发生。

2. 肿瘤抑制基因 又称抑癌基因或抗癌基因是一类具有抑制细胞增殖和促进细胞分化的

基因，在生物内与癌基因功能相抵抗。抑癌基因的细胞表型呈隐性，只有当两个等位基因同时失活时才致癌，因此抑癌基因又称为隐性癌基因。

3. 肿瘤转移基因与肿瘤转移抑制基因 肿瘤转移基因是指能够促进肿瘤转移的基因。而凡是能抑制肿瘤转移的基因均被称为肿瘤转移抑制基因。

（二）肿瘤发生的遗传学说

1. 单克隆起源学说 认为所有的肿瘤细胞群体均来自单一的突变细胞。最初由于一个关键基因或一系列事件导致某一细胞向肿瘤方向转化，形成不可控制的细胞增殖，最后形成肿瘤。

肿瘤细胞群体通过选择和演变，逐渐形成占主导地位的细胞群体称为干系，干系的染色体数称为众数。干系以外的非主导细胞系称为旁系。但干系和旁系可以相互转变，有的肿瘤细胞有明显的干系，有的肿瘤细胞无干系，干系的数目可以是一个，也可以在两个以上。

2. 二次突变学说 1971 年，Knudson 以研究视网膜母细胞瘤的发生为基础提出了二次突变假说。该假说认为正常细胞必须发生两次突变才能形成肿瘤细胞，遗传性肿瘤的第一次突变发生在生殖细胞，并遗传给后代，子代体细胞再发生一次突变，使细胞向恶性方向转化，从正常细胞转化为癌细胞。非遗传型肿瘤的两次突变都发生在同一体细胞中，这种机会很少，需要漫长过程的积累，所以非遗传型肿瘤多为单侧发病，而且发病年龄晚。

3. 多步骤遗传损伤学说 恶性肿瘤的发生是一个长期、多因素作用、多阶段的演变过程。细胞的癌变及肿瘤的发生、发展是多种基因多种方式变异累积的结果。细胞癌变需要多个肿瘤相关基因的协同作用，须经过多阶段的演变，这些基因的激活/失活在时间上有先后顺序，在空间位置上有一定配合。

【强化训练题】

一、名词解释

1. 癌家族（cancer family）
2. 家族性癌（familial cancer）
3. 癌基因（oncogene）
4. 抑癌基因（anti-oncogene）
5. 标记染色体（ marker chromosome）
6. 杂合性丢失（loss of heterozygosity）
7. 干系（stem line）
8. 众数（modal number）

9. 旁系（side line）

10. Ph 染色体（Philadelphia chromosome）

二、填空题

1. 癌基因是指能引起细胞恶性转化的一类基因，根据来源不同将其分为_____和_____。

2. 慢性粒细胞白血病（CML）的标记染色体是_____。

3. 根据原癌基因编码的产物不同，可将其分为_____、_____、_____和_____。

4. 原癌基因被激活的方式主要有_____、_____、_____和_____。

5. 如果一种结构异常的染色体较多地出现在某种肿瘤细胞内，称为_____，其可分为_____和_____两种。

6. 某些肿瘤在不同种族间的发病率不同，这种现象说明肿瘤的发生存在_____。

7. 由单个基因异常引起的符合孟德尔遗传规律的肿瘤称为_____，通常呈_____遗传，表现为_____或_____。

8. 约95%的慢性粒细胞白血病患者具有_____特异性标记染色体，可作为白血病临床诊断依据之一。

9. 一个家族中多个成员患同种类型的肿瘤，这种肿瘤称为_____。

10. 肿瘤细胞群体通过选择和演变，逐渐形成占主导地位的细胞群体称为_____，该主导地位的染色体数称为_____。

11. 一个家族中恶性肿瘤的发病率较高（约20%），发病年龄早，呈常染色体显性遗传，这种家族称为_____。

12. 原癌基因激活后，形成_____。

13. 在肿瘤发生过程中，_____和_____两种主要基因发挥着重要作用。

三、选择题

A 型题

1. 癌家族肿瘤的遗传方式是
A. 常染色体显性遗传　　B. 常染色体隐性遗传
C. X 连锁显性遗传　　　D. X 连锁隐性遗传
E. Y 连锁遗传

2. 不同种族中某些肿瘤发病率有显著差异，这说明在肿瘤发病中起重要作用的是
A. 饮食习惯　　　　　　B. 遗传因素
C. 文化信仰　　　　　　D. 精神因素
E. 环境因素

3. 家族性癌指的是一个家族内（　　　）患同一种癌

A. 一个成员　　　　　　B. 全部成员
C. 全部女性成员　　　　D. 多个成员
E. 全部男性成员

4. 癌家族肿瘤的发病率和发病年龄特点是
A. 发病率高，年龄小　　B. 发病率高，年龄大
C. 发病率低，年龄大　　D. 发病率低，年龄小
E. 以上都不是

5. 视网膜母细胞瘤的致病基因是
A. *TP53*　　　　　　　B. *BRCA*
C. *APC*　　　　　　　 D. *RB1*
E. *PTEN*

6. 视网膜母细胞瘤的遗传方式是
A. 常染色体显性遗传　　B. 常染色体隐性遗传
C. 多基因遗传　　　　　D. X 连锁显性遗传
E. X 连锁隐性遗传

7. *RB1* 基因位于
A. 13p14.3　　　　　　 B. 13q14.3
C. 8q14.3　　　　　　　D. 8p14.3
E. 14q14.3

8. 家族性结肠息肉属于（　　　）的肿瘤
A. 染色体不稳定综合征
B. 遗传易感性
C. 多基因遗传
D. 染色体畸变引起
E. 单基因遗传

9. 家族性结肠息肉综合征患者具有不同程度的恶变肿瘤倾向，该病的致病基因（*APC*）定位于
A. 11p13　　　　　　　 B. 5q21-q22
C. 13q14　　　　　　　 D. 11q11.2
E. 1p36.2-p36.1

10. RB 基因是一种
A. 抑癌基因　　　　　　B. 细胞癌基因
C. 病毒癌基因　　　　　D. 肿瘤转移抑制基因
E. 肿瘤转移基因

11. 视网膜母细胞瘤特异性标记染色体是
A. Ph 染色体　　　　　 B. 13q 缺失
C. 8、14 易位　　　　　D. 11p 缺失
E. 14p 缺失

12. 下列关于抑癌基因作用的叙述错误的是
A. 不可促进细胞的分化
B. 可诱发细胞程序性死亡
C. 突变时可能导致肿瘤发生
D. 可抑制细胞过度生长
E. 当两个等位基因同时失活时可引发癌症

13. Burkitt 淋巴瘤中 8q24 和 14q32 易位所激活的癌基因是
A. *RB1*　　　　　　　 B. *MYC*

C. *TP53*   D. *RAS*

E. *SRC*

14. Ph 染色体产生的原因为

A. t（9；18）（q34；q11）

B.（9；19）（q34；q11）

C. t（9；20）（q34；q11）

D. t（9；21）（q34；q11）

E. t（9；22）（q34；q11）

15. 肿瘤细胞染色体最常见的结构异常为

A. 易位和缺失

B. 易位和重复

C. 易位和环状染色体

D. 易位和双着丝粒染色体

E. 重复和环状染色体

16. 下列哪种不是抑癌基因编码产物

A. 生长因子   B. 生长因子受体

C. 信号转导因子   D. 核内转录因子

E. 凋亡促进因子

17. 下列哪一项不属于癌基因的激活机制

A. 基因突变   B. 病毒诱导

C. 启动子插入   D. 染色体重排

E. 组蛋白乙酰化

18. 细胞癌基因附近一旦插入一个（   ）将被激活

A. 启动子   B. 增强子

C. 密码子   D. 终止子

E. 操纵子

19. *p53* 基因位于

A. 17q13   B. 17p13

C. 13p17   D. 13q17

E. 14p13

20. 存在于正常细胞中，在某些情况下可被激活引起细胞恶性转化的基因称为

A. 肿瘤抑制基因   B. 癌基因

C. 隐性癌基因   D. 肿瘤转移抑制基因

E. 原癌基因

21. Knudson 提出的二次突变假说中，遗传型肿瘤的第二次突变发生在

A. 精细胞   B. 卵细胞

C. 体细胞   D. 受精卵

E. 精子

22. Knudson 提出的二次突变假说中，非遗传型肿瘤的第一次突变发生在

A. 精细胞   B. 卵细胞

C. 体细胞   D. 受精卵

E. 精子

23. 在单克隆起源的肿瘤细胞群体中，占主导地位的细胞群体称为

A. 旁系   B. 干系   C. 众数

D. 主系   E. 支系

24. 下列哪个基因对肿瘤转移起抑制作用

A. *MTS1*   B. *TP53*

C. *RB1*   D. *NM23*

E. *BRCA1*

25. Ph 染色体是下列哪种肿瘤的标记染色体

A. 染色体病

B. 结肠癌

C. 食管癌

D. 慢性粒细胞性白血病

E. Burkitt 淋巴瘤

26. 以下说法正确的是

A. 一个肿瘤只能有一个旁系

B. 一个肿瘤一般不存在干系

C. 一个肿瘤的干系是一直不变的

D. 一个肿瘤可以有一个或多个干系，也可以没干系

E. 以上都不是

27. Burkitt 淋巴瘤的特异性标记染色体是

A. Ph 染色体   B. 13q 缺失

C. 11p 缺失   D. 11q 缺失

E. 8、14 易位

28. 慢性粒细胞白血病中原癌基因被激活可能是由于（   ）引起的

A. 基因突变   B. 染色体缺失

C. 染色体易位   D. 染色体重排

E. 基因扩增

29. Bloom 综合征是（   ）的肿瘤

A. 多基因遗传

B. 单基因遗传

C. 染色体畸变引起

D. 染色体不稳定综合征

E. 遗传综合征

30. Burkitt 淋巴瘤是（   ）的肿瘤

A. 染色体数目异常引起

B. 染色体结构异常引起

C. 单基因遗传

D. 多基因遗传

E. 以上都不是

31. 着色性干皮病是（   ）的遗传病

A. 常染色显性遗传   B. 常染色隐性遗传

C. X 连锁显性遗传   D. X 连锁隐性遗传

E. Y 连锁遗传

32. 慢性粒细胞性白血病患者中（   ）为 Ph 阳性

A. 30%　　　　　　　　B. 80%
C. 75%　　　　　　　　D. 95%
E. 50%

33. 在恶性肿瘤中常见到一些结构特异的染色体，如果一种异常的染色体较多地出现在某种恶性肿瘤细胞内，这种染色体称为
A. 染色体畸变　　　　B. 染色体易位
C. 染色体缺失　　　　D. 标记染色体
E. 脆性染色体

34. 以下哪项不是着色性干皮病的特点
A. 常染色体遗传
B. 对紫外线敏感
C. 常在儿童期发生恶性肿瘤
D. 易患皮肤癌
E. 有多对四射体

35. 肾母细胞瘤是（　　　）的肿瘤
A. 单基因遗传
B. 多基因遗传
C. 染色体畸变引起
D. 染色体不稳定综合征
E. 以上都不是

36. 黄曲霉素可以诱发
A. 鼻咽癌　　　　　　B. 食管癌
C. 皮肤癌　　　　　　D. 膀胱癌
E. 肝癌

37. 紫外线照射可以引起
A. 鼻咽癌　　　　　　B. 食管癌
C. 皮肤癌　　　　　　D. 膀胱癌
E. 肝癌

38. Bloom 综合征患者中最突出的染色体畸变是
A. 断裂　　　　　　　B. 易位
C. 倒位　　　　　　　D. 对称的四射体
E. 四倍体

39. 下面可以诱发宫颈癌的因素是
A. HPV　　　　　　　B. HCV
C. EBV　　　　　　　D. ECV
E. HBV

40. *RB1* 基因处于哪种状态时可以导致肿瘤的发生
A. 隐性纯合　　　　　B. 显性纯合
C. 显性纯合或杂合子　D. 隐性纯合或杂合子
E. 以上都不是

41. 大多数恶性肿瘤细胞的染色体为（　　　），而且在同一肿瘤内染色体数目波动的幅度较大
A. 三倍体　　　　　　B. 四倍体
C. 多倍体　　　　　　D. 非整倍体
E. 整倍体

B 型题
（42～45 题共用备选答案）
A. *RET*　　　　　　B. *RB1*
C. *APC*　　　　　　D. *TP53*
E. *BLM*

42. 家族性腺瘤性息肉（FAP）的主要致病基因是
43. 遗传型视网膜母细胞瘤的主要致病基因是
44. Bloom 综合征的相关致病基因是
45. Li-Fraumeni 综合征的主要致病基因是

（46～49 题共用备选答案）
A. 亲代的生殖细胞　　B. 亲代的体细胞
C. 子代的体细胞　　　D. 子代的生殖细胞
E. 肿瘤细胞

46. 遗传型视网膜母细胞瘤的第一次基因突变发生在
47. 散发性视网膜母细胞瘤的第一次基因突变发生在
48. 肿瘤发生的"二次突变学说"中，第一次基因突变发生在
49. 肿瘤发生的"二次突变学说"中，第二次基因突变发生在

（50～53 题共用备选答案）
A. 视网膜母细胞瘤　　B. 食管癌
C. Bloom 综合征　　　D. 糖尿病
E. 以上都不是

50. 以上哪种病属于遗传性肿瘤
51. 以上哪种病属于染色体不稳定综合征
52. 以上哪种病以常染色体隐性遗传方式遗传
53. 以上哪种病不是体细胞遗传病

X 型题
54. 癌家族综合征的特点有
A. 家族恶性肿瘤发病率高
B. 通常呈常染色体显性遗传
C. 发病早
D. 腺癌发病率高
E. 多基因遗传

55. 某些恶性肿瘤是由单个基因突变引起的，属于遗传性肿瘤，如
A. 神经母细胞瘤　　　B. 家族性结肠息肉
C. 视网膜母细胞瘤　　D. 恶性黑色素瘤
E. 肾母细胞瘤

56. 以下属于染色体不稳定综合征的有
A. Fanconi 贫血
B. Bloom 综合征
C. 着色性干皮病
D. 毛细血管扩张性共济失调
E. Nijmegen 染色体断裂综合征

57. 关于 Fanconi 贫血，以下描述正确的有
A. 染色体不稳定　　　B. 对日光敏感
C. 易患皮肤癌　　　　D. 血细胞减少
E. 呈常染色体遗传

58. 遗传性恶性肿瘤的特点有
A. 发病早
B. 多发或双侧发病
C. 多呈常染色体显性遗传
D. 恶性程度高
E. 常在婴幼儿期发病

59. Bloom 综合征的特点有
A. 身材矮小
B. 对日光敏感
C. 免疫功能缺陷
D. 常伴发白血病和其他恶性肿瘤
E. 出现蝴蝶状的红斑皮疹

60. 下列哪些是原癌基因编码的产物
A. 生长因子类　　　　B. 生长因子受体类
C. 信号转导因子类　　D. 核内转录因子类
E. 启动子

61. 原癌基因的特点为
A. 在正常细胞基因组中存在
B. 调控细胞增殖和分化
C. 只在病毒基因组中存在
D. RB 基因是重要的原癌基因
E. 单个原癌基因突变就可以引起恶性肿瘤发生

62. 以下哪些是肿瘤抑制基因
A. RB 基因　　　　　B. P53 基因
C. NF1 基因　　　　　D. BRCA 基因
E. APC 基因

63. 肿瘤发生的遗传学说主要有
A. 二次突变假说
B. 单克隆起源假说
C. 多步骤遗传损伤学说
D. 辐射突变假说
E. 性细胞突变假说

64. Knudson 提出的二次突变假说中，遗传型肿瘤第一次突变发生在
A. 精细胞　　　　　　B. 体细胞
C. 卵细胞　　　　　　D. 受精卵
E. 胚胎细胞

65. 下面哪些因素可能与肿瘤的发生有关
A. 化学物质　　　　　B. 病毒
C. 电离辐射　　　　　D. 汽车尾气
E. 黄曲霉素

四、问答题

1. 细胞癌基因的激活机制有哪些？

2. 什么是肿瘤的多步骤损伤学说？
3. 简述肿瘤二次突变学说，试用此假说解释遗传型和非遗传型视网膜母细胞瘤患者发病特点的区别。
4. 什么是染色体不稳定综合征？

五、病例分析

先证者，女，首发胃癌时 35 岁，父母为近亲结婚。该女性于 2013 年 5 月接受胃癌根治术，病理学检查证实为弥漫型印戒细胞癌。2009 年 7 月，因左乳外上象限肿瘤接受左乳腺癌改良根治术。先证者的一级、二级亲属中先后有乳腺癌、结肠癌或两肺转移性癌家族史，另一名姐妹因乳腺增生症而定期随访观察。

1. 根据该家系资料，能判断其癌家族吗？
2. 查阅文献分析此类癌家族的发病机制研究进展。

【参 考 答 案】

一、名词解释

1. 癌家族（cancer family）：指的是在一个家族中恶性肿瘤的发病率高，发病年龄早，通常呈常染色体显性遗传。

2. 家族性癌（familial cancer）：指一个家族中有多个成员患同一种类型的肿瘤，这种肿瘤称为这个家族的家族性癌。

3. 癌基因（oncogene）：是指能引起细胞恶性转化的一类基因。

4. 抑癌基因（anti-oncogene）：是一类抑制细胞过度生长、增殖从而遏制肿瘤形成的基因。

5. 标记染色体（marker chromosome）：在肿瘤发生发展过程中，由于肿瘤细胞的增殖失控等原因，引起细胞有丝分裂异常并产生部分染色体断裂与重接，形成了一些结构特殊的染色体，这些特殊的染色体通常较多地出现在某种肿瘤细胞内，称为标记染色体。

6. 杂合性丢失（loss of heterozygosity）：指两个等位基因中一个出现缺失，可导致位于等位基因附近的 DNA 多态性标记也随着共同缺失的现象。

7. 干系（stem line）：在恶性肿瘤细胞群体中占主导地位的细胞系称为干系。

8. 众数（modal number）：肿瘤细胞群体中干系细胞中的染色体数称为众数。

9. 旁系（side line）：在恶性肿瘤细胞群体中占非主导地位的细胞群体称为旁系。

10. Ph 染色体（Philadelphia chromosome）：1960

年，首次在费城发现的慢性粒细胞白血病患者的骨髓和淋巴细胞中具有一条体积很小的 G 组染色体，因在费城发现，故命名为费城 1 号染色体，即 Ph 染色体。

二、填空题

1. 病毒癌基因 细胞癌基因
2. Ph 染色体
3. 生长因子类 生长因子受体类 信号转导因子类 核内转录因子类
4. 基因突变 病毒诱导与启动子插入 染色体重排 基因扩增
5. 标记染色体 特异性标记染色体 非特异性标记染色体
6. 种族差异
7. 遗传性肿瘤 常染色体显性遗传 双侧性多发性
8. Ph 染色体
9. 家族性癌
10. 干系 众数
11. 癌家族
12. 癌基因
13. 癌基因 抑癌基因

三、选择题

A 型题

1. A	2. B	3. D	4. A	5. D
6. A	7. B	8. E	9. B	10. A
11. B	12. A	13. B	14. E	15. A
16. C	17. E	18. A	19. B	20. E
21. C	22. C	23. B	24. D	25. D
26. D	27. E	28. C	29. D	30. B
31. B	32. D	33. D	34. E	35. A
36. E	37. C	38. E	39. A	40. B
41. D				

B 型题

42. C	43. B	44. E	45. D	46. A
47. C	48. A	49. C	50. A	51. C
52. C	53. D			

X 型题

54. ABCD	55. ABCDE	56. ABCDE
57. ADE	58. ABCD	59. ABCDE
60. ABCD	61. ABC	62. ABCDE
63. ABC	64. AC	65. ABCDE

四、问答题

1. 不同的癌基因其激活机制不同，主要的激活方式有下面几种：

（1）基因突变：原癌基因可因点突变、移码突变等 DNA 序列改变而激活，产生异常的基因产物，也可由于点突变使基因摆脱正常的调控而过度表达。

（2）病毒诱导与启动子插入：反转录病毒转染细胞后，病毒基因组所携带的长末端重复序列内含有较强的启动子和增强子，若插入到细胞原癌基因附近或内部，可启动下游邻近基因的转录和影响附近结构基因的转录水平，使原癌基因过度表达或由不表达变成表达，从而导致细胞发生癌变。

（3）染色体重排：染色体易位、倒位等重排会导致癌基因的重排或融合，产生异常的癌蛋白而使细胞转化。

（4）基因扩增：是指原癌基因数量的增加或表达活性增强，产生过量的表达蛋白而导致肿瘤的发生。

2. 肿瘤的多步骤损伤学说认为恶性肿瘤的发生是一个长期、多因素作用、多阶段的演变过程。细胞癌变过程中，不同阶段涉及不同的肿瘤相关基因的激活与失活，这些基因的激活与失活在时间和空间位置上有一定的次序。在起始阶段，原癌基因激活的方式主要表现为反转录病毒的插入与原癌基因点突变，而演进阶段则以染色体重排、基因重组和基因扩增等激活方式为主。在基因点突变和基因重组等激活方式下，癌蛋白结构异常或者癌基因摆脱了调控基因的控制出现异常表达，从而导致细胞恶性转化。各种原癌基因的异常表达导致细胞分裂与分化的失控，通过多阶段演变从而转化为肿瘤。

3. 1971 年，Knudson 以研究视网膜母细胞瘤的发生为基础提出了二次突变假说。该学说认为正常细胞必须发生两次突变才能形成肿瘤细胞。遗传型肿瘤的第一次突变发生在生殖细胞，并遗传给后代，子代体细胞再发生一次突变，使细胞向恶性方向转化，从正常细胞转化为癌细胞。癌细胞在一定条件下形成增殖优势，即可建立恶性细胞克隆而形成肿瘤。

遗传型视网膜母细胞瘤发病很早，并且为双侧性或多发性，因为患儿出生时全身所有细胞已经发生了一次基因突变（第一次突变），只需要在出生后某个视网膜母细胞再发生一次突变（第二次突变），就会转变为肿瘤细胞，因此较易表现为双侧性。

非遗传型视网膜母细胞瘤的发生则需要在同一个细胞中出现两次突变，而且两次突变发生在同一个座位，这样的概率很小，所以发病较晚，不具有遗传性，并多为单侧性。

4. 人类一些与体细胞染色体不稳定和断裂相关的遗传疾病称为染色体不稳定综合征，如 Fanconi 贫血、Bloom 综合征及着色性干皮病等。

五、病例分析

1. 家族中若包括先证者在内的一、二级亲属中有 3 人以上患同一种肿瘤，因此可以认为该种肿瘤可能与遗传因素有关。此家系符合癌家族的特点：有家族史、发病年龄较小。肿瘤的发生部位有胃、乳腺、结直肠等，不局限同一组织或器官，家族发病呈常染色体显性遗传特点。

2. 略。

（宋桂芹）

第十一章 药物遗传学

【目的要求】

掌握：药物遗传学的概念；异烟肼灭活的遗传调控与药物效应的关系；葡萄糖-6-磷酸脱氢酶缺乏症发生的机制；乙醇中毒的遗传基础。

熟悉：恶性高热的发生机制；苯蒽衍生物代谢的遗传多态性。

了解：药物基因组学的研究内容和方法；个体间药物反应与药物受体多态性的关系。

【教材精要】

一、药物反应的遗传基础

药物遗传学主要研究遗传因素对药物代谢和药物效应的影响及发生异常药物反应的分子基础。它是由遗传学与药理学相结合发展起来的一门边缘学科。

药物在体内的代谢过程及其在作用部位的浓度，常因药物的吸收、分布、代谢和排泄的影响而不断发生变化，这种变化在不同个体之间有很大差异。受遗传和环境的共同影响，但是遗传因素是药物反应的决定因素。

1. 异烟肼代谢 异烟肼在体内主要在 N-乙酰基转移酶（N-acetyltransferase，NAT）作用下，被乙酰化为乙酰异烟肼和异烟酸。临床上根据异烟肼在体内的乙酰化速度的快慢差异，将人群分为快代谢型和慢代谢型。快代谢型个体摄入异烟肼后，半衰期平均为 70 分钟，而慢代谢者约 3 小时。

机体对异烟肼的代谢表现为常染色体不完全显性遗传，由 N-乙酰基转移酶基因（NAT）多态性决定。纯合显性个体 NAT 活性高，异烟肼乙酰化速度很快，纯合隐性个体缺乏 NAT，异烟肼乙酰化速度慢，而杂合子异烟肼乙酰化的速度介于纯合显性和纯合隐性之间。

在服用异烟肼时，应及时补充维生素 B_6，预防不良反应发生。这是由于异烟肼和体内的维生素 B_6 发生化学反应生成异烟腙，导致维生素 B_6 缺乏，进而使中枢神经系统 γ-氨基丁酸减少，引起中枢过度兴奋。

2. 葡萄糖-6-磷酸脱氢酶（glucose-6-phosphate dehydrogenase，G-6-PD）**缺乏症** 又称蚕豆病，是一种以急性溶血性贫血为主要表现的酶缺陷型遗传病。主要在食用蚕豆、服用伯氨喹等具有氧化性的药物或感染时诱发。

G-6-PD 缺乏时磷酸戊糖旁路不能正常进行，NADPH 生成减少，GSH 含量降低，H_2O_2 含量增加，红细胞抗氧化能力降低而易被破坏发生溶血。

G-6-PD 缺乏症属于 X 连锁不完全显性遗传，G-6-PD 基因定位于 Xq28。

3. 无过氧化氢酶血症 无过氧化氢酶血症患者体内缺乏过氧化氢酶，不能将 H_2O_2 迅速分解。H_2O_2 可以将血红蛋白氧化为棕红色的高铁血红蛋白，因此这类患者在外科创面清理时，创面为棕黑色，且无泡沫产生。

4. 琥珀胆碱敏感性 琥珀胆碱是一种肌肉松弛剂，作用于神经肌肉接头后面的 N-乙酰胆碱受体。静脉注射的琥珀胆碱可被血液和肝脏中的伪胆碱酯酶迅速水解为琥珀酰单胆碱，然后进一步水解为琥珀酸和胆碱，肌松作用随之消失。

琥珀胆碱敏感性的群体发病率为 1/2000。琥珀胆碱敏感性个体由于血浆中伪胆碱酯酶缺乏或活性降低，不能迅速将药物水解，导致肌松作用时间过长而窒息。

$BCHE$ 基因定位于 3q26.1-q26.2，全长 80kb，含 4 个外显子。琥珀胆碱敏感性呈常染色体隐性遗传。正常人血浆伪胆碱酯酶是由 4 个相同亚基组成的四聚体。

5. 恶性高热 主要是由使用全身性吸入麻醉剂或肌肉松弛剂所触发的骨骼肌异常高代谢状态。在麻醉剂等诱因作用下患者骨骼肌细胞中肌浆网释放过量 Ca^{2+}，导致肌浆内 Ca^{2+} 急剧增高是恶性高热各种症状产生的主要原因。

恶性高热是由受体缺陷引起的药物反应异常性疾病，呈常染色体不完全显性遗传，有遗传异质性。雷诺定受体基因（RYR1）突变是该疾病产生的主要遗传机制。

二、毒物反应的遗传基础

生态遗传学主要研究群体中不同基因型对各种环境因子的特殊反应方式和适应特点。

1. 乙醇中毒 不同种族和个体对乙醇的耐受性存在明显差异。乙醇敏感者摄入 0.3～0.5ml/kg 乙醇时，即可出现面部潮红、皮温升高、脉搏加快等乙醇中毒症状,而乙醇耐受者则不发生上述反应。黄种人 80%为乙醇敏感者,白种人仅 15%为乙醇敏感者。

乙醇在体内的代谢分为两步:第一步是乙醇在乙醇脱氢酶(alcohol dehydrogenase,ADH)作用下氧化为乙醛。第二步是乙醛在乙醛脱氢酶(acetaldehyde dehydrogenase,ALDH)作用下,氧化生成乙酸。

乙醇代谢生成的乙醛可刺激肾上腺素、去甲肾上腺素的分泌,从而引起面红耳赤、皮温升高、心率加快等症状。乙醇中毒症状的强弱与体内乙醛量的多少成正比。

(1)ADH:对乙醇代谢主要作用的是 I 型 ADH。I 型 ADH 由 α、β、γ 三种多肽亚基中的任意 2 个组成,编码 α、β、γ 多肽亚基的基因 ADH_1、ADH_2、ADH_3 定位于 4q22。ADH_2 和 ADH_3 具有基因多态性。

绝大多数白种人为 ADH^1_2,编码的 ADH 由 $\beta_1\beta_1$ 组成;而 90%的黄种人为 ADH^2_2 基因,编码的 ADH 由 $\beta_2\beta_2$ 组成。$\beta_2\beta_2$ 比 $\beta_1\beta_1$ 活性高 100 倍,因此大多数黄种人饮酒后产生乙醛的速度快,而白种人则相反。

(2)ALDH:有两种同工酶,即 $ALDH_1$ 和 $ALDH_2$,两者均为四聚体。$ALDH_1$ 存在于细胞质中,$ALDH_1$ 基因定位于 9q21;$ALDH_2$ 是乙醇代谢的重要氧化酶,存在于线粒体内,$ALDH_2$ 基因定位于 12q24.2。$ALDH_2$ 活性高于 $ALDH_1$。白种人几乎都有 $ALDH_1$ 和 $ALDH_2$,黄种人中约 50%个体的 $ALDH_2$ 的基因突变导致其功能丧失,因此氧化乙醛的速度慢。

绝大多数黄种人在饮酒后产生乙醛的速度快而乙醛氧化为乙酸的速度慢,因此易产生乙醛蓄积而中毒;而绝大多数白种人则相反。黄种人较白种人易产生乙醇中毒的原因是由遗传因素决定的。

2. 吸烟与癌症 吸烟者易患肺癌,但并非所有吸烟者均患肺癌。吸烟者是否患肺癌与个体的遗传基础有关。香烟烟雾中有大量的多环芳烃类的苯蒽衍生物。多环芳烃类的苯蒽衍生物在进入机体后在细胞微粒体中的芳烃羟化酶(aryl-hydrocarbon hydroxylase,AHH)作用下,可转变为高致癌活性的 7,8-二羟基-9,10-环氧芘。因此,当 AHH 活性增高时,患肺癌的可能性也增加。

细胞色素 P450 亚家族成员 CYPA1 具有 AHH 活性。CYPA1 的可诱导性因人而异。根据诱导酶活性高低将人群分为高诱导组、中诱导组

和低诱导组。CYPA1 基因定位于 15q22,具有基因多态性。

3. α_1-抗胰蛋白酶(α_1-antitrypsin,α_1-AT)缺乏症 是由于 α_1-AT 遗传性缺乏引起的疾病,呈常染色体隐性遗传,与肺气肿和慢性阻塞性肺疾病(COPD)密切相关。α_1-AT 的基因定位于 14q32.1,具有遗传多态性。人群中绝大多数人为 MM 型,其酶活性为 100%。导致 α_1-AT 酶活性降低的基因突变型最常见的是 S 突变型和 Z 突变型。SS 个体 α_1-AT 水平约为正常人的 60%,发生肺气肿和 COPD 的危险性不大;ZZ 型个体 α_1-AT 水平约为正常人的 10%~15%,易患肺气肿和 COPD。α_1-AT 缺乏症约 95%是由 Z 突变型引起的。

当吸烟或由于其他原因刺激肺部巨噬细胞和中性粒细胞大量释放弹性蛋白酶时,ZZ 型个体由于 α_1-AT 活性降低不能有效抑制弹性蛋白酶,弹性蛋白酶可分解肺泡壁弹性纤维,使肺泡破坏、融合、呼吸面积减少,从而导致肺气肿和 COPD。

三、药物基因组学

药物基因组学是在后基因组时代极具应用前景的科学,它主要从基因整体水平研究不同个体及人群对药物反应的差异,研究导致影响药物吸收、转运、代谢、排泄等个体差异的遗传基础,以及遗传背景的差异所导致的不同患者对药物的不同反应,根据不同人群及不同个体的遗传特征设计和制造药物,最终达到个体化用药的目的。

【强化训练题】

一、名词解释

1. 药物遗传学(pharmacogenetics)
2. 药物基因组学(pharmacogenomics)
3. 生态遗传学(ecogenetics)
4. 个体特异性(idiosyncrasy)

二、填空题

1. 药物遗传学主要研究_____对药物代谢和药物效应的控制机制及发生异常药物反应的分子基础。
2. 药物遗传学是_____和_____相结合发展起来的一门学科。
3. 在服用异烟肼时,应及时补充_____,预防不良反应发生。
4. 异烟肼快灭活者长期服用异烟肼的副作用

是_____。

5. 异烟肼慢灭活者的遗传方式是_____，这类患者长期服用异烟肼的副作用是_____。

6. 临床上根据异烟肼在体内乙酰化速度快慢差异，将人群分为_____和_____。

7. 人体内与异烟肼代谢有关的酶是_____，该酶基因簇定位于_____。

8. G-6-PD 缺乏症是一种以_____为主要临床表现的遗传病。受累者在进食蚕豆或吸入蚕豆花粉时会诱发_____。

9. G-6-PD 缺乏症呈_____遗传，G-6-PD 基因定位于_____。

10. 极少数人在静脉给予常规剂量琥珀胆碱后，呼吸停止时间持续 1 小时或更长时间，严重者甚至引起死亡，这样的状况称为_____。

11. 无过氧化氢酶症呈_____遗传。纯合显性个体具有正常的酶活性，隐性纯合子_____，杂合子酶活性为_____。

12. 琥珀胆碱敏感性呈_____遗传。

13. 恶性高热发病的主要原因是_____基因突变。

14. 我们成人体内缺乏_____，进食牛奶后会造成肠内胀气、腹胀、稀便和腹泻等症状。

15. α₁-抗胰蛋白酶缺乏症可导致慢性阻塞性肺疾病，呈_____遗传。

三、选择题

A 型题

1. 异烟肼慢灭活者是因为体内缺乏
A. 乙醛脱氢酶　　　B. 乙醇脱氢酶
C. N-乙酰基转移酶　D. 无过氧化氢酶
E. 乙酸脱氢酶

2. 异烟肼慢灭活者的基因型可能是
A. RR　　　　　　B. rr
C. Rr　　　　　　D. RR 或 Rr
E. RR 或 rr

3. 下列哪个基因是 N-乙酰基转移酶的编码基因是
A. G-6-PD　　　　B. NAT
C. ALDH　　　　　D. ADH
E. BCHE

4. 异烟肼慢灭活者，血中异烟肼的半衰期为
A. 50~100 分钟　　B. 3~4.5 小时
C. 4.5~6 小时　　　D. 5~7 小时
E. 2.5~5.4 小时

5. 长期服用异烟肼，可能发生多发性神经炎，是由于异烟肼和体内的（　）发生化学反应，进而使中枢 γ-氨基丁酸减少，引起中枢过度兴奋

A. 维生素 D　　　　B. 维生素 E
C. 维生素 K　　　　D. 维生素 B₆
E. 维生素 B₁₂

6. 机体对异烟肼代谢呈（　）方式遗传
A. 常染色体显性遗传　B. 常染色体隐性遗传
C. 多基因遗传　　　　D. X 连锁显性遗传
E. X 连锁隐性遗传

7. 异烟肼快灭活者长期服用异烟肼，易导致
A. 肺炎　　　　　　B. 肝炎
C. 肾炎　　　　　　D. 神经炎
E. 心肌炎

8. 异烟肼慢灭活者长期服用异烟肼，易导致
A. 肺炎　　　　　　B. 肝炎
C. 肾炎　　　　　　D. 神经炎
E. 心肌炎

9. 对药物代谢个体差异起决定作用的因素是
A. 给药方式　　　　B. 遗传基础
C. 年龄和性别　　　D. 疾病种类
E. 身体健康状况

10. 单基因控制的药物代谢在人群中的变异是不连续的，常表现为
A. 多峰正态曲线　　B. 三峰正态曲线
C. 单峰正态曲线　　D. 双峰或三峰曲线
E. 以上都不是

11. 琥珀胆碱敏感性患者体内缺乏
A. N-乙酰基转移酶　B. G-6-PD
C. 琥珀胆碱酶　　　D. 过氧化氢酶
E. 伪胆碱酯酶

12. G-6-PD 缺乏症的遗传方式是
A. 常染色体隐性遗传
B. 常染色体显性遗传（不完全显性）
C. X 连锁隐性遗传
D. X 连锁显性遗传（不完全显性）
E. Y 连锁遗传

13. G-6-PD 缺乏症患者体内缺乏
A. 乙酰化酶　　　　B. G-6-PD
C. 乙醛脱氢酶　　　D. 乙醇脱氢酶
E. 过氧化氢酶

14. 下列食品 G-6-PD 缺乏症患者应禁忌的是
A. 鸡蛋　　　　　　B. 鱼
C. 牛肉　　　　　　D. 黄豆
E. 蚕豆

15. G-6-PD 缺乏症患者服用下列哪种药物不会引起急性溶血症状
A. 阿司匹林　　　　B. 呋喃类药物
C. 磺胺类药物　　　D. 抗疟类药物
E. 青霉素类药物

16. G-6-PD 缺乏时,可引起机体内物质含量的变化,下列不正确的是
A. GSSC 升高
B. H_2O_2 降低
C. NADP 升高
D. NAPDH 降低
E. GSH 下降

17. 无过氧化氢酶血症患者在进行口腔坏疽创面消毒时,创面为棕黑色,无泡沫产生,原因是患者体内缺乏
A. 过氧化物酶
B. 过氧化氢酶
C. G-6-PD
D. 磷酸脱氢酶
E. 乙酰化酶

18. 无过氧化氢酶血症呈（　　）方式遗传
A. 常染色体隐性遗传
B. 常染色体显性遗传（不完全显性）
C. X 连锁隐性遗传
D. X 连锁显性遗传（不完全显性）
E. Y 连锁遗传

19. H_2O_2 基因定位于
A. 11p13.5-p13.6
B. 11q13.5-q13.6
C. 21p13.5-p13.6
D. 21q13.5-q13.6
E. 15q13.5-q13.6

20. 琥珀胆碱敏感性呈（　　）方式遗传
A. 常染色体隐性遗传
B. 常染色体显性遗传（不完全显性）
C. X 连锁隐性遗传
D. X 连锁显性遗传（不完全显性）
E. Y 连锁

21. *BCHE* 基因位于
A. 3q26.1-q26.2
B. 3p26.1-p26.2
C. 13 p26.1-p26.2
D. 13 q26.1-q26.2
E. 21 q26.1-q26.2

22. 琥珀胆碱敏感性个体由于血浆中（　　）活性降低或缺乏,不能将药物迅速水解,导致肌松时间过长
A. 乙酰化酶
B. 过氧化物酶
C. 过氧化氢酶
D. 伪胆碱酯酶
E. 戊酸脱氢酶

23. 下列哪种疾病是由于体内受体异常引起的
A. 琥珀胆碱敏感性
B. G-6-PD 缺乏症
C. 无过氧化氢酶
D. 恶性高热
E. 蚕豆病

24. 恶性高热表现为（　　）遗传
A. 常染色体隐性遗传
B. 常染色体显性遗传（不完全显性）
C. X 连锁隐性遗传
D. X 连锁显性遗传（不完全显性）
E. Y 连锁遗传

25. *RYRL* 基因定位于
A. 19p13.1-p13.2
B. 19q13.1-q13.2
C. 9q13.1-q13.2
D. 9p13.1-p13.2
E. 10p13.1-p13.2

26. 乙醇敏感者在摄入（　　）乙醇时,就可能出现面部潮红、体温升高、脉搏加快等中毒症状
A. 3～5ml/kg
B. 0.3～5ml/kg
C. 0.3～0.5ml/kg
D. 7～10ml/kg
E. 0.7～1ml/kg

27. 下列哪种酶学组成的人对乙醇最敏感
A. ADH_1 和 $ADLH_1$
B. ADH_2 和 $ADLH_1$
C. ADH_2 和 $ADLH_2$
D. ADH_1 和 $ADLH_2$
E. 以上都不是

28. 下列哪种 ADH 的变异基因型易出现乙醇中毒症状
A. $\beta_1\beta_1$ 黄种人
B. $\beta_2\beta_2$ 白种人
C. $\beta_1\beta_2$ 白种人
D. $\beta_2\beta_2$ 黄种人
E. $\beta_1\beta_1$ 白种人

29. 下列有关乙醇敏感者的说法,正确的是
A. 机体对乙醇的代谢快
B. 机体将乙醇转化为乙醛慢,乙醛转化为乙酸快
C. 机体对乙醇的代谢慢
D. 机体将乙醇转化为乙醛和乙醛转化为乙酸均慢
E. 机体将乙醇转化为乙醛快,乙醛转化为乙酸慢

30. 有关乙醇代谢,下列说法正确的是
A. 黄种人多数对乙醇敏感
B. ADH_2 比 ADH_1 活性低
C. $ALDH_2$ 比 $ALDH_1$ 活性低
D. 中毒症状的产生是乙酸刺激机体产生肾上腺素的结果
E. ADH 是四聚体, 由 3 种亚单位组成

31. 乙醇代谢过程中,乙醛脱氢酶的作用是
A. 将乙醇代谢为乙醛
B. 将乙醇代谢为乙酸
C. 将乙醛代谢为乙酸
D. 将乙酸代谢为乙醛
E. 将乙酸代谢为乙醇

32. 下列哪种疾病的发生与 α_1-抗胰蛋白酶的缺乏有关
A. 肺癌
B. 肝炎
C. 琥珀胆碱敏感性
D. 恶性高热
E. 慢性阻塞性肺疾病

33. 成人低乳糖酶症状呈
A. 常染色体显性遗传
B. 常染色体隐性遗传
C. X 连锁显性遗传
D. X 连锁隐性遗传
E. Y 连锁遗传

34. 可通过下面哪种检查避免少数患者因个体差异而受到严重的药物毒性反应
A. 超声波检查
B. X 线检查

C. 基因分型　　　　　D. 尿液检查

E. 染色体检查

B 型题

（35~38 题共用备选答案）

A. 单基因

B. 常染色体不完全显性

C. 常染色体隐性遗传

D. X 连锁不完全显性遗传

E. X 连锁隐性遗传

35. 琥珀胆碱敏感性的遗传方式是

36. 恶性高热的遗传方式是

37. 异烟肼慢灭活者的遗传方式是

38. 在研究某种药物的代谢及其效应时，通常给予受试者某种剂量的该药物，在不同时间间隔检测药物在血液甚至组织中的浓度或其他参数，作图分析后发现该药物反应的变异性在群体中的分布是不连续的，说明该药物代谢受（　　）控制

（39~43 题共用备选答案）

A. N-乙酰基转移酶

B. 芳烃羟化酶

C. 丁酰胆碱酯酶

D. 细胞色素氧化酶 P450 2D6

E. 葡萄糖-6-磷酸脱氢酶

39. 异烟肼在体内主要经过（　　）代谢失活

40. 琥珀胆碱敏感性主要是由于（　　）活性缺乏导致的

41. 蚕豆病的发生是由于缺乏

42. 司巴丁是因（　　）氧化代谢而失活

43. 吸烟导致肺癌涉及的酶是

（44~47 题共用备选答案）

A. X 染色体　　　　　B. 8 号染色体

C. 4 号染色体　　　　D. 14 号染色体

E. 3 号染色体

44. $\alpha 1$-AT 基因位于

45. $BCHE$ 基因位于

46. ADH_3 基因位于

47. G-6-PD 基因位于

X 型题

48. 药物被机体摄入后，机体内的许多蛋白质参与药物的吸收、分布、代谢和排泄过程，这些蛋白质有

A. 代谢酶　　　　　　B. 药物转运蛋白

C. 受体蛋白　　　　　D. 层纤连蛋白

E. 载体蛋白

49. 影响药物在机体内代谢的因素有

A. 遗传基础　　　　　B. 给药方式

C. 健康状态　　　　　D. 年龄和性别

E. 控制药物代谢的遗传方式

50. 乙醇在机体内的代谢主要涉及哪些酶

A. 乙酰化酶　　　　　B. 乙醇脱氢酶

C. 乙醛脱氢酶　　　　D. 胆碱酯酶

E. 过氧化物酶

51. G-6-PD 缺乏症患者应避免食用的药物或食物是

A. 小麦　　　　　　　B. 黄豆

C. 蚕豆　　　　　　　D. 奎尼丁

E. 阿司匹林

52. G-6-PD 缺乏症患者体内

A. NAD 降低　　　　　B. H_2O_2 降低

C. NAPDH 降低　　　　D. GSH 降低

E. 葡萄糖分子减少

53. 下列哪些药物可诱发 G-6-PD 缺乏症患者发生溶血

A. 磺胺类药物　　　　B. 解热镇痛类药物

C. 呋喃类药物　　　　D. 抗疟药

E. 砜类药物

54. 关于乙醇代谢，下列说法正确的是

A. ADH_1 比 ADH_2 活性高，具有 ADH_1 和 $ALDH_2$ 酶学组成者，对乙醇最不敏感

B. 黄种人比白种人对乙醇敏感

C. 体内参与乙醇代谢有关的酶有 2 种

D. 个体是否易发生乙醇中毒，主要取决于乙醛在体积蓄积的快慢

E. 不同个体和不同种族对乙醇的耐受性存在明显差异

55. 有关异烟肼慢灭活，下列说法正确的是

A. 异烟肼代谢分为快代谢型和慢代谢型两种类型

B. 异烟肼受 N-乙酰基转移酶催化

C. 异烟肼慢灭活比快灭活者更易发生肝炎或肝坏死

D. 异烟肼慢灭活者长期服药后 80%发生神经炎

E. 机体对异烟肼代谢表现为常染色体隐性遗传

56. 下列关于成人低乳糖酶症说法正确的是

A. 在不同种族和人种中发生概率有差异

B. 某些亚洲人群成人低乳糖酶症发生概率高

C. 以畜牧业为主的人群发生概率低

D. 以常染色体隐性遗传方式遗传

E. 以上都不对

四、问答题

1. 为什么黄种人较白种人更易产生乙醇中毒症状？

2. 简要说明葡萄糖-6-磷酸脱氢酶缺乏症患者的临床表现及代谢遗传基础。

五、病例分析

患儿，男，2 岁 8 个月，因面色苍白伴血尿 3 天入院。2 天前患儿食用新鲜蚕豆后出现发热、恶心、呕吐，排浓茶色尿。体格检查：呈贫血貌，皮肤、巩膜黄染。肝脾未触及，双肾区无叩击痛。神经系统检查无异常。实验室检查：血常规示红细胞 $1.93×10^{12}$/L，血红蛋白 43.0g/L；尿常规示 Cl（+），蛋白（++），潜血（+++）。G-6-PD1402（参考值＞1300），Heinz 小体（+）。

1. 该患儿患何种疾病？
2. 在以后的生活中，如何避免上述症状的再次发生？

【参考答案】

一、名词解释

1. 药物遗传学（pharmacogenetics）：主要研究遗传因素对药物代谢和药物效应的影响及发生异常药物反应的分子基础。它是由遗传学与药理学相结合发展起来的一门边缘学科。
2. 药物基因组学（pharmacogenomics）：主要从基因整体水平研究不同个体及人群对药物反应的差异，研究导致影响药物吸收、转运、代谢、排泄等个体差异的遗传基础，以及遗传背景的差异所导致的不同患者对药物的不同反应，根据不同人群及不同个体的遗传特征设计和制造药物，最终达到个体化用药的目的。
3. 生态遗传学（ecogenetics）：主要研究群体中不同基因型对各种环境因子的特殊反应方式和适应特点。
4. 个体特异性（idiosyncracy）：指人类的不同个体由于基因型的不同，对药物的反应存在个体差异。个体对药物的特异性受环境因素如食物、其他药物等的影响，但主要由遗传因素决定。

二、填空题

1. 遗传因素
2. 遗传学　药理学
3. 维生素 B_6
4. 肝炎或肝坏死
5. 常染色体隐性遗传　多发性神经炎
6. 快代谢型　慢代谢型
7. *N*-乙酰基转移酶　8p21.1-p23.1
8. 急性溶血反应　溶血
9. X 连锁不完全显性　Xq28
10. 琥珀胆碱敏感性
11. 常染色体不完全显性　酶活性缺乏　中等水平
12. 常染色体隐性
13. 雷诺定受体
14. 肠乳糖酶
15. 常染色体隐性

三、选择题

A 型题

1. D	2. B	3. B	4. B	5. D
6. A	7. B	8. D	9. B	10. D
11. E	12. D	13. B	14. E	15. E
16. B	17. B	18. B	19. E	20. A
21. A	22. D	23. B	24. B	25. B
26. B	27. B	28. B	29. B	30. A
31. C	32. E	33. B	34. C	

B 型题

35. C	36. B	37. C	38. A	39. A
40. C	41. E	42. D	43. B	44. D
45. E	46. C	47. A		

X 型题

48. ABCE	49. ABCD	50. BC
51. CDE	52. CD	53. ABCDE
54. BCDE	55. ABD	56. ABCD

四、问答题

1. 乙醇在体内的代谢过程主要分为两步：第一步是乙醇在肝脏乙醇脱氢酶（ADH）作用下形成乙醛；第二步是乙醛在乙醛脱氢酶（ALDH）作用下进一步形成乙酸。在第一步反应中生成的乙醛可以刺激肾上腺素、去甲肾上腺素等物质的分泌，引起面红耳赤、皮温升高等乙醇中毒症状。ADH 具有多态性，大多数白种人具有 ADH_2^1 基因型，产物为 ADH_1，而黄种人具有 ADH_2^2 基因型，产物为 ADH_2，其活性比 ADH_1 高 100 倍。因此，大部分白种人饮酒后产生乙醛较慢，而黄种人蓄积乙醛速度较快。

ALDH 主要有两种同工酶：$ALDH_1$ 和 $ALDH_2$，$ALDH_2$ 活性高于 $ALDH_1$。白种人几乎都有 $ALDH_1$ 和 $ALDH_2$，黄种人中约 50% 个体的 $ALDH_2$ 基因突变导致其功能丧失，因此氧化乙醛的速度慢。由此可见，黄种人较白种人易产生乙醇中毒。

2.（1）G-6-PD 缺乏症又称蚕豆病，主要表现为溶血性贫血，一般无症状，但是在吃蚕豆或服用伯氨喹啉类药物后出现血红蛋白尿、黄疸、贫血等急性溶血反应。

（2）G-6-PD 缺乏症的遗传基础：正常情况下，G-6-PD 将 6-磷酸葡萄糖脱氢氧化成 6-磷酸葡萄糖酸，同时将 NADP 还原成 NADPH，从而维持红细胞中还原性谷胱甘肽（GSH）的含量。GSH可消除机体在氧化还原反应过程中产生的有毒物质 H_2O_2，保护血红蛋白及红细胞膜上的巯基免受氧化破坏，维持红细胞的正常形态结构。*G-6-PD* 基因定位于 Xq28，由 13 个外显子和 12 个内含子组成。若 G-6-PD 缺乏，则 GSH 减少，导致血红蛋白变性形成变性珠蛋白小体（Heinz），含有 Heinz 小体的红细胞通过脾（肝）窦时被破坏而发生溶血。G-6-PD 缺乏症具有基因多态性，为 X 连锁不完全显性遗传。

五、病例分析

1. 该患儿患的是 G-6-PD 缺乏症。

2. 应避免进食蚕豆及其制品，忌服有氧化作用的药物，防止各种感染以预防或减少溶血的发生。

（宋桂芹）

第十二章　发育遗传学

【目的要求】

掌握：发育遗传学的概念和引起发育缺陷的因素。

熟悉：发育的基本过程及发育遗传与相关疾病。

了解：发育的调控机制及基因的差异表达。

【教材精要】

一、发育遗传学概念与研究内容

发育遗传学是主要研究生物体发育过程中遗传机制的学科，旨在阐明基因对发育的调控机制，探讨多种内外因素对遗传信息表达和发育过程的影响，揭示导致发育缺陷的遗传和环境因素的作用。

发育是一个高度程序化的过程，其基本过程包括细胞分裂、细胞命运决定、细胞分化、图式形成、形态发生与生长等。胚胎细胞在发生分化前已确定向特定方向分化的变化过程，称为细胞决定。此时的细胞或组织即使被移至其他部位甚至其他生物体内，也能不受异源环境的影响，依然延续未转移前的分化过程。细胞决定使个体能从一种单一的细胞类型逐渐发展成不同类型的细胞，即完成细胞分化过程。细胞分化的实质是基因组时空表达模式的特化，基因活性的差异表达促使细胞出现分化。图式形成则是指发育过程中控制胚胎细胞的行为使其在正确的空间位置上形成特定结构的过程，包括胚胎身体前后端和背腹面的确立，以及细胞在不同胚层中的分配等。由于不同细胞逐渐向不同方向分化，从而形成了具有各种特殊构造和机能的细胞、组织和器官，这个过程称为形态发生。

发育遗传学研究内容：遗传物质对发育的调控作用与机制，各因素对遗传信息传递与发育过程的影响，发育缺陷的遗传学机制及环境因素。

二、发育的遗传基础

发育是物种遗传特征表达、展现的过程；生物的表型特征，是遗传和环境因素共同作用的结果。尽管其调节极其复杂，但其基本原理是遗传决定、蛋白表达及细胞行为展现。

基因是发育过程中的主要调控因子，遗传构成及其程序性表达决定了胚胎发育过程。发育机制的研究主要集中于果蝇、线虫、斑马鱼和小鼠等易于进行实验操作的模式生物。由于生物在进化过程中保留了许多作为发育基础的基因及遗传通路，控制发育的遗传机制在所有物种间极为相似。发育过程高度程序化，在发育的不同时空存在着不同组合的特定基因表达。以果蝇为例，最初的母体效应基因确定新个体的前后轴和背腹轴，随后的分节基因使胚胎形成节的分隔，后续的同源异形基因则决定每一体节形态的分化，从而调节下游更为广泛的基因表达，在不同时空顺序上形成一个多层次、全方位的调控网络，以此来精确地控制发育分化过程。

三、人类发育遗传与疾病

胚胎发育初期由母体转录并驻留的 mRNA 以差异定位的方式来确定发育体轴。Hox 是控制发育的主要基因，对动物的细胞分化和器官发生等过程均起着关键作用，参与哺乳动物的躯干前后轴的模式化、神经系统的发育、肢体发生的位置及体细胞遗传病的发生。人类正常的性别发育包括 3 个连续事件：受精时染色体性别的确定（XX 或 XY）、性腺的发育和分化（睾丸或卵巢）及适当性别表型和第二性征的发育（男性或女性）。其中，受精卵的染色体组成是性别决定的物质基础。人类的性别分化受到多个基因共同参与的级联调控机制。目前已知 SRY、SOX9、SOX3、DAX1、AMH、SF1、WT1、WNT4、DMRT1、FGF9 等性别决定基因与这一过程密切相关。淋巴细胞发育分化过程中的 V（D）J 重组是复杂多样的免疫球蛋白和 T 淋巴细胞受体形成的重要生理机制。

遗传物质改变会引起胚胎发育异常，导致胚胎发育终止或出生缺陷，致使相关疾病的发生。它们形成了临床上各种各样的遗传病，如单基因遗传病、多基因遗传病、染色体病及线粒体遗传病等。

造成发育缺陷的环境因素主要有物理、化学和生物因素，其作用途径和效应机制复杂多样，取决于致畸物质的作用机制、接触剂量、接触致畸因子时的胎龄、各组织对致畸因子的致畸倾向、与其他物质的联合作用及胎儿的遗传特性等多重因素。

【强化训练题】

一、名词解释

1. 发育遗传学（developmental genetics）
2. 细胞命运决定（cell fate determination）
3. 同源异形基因（homeotic gene）
4. 细胞分化（cell differentiation）
5. 图式形成（pattern formation）
6. 母体效应基因（maternal effect gene）

二、填空题

1. 发育的基本过程包括_____、_____、_____、_____、_____等。
2. 发育的机制研究主要依赖于_____的研究。
3. 人类的主要性别决定基因有_____、_____、_____、_____、_____、_____。
4. 发育的本质核心是_____。
5. 图式形成包括_____、_____、_____等。
6. 多细胞发育的起点是_____。
7. 发育的共同步骤主要包括_____、_____、_____、_____。
8. 个体发育历经_____、_____、_____等过程。
9. 造成发育缺陷的环境因素主要有_____、_____。
10. 遗传因素造成的发育异常可分为_____、_____、_____等。
11. 淋巴细胞发育分化过程中的_____是复杂多样的免疫球蛋白和 T 淋巴细胞受体形成的重要生理机制。
12. 个体发育是在_____和_____尺度上对个体的基因组进行逐步的、程序性的解读过程。

三、选择题

A 型题

1. 下面不属于人类性别决定基因的是
A. SRY
B. SOX9
C. DMRT1
D. FGF9
E. FGF2

2. 生物体进行一切生命活动的基础、生物体生长发育繁殖和遗传的基础、生物个体发育的基础依次是
A. 细胞、细胞分裂、细胞分化
B. 新陈代谢、细胞分化、细胞分裂
C. 新陈代谢、有丝分裂、细胞分化
D. 新陈代谢、细胞增殖、细胞分化
E. 细胞分化、细胞分裂、新陈代谢

3. 胚胎发育的起点是
A. 受精卵
B. 卵子
C. 精子
D. 原肠胚
E. 神经胚

4. 个体的胚胎发育的过程为
A. 受精、卵裂、原肠胚形成、神经胚形成、器官形成
B. 卵裂、受精、原肠胚形成、器官形成、神经胚形成
C. 卵裂、原肠胚形成、受精、器官形成、神经胚形成
D. 受精、卵裂、神经胚形成、原肠胚形成、器官形成
E. 受精、卵裂、器官形成、神经胚形成、原肠胚形成

5. 性别决定的物质基础是
A. 受精卵的染色体组成
B. 性腺
C. 睾丸
D. 精子的染色体组成
E. 生殖腺

6. 物体的发育过程由（　　）的精准时空顺序表达和多层次调控决定
A. 基因
B. mRNA
C. 蛋白质
D. DNA
E. 生殖腺

7. 胚胎发育初期由（　　）转录并驻留的 mRNA 以差异定位的方式来确定发育体轴
A. 母体
B. 父体
C. 受精卵
D. 精子
E. 囊胚

8. 性别发育分化过程是
A. 受精时染色体确定
B. 由多个性别决定基因共同参与级联调控
C. 性腺的发育和分化
D. 由 *SPY* 基因决定
E. 由 *SOX9* 基因决定

9. 个体胚胎发育过程中，外胚层、中胚层和内胚层构成
A. 原肠胚
B. 神经胚
C. 囊胚
D. 胚胎
E. 受精卵

10. 胚胎发育早期，性腺的描述错误的是
A. XX 和 XY 个体的性腺并无差异
B. 有能向睾丸发育的潜能

C. 有能向卵巢发育的潜能

D. 生殖腺发育分化为睾丸或卵巢的过程，调控机制复杂

E. XX 和 XY 个体的性腺不同

11. 关于 V（D）J 重组酶的描述错误的是

A. 负责识别基因片段的重组酶由重组激活基因（RAGs）编码

B. 包括 RAG1 和 RAG2 蛋白，以 RAG1-RAG2 蛋白复合体的形式特异性识别重组信号序列

C. 重组酶在脊椎动物进化过程中高度保守

D. 在未成熟的 B 细胞或 T 细胞中有活性

E. 成熟 B 细胞和 T 细胞中活性明显

12. 关于 V（D）J 重组信号序列描述错误的是

A. 信号序列通常位于 V 基因片段的 5'端

B. 信号序列通常位于 V 基因片段的 3'端、基因片段的 5'端及 D 基因片段的两侧

C. 包括高度保守的七聚体回文序列、富含 A-T 碱基的九聚体序列及位于七聚体和九聚体之间由 12 或 23 个碱基组成的间隔序列

D. 重链与轻链，在重组的时候都遵循 12/23 原则

13. 下列说法错误的是

A. 重金属汞可与胚胎细胞中核酸结合，延迟细胞分裂和成熟

B. 有机氯农药可通过胎盘到达胎儿体内，造成足内翻等发育缺陷

C. 孕妇定期吸入有机溶剂如甲苯会导致胎儿畸形

D. 多数抗癌、抗惊厥药物均可对胎儿产生致畸作用

E. 美国食品药物监督管理局（FDA）根据药物对胎儿的危害性将妊娠期用药分为 A、B、C、D、X 五类（危害性依次降低，A 类药物是孕期禁用药物）

14. 下列说法正确的是

A. 生物体的发育过程是在一定的环境中依据其特有的遗传特性而完成的

B. 发育过程中任一环节或影响因素异常均可能导致发育缺陷

C. 在不良环境和母体异常因素的影响下，胚胎可发生一系列改变

D. 部分出生缺陷可参与心血管疾病、糖尿病等代谢性疾病的发生

E. 以上都对

X 型题

15. 常见的标准化模式动物有

A. 果蝇   B. 线虫

C. 斑马鱼   D. 小鼠

E. 大鼠

16. 下列哪些属于人类主要的性别决定基因

A. *SRY*   B. *SOX9*

C. *DMRT1*   D. *FGF9*

E. *FGF2*

17. 图式形成包括

A. 躯体轴线的制定   B. 胚层的形成

C. 区域划分   D. 位置确定

E. 细胞迁移

18. 参与个体发育的细胞生物学过程包括

A. 细胞分裂   B. 细胞分化

C. 细胞迁移   D. 细胞衰老

E. 细胞凋亡

19. 胚胎发育的共同过程包括

A. 受精   B. 卵裂

C. 原肠胚形成   D. 神经胚形成

E. 器官形成

20. 胚前发育过程包括

A. 精子形成过程   B. 卵子形成过程

C. 受精卵形成   D. 生长、衰老、死亡

E. 胚层形成

21. 造成发育缺陷的环境因素主要有

A. 物理因素   B. 化学因素

C. 生物因素   D. 基因

E. 遗传物质

22. 人类正常的性别发育包括以下哪3个连续事件

A. 受精时染色体性别的确定

B. 性腺的发育和分化

C. 适当性别表型和第二性征的发育

D. 染色体组成

E. 生殖腺发育

23. 影响发育的物理因素主要包括

A. 各种射线   B. 微波

C. 电磁场   D. 强噪声

E. 高温

24. 影响发育的生物因素主要包括

A. 风疹病毒   B. 巨细胞病毒

C. 疱疹病毒   D. 梅毒螺旋体

E. 弓形虫

25. *Hox* 基因参与哺乳动物的

A. 躯干前后轴的模式化

B. 神经系统的发育

C. 肢体发生的位置

D. 成体组织细胞增殖分化

E. 体细胞遗传病的发生

26. *Hox* 基因的表达特点为

A. 哺乳动物同一 *Hox* 基因簇上的所有基因构成

一个同源异形基因簇

B. 时空共线性原则

C. 后端优势原则

D. 前端优势原则

E. 各基因表达区域常相互重叠

27. 性别决定基因的作用模式为

A. 基因在特定的空间表达

B. 基因在特定的时间表达

C. 严格定量表达

D. 共同调控性别分化过程

28. V（D）J重组信号序列（RSS）通常位于

A. *V*基因片段的3'端　　B. *J*基因片段的5'端

C. 基因片段的两侧　　　D. *V*基因片段的5'端

E. *J*基因片段的3'端

29. 关于联合免疫缺陷综合征（SCID）描述正确的是

A. *RAG1*和*RAG2*基因发生错义突变时，编码的重组酶活性部分丧失可引起

B. V（D）J重组失衡

C. T、B细胞早期发育停滞

D. 患者外周血没有成熟的循环T/B淋巴细胞

E. 患者外周血有成熟的循环T/B淋巴细胞

四、判断题（正确为T，错误为F）

1. 细胞分化的实质是基因组时空表达模式的特化，基因活性的差异表达促使细胞出现分化。（　　）

2. 图式形成是指胚层逐渐分化为胚胎的各种组织、器官、系统。（　　）

3. 发育过程高度程序化，在发育的不同时空存在着特定基因表达。（　　）

4. 受精卵的染色体组成是性别决定的物质基础。（　　）

5. 环境是发育过程中的主要调控因子。（　　）

6. 遗传构成及其程序性表达决定了胚胎发育过程。（　　）

7. 由遗传因素造成的发育异常包括基因缺陷和染色体畸变引发的各种发育异常和出生缺陷。（　　）

8. 造成发育缺陷的环境因素主要有物理、化学和生物因素。（　　）

9. 胚胎发育初期阶段是由母体转录并驻留的mRNA以差异定位的方式来确定发育体轴。（　　）

10. 胚胎发育始于精子与卵子的形成。（　　）

五、问答题

1. 简述个体发育的基本过程。

2. 简述细胞命运决定与细胞分化的关系。

【参考答案】

一、名词解释

1. 发育遗传学（developmental genetics）：是遗传学的分支，主要研究生物体发育过程中遗传机制的学科，旨在阐明基因对发育的调控机制，探讨多种内外因素对遗传信息表达和发育过程的影响，揭示导致发育缺陷的遗传和环境因素的作用。

2. 细胞命运决定（cell fate determination）：是指细胞在发生可识别的形态变化之前，就因受到相关因子的调控而向特定方向分化，确定了其未来的发育命运。

3. 同源异形基因（homeotic gene）：一类含有同源框的基因，在胚胎发育中的表达水平对于组织和器官的形成具有重要的调控作用。若某一同源异形基因突变，通常出现体节位置、数量异常表型。

4. 细胞分化（cell differentiation）：是指在个体发育中，由一种相同的细胞类型经细胞分裂后逐渐在形态、结构和功能上形成稳定性差异，产生各不相同的细胞类群的过程。

5. 图式形成（pattern formation）：指发育过程中控制胚胎细胞的行为使其在正确的空间位置上形成特定结构的过程，包括胚胎身体前后端和背腹面的确立，以及细胞在不同胚层中的分配等。

6. 母体效应基因（maternal effect gene）：在卵子发生过程中表达，并将其产物(mRNA或蛋白质)储存在卵母细胞中的基因称为母源基因，其中包括进行基本生命活动所必需的持家基因，同时也包括一些编码指导胚胎发育模式的信号分子的基因。后者编码的基因往往是一些转录因子、受体或翻译调节蛋白，他们在早期胚胎的图式形成中起着关键作用，特称为母体效应基因。

二、填空题

1. 细胞命运决定　细胞分化　图式形成　形态发生　生长

2. 模式生物

3. SRY　SOX9　DMRT1　WNT1　SF1　WNT4　FGF9

4. 遗传物质如何控制生物体三维形态结构的形成

5. 躯体轴线的制定　胚层的形成　区域划分位置确定

6. 受精卵

7. 受精　卵裂　原肠胚形成　神经胚形成　器官形成

8. 胚前发育　胚胎发育　胚后发育

9. 物理因素　化学因素　生物因素
10. 单基因遗传病　多基因遗传病　染色体病
线粒体遗传病
11. V（D）J重组
12. 时间　空间

三、选择题

A 型题

1. E　　　2. D　　　3. A　　　4. A　　　5. A
6. A　　　7. A　　　8. B　　　9. A　　　10. E
11. E　　　12. A　　　13. E　　　14. E

X 型题

15. ABCD　　16. ABCD　　17. ABCD
18. ABCDE　19. ABCDE　20. AB
21. ABC　　22. ABC　　23. ABCDE
24. ABCDE　25. ABCDE　26. ABCE
27. ABCD　　28. ABC　　29. ABCD

四、判断题

1. T　2. F　3. T　4. T　5. F　6. T　7. T　8. T
9. T　10. F

五、问答题

1. 生物的个体发育是细胞分裂、生长分化、成熟及衰老的一系列过程，历经胚前、胚胎和胚后发育三个阶段。胚前发育是精子和卵子的形成过程；胚胎发育始于受精，受精卵首先历经数次有丝分裂形成囊胚。囊胚细胞再通过一系列运动迁移到胚胎中不同位置，形成由外胚层、中胚层和内胚层构成的原肠胚。此后，三个胚层逐渐分化为胚胎的各种组织、器官、系统。胚后发育则是指个体出生后的生长、衰老和死亡过程。

2. 细胞命运决定是指细胞在发生可识别的形态变化之前，就已受到约束而向特定方向分化，这时细胞内部已发生变化，确定了未来的发育命运。多细胞个体起源于一个单细胞受精卵，从受精卵衍生出整个机体的各种组织器官。因此，就分化潜能来说，受精卵是全能的。在绝大多数情况下，受精卵通过细胞分裂直到形成囊胚之前，细胞的分化方向尚未决定。从原肠胚细胞排列成三胚层之后，各胚层在分化潜能上开始出现一定的局限性，只倾向发育为本胚层的组织器官。外胚层只能发育成神经、表皮等；中胚层只能发育成肌肉、骨等；内胚层只能发育成消化道及肺的上皮等。三胚层的分化潜能虽然进一步局限，但仍具有发育成多种表型的能力，将这种细胞称为多能细胞。经过器官发生，各种组织的发育命运最终决定，在形态上特化，在功能上专一化。胚胎发育过程中，这种逐渐由全能局限为多能，最后成为稳定型单能的趋向，是细胞分化的普遍规律。细胞命运决定可看作分化潜能逐渐受到限制的过程，决定先于分化。

（谢杨丽）

第十三章　表观遗传学

【目 的 要 求】

掌握：表观遗传的概念；表观遗传修饰的主要方式。

熟悉：常见表观遗传修饰机制。

了解：表观修饰异常相关疾病及表观修饰干预与疾病治疗。

【教 材 精 要】

一、表观遗传学的概念与研究内容

表观遗传是在不改变基因组 DNA 序列的情况下，通过对 DNA 和组蛋白的修饰，调节基因的功能，使基因的表达及功能发生可遗传的改变；表观基因组学则是在基因组水平上对表观遗传学改变的研究。

表观遗传学研究内容主要有基因选择性转录表达的调控、基因转录后调控及蛋白质的翻译后修饰，包括 X 染色体剂量补偿、DNA 甲基化、基因组印记、组蛋白密码、染色质重塑、表观基因组学及人类表观基因组计划等，是近年来生命科学发展最迅速的一个新研究领域。

二、DNA 甲基化

DNA 甲基化由 DNA 甲基转移酶催化，将 S-腺苷甲硫氨酸的甲基以共价键结合方式转移到基因组中 CpG 二核苷酸的胞嘧啶 5′碳原子上，将胞嘧啶转变为 5′-甲基胞嘧啶的一种基因外修饰。这种甲基化 DNA 修饰在细胞的正常发育、基因表达模式及基因组稳定中起着至关重要的作用。

DNA 甲基化的生物学作用：①基因 C-T 突变；②影响基因错配修复；③基因沉默。

三、基因组印迹

基因组印迹又称基因组印记、遗传印迹、亲代印迹或配子印迹，是指在配子或合子发生期间，来自亲本的等位基因或染色体在发育过程中产生专一性的加工修饰，导致双亲中某一方的等位基因被沉默，从而使后代体细胞中两个亲本来源的等位基因有不同的表达活性的现象。不对称表达的基因称为印迹基因。最大的印迹基因群集区为 X 染色体。

基因组印迹的主要特点：分布的集群性、DNA 复制的不同步性、基因表达的时空特异性及基因的保守性。

基因印迹的发生主要与印迹基因 DNA 中胞嘧啶甲基化尤其是 CpG 岛的甲基化密切相关。此外，特殊的染色质结构和反义转录产物等可能都是基因印迹产生和维持的重要因素。组蛋白的修饰亦参与基因组印迹。

四、染色质重塑

染色质重塑指在基因表达的复制和重组等过程中，能量驱动下核小体重新排列，改变核小体在基因启动子区域的排列，增加启动子的可接近性，从而调节基因表达。

五、非编码 RNA

非编码 RNA（ncRNA）是不能翻译出蛋白质的功能性小 RNA，分为看家非编码 RNA 和调控非编码 RNA。按 ncRNA 分子大小分为短链非编码 RNA 和长链非编码 RNA。ncRNA 可在基因组水平及染色体水平对基因表达进行调控，决定细胞分化。

【强化训练题】

一、名词解释

1. 表观遗传（epigenetic inheritance）
2. 染色质重塑（chromatin remodeling）
3. RNA 干扰（RNA interference）
4. 组蛋白泛素化修饰（histone ubiquitination modification）
5. 长链非编码 RNA（long non-coding RNA，lncRNA）
6. 基因组印记（genomic imprinting）

二、填空题

1. 常见组蛋白修饰包括_____、_____、_____、_____、_____、_____等。
2. 人体内，DNA 甲基转移酶主要有_____、_____、_____、_____四种。
3. DNA 甲基化由_____催化。
4. 在真核生物 DNA 中_____是唯一存在化学修饰的碱基。
5. 非编码 RNA 按照其功能可分为_____和

_____。

6. 组蛋白的乙酰化由_____和_____决定。

7. 染色质重塑是_____、_____与_____共同作用的结果。

8. 组蛋白带_____电荷,能与带_____电荷的 DNA 结合形成核小体。

9. 组蛋白修饰的主要功能是_____和_____。

10. _____是最主要的甲基化位点。

三、选择题

A 型题

1. 在核小体间起连接作用的组蛋白是
A. H_1 B. H_2A
C. H_2B D. H_3
E. H_4

2. 最大的印迹基因群集区为
A. Y 染色体   B. X 染色体
C. 人类 11 号染色体   D. 人类 15 号染色体
E. 人类 7 号染色体

3. DNMT1 的功能是
A. 维持 DNA 甲基化
B. 进行新的甲基化
C. 确定母方基因组印迹
D. 去甲基化
E. 组蛋白修饰

4. DNMT3 的主要功能为
A. 维持 DNA 甲基化
B. 进行新的甲基化
C. 确定母方基因组印迹
D. 去甲基化
E. 组蛋白修饰

5. 组蛋白的乙酰化修饰经常发生的位置有
A. H_3 的 Lys9、14、18、23、56 及 H_4 的 Lys5、8、12、16
B. H_3 的 Lys5、8、12、16 及 H_4 的 Lys9、14、18、23、56
C. H_3 的 N 端精氨酸或赖氨酸残基
D. H_4 的 N 端精氨酸或赖氨酸残基
E. H_2A 的 N 端精氨酸或赖氨酸残基

6. 肿瘤发生时,以下哪项最可能存在低甲基化情况
A. 肿瘤抑制基因
B. 肿瘤转移抑制基因
C. 细胞周期调节基因
D. 癌基因
E. 血管形成抑制基因

7. 染色质转录活化区组蛋白显示出高度（ ）状态

A. 甲基化   B. 乙酰化
C. 磷酸化   D. 泛素化
E. 糖基化

8. 不是核小体核心的功能性组蛋白是
A. H_1 B. H_2A
C. H_2B D. H_3
E. H_4

9. 关于细胞衰老时基因组 DNA 的描述正确的是
A. 一般基因组脱氧甲基胞苷（dmC）含量升高
B. 某些启动子含 GC 丰富序列的局部区域 dmC 含量降低
C. 一般基因组 dmC 含量降低
D. 基因组 DNA 甲基化水平升高
E. 以上都不对

10. 关于 miRNA 与肿瘤关系的描述正确的是
A. miRNA 多为癌基因
B. miRNA 多为抑癌基因
C. miRNA 与肿瘤发生无关
D. miRNA 可作为抑癌基因也可作为癌基因
E. 以上都不对

11. 经典 HDAC 在多种癌症中均有（ ）表达
A. 正常   B. 过量
C. 低   D. 抑制
E. 以上都不对

12. 关于甲基化修饰 DNA 的描述不正确的是
A. 改变核苷酸的序列
B. 可抑制基因的表达
C. 可决定基因表达的模式
D. 可决定从亲代到子代可遗传的基因表达状态
E. 不改变核苷酸的序列

13. 以下说法正确的是
A. 基因组的非编码序列中 CpG 岛相对多
B. 基因组的非编码序列通常处于非甲基化状态
C. 基因编码序列中 CpG 岛少
D. 基因编码序列中 CpG 岛总是处于未甲基化状态
E. 基因的活性与其调控区或周围特定胞嘧啶的甲基化有关

14. 关于基因组印记的描述不正确的是
A. 是一种亲本等位基因差异表达现象
B. 不对称表达的基因称为印记基因
C. 在配子发生和早期胚胎发育过程中,基因组印记经历了擦除和重建
D. 属于孟德尔遗传
E. 早期胚胎发育后的生命过程中印记持续维持

15. 关于奢侈基因的描述不正确的是
A. 与细胞发育分化有关

B. 具有组织细胞特异性

C. 具有表达时段特异性

D. 奢侈基因在特定组织中呈非甲基化或低甲基化，使基因处于转录表达状态

E. 是各种信号转导途径中的关键分子

16. 关于非编码 RNA 的功能描述正确的是

A. 影响和决定 DNA 结构、表达

B. 影响和决定 RNA 结构、表达

C. 影响蛋白质的翻译功能

D. 影响蛋白质的功能

E. 以上都对

17. 关于 miRNA 对于靶分子的调节描述正确的是

A. 稳定靶 mRNA

B. 促进靶 mRNA 的翻译

C. 当 miRNA 与其靶 mRNA 3′-非翻译区结合时，若序列完全互补，便直接降解靶 mRNA；若不完全互补，则抑制靶 mRNA 翻译，但不影响靶 mRNA 的稳定性

D. miRNA 可抑制 mRNA 被 3′-核酸外切酶水解

E. 以上都不对

18. 关于 siRNA 的描述不正确的是

A. siRNA 可作用于 mRNA 的任何部位

B. 激发与之互补的目标 mRNA 沉默

C. 可导致靶基因降解，形成基因的转录后调控

D. 体内天然存在

E. 是 RNA 干扰的中间产物

19. 基因正常表达的条件不包括

A. 转录因子诱导

B. 启动子区低甲基化

C. 启动子区高甲基化

D. 组蛋白修饰激活状态

E. 以上都不对

20. 关于乙酰化与去乙酰化描述正确的是

A. 染色质转录活化区组蛋白显示出低乙酰化状态

B. 乙酰化通常与转录沉默相关

C. 去乙酰化通常与转录沉默相关

D. 乙酰化为核心组蛋白的不可逆修饰

E. 组蛋白去乙酰化酶使染色质呈现开放结构

X 型题

21. 真核细胞内甲基化状态主要有

A. 持续的低甲基化状态

B. 诱导的去甲基化状态

C. 高度甲基化状态

D. 持续高度甲基化状态

E. 持续去甲基化状态

22. lncRNA 通常分为以下（　　）几类

A. 正义　　　　　　　B. 反义

C. 双向　　　　　　　D. 基因内

E. 基因间

23. lncRNA 的来源有

A. 编码蛋白的基因结构中断而转变

B. 染色质重组的结果

C. 由非编码基因复制过程中的反移位产生

D. 由局部的串联复制子产生邻近的非编码 RNA

E. 基因中插入一个转座成分而产生有功能的非编码 RNA

24. 组蛋白有以下（　　）几种

A. H_1　　　　　　　B. H_2A

C. H_2B　　　　　　D. H_3

E. H_4

25. 组成核小体核心的功能性组蛋白有

A. H_1　　　　　　　B. H_2A

C. H_2B　　　　　　D. H_3

E. H_4

26. 组蛋白甲基化的功能主要体现为

A. 异染色质形成　　　B. 基因印迹

C. X 染色体失活　　　D. 蛋白质表达调控

E. 组蛋白组成

27. 影响印迹的因素与过程有

A. 胚胎培养　　　　　B. 体细胞核移植

C. 体外繁殖过程　　　D. 环境因素

E. 叶酸浓度

28. 组蛋白修饰包括

A. 乙酰化　　　　　　B. 甲基化

C. 磷酸化　　　　　　D. 泛素化

E. 糖基化

29. 甲基化异常可引起（　　）等人类疾病

A. 成人精神系统疾患

B. 儿童自闭症

C. 神经退行性病变

D. 先天性自身免疫疾病

E. 肿瘤

30. 肿瘤发生时（　　）存在高甲基化

A. 肿瘤抑制基因　　　B. 肿瘤转移抑制基因

C. 细胞周期调节基因　D. DNA 修复基因

E. 血管形成抑制基因

四、判断题（正确为 T，错误为 F）

1. 甲基化修饰 DNA 而不改变核苷酸的序列，可抑制基因的表达，决定基因表达的模式，即决定从亲代到子代可遗传的基因表达状态。（　　）

2. lncRNA 一般是指大于 500nt 的 RNA，不参与或很少参与蛋白编码功能，位于细胞核内或胞质

内。（ ）

3. 基因正常表达除了有相应转录因子诱导和启动子区低甲基化外，还有一个重要的条件就是组蛋白修饰必须处于激活状态。（ ）

4. 特定组蛋白的氨基酸残基被甲基化或乙酰化只能激活相关基因的表达。（ ）

5. 染色质转录活化区组蛋白显示出高度乙酰化状态，而去乙酰化通常与转录沉默相关。（ ）

6. miRNA 对于靶分子的调节有两种方式：一是对靶 mRNA 进行降解，二是通过抑制靶 mRNA 的翻译来实现调控。（ ）

7. 基因启动子及附近区域 CpG 岛胞嘧啶的甲基化可阻止基因的表达，在转录水平调控造成相应基因沉默。（ ）

8. 甲基化修饰DNA可决定从亲代到子代可遗传的基因表达状态。（ ）

9. 编码蛋白质的 RNA 数量和生物复杂性呈正相关。（ ）

10. 组蛋白对其特定氨基酸修饰的意义在于提供蛋白识别信息，并通过蛋白质和染色质间的相互作用调节染色质的构象变化，从而影响基因表达。（ ）

五、问答题

1. 简述表观遗传学的特点及其与遗传学的关系。
2. 简述 siRNA 和 miRNA 的异同点。
3. 简述表观遗传调控的分子机制及其发挥作用的原理。

【参 考 答 案】

一、名词解释

1. 表观遗传（epigenetic inheritance）：DNA 序列不发生改变但基因表达却发生了变化的一种有别于传统遗传学的遗传方式，主要包括基因选择性转录表达的调控与基因转录后的调控。

2. 染色质重塑（chromatin remodeling）：基因表达调控过程中所出现的一系列染色质结构变化和位置改变的总称，包括复制与重组过程中，染色质的包装状态，核小体中的组蛋白以及对应的 DNA 分子发生的改变。

3. RNA 干扰（RNA interference）：生物体内通过双链 RNA 分子在 mRNA 水平上诱导具有特异性序列的转录后基因沉默的生物学过程，是表观遗传学中的一种重要现象。

4. 组蛋白泛素化修饰（histone ubiquitination modification）：组蛋白赖氨酸残基与泛素分子羧基末端的甘氨酸相互结合，可能改变组蛋白的活

性、DNA 修复等过程等。其中 H_2A 和 H_2B 是泛素化修饰最集中的部位。组蛋白的泛素化修饰招募核小体到染色体，参与 X 染色体失活，影响组蛋白甲基化和基因的转录。

5. 长链非编码 RNA（long non-coding RNA，lncRNA）：是长度大于 200 个核苷酸的不编码蛋白质的 RNA，在剂量补偿效应、表观遗传调控、细胞周期调控和细胞分化调控等众多生命活动中发挥重要作用。

6. 基因组印记（genomic imprinting）：指在配子或合子发生期间，来自亲本的等位基因或染色体在发育过程中产生专一性的加工修饰，导致双亲中某一方的等位基因被沉默，从而使后代体细胞中两个亲本来源的等位基因有不同的表达活性的现象。

二、填空题

1. 乙酰化 甲基化 磷酸化 泛素化 糖基化 ADP 核糖基化 羰基化

2. DNMT1 DNMT3A DNMT3B DNMT3L

3. DNA 甲基转移酶

4. 5'-甲基胞嘧啶

5. 看家非编码 RNA 调控非编码 RNA

6. 组蛋白乙酰化转移酶（HAT） 组蛋白去乙酰化酶（HDAC）

7. DNA 甲基化 组蛋白修饰 染色质重塑复合物

8. 正 负

9. 调节 rRNA 的表达量 参与染色质重塑

10. CpG 岛

三、选择题

A 型题

1. A	2. B	3. A	4. C	5. A
6. D	7. B	8. A	9. C	10. D
11. B	12. A	13. E	14. A	15. E
16. E	17. C	18. D	19. C	20. C

X 型题

21. ABC	22. ABCDE	23. ABCDE
24. ABCDE	25. BCDE	26. ABC
27. ABCDE	28. ABCDE	29. ABCDE
30. ABCDE		

四、判断题

1. T 2. F 3. T 4. F 5. T 6. T 7. T 8. T
9. F 10. T

五、问答题

1. 表观遗传学的特点：①具有可遗传性，即表观遗传学改变可通过有丝分裂或减数分裂在细胞

或个体世代间遗传；②基因表达可逆性的调节，即表观遗传修饰具有可逆性；③没有 DNA 序列的改变或不能用 DNA 序列改变来解释。与遗传学的联系：传统遗传学认为基因决定着生命过程中所需要的各种蛋白质，决定着生命体的表型；但在基因碱基序列不发生改变的情况下，生物体表型也存在差异，这些现象无法用传统遗传学来解释，由此延伸出了表观遗传学。经典遗传和表观遗传具有共同的理论基础，两者相互区别又相互依存构成一个有机整体。提供合成生命所必需蛋白质的模板及合成包括表观遗传学修饰在内的各种蛋白质蓝图的遗传学信息与调控一组表达基因及其表达程度的表观遗传学信息共同形成人类基因组信息。

2. 相同点：①二者的长度均为 20～25nt；②均由双链的 RNA 或 RNA 前体形成；③二者都依赖 Dicer 酶的加工，产物的特点：5'端带磷酸，3'端均有 2 个突出的碱基；④二者都可参与 RNA 诱导的沉默复合物（RISC）组成；⑤干扰转录后水平以抑制靶标基因的翻译。

不同点：①来源不同。siRNA 通常是外源的，如病毒感染的外源性转录基因或人工合成的 dsRNA 通过转染进入，而 miRNAs 是内源性的，在基因组中有固定的基因座位，是一种非编码的 RNA，由 miRNA 基因表达出的 pri-miRNA 经加工形成。②形成过程不同。成熟过程上 siRNA 直接来源是长链的 dsRNA 经过 Dicer 酶切割形成双链 siRNA，每个前体 dsRNA 能够切割成不定数量的 siRNA 片段，而 miRNA 在细胞核中转录的较大的 pri-miRNA 经由酶与伴侣蛋白加工成为单链 pre-miRNA；发夹状、部分互补的 pre-miRNA 在细胞质中被 Dicer 酶切割形成 miRNA。③功能行使过程不同。siRNA 与 RISC 结合，以 RNAi 途径行使功能，即通过与序列互补的靶标 mRNA 完全结合（与编码区结合），从

而降解 mRNA 以达到抑制蛋白质翻译的目的，通常用于沉默外源病毒、转座子活性；miRNA 与 RISC 形成复合体后与靶标 mRNA 通常发生不完全结合，并且结合的位点是 mRNA 的非编码区的 3'端；它不会降解靶标 mRNA，而只是阻止 mRNA 的翻译。

3.

分子机制	发挥作用的原理
DNA 甲基化	干扰转录因子对 DNA 元件的识别和结合；将转录因子的 DNA 识别序列转变为阻抑物的识别序列；DNA 甲基化有利于招募染色质重塑或修饰因子
组蛋白乙酰化	中和赖氨酸的正电荷，C=O 具有一定的负电，能够增加与 DNA 的斥力，使得 DNA 结构变得疏松
组蛋白甲基化	增加赖氨酸上的疏水力
组蛋白磷酸化	凝缩复合物的适当募集和纺锤体的正确组装；招募其他蛋白质
组蛋白泛素化	赖氨酸残基与泛素分子羧基末端的甘氨酸相互结合，招募核小体到染色体、参与 X 染色体失活、影响组蛋白甲基化和基因的转录
组蛋白SUMO化	SUMO 基团与赖氨酸残基结合，抑制组蛋白的乙酰化
siRNA	与 RISC（RNA 诱导的沉默复合物，使用 AGO 蛋白家族 AGO2）结合，以 RNAi 途径行使功能，即通过与序列互补的靶标 mRNA 完全结合（与编码区结合），从而降解 mRNA 以达到抑制蛋白质翻译的目的
miRNA	与 RISC 形成复合体（利用 AGO1）后与靶标 mRNA 通常发生不完全结合以达到阻止 mRNA 翻译的目的
染色质重塑	通过组蛋白相关修饰改变单个核小体结构、位置和染色质的高级结构来调控基因的表达。而核小体的移除有利于相关蛋白因子的进入与其识别位点的结合，从而保证了蛋白因子（如转录因子）易于接近染色质模板

（谢杨丽）

第十四章 免疫遗传学

【目 的 要 求】

掌握：ABO 红细胞遗传系统和 Rh 遗传系统的组成；新生儿溶血病的发病机制；HLA 系统的结构和组成；免疫球蛋白的结构。

熟悉：免疫球蛋白基因的结构；抗体多样性的发生。

了解：了解 HLA 与疾病的关联；HLA 抗原与器官移植等问题。

【教 材 精 要】

免疫遗传学是研究遗传因素与生物体免疫系统之间关系的遗传学分支学科。在 20 世纪 70 年代中期，由免疫学和遗传学相互渗透而发展起来的一门交叉学科。免疫遗传学主要研究揭示临床输血、器官移植与新生儿溶血病及先天性免疫缺陷病等的遗传学基础及控制，从而为临床疾病的诊断、治疗和预防等提供理论依据。

一、抗原遗传

ABO 血型系统的抗原是红细胞的主要血型抗原，广泛分布在红细胞、上皮细胞、内皮细胞、血小板及淋巴细胞膜上。人类 ABO 血型系统抗原由三组基因编码：定位于 9q34.1-q34.2 处的 I^A、I^B 和 i 复等位基因；定位于 19p13.33 处的 H 和 h，以及位于 19 号染色体上的 Se 和 se 基因，H 与 Se 连锁。I^A 和 I^B 为共显性基因，i 为隐性基因；H 和 Se 为显性基因，h 和 se 为隐性基因。

RHD 基因编码 D 抗原，D 抗原是 Rh 血型系统中最重要的抗原，根据 D 抗原在红细胞膜表面的存在与否可将人群分为 Rh 阳性（Rh^+）和 Rh 阴性（Rh^-）。$RHCE$ 基因编码 C/c、E/e 抗原，但 C 和 E 一起遗传。Rh^+ 个体带有 RHD 和 $RHCE$ 基因，而 Rh^- 个体一般仅有 $RHCE$ 基因。

新生儿溶血病发生在胎儿或新生儿期，主要由胎母血型不合引起，母亲体内产生与胎儿血型抗原不配的血型抗体，这种抗体通过胎盘进入到胎儿体内导致胎儿红细胞大量破坏，引起胎儿或新生儿溶血。最常见的是 ABO 血型不合和 Rh 血型不合引起的新生儿溶血病。

人类白细胞抗原又称为主要组织相容性抗原，是构成移植排斥反应的重要抗原物质，故又称移植抗原，受主要组织相容性复合体控制。HLA 系统基因定位于 6p21.3，该区域既是免疫功能相关基因最多最集中的区域，也是基因密度最大、多态性最丰富的区域，还是与疾病关联最为密切的区域。免疫学上将 HLA 复合体基因分为 HLA-Ⅰ类、HLA-Ⅱ类基因及免疫功能相关基因。HLA 的遗传特点是共显性复等位基因遗传，表现出单倍型遗传、高度多态性及连锁不平衡。HLA 系统是第一个被发现与疾病有明确关联的遗传系统，目前已发现超过 60 种疾病与 HLA 有关联。

组织不相容性是指生物个体对外来移植物的免疫耐受性。造成人体间组织不相容性最重要的遗传差异是 ABO 血型系统抗原和 HLA 系统抗原。临床上的器官移植多属于同种异体移植，移植前必须进行 ABO 血型和 HLA 抗原的严格配型，以减少移植排斥反应，降低供体与受体间的组织不相容性。血型系统配型原则：供体红细胞不能带有受体所缺乏的抗原，即输入的红细胞不能被受体血清中的抗体所凝集破坏。ABO 血型抗原相容是移植物成功的首要条件。HLA 配型的原理是受体与供体有尽可能多的 HLA 位点相同。

二、抗体遗传

抗体是一种能特异性识别、结合和清除抗原的具有免疫功能的免疫球蛋白，由 B 淋巴细胞识别抗原后增殖分化为浆细胞所产生。抗体分子由两条轻链和两条重链组成，轻链与重链以二硫键结合形成 Ig 分子单体。重链与轻链可分为位于 N 端的可变区，重链和轻链的可变区分别称为 V_H 和 V_L，两者共同构成抗原结合部位，决定抗体的特异性，从而发挥免疫效应，也决定了抗体具有多样性的特征；位于 Ig 分子 C 端的氨基酸组成的较恒定的区域。铰链区是位于 CH_1 和 CH_2 之间的区域，含有丰富的脯氨酸，具有弹性，便于抗体分子与抗原结合。功能区是 Ig 分子中由链内二硫键连接而成的球状亚单位结构，是抗体发挥生物学功能的区域。Ig 轻链含 2 个功能区（V_L 和 C_L），IgG、IgA、IgD 的重链均有 4 个功能区（V_H、CH_1、CH_2 和 CH_3），IgM 和 IgE 的重链有 5 个功能区。

机体受外界环境中各种抗原刺激可产生大

量的特异性抗体。外界环境中抗原种类繁多，每种抗原又具有不同的抗原决定簇。抗体多样性的产生机制包括基因重排(轻链基因发生 *V/J* 重排、重链基因发生 *V/D/J* 重排)、轻链和重链随机组合及体细胞突变。

【强化训练题】

一、名词解释

1. 单倍型（haplotype）
2. 关联（association）
3. 人类白细胞抗原（human leucocyte antigen，HLA）系统
4. 主要组织相容性复合体（major histocompatibility complex，MHC）
5. 新生儿溶血病（hemolytic disease of newborn）
6. 孟买血型（bombay phenotype）
7. 组织不相容性（histoincompatibility）

二、填空题

1. 根据免疫球蛋白重链抗原性不同，可将其分为 IgA、IgD、IgE、IgG、IgM 等五类，其相应的重链分别为_____、_____、_____、_____、_____。

2. 免疫球蛋白分子是由两条相同的_____和两条相同的_____通过链_____连接而成的四肽链结构。

3. 在进行器官移植时，首先应该在同胞中寻找 HLA 抗原_____的供体，其次在同胞中寻找_____者，或取其_____。

4. 同胞之间的 HLA 相似性存在_____、_____和_____三种情况。

5. HLA-Ⅰ类基因区由_____、_____、_____和_____四个部分组成。

6. ABO 溶血病好发于_____母亲所生的婴儿；Rh 溶血病好发于母亲是_____而新生儿是_____的新生儿中。

7. 编码 Rh 抗原的基因位于_____，由_____和_____两个相关的结构基因组成。

8. 免疫球蛋白轻链可分为_____型和_____型。

9. ABO 抗原物质由_____、_____基因所编码。其中 *I^A* 基因的编码产物为_____，该酶的作用是将 *N*-乙酰半乳糖胺转移到 H 抗原上形成_____。

三、选择题

A 型题

1. ABO 抗原的决定与下列（　　）基因无关
A. *MIC*
B. *I^A I^B i*

C. *H*
D. *I^B*
E. *Se*

2. Rh 血型系统由（　　）基因编码
A. *HSP70*
B. *RHD*
C. *I^A I^B i*
D. *MIC*
E. *Se*

3. HLA 复合体具有的特点不包括
A. 是人类基因组中密度最高的区域
B. 是免疫功能相关基因最集中的区域
C. 是最富有多态性的一个区域
D. 是交换频率最高的区域
E. 是与疾病关联最为密切的一个区域

4. HLA-Ⅰ类基因区中的经典基因有
A. 1 个基因位点
B. 2 个基因位点
C. 3 个基因位点
D. 4 个基因位点
E. 5 个基因位点

5. *I^A* 基因的编码产物是
A. *D*-半乳糖转移酶
B. *L*-岩藻糖转移酶
C. 胸苷激酶
D. 乳糖转移酶
E. *N*-乙酰半乳糖胺转移酶

6. *HLA-L*、*HLA-H*、*HLA-J* 和 *HLA-X* 等基因均因突变而无表达产物，被称为
A. 假基因
B. 非经典基因
C. MIC 基因
D. 补体基因
E. 肿瘤坏死因子基因

7. Rh 阴性个体仅有
A. *Rh* 基因
B. *RHCE* 基因
C. *RHD* 基因
D. *H* 基因
E. *RH* 基因

8. 孟买型个体的产生是因为（　　）基因为无效基因
A. *I^A*
B. *I^B*
C. *i*
D. *Se*
E. *H*

9. ABO 溶血病好发于 O 型母亲生的（　　）婴儿
A. AB 型
B. O 型
C. M 型
D. B 型
E. A 型或 B 型

10. Rh 溶血病好发于母亲是 Rh 阴性而新生儿血型是
A. Rh 阴性
B. Rh 阳性
C. HLA 阳性
D. HLA 阴性
E. MIC 阳性

11. 主要组织相容性复合体在人类又称为
A. HLA
B. MHA
C. MHA 复合体
D. HLA 系统

E. 人类白细胞抗原

12. HLA 系统共有（   ）基因区

A. 1 个　　　　B. 2 个　　　　C. 3 个

D. 4 个　　　　E. 5 个

13. HLA 复合体的特点不包括

A. 是免疫功能相关基因最集中、最多的一个区域

B. 位于 9q1-q2，全长 3600kb

C. 是基因密度最高的一个区域

D. 是最富有多态性的一个区域

E. 是与疾病关联最为密切的一个区域

14. DQ 基因区包含的基因属于功能基因的有

A. DQA2 和 DQB2　　　B. DQA1 和 DQB1

C. DQA3 和 DQB3　　　D. DQA1 和 DQB2

E. DQA2 和 DQB3

15. 下列疾病与相应的 HLA 系统无关联的是

A. 强直性脊柱炎与 B27

B. 类风湿关节炎与 DR4

C. Reiter 病与 B27

D. 1 型糖尿病与 DQ8

E. 银屑病与 B35

16. 以下哪项是 Rh 血型的特点

A. 无天然抗体　　　　B. 具有天然抗体

C. 具有 13 种抗体　　　D. 具有 8 种抗体

E. 由 3 个基因编码

17. HLA-III 类基因区由（   ）基因组成

A. *TNF*　　　　　　B. *HSP70*

C. *C2*、*Bf* 和 *C4*　　　D. *CYP21*

E. 以上都是

18. 同胞之间 HLA 不完全相同的可能性是

A. 1/4　　　B. 1/2　　　C. 3/4

D. 0　　　　E. 1

19. 父子之间 HLA 半相同的可能性是

A. 1　　　B. 3/4　　　C. 1/2

D. 1/4　　　E. 0

20. *I^A* 编码的 *N*-乙酰半乳糖胺转移酶的作用是将 *N*-乙酰半乳糖胺转移到 H 抗原上形成

A. B 抗原　　　　　B. A 抗原

C. H 抗原　　　　　D. E 抗原

E. AB 抗原

21. HLA-I 类基因区的组成部分中不包括

A. 非经典基因　　　　B. 经典基因

C. CYP21 基因　　　　D. MIC 基因

E. 假基因

22. *H* 基因编码产物 *L*-岩藻糖转移酶的作用是参与（   ）形成

A. A 抗原　　　　　B. B 抗原

C. E 抗原　　　　　D. AB 抗原

E. H 抗原

23. 一种个体中 H 抗原是阴性的，无 A 抗原和（或）B 抗原，这种特殊的个体称为

A. 孟买型　　　　　B. O 型血型

C. B 型血型　　　　D. A 型血型

E. AB 型血型

24. 抗原分子的重链由（   ）编码

A. *HLA-A* 基因

B. *HLA-B* 基因

C. *HLA-C* 基因

D. *HLA-A*、*HLA-B*、*HLA-C* 三种基因

E. *HLA-D* 基因

25. 与强直性脊柱炎相关联的 HLA 分子是

A. DR3　　　B. DQ2　　　C. B35

D. B27　　　E. CW6

26. 在进行器官移植时，首先应该在同胞中寻找 HLA 抗原完全相同的供体，其次在同胞中寻找

A. 完全相同者　　　B. 1/2 相同者

C. 完全不同者　　　D. 1/4 相同者

E. 1/3 相同者

27. Rh 溶血病很少发生于第一胎的原因是

A. Rh 阳性的胎儿血细胞不能进入母体

B. 母体具有足量的抗体，但不能进入胎儿内

C. 母体初次致敏，未能产生足量的抗体

D. 胎儿组织能够吸收母体的抗体

E. 以上都不是

28. *i/i* 基因型的个体既无 A 抗原，也无 B 抗原，形成（   ）血型

A. O 型　　　　　B. 孟买型

C. B 型　　　　　D. AB 型

E. A 型

29. *I^A/I^A* 和 *I^A/i* 基因型的个体是

A. A 型血型　　　　B. B 型血型

C. AB 型血型　　　D. O 型血型

E. 孟买型

30. 编码 Rh 抗原的基因位于

A. 1p36.11　　　　B. 9q1-q2

C. 1q22-q23　　　　D. 4q28-q31

E. 19q12-q13

31. ABO 血型不合所导致的新生儿溶血病约占

A. 90%　　　　　B. 85%

C. 80%　　　　　D. 75%

E. 70%

32. Rh 溶血病很少发生于

A. 双胞胎　　　　B. 第四胎

C. 第三胎　　　　D. 第二胎

E. 第一胎

33. 亚急性甲状腺炎与（   ）有关联
A. B27　　　B. B35　　　C. CW6
D. DQ6　　　E. DR3

34. 与银屑病有关联的 HLA 分子是
A. B27　　　B. B35　　　C. CW6
D. DR3　　　E. DQ6

35. 重症肌无力与（   ）有关联
A. B27　　　B. B35　　　C. CW6
D. DR3　　　E. DQ6

X 型题

36. ABO 抗原的决定与（   ）基因有关
A. *MIC*　　B. $I^A I^B i$　　C. *H*
D. I^B　　E. *Se*

37. HLA 复合体的特点包括
A. 是人类基因组中密度最高的区域
B. 是免疫功能相关基因最集中的区域
C. 是最富有多态性的一个区域
D. 是交换频率最高的区域
E. 是与疾病关联最为密切的一个区域

38. 免疫球蛋白的高变区位于
A. V_H　　B. C_H　　C. V_L
D. V_H　　E. Fc 段

39. 大多数 HLA 系统与自身免疫病的相关性表现在（   ）抗原上
A. HLA-A　　　　B. DR
C. HLA-B　　　　D. HLA-C
E. DQ

40. ABO 溶血病好发于 O 型母亲所生的
A. O 型婴儿　　　B. A 型婴儿
C. B 型婴儿　　　D. AB 型婴儿
E. 孟买型婴儿

41. 以下基因型形成 A 型血的是
A. I^A / I^A　　　　B. I^A / i
C. 孟买型　　　　D. i/i
E. I^A / I^B

42. Rh 溶血病少发生于第一胎的原因不包括
A. Rh 阳性的胎儿血细胞不能进入母体
B. 母体初次致敏，未能产生足量的抗体
C. 母体具有足量的抗体，但不能进入胎儿体内
D. 胎儿组织能够吸收母体的抗体
E. 胎母屏障损伤小

43. 与 1 型糖尿病有关联的 HLA 分子是
A. DR3　　　B. B35　　　C. DR4
D. DQ6　　　E. DQ8

44. 与多发性硬化有关联的 HLA 分子包括
A. DR2　　　B. B35　　　C. DR6
D. DQ6　　　E. DQ8

45. 器官移植一般可分为
A. 自体移植　　　　B. 同系移植
C. 异种移植　　　　D. 同种异体移植
E. 器官替代

46. 移植前必须进行（   ）严格配型
A. ABO 血型　　　B. HLA 抗原
C. 基因型　　　　D. 抗原
E. 抗体

47. 抗原分子的重链由（   ）编码
A. *HLA-A* 基因　　B. *HLA-B* 基因
C. *HLA-C* 基因　　D. *HLA-D* 基因
E. 以上都不是

48. HLA-Ⅲ类基因区由（   ）等基因组成
A. *C2*、*Bf* 和 *C4*　　B. *CYP21*
C. *TNF*　　　　D. *HSP70*
E. 以上都是

49. DQ 基因区的功能基因是
A. *A1*　　　　B. *A2*
C. *B1*　　　　D. *A3* 和 *B1*
E. *B3*

50. Rh 阳性个体携带
A. *Rh* 基因　　　B. *RHCE* 基因
C. *RHD* 基因　　D. *H* 基因
E. *RH* 基因

四、判断题（正确为 T，错误为 F）

1. Ig 是由两条相同的重链（H 链）和两条相同的轻链（L 链）通过二硫键连接而成的四肽链分子。（   ）

2. 存在于血液、分泌液中的免疫球蛋白称分泌型免疫球蛋白；存在于 B 淋巴细胞膜上的免疫球蛋白称膜型免疫球蛋白。（   ）

3. ABO 血型不合引起的新生儿溶血病发病率为 70%，病情较轻，一般无须治疗。（   ）

4. Rh 血型不合多见于 Rh$^+$母亲妊娠 Rh$^-$胎儿。（   ）

5. 一般将 HLA 复合体基因分为 HLA-Ⅰ类、HLA-Ⅱ类基因及免疫功能相关基因。（   ）

6. HLA 的不同座位上的等位基因之间不存在连锁不平衡。（   ）

7. 输血配型原则：供体红细胞不能带有受体所缺乏的抗原。（   ）

8. 抗体表达的多样性由基因重排、轻链和重链随机组合决定。（   ）

9. RHD 基因编码 D 抗原，有 D 抗原者为 Rh$^+$，反之为 Rh$^-$。（   ）

10. ABO 血型抗原合成受 19 号染色体上的 I^A、

I^B 和 i 基因，9 号染色体上的 H、h 及 Se、se 基因共同作用。（　　）

五、问答题

1. 简述 Ig 的基本结构及其功能。
2. 阐述 Rh 血型的遗传机制。
3. 简述孟买型的产生原因。
4. 阐述 HLA 在人群中表现出高度多态性的原因。
5. 简述 HLA 复合体的概念及其主要特点。
6. 说明 ABO 红细胞遗传系统的组成和 ABO 血型的形成。

【参考答案】

一、名词解释

1. 单倍型（haplotype）：指处于同一条染色体上的连锁基因群。
2. 关联（association）：是两个遗传性状在群体中实际同时出现的频率高于随机同时出现的频率的现象。
3. 人类白细胞抗原（human leucocyte antigen，HLA）系统：编码人类白细胞抗原的基因群称为 HLA 系统或 HLA 复合体，广泛分布于所有有核细胞表面，决定着机体的组织相容性，对排斥应答起着决定性作用，是人类中最复杂、最富有多态性的遗传系统。
4. 主要组织相容性复合体（major histocompatibility complex，MHC）：主要组织相容性抗原决定着机体的组织相容性，对排斥应答起着决定性作用。编码这类抗原的基因群称为主要组织相容性复合体，是表达于脊椎动物白细胞表面的一类高度多态、紧密连锁的基因群。
5. 新生儿溶血病（hemolytic disease of newborn）：又称为胎儿有核细胞增多症（erythroblastosis fetalis），发生在胎儿或新生儿期，主要由胎母血型不合引起，母亲体内产生与胎儿血型抗原不配的血型抗体，抗体通过胎盘进入到胎儿体内攻击胎儿血液循环中红细胞的抗原，破坏红细胞（溶血）。最常见的是 ABO 血型不合和 Rh 血型不合引起的新生儿溶血病。
6. 孟买血型（bombay phenotype）：1952 年 Bhende 在印度孟买发现了一个特殊的血型家系，O 型个体中的血清含有抗 A 抗体，与 A 型血的人婚配后生有 AB 型子女。这种 O 型个体中 H 抗原是阴性的，H 基因突变为无效的 h 基因，不能产生 H 抗原。尽管这样的个体可能含有 I^A 和（或）I^B 基因，但不能产生 A 抗原和（或）B 抗原，但其 I^A 和（或）I^B 基因可以遗传给下一代，这种特殊

的 O 型称为孟买型。

7. 组织不相容性（histocompatibility）：是指生物个体对外来移植物的免疫耐受性。

二、填空题

1. α 链　δ 链　ε 链　γ 链　μ 链
2. 重链　轻链　间二硫键
3. 完全相同　1/2 相同　父母
4. 完全相同　半相同　完全不同
5. 经典基因　非经典基因　假基因　MIC 基因
6. O 型　Rh 阴性　Rh 阳性
7. 1p36.2-p34　RHD　RHCE
8. κ 链　λ 链
9. I^A-I^B-i　H-h　N-乙酰半乳糖胺转移酶　A 抗原

三、选择题

A 型题

1. A	2. B	3. D	4. C	5. E
6. A	7. B	8. E	9. E	10. B
11. D	12. C	13. B	14. B	15. E
16. A	17. E	18. A	19. A	20. B
21. C	22. E	23. A	24. D	25. D
26. B	27. C	28. A	29. A	30. A
31. B	32. E	33. A	34. C	

X 型题

36. BCDE	37. ABCE	38. CD
39. BC	40. BC	41. AB
42. ACDE	43. DE	44. AC
45. ABCD	46. AB	47. ABC
48. ABCD	49. A	50. BC

四、判断题

1. T　2. T　3. F　4. F　5. T　6. F　7. T　8. T
9. T　10. F

五、问答题

1. Ig 是由两条相同的重链（H 链）和两条相同的轻链（L 链）通过链间二硫键连接形成的四肽链分子。在 Ig 分子 N 端，轻链 1/2 和重链 1/4 或 1/5 处，其氨基酸组成与排列次序多变，被称为可变区（V 区），可特异性结合抗原。在可变区中，某些局部区域的氨基酸组成与排列具有更高变化程度，为高变区（或互补决定区），是抗体与抗原发生特异性结合的关键部位；而可变区中其他部分的氨基酸组成相对变化较小，即为骨架区，虽其不与抗原分子结合，但对维持高变区的空间构型起重要作用。
在 Ig 分子 C 端，轻链 1/2 和重链 1/4 或 1/5 处氨基酸的组成和排列比较恒定，称为恒定区（C

区）。C 区虽不直接与抗原表位结合，但可介导 Ig 的多种生物学功能。在 CH_1 与 CH_2 之间，因含有丰富的脯氨酸，易伸展弯曲，称为铰链区，该区变构有利于 IgV 区与抗原互补性结合；有利于暴露补体结合点；该区对蛋白酶敏感。

2. 编码 Rh 抗原的基因位于 1p36.2-p34，由两个相关的结构基因 RHD 和 RHCE 组成。RHD 编码 D/d 抗原，RHCE 编码 C/c 和 E/e 抗原，两个基因紧密连锁，单倍型排列有 8 种形式，即 Dce、dce、DCe、dCe、DcE、dcE、DCE 和 dCE，均为共显性基因。在发现的 5 种抗原中，D 的抗原性最强，其次为 E、C、c、e。Rh 阳性个体既有 RHD 基因，也有 RHCE 基因，而 Rh 阴性个体仅有 RHCE 基因。从结构上来说，C、c、E、e 都是跨膜 12 次的肽链，由于某些位点氨基酸的变化而表达出不同的抗原表位（但不含 D 抗原表位），因而可被不同的抗体所识别，这些抗原均由 RHCE 基因编码。D 抗原也是一条跨膜 12 次的肽链，也有抗原表位变化（但不含 C、c、E、e 抗原表位），由 RHD 基因编码。

3. 1952 年，在印度孟买发现了一个特殊的血型家系，O 型个体中的血清含有抗 A 抗体，与 A 型血的人婚配后生有 AB 型子女。研究发现，这种 O 型个体中 H 抗原是阴性的，H 基因突变为无效的 h 基因，不能产生 H 抗原。尽管这样的个体可能含有 I^A 和（或）I^B 基因，但不能产生 A 抗原和（或）B 抗原，但其 I^A 和（或）I^B 基因可以遗传给下一代。

4. HLA 的基因座位在 6q21，许多位点都具有众多的等位基因，已确认的该区域的等位基因多达万种，如 HLA-A 有 2132 个，HLA-B 有 2798 个，HLA-C 有 1672 个，且其为共显性复等位基因遗传。

5. HLA 复合体：人类白细胞抗原基因系统，即人 MHC，编码人类主要组织相容性抗原。HLA 复合体位于 6p21.3，是人类中最复杂、最富有多态性的遗传系统。HLA 复合体具有以下特点：①是免疫功能相关基因最集中、最多的一个区域；②是基因密度最高的一个区域；③是最富有多态性的一个区域，因此是理想的遗传标记区域，其高度多态性为移植合适的供体的选择带来了困难；④是与疾病关联最为密切的一个区域。

6. ABO 抗原物质由三组基因（I^A-I^B-i、H-h 和 Se-se）所编码，这三组基因各有自己的座位，其中 I^A-I^B-i 位于 9q34.1-q34.2，与胸苷激酶连锁，H-h 与 Se-se 紧密连锁，位于 19 号染色体上。I^A 基因的编码产物 N-乙酰半乳糖胺转移酶的作用是将 N-乙酰半乳糖胺转移到 H 抗原上形成 A 抗原；I^B 基因的编码产物 D-半乳糖转移酶的作用是将 D-半乳糖转移到 H 抗原上形成 B 抗原。I^A、I^B 为显性基因，而 i 基因则为隐性基因（无编码产物）。I^A/I^B 基因型的个体表现出共显性，既有 A 抗原，又有 B 抗原，形成 AB 型血型。i/i 基因型的个体既无 A 抗原，也无 B 抗原，形成 O 型血型。I^A/I^A 和 I^A/i 基因型形成 A 型血型；I^B/I^B 和 I^B/i 基因型形成 B 型血型。

H 基因的编码产物为 L-岩藻糖转移酶，该酶的作用是将 L-岩藻糖转移到前体物质上形成 H 抗原。

（谢杨丽）

第十五章　行为遗传学

【目 的 要 求】

掌握：行为遗传学的概念；行为遗传的特点与方式。

熟悉：感知行为系统；基因型-环境的相关及类型。

了解：行为遗传学的研究方法。

【教 材 精 要】

一、行为遗传学概述

行为遗传学是研究遗传因素在行为的形成与发展中的作用及其机制，探讨行为在世代间遗传规律的一门学科。是在遗传学、心理学、行为学和医学等学科发展的基础上形成的一门交叉学科。行为的遗传方式分为单基因与多基因遗传模式，主要通过动物模型、数量遗传学及分子遗传学研究。

行为性状是遗传的，也是获得性的。获得性行为是通过不断的刺激、学习而形成的。无论是遗传还是获得的行为，都有遗传因素参与。遗传和环境之间可能存在三种交互作用：①环境和遗传都具有显著的作用，这两种效应可以相加；②除了环境和遗传的主效应，二者还存在交互作用，基因型的差异只在一种环境里表现，在另一种环境中则不表现出来；③遗传和环境存在着很强的交互作用，基因型的作用完全依赖于环境的影响。

二、人类行为遗传与疾病

人体行为产生的物质基础是神经元和神经元所构成的回路，是基因与环境相互作用的结果。基因的遗传性决定了人类行为的延续性，基因的复杂性决定了人类行为的多样性。

与遗传相关的行为有智力、学习记忆、昼夜节律与性取向等。智力形成构建在基因与环境复杂的交互作用的基础之上，研究基因与环境交互作用也是行为遗传学研究的重要课题。目前，人类主要通过遗传因素 A、共同环境因素 C、个体环境因素 E 模型来研究基因与环境交互作用对智力的影响。学习与记忆的能力，既有内因（遗传因素）的作用，也与外因（训练与经验）有关。学习与记忆功能和众多的基因有密切的联系。多种基因及其产物可在细胞受体、胞内信号转导网络、基因表达的调控及细胞生长发育等多个层次影响学习与记忆的功能。机体内的分子、细胞、器官系统乃至多种不同水平的生命活动按一定的时间顺序发生振荡性变化，这种变化的节律称为生物节律。人和其他生物的节律包括心动周期、呼吸周期、月经周期和昼夜节律等。其中，昼夜节律是最重要的生物节律，受到严密的基因调控。人类性取向既有复杂的社会背景，也是一个复杂的生物学现象。性取向异常的起因一直是一个具有争议的问题，涉及遗传、环境、心理和社会及意识选择等多种因素。

认知障碍、精神功能障碍是疾病常表现出的行为异常。认知障碍包括学习障碍、交流障碍与智力低下等。遗传因素是智力低下发生的主要原因，但其病因具有高度异质性。交流障碍主要包括语言表达障碍、理解和语言表达复合障碍、语音障碍和口吃。精神功能障碍则包括精神分裂症与情绪障碍等。抑郁症是一种普遍存在的情感障碍性疾病，其发病有家族聚集现象，与单基因遗传病不同，抑郁症是一种复杂性疾病，具有复杂的表型性状，是环境与易感基因共同作用的结果。自杀是由病态心理、遗传因素、社会因素、早年生活创伤等多种因素决定的。遗传因素参与自闭症发生及焦虑发病。

【强化训练题】

一、名词解释

1. 行为遗传学（behavioral genetics）
2. 内在动机行为（motivation behavior）
3. 基因型-环境的相关（genotype-environment correlation）
4. 儿童注意缺陷多动障碍（attention deficit hyperactivity disorder，ADHD）

二、填空题

1. 人类行为包括_____、_____、_____、_____等。
2. 行为产生的物质基础是_____和_____，是_____与_____相互作用的结果。
3. 感知包括_____、_____、_____、_____、_____和_____等。
4. 行为性状是_____，也是_____。

5. 大多数行为性状都是_____。

三、选择题

A 型题

1. 以下（　　）不是遗传作用的主要表现
A. 与生俱来的特性　　　B. 成熟的影响
C. 关键期　　　　　　　D. 行为遗传学的研究
E. 遗传规律

2. 当代观点认为发展是由（　　）来决定的
A. 遗传
B. 环境
C. 遗传和环境的相互作用
D. 父母的教养方式
E. 性格

3. 以下不属于认知障碍的是
A. 学习障碍　　　　　　B. 交流障碍
C. 智力低下　　　　　　D. 抑郁症
E. 记忆力障碍

4. 以下不属于精神功能障碍的是
A. 自杀倾向　　　　　　B. 孤独症
C. 智力低下　　　　　　D. 抑郁症
E. 自闭症

5. 关于认知行为的描述不正确的是
A. 认知行为是脑的高级功能
B. 学习与记忆则是认知过程的核心
C. 记忆是神经系统接受外界环境变化而获得新的行为习惯或经验的过程
D. 记忆与学习的能力是一种数量遗传性状
E. 既受遗传因素的影响，同时也与环境因素有关

6. 主要表现为情绪障碍的疾病为
A. 苯丙酮尿症
B. 21 三体综合征
C. Alzheimer 病等表现出的认知障碍
D. 孤独症
E. 13 三体综合征

7. 关于环境因素所致的智力低下的描述不正确的是
A. 胚胎期神经系统的发育受环境因素损伤可导致智力低下
B. 孕妇受到大剂量辐射也可导致胎儿脑受损而致智力低下
C. 母亲患糖尿病，接受过多的有机汞、铅，孕妇食物中缺少叶酸、锌等都可引起婴儿智力低下
D. 围产期缺氧、低血糖、产伤可能导致智力低下
E. 新生儿营养低下不会导致智力低下

8. 与儿童注意缺陷多动障碍相关联的基因有
A. 单胺氧化酶基因
B. 巴胺 D_2 受体（$DRD2$）与 D_3 受体（$DRD3$）基因
C. 5-羟色胺转运体（$5\text{-}HTT$）基因
D. 多巴胺-β-羟化酶（$D\beta H$）基因
E. 以上均是

9. 关于自闭症的描述错误的是
A. 由多因素引起
B. 以社会交往障碍、言语发育障碍、兴趣范围狭窄和刻板重复的行为方式为基本临床特征
C. 一般在 3 岁之前发病
D. 5-羟色胺受体基因等基因与自闭症相关
E. 发病率女性高于男性

10. 关于焦虑障碍的描述错误的是
A. 属于认知障碍
B. 焦虑障碍具有家族相似性
C. 遗传因素对焦虑发病有影响
D. 是遗传和环境相互作用的结果
E. 其发生可能与 $5\text{-}HT1A$ 受体、$5\text{-}HTT$、色胺酸羟化酶 2 基因相关

X 型题

11. 认知障碍包括
A. 学习障碍　　　　　　B. 交流障碍
C. 智力低下　　　　　　D. 抑郁症
E. 焦虑障碍

12. 情绪障碍主要包括
A. 自杀倾向　　　　　　B. 孤独症
C. 智力低下　　　　　　D. 抑郁症
E. 焦虑障碍

13. 大多数行为性状都是
A. 数量遗传性状
B. 多基因性状
C. 遗传与环境交互的结果
D. 单基因性状
E. 遗传因素决定的

14. 主要表现为认知障碍的疾病是
A. 苯丙酮尿症
B. 21 三体综合征
C. Alzheimer 病等表现出的认知障碍
D. 孤独症
E. 13 三体综合征

15. 遗传或环境因素对同一行为在不同发育阶段中的作用不同表现在
A. 人在 3~4 岁年龄阶段，其特定认知能力的形成既受环境因素的影响，也受遗传因素的作用
B. 3~4 岁阶段遗传因素所起的作用是一种基本的作用，而环境因素则起到了独特的修饰作用
C. 60 岁以上老人的认知能力的变异主要由遗传决定

D. 60 岁以上老人的认知能力的变异主要由环境决定

E. 9 岁儿童的认知行为，除语言能力外，基本上由环境因素所控制

16. 学习与记忆功能的影响因素有

A. 神经递质　　　　　B. 细胞受体

C. 胞内信号转导网络　D. 基因表达的调控

E. 细胞生长发育

17. 哺乳动物体内存在大量的维持昼夜节律的钟基因有

A. *clock*　　　　　　B. *Npas2*

C. *Mop3*（Bmal1）　　D. *mop9*（clif）

E. *per1-3*

18. 导致智力低下的单基因疾病为

A. 苯丙酮尿症　　　　B. 乳糖血症

C. 同型半胱氨酸尿症　D. 亨廷顿舞蹈症

E. 甲减

19. 染色体异常引起的智力低下有

A. 21 三体综合征　　　B. 18 三体综合征

C. 13 三体综合征　　　D. 猫叫综合征

E. 47，XXX

20. 影响抑郁症的候选基因为

A. 5-羟色胺转运蛋白基因

B. 色氨酸羟化酶基因

C. 多巴胺羟化酶基因

D. 单胺氧化酶 A 基因

E. Reelin 基因

四、判断题（正确为 T，错误为 F）

1. 行为是一种较为特殊的性状。除少数行为性状由单基因控制外，大部分行为性状都是数量性状，是遗传和环境相互作用的结果。（　　）

2. 行为形成受遗传与复杂环境的交互作用，而在人的不同发育、生长时期，遗传或环境因素在行为性状形成过程中的作用强度不同。（　　）

3. 人类许多疾病都表现出行为异常的特征，如苯丙酮尿症、21 三体综合征、Alzheimer 病等表现出情绪障碍，孤独症、抑郁症等表现出认知障碍等。（　　）

4. 获得性行为是通过不断的刺激、学习而形成的，与遗传无关。（　　）

5. 个体在环境敏感性上存在遗传差异。（　　）

6. 多基因遗传的智力低下多为中轻度者，且由于基因的加性效应，患者的父母智力多受一定损伤。（　　）

7. 智力的发展不受儿童期所受社会文化教育的影响。（　　）

8. 交流障碍主要包括语言表达障碍、理解和语言

表达复合障碍、语音障碍和口吃，均具有较高的遗传率。（　　）

9. 与各种类型的精神分裂症相关的基因包括多巴胺受体基因、CABAA 受体基因、神经营养因子基因 3 等。（　　）

10. 抑郁症的发病有家族聚集现象，与单基因遗传病不同，抑郁症是一种复杂性疾病，具有复杂的表型性状，是环境与易感基因共同作用的结果。（　　）

五、问答题

1. 什么是行为遗传学？其有何特点？

2. 什么是基因型-环境的相关及其分型？

【参 考 答 案】

一、名词解释

1. 行为遗传学（behavioral genetics）：是研究遗传因素在行为的形成与发展中的作用及其机制，探讨行为在世代间遗传规律的一门学科。是在遗传学、心理学、行为学和医学等学科发展的基础上形成的一门交叉学科。

2. 内在动机行为（motivation behavior）：是生物的本能行为，包括自身的节律、摄食行为、性行为及防御行为。

3. 基因型-环境的相关（genotype-environment correlation）：在接受或者选择环境时也受遗传的影响，也就是说，个体接受经验也具有一定的遗传性。

4. 儿童注意缺陷多动障碍（attention deficit hyperactivity disorder，ADHD）：是最常见的学龄期儿童行为问题，主要表现为注意力不集中、活动过度，还可伴有情绪冲动、感知觉障碍和学习困难。

二、填空题

1. 感知行为　内在动机行为　情感行为　认知行为

2. 神经元　神经元所构成的回路　基因　环境

3. 听觉　视觉　嗅觉　平衡觉　味觉　触觉

4. 遗传性的　获得性的

5. 数量遗传性状

三、选择题

A 型题

1. C　2. C　3. D　4. C　5. C

6. D　7. E　8. E　9. E　10. A

X 型题

11. ABC　　12. ABDE　　13. ABC

14. ABCE   15. ABCE   16. ABCDE
17. ABCDE 18. ABCD   19. ABCDE
20. ABCD

四、判断题

1. T 2. T 3. F 4. F 5. T 6. T 7. F 8. T
9. T 10. T

五、问答题

1. 行为遗传学是研究遗传因素在行为的形成与发展中的作用及其机制，探讨行为在世代间遗传规律的一门学科。是在遗传学、心理学、行为学和医学等学科发展的基础上形成的一门交叉学科。行为形成涉及遗传与环境复杂的交互作用，在人的不同发育、生长时期，遗传或环境因素在行为形成过程中的作用强度也不同，其主要特点：①基因参与了获得性行为的形成；②遗传或环境因素对同一行为在不同发育阶段中的作用不同。

2. 行为遗传学的研究发现，人类接受或者选择环境时也受遗传的影响，也就是说，个体接受经验也具有一定的遗传性，这种现象被称为基因型-环境的相关。目前认为可能存在三种相关：①被动相关，指当父母和子女拥有相同的遗传时，提供的环境会强化这种遗传倾向，这时可能会出现基因型-环境的被动相关；②基因型-环境的唤起相关，指环境对个体受遗传影响的行为所做出的反应；③基因型-环境的主动相关，指个体选择能够强化或圆满自己遗传倾向的环境和伙伴的程度。

（谢杨丽）

第十六章 出生缺陷

【目的要求】

掌握：出生缺陷、神经管缺损等基本概念；目前常用的出生缺陷产前诊断方法和出生缺陷的发生因素。

熟悉：影响致畸发生的因素和胚胎发育异常的机制。

了解：出生缺陷有关的发育生物学。

【教材精要】

一、出生缺陷的概念及类型

出生缺陷也称为先天畸形，是指患儿在出生时即在外形或体内所形成的（非分娩损失所引起的）可识别的结构或功能缺陷。出生缺陷一般不包括代谢缺陷在内。在胎儿期因缺陷有 80%～85% 发生自然流产，围产期因缺陷有 20%～25% 发生死亡，新生儿期出生缺陷发生率为 5%～10%。

根据出生缺陷的胚胎发生过程分类，出生缺陷可分为 9 种类型：整胚发育畸形；胚胎局部发育畸形；器官或器官局部畸形；组织分化不良性畸形；发育过度性畸形；吸收不全性畸形；超数或异位发生畸形；滞留性畸形；重复畸形。

二、出生缺陷的诊断

下列情况应进行宫内诊断：曾生育过严重畸形儿的孕妇；多次发生自然流产、死胎、死产的孕妇；妊娠早期服用过致畸药物或有过致畸感染或接触过较多射线的孕妇；长期处于污染环境及羊水过多或过少的孕妇。

产前出生缺陷的诊断方法主要包括：通过羊膜穿刺吸取羊水分析胎儿的代谢状况、胎儿的染色体组成、基因是否有缺陷等；通过绒毛膜活检分析胚体细胞的染色体组成；在 B 超的引导下将胎儿镜插入羊膜腔中直接观察胎儿的体表是否发生畸形，并可通过活检钳采集胎儿的皮肤组织或血液等样本做进一步检查；B 超是一种简便易行且安全可靠的宫内诊断方法，可在荧光屏上清楚地看到胎儿的影像；将水溶性造影剂注入羊膜腔，便可在 X 线荧屏上观察胎儿的大小和外部畸形；脐带穿刺是在 B 超引导下于妊娠中期、妊娠

晚期（17～32 周）经母腹抽取胎儿静脉血，用于染色体或血液学各种检查，亦可作为错过绒毛和羊水取样时机，或羊水细胞培养失败的补充。

三、常见的出生缺陷

1. 神经管缺陷 神经管的头部发育增大形成脑，其余部分仍保持管状，形成脊髓。如果由于某种原因神经沟未能关闭，神经组织依然露在外面，通常称为开放性神经管缺陷。如果未关闭局限于脊髓的部分，这种异常称为脊髓裂，脊髓裂必然合并脊柱裂；而头端部分未闭合称为无脑儿。无脑儿和各种类型的脊柱裂是最常见的神经管缺陷畸形，其他还有裸脑、脑膨出、脑积水等。神经管缺陷易导致死胎、死产和瘫痪。

（1）脊柱裂：隐性脊柱裂是脊椎的背部没有相互合并，常位于腰骶部，外面有皮肤覆盖，一般不引起注意。脊髓和脊神经通常是正常的，没有神经症状；如果缺陷涉及 1～2 个脊椎，脊膜就会从缺陷处突出，在表面就能看到一个用皮肤包裹的囊，称为脑脊膜突出；有时囊很大，不但包含脊膜，还包含脊髓及其神经，称为脊髓脊膜突；还有一种脊柱裂是由于神经沟没有关闭而形成，神经组织很广泛地露在表面，称为脊髓突出或脊髓裂。

（2）无脑畸形：神经管的头端部分未关闭所致，这种缺损几乎总是通连到一个颈部开放的脊髓。出生时脑是一块露在外面的变形组织，没有颅盖，因而使头部具有特别的外观：眼向前突出、没有颈部，脸面和胸部的表面处在一个平面上。用 X 线检查胎儿，这种异常很容易被辨认出来。这种胎儿缺少吞咽的控制机制，故妊娠最后两个月的特点就是羊水过多。流产病例约占 75%，出生的患儿几乎都在出生后数小时或数天内死亡。

（3）神经管缺陷的产前诊断

产前诊断适应证：曾有过神经管缺陷生育史的孕妇；夫妇双方或一方有阳性家族史；常规产前检查有阳性发现者。

检查内容：在妊娠 16～18 周，抽取孕妇静脉血检测其血清 AFP，当受试者血清 AFP 值高于标准时，则可视为阳性；在妊娠 14～18 周，可作超声检查，一般可明确诊断；当孕母 AFP 测定结果两次阳性，而 B 超检查不能明确诊断时应做穿刺检查，穿刺时间最佳为妊娠 16～20 周，

将穿刺所取羊水进行 AFP 和乙酰胆碱酯酶检测；妊娠 20 周后进行 X 线检查，可作为神经管缺陷的补充诊断；其他实验室检查可辅助神经管缺陷的诊断。

2. 先天性心脏病　简称先心病，是胎儿时期心脏血管发育异常的畸形疾病，是少年儿童最常见的心脏病。常见类型包括房间隔缺损、室间隔缺损和法洛四联症。

四、出生缺陷的发生因素

出生缺陷发生的原因比较复杂，有些与遗传因素有关，有些与环境因素有关，有些则是遗传因素与环境因素共同作用的结果。引发出生缺陷的遗传因素包括染色体畸变和基因突变。能够引起出生缺陷的环境因素统称为致畸因子，包括：①生物性致畸因子，如各种传染性病原体，特别是病毒，目前已知的有风疹病毒、巨细胞病毒、单纯疱疹病毒、弓形虫、梅毒螺旋体等。②物理性致畸因子，如离子电磁辐射（包括 α、β、γ、X 射线）、发热、噪声和机械性损伤。③致畸性化学物质：食品添加剂、防腐剂、环己基糖精、有机磷农药等均可导致胎儿多种畸形，目前已知的有金属铅、砷、镉、镍、汞等，工业三废（废水、废气、固体废弃物），一些多环芳香碳氢化合物、烷类和苯类化合物，某些亚硝基化合物。④致畸性药物，如抗生素（链霉素、四环素等）、多数抗肿瘤药物、某些抗惊厥药物、抗甲状腺药物、激素、乙醇、抗凝血药等。⑤其他致畸剂因子，如酗酒、吸烟、吸毒、缺氧、严重营养不良等。

【强化训练题】

一、名词解释

1. 出生缺陷（birth defect）
2. 畸形（malformation）
3. 畸化（disruption）
4. 变形（deformation）
5. 发育异常（dysplasia）
6. 先天性心脏病（congenital heart disease）
7. 致畸剂（teratogen）
8. 脊髓裂（myelocele）
9. 无脑畸形（anencephaly）
10. 海豹肢畸形（phocomelia）

二、填空题

1. 出生缺陷有些与遗传因素有关,有些与环境因素有关,有些则是遗传因素与环境因素共同作用的结果。出生缺陷一般不包括_____在内。

2. 通过羊膜穿刺吸取羊水分析胎儿的_____、_____和_____等。

3. 通过绒毛膜活检分析胚体细胞的_____组成。

4. 在 B 超的引导下将胎儿镜插入羊膜腔中直接观察胎儿的_____是否发生畸形，并可以通过活检钳采集_____等样本做进一步检查。

5. B 超检查是一种简便易行且安全可靠的宫内诊断方法，可在荧光屏上清楚地看到胎儿的影像，不仅能诊断胎儿外部畸形，还可诊断某些明显的_____。

6. 脊柱裂包括许多缺损。从字面上解释，它表示一个分裂的脊柱，其最简单的形式是脊椎的_____。

7. 先天性心脏病是胎儿时期_____而致的畸形疾病，是少年儿童最常见的心脏病。

8. 遗传因素引起的出生缺陷包括_____和_____。

9. 环境致畸因子主要有_____、_____、_____和_____。

10. 目前已经确定对人类胚胎有致畸作用的生物因子有_____、_____、_____和_____。

三、选择题

A 型题

1. 出生缺陷的发生原因比较复杂,下列因素中可能与（　　）无关
   A. 外伤
   B. 营养因素
   C. 环境因素
   D. 遗传因素
   E. 遗传因素和环境因素共同作用

2. 目前诊断畸胎最常用的方法是
   A. 羊膜穿刺
   B. 脐带穿刺术
   C. 胎儿镜检查
   D. B 超
   E. 绒毛膜检查

3. 羊膜穿刺的最佳时期是妊娠（　　）周
   A. 7～9
   B. 8～15
   C. 15～17
   D. 20～32
   E. 以上都不是

4. 绒毛取样的最佳时期是妊娠（　　）周
   A. 10～11
   B. 12～16
   C. 16～18
   D. 20～32
   E. 以上都不是

5. 胎儿镜检查的最佳时期是妊娠（　　）周
   A. 6～9
   B. 7～12
   C. 18～20
   D. 20～32
   E. 以上都不是

6. 观察胎儿是否患先天性心脏病，可选用（　　）

做产前诊断

A. 羊膜穿刺　　　　　　B. 绒毛膜检查

C. 胎儿镜检查　　　　　D. 脐带穿刺术

E. B超

7. 先天性心脏病是胎儿时期心脏血管发育异常而致的畸形疾病，是（　　　）最常见的心脏病

A. 婴幼儿　　　　　　　B. 青年

C. 中年　　　　　　　　D. 儿童

E. 老年

8. 从遗传学的角度，先天性心脏病的病因不包括

A. 营养因素　　　　　　B. 单基因遗传

C. 多基因遗传　　　　　D. 线粒体基因突变

E. 染色体畸变

9. 法洛四联症也称为发绀四联症，其病理基础是一种属于大血管圆锥动脉干转位的（　　　），主要缺陷包括肺动脉狭窄、室间隔缺损、升主动脉骑跨及右心室肥厚

A. 异常分化　　　　　　B. 发育畸形

C. 功能异常　　　　　　D. 结构异常

E. 功能和结构均异常

10. 孕妇叶酸缺乏最容易导致

A. 畸形足　　　　　　　B. 唇腭裂

C. 神经管畸形　　　　　D. 牙釉质缺损

E. 先天性心脏病

11. 孕妇血清 AFP 值低于 0.75，胎儿患（　　　）的风险增高

A. 先天性心脏病　　　　B. 神经管畸形

C. 唇腭裂　　　　　　　D. 21 三体综合征

E. 多囊肾

12. 胎儿患有 21 三体综合征，以下不会出现的是

A. 孕妇血清 AFP 值低于 0.75

B. 孕中期母血清 hCG 高于正常 1.5 倍

C. 孕中期母血清 uE3 显著降低

D. 孕中期母血清 hCG 低于正常 1.5 倍

E. 以上都不是

13. 血清 AFP 值高不支持胎儿可能患有

A. 神经管缺损　　　　　B. 脊髓裂

C. 脊柱裂　　　　　　　D. 无脑畸形

E. 腭裂

14. 无创伤性产前诊断技术是指

A. 羊膜穿刺

B. 母血中分离胎儿细胞

C. B超检查

D. 脐带穿刺术

E. 绒毛膜检查

15. 弓形虫感染主要引起（　　　）的疾患

A. 心脏　　　　　　　　B. 神经管

C. 眼　　　　　　　　　D. 四肢

E. 肾

16. 巨细胞病毒感染主要损害

A. 心血管系统　　　　　B. 中枢神经系统

C. 骨骼肌系统　　　　　D. 泌尿系统

E. 消化系统

17. 胚胎局部发育畸形涉及范围是

A. 一个器官　　　　　　B. 两个器官

C. 多个器官　　　　　　D. 大部分器官

E. 全部器官

18. 由严重遗传缺陷引起整胚发育畸形，大都

A. 形成完整的胚胎　　　B. 不能形成胚胎

C. 形成胚胎　　　　　　D. 涉及多个器官

E. 不能形成完整的胚胎

19. 由（　　　）器官不发育或发育不全所致的出生缺陷称为器官或器官局部畸形

A. 多个　　　　　　　　B. 1 个

C. 2 个　　　　　　　　D. 单侧

E. 双侧

20. 重复畸形是由于单卵孪生的两个胎儿未能完全分离，致使胎儿（　　　）不同程度地重复出现

A. 某一器官　　　　　　B. 多个器官

C. 两个器官　　　　　　D. 整体或部分结构

E. 大部分器官

21. 组织分化不良型畸形的发生时间较晚，且（　　　）不易识别

A. 生化检测　　　　　　B. 肉眼

C. 基因诊断　　　　　　D. 免疫学检测

E. B超检查

22. 发育滞留性畸形是指器官发育中途停止而呈（　　　）状态

A. 中间　　　　　　　　B. 原始

C. 幼稚　　　　　　　　D. 成熟

E. 高分化

23. 多指（趾）畸形是指

A. 重复畸形

B. 吸收不全性畸形

C. 器官和器官局部畸形

D. 发育滞留性畸形

E. 发育过度性畸形

24. 无脑畸胎的特点是神经管的头部（　　　），并且在出生时脑是一块露在外面的变性组织。这种缺损几乎总是通连到一个颈部开放的脊髓

A. 基本愈合　　　　　　B. 退化

C. 变性　　　　　　　　D. 没有合拢

E. 没有分化

25. 对曾孕育过神经管缺损生育史的孕妇，夫妇

双方或一方有阳性家族史、常规产前检查有阳性发现者都应该考虑产前诊断。在妊娠（ ）周，抽取孕妇静脉血检测其 AFP，当受试者 AFP 值高于标准值时，则可视为阳性

A. 6～8   B. 10～16

C. 16～18   D. 20～28

E. 16～32

26. 对曾孕育过神经管缺损生育史的孕妇，夫妇双方或一方有阳性家族史、常规产前检查有阳性发现者都应该考虑产前诊断。在妊娠（ ）周，即可作超声检查，一般可以确诊

A. 4～8   B. 14～18

C. 10～18   D. 24～28

E. 14～28

27. 当孕母血清 AFP 测定结果两次阳性，而 B 超检查不能明确诊断时应做穿刺检查，最佳穿刺时间为妊娠（ ）周，将穿刺所取羊水进行血清 AFP 和乙酰胆碱酯酶检测

A. 6～10   B. 20～30

C. 16～20   D. 10～26

E. 16～30

28. 不应进行宫内诊断的孕妇是

A. 多次发生自然流产

B. 孕早期服用过致畸药物

C. 多次发生死胎、死产

D. 曾外伤流产

E. 曾生育过严重畸形儿

29. 无脑儿的特点是神经管的头部没有合拢，由于这种胎儿缺少吞咽的控制机制，故妊娠最后 2 个月的特点是

A. 羊水栓塞   B. 羊水过少

C. 羊水过多   D. 胎儿窘迫

E. 羊水胎便污染

30. 大剂量应用链霉素可引起

A. 先天性耳聋   B. 肢体发育不全

C. 神经管畸形   D. 脑积水

E. 小眼球

31. 下列（ ）不是明显致畸作用的生物性致畸因子

A. 腺病毒   B. 弓形虫

C. 风疹病毒   D. 梅毒螺旋体

E. 巨细胞病毒

32. 下列（ ）不是主要的环境致畸因子

A. 化学性致畸因子   B. 物理性致畸因子

C. 精神因素   D. 致畸性化学物质

E. 大量吸烟、酗酒、吸毒、缺氧等其他致畸因子

33. 下列（ ）不是发育异常包括的机制

A. 致畸物的细胞毒性作用

B. 细胞分化过程的某一特定阶段、步骤或环节受到干扰

C. 诱发基因突变和染色体改变

D. 未干扰母体及胎盘稳态

E. 非特异性发育毒性作用

X 型题

34. 常见的神经管缺陷畸形包括

A. 无脑畸形   B. 白内障

C. 脊柱裂   D. 耳聋

E. 小头畸形

35. 下列（ ）是对人类胚胎有致畸作用的生物因子

A. 巨细胞病毒   B. 风疹病毒

C. 单纯疱疹病毒   D. 梅毒螺旋体

E. 弓形虫

36. 风疹病毒诱发的出生缺陷包括

A. 白内障

B. 动脉导管未闭

C. 心房和心室间隔缺损

D. 耳聋

E. 以上都不是

37. 胎儿酒精综合征的主要表现是

A. 发育迟缓   B. 小眼

C. 小头   D. 短眼裂

E. 眼距小

38. 产前出生缺陷的诊断方法主要有

A. 绒毛膜活检   B. 羊膜穿刺

C. B 超检测   D. 胎儿镜检查

E. 脐带穿刺

39. 筛选高危孕妇的三联标志物是指

A. AFP   B. hCG

C. FAD   D. uE3

E. DNA

40. 孕母血清 AFP 含量高，胎儿可能患有

A. 21 三体综合征   B. 动脉导管未闭

C. 脊柱裂   D. 无脑畸形

E. Turner 综合征

41. 支持胎儿患有 21 三体综合征的有

A. 孕中期母血清 uE3 显著升高

B. 孕中期母血清 uE3 显著降低

C. 孕中期母血清 hCG 高于正常 2 倍

D. 孕中期母血清 hCG 高于正常 1.5 倍

E. 孕妇 AFP 值低于 0.75

42. 对无脑畸胎描述正确的是

A. 缺少吞咽机制

B. 没有颈部

C. 没有颅盖骨

D. 缺损几乎总是通连到一个颈部开放的脊髓

E. 母体妊娠最后 2 个月的特点是羊水过多

43. 环境致畸因子主要包括

A. 自给性药物 B. 生物致畸因子

C. 致畸性化学物质 D. 物理性致畸因子

E. 吸烟、酗酒、吸毒、缺氧等其他致畸因子

44. 下列已经确定对人类有明显致畸作用的物质包括

A. 氨甲蝶呤 B. 三甲双酮

C. 碘化钾 D. 胰岛素

E. 华法林

45. 下列有明显致畸作用的病原体包括

A. 巨细胞病毒 B. 风疹病毒

C. 流感病毒 D. 弓形虫

E. 梅毒螺旋体

46. 下列描述正确的是

A. 只要有致畸因子存在，就会致畸

B. 孕妇对致畸因子的感受性存在个体差异

C. 胎儿发育的不同阶段对致畸因子的感受性不同

D. 致畸剂的损伤与剂量有关，通常剂量越大，毒性越大

E. 致畸剂的作用后果取决于致畸剂、母体及胎儿胎盘的相互作用

四、判断题（正确为 T，错误为 F）

1. 出生缺陷又称先天畸形，是指患儿出生时患有的疾病。（　　）

2. 胎儿镜能直接观察胎儿，可在怀孕 18～20 周时进行操作。（　　）

3. 抽取羊水最佳时间是妊娠 16～20 周。（　　）

4. 绒毛取样一般在妊娠 10～11 周时进行。（　　）

5. 脐带穿刺术是经母腹抽取胎儿静脉血，可在 B 超引导下在孕中期、孕晚期（17～32 周）时进行。（　　）

6. 有创产前诊断有羊膜穿刺法、绒毛取样法、脐带穿刺术和胎儿镜检查等。（　　）

7. 孕 17 周时为胎儿做细胞遗传学检查，应采取羊膜穿刺取样。（　　）

8. 基因型决定和影响胚胎对致畸因子的易感程度。（　　）

五、问答题

1. 什么是出生缺陷？包括哪些类型？

2. 目前产前诊断出生缺陷的主要措施有哪些？

3. 影响出生缺陷发生的因素有哪些？

4. 神经管缺损发生与哪些因素有关？

5. 妊娠期通过哪些检测可以早期诊断神经管缺损？

6. 致畸剂的作用取决于哪些因素？

【参考答案】

一、名词解释

1. 出生缺陷（birth defect）：也称为先天畸形，是患儿在出生时即在外形或体内所形成的（非分娩损伤所引起的）可识别的结构或功能缺陷，一般不包括代谢缺陷在内。

2. 畸形（malformation）：某一器官或器官的某一部分原发性缺失，其基本原因是发育过程中的遗传缺陷，导致发育过程的阻滞或方向错误。

3. 畸化（disruption）：环境因子干扰了正常的发育过程导致器官或组织的异常，有时也称为继发性畸形，环境因子包括缺血、感染、外伤。

4. 变形（deformation）：一种因为不正常的机械力扭曲牵拉正常的结构所形成的缺陷。

5. 发育异常（dysplasia）：指细胞不正常地形成组织，这一异常可出现于机体所有特定的组织中。

6. 先天性心脏病（congenital heart disease）：胎儿时期心脏血管发育异常导致畸形，是儿童期最常见的心脏病。

7. 致畸剂（teratogen）：能引起出生缺陷环境因素的统称。

8. 脊髓裂（myelocele）：神经管的头部发育增大形成脑，其余部分仍保持管状，形成脊髓。如果由于某种原因神经沟未能关闭，神经组织依然露在外面，通常称为开放性神经管缺损。如果未关闭局限于脊髓的部分，这种异常称为脊髓裂，脊髓裂必然合并脊柱裂。

9. 无脑畸形（anencephaly）：神经管的头端部分未关闭所致，这种缺损几乎总是通连到一个颈部开放的脊髓。出生时脑是一块露在外面的变形组织，没有颅盖，因而使头部具有特别的外观：眼向前突出、没有颈部、脸面和胸部的表面处在一个平面上。

10. 海豹肢畸形（phocomelia）：20 世纪 60 年代"反应停"在欧洲和日本广泛用于治疗孕妇呕吐，但结果导致大量婴儿四肢畸形，上肢残缺如海豹的鳍片样前肢，称为海豹肢畸形。

二、填空题

1. 代谢缺陷

2. 代谢状况　胎儿的染色体组成　基因是否有缺陷

3. 染色体

4. 体表（四肢、五官、手指、脚趾和生殖器官等）胎儿的皮肤组织和血液

5. 内脏畸形（先天性心脏病、内脏外翻、多囊肾、神经管缺陷、无脑儿、脑积水、水肿儿、葡萄胎等）

6. 背部没有互相合并

7. 心脏血管发育异常

8. 染色体畸变 基因突变

9. 生物性致畸因子 物理性致畸因子 致畸性药物 致畸性化学物质 其他致畸因子

10. 风疹病毒 巨细胞病毒 单纯疱疹病毒 弓形虫 梅毒螺旋体

三、选择题

A 题型

1. A	2. A	3. C	4. A	5. C
6. D	7. D	8. A	9. B	10. C
11. D	12. D	13. E	14. B	15. C
16. B	17. C	18. E	19. B	20. D
21. B	22. A	23. E	24. D	25. C
26. B	27. C	28. D	29. C	30. A
31. A	32. C	33. D		

X 题型

34. AC	35. ABCDE	36. ABCD
37. ABCDE	38. ABCDE	39. ABD
40. CD	41. BDE	42. ABCDE
43. ABCDE	44. ABCE	45. ABDE
46. BCDE		

四、判断题

1. F 2. T 3. T 4. T 5. T 6. T 7. T 8. T

五、问答题

1. 出生缺陷也称为先天畸形,是患儿在出生时即在外形或体内所形成的（非分娩损伤所引起的）可识别的结构或功能缺陷。包括先天畸形、染色体异常、遗传代谢性疾病、功能异常（如盲、聋和智力障碍等）。

2. 常用方法:羊膜穿刺;绒毛膜检查;胎儿镜检查;B 超检查;羊水和胎儿造影及 X 线检查;脐带穿刺术;三联标志物筛选高危孕妇;无创伤性产前诊断技术。

3. 遗传因素:包括亲代畸形的血缘传递及配子或胚体细胞的染色体畸变和基因突变;环境因素:有三个方面,即母体周围的外环境、母体的内环境和胚体周围的微环境,这三个层次的环境中引起胚体畸形的因素称为环境致畸因子,主要有五类,生物致畸因子、物理性致畸因子、致畸性药物、致畸性化学物质、其他致畸因子（酗酒、大量吸烟、吸毒等）。

4. 神经管缺损的病因比较复杂,有遗传因素（多基因遗传）和环境因素（叶酸缺乏、高热、酒精及药物致畸等）,这些因素也可共同干扰神经管的闭合,此病常造成死胎、死产或瘫痪。

5. 在孕 16～18 周,抽取孕妇静脉血检测其血清 AFP,当受试者血清 AFP 值高于标准时,则可视为阳性;在孕 14～18 周,可作超声检查,一般可明确诊断;当孕母血清 AFP 测定结果两次阳性,而 B 超检查不能明确诊断时应做穿刺检查,最佳穿刺时间为孕 16～20 周,将穿刺所取羊水进行 AFP 和乙酰胆碱酯酶检测;孕 20 周后进行 X 线检查,可作为神经管缺陷的补充诊断;其他实验室检查可辅助神经管缺陷的诊断。

6. 孕妇对致畸剂的易感性,在个体之间存在着差异;胎儿发育的不同阶段,对致畸剂的感受性不同,大多数致畸剂有其特定的作用阶段;致畸剂的作用机制有所不同;致畸剂的损伤与剂量有关,通常剂量越大,毒性越大;致畸剂的作用后果,包括胎儿死亡、生长发育延迟、畸形或功能缺陷,取决于致畸剂、母体及胎儿胎盘的相互作用。

（谭乔燕）

第十七章　遗传病的诊断

【目的要求】

掌握：遗传病常规诊断的主要内容、携带者的检出、产前诊断等方法；分子诊断的基本原理和主要方法。

了解：分子诊断技术的应用。

【教材精要】

一、临症诊断和症状前诊断

临症诊断是根据患者已出现的各种临床表现进行检查、确诊，是遗传病临床诊断的主要内容。症状前诊断则是对有较高遗传病发病风险的个体作进一步检查、诊断，使他们在出现症状前能够得到明确诊断，对其在组织器官尚未出现器质性病变前进行必要的预防和治疗，有助于遗传咨询。

1. 病史、症状和体征

（1）家族史：遗传病大多数有家族聚集倾向，病史采集的关键是材料的真实性和完整性；婚姻史：了解婚龄、婚配次数、配偶健康情况及有无近亲婚配等；生育史：了解生育年龄、妊娠次数、出生子女数目及健康状况，了解有无流产、死产和早产史，以及有无新生儿死亡或患儿，还应了解患儿有无产伤、窒息，妊娠早期有无病毒性疾病患病史及致畸因素接触史等。

（2）症状和体征：遗传病除有和其他疾病相同的症状和体征外，有些遗传病又有其本身所特有的症状和体征，从而为诊断提供线索。

2. 系谱分析　可有效地记录遗传病的家族史，确定遗传病的遗传方式，还能用于遗传咨询中个体患病风险的计算和基因定位中的连锁分析。单基因遗传病包括常染色体显性（AD）遗传病、常染色体隐性（AR）遗传病、X 连锁显性（XD）遗传病、X 连锁隐性（XR）遗传病及 Y 连锁遗传病。单基因病的遗传方式符合孟德尔遗传规律，应用系谱分析可确定其遗传方式。系谱分析应注意系谱的系统性、完整性和可靠性；是否存在外显不全和延迟显性；新的基因突变；显隐性的相对性。

非孟德尔式遗传：线粒体遗传病、多基因遗传病、基因组印记、动态突变。

3. 细胞遗传学检查　染色体检查（核型分析）的指征包括：智力发育不全、生长迟缓或伴有其他先天畸形者；夫妇之一有染色体异常，如平衡易位、嵌合体等；家族中已发现染色体异常或先天畸形个体；多发性流产的妇女及丈夫；原发性闭经和女性不育症患者；无精子症和男性不育症者；两性内外生殖器畸形者；疑为 21 三体综合征的患儿及其父母；原因不明的智力低下并伴有大耳、大睾丸和多动症者；35 岁以上的高龄孕妇。

X 染色质检查：Turner 综合征（45，X），X 染色质阴性；Klinefelter 综合征（47，XXY），X 染色质阳性。

Y 染色质检查：XYY 男性有 2 个 Y 染色质，正常男性只有 1 个 Y 染色质。

染色体原位杂交：应用标记的特异性 DNA 探针与玻片上的细胞、染色体，以及间期细胞的 DNA 或 RNA 杂交，对特定核酸片段进行定位和定量分析。

4. 生物化学检查

（1）代谢产物的检测：酶缺陷导致一系列生化代谢紊乱，从而使代谢底物、中间产物、终产物及旁路代谢产物发生变化。

（2）酶和蛋白质的分析：基因突变引起的单基因病主要是特定的酶和蛋白质的质和量改变的结果。检测酶和蛋白质的材料主要来源于血液和特定的组织、细胞，如肝细胞、皮肤成纤维细胞及肾、肠黏膜细胞等。

5. 基因诊断　是利用分子生物学技术，检测 DNA 碱基序列或基因表达水平变化，从而对疾病作出诊断的方法。

二、产前诊断

产前诊断又称宫内诊断、出生前诊断，是指对可能罹患遗传病的个体在其出生以前，利用各种方法予以确诊的技术。产前诊断以绒毛取样和羊膜穿刺术等技术，对羊水、羊水细胞、绒毛膜、胎儿脐血进行遗传学和生物化学分析，属于遗传病预防的重要环节。

产前诊断指征：夫妇任一方有染色体畸变，特别是平衡易位携带者，或者夫妇染色体正常，但生育过染色体病患儿的孕妇；年龄大于 35 岁的孕妇；夫妇之一有开放性神经管畸形，或生育过这种畸形患儿的孕妇；夫妇之一有先天性代谢缺陷，或生育过这种患儿的孕妇；X连锁遗传病致病基因携带者孕妇；有习惯性流产史的孕妇；羊水过多的孕妇；夫妇之一有致畸因素接触史的孕妇；有遗传病家族史，又系近亲结婚的夫妇。注意：已出现先兆流产、妊娠时间过长、有出血倾向的孕妇不宜做产前诊断。

出生前诊断的方法：B超；羊膜穿刺；绒毛取样法；脐带穿刺法；胎儿镜检查；分离孕妇外周血中的胎儿细胞；胚胎植入前诊断。

【强化训练题】

一、名词解释

1. 临症诊断（symptomatic diagnosis）
2. 症状前诊断（presymptomatic diagnosis）
3. 基因诊断（gene diagnosis）
4. 产前诊断（prenatal diagnosis）
5. 分子诊断（molecular diagnosis）
6. 胚胎植入前诊断（pre-implantation genetic diagnosis）
7. 无创产前检测（non-invasive prenatal testing）

二、填空题

1. 遗传病的诊断根据诊断时期不同可分为_____、_____和_____三种类型。
2. 遗传病诊断的实验室检查主要包括_____、_____和_____。
3. 细胞遗传学检查包括_____和_____。
4. 表型正常但带有致病遗传物质的个体称为_____，他可以将这一有害的遗传信息传递给下一代。
5. 家族史即整个家系患_____，它应能够充分反映患者父系和母系各家族成员的发病情况。
6. 基因诊断的最基本工具包括_____和_____。
7. _____是临床上诊断单基因病的首选方法。
8. 双链DNA被限制性内切酶切割后会产生两种末端。第一种为_____，第二种为_____。
9. 以等位基因特异寡核苷酸探针对点突变疾病做诊断时，若待测标本能与正常探针结合，而不能与突变探针结合则为_____；若能与突变探针结合，而不能与正常探针结合则为_____；若能与两种探针同时结合则为_____。
10. 现有的条件下，产前诊断技术大致可分为_____、_____、_____和_____。
11. 通过直接或间接的方法在胎儿出生前诊断其是否患有某种疾病称作_____。
12. 直接观察胎儿的表型改变可通过_____、_____和_____来完成。
13. 遗传疾病诊断的主要内容包括_____、_____、_____、_____和_____。
14. 病史采集的关键是材料的_____和_____，应重点记录_____和_____。
15. 家系分析时必须注意的几个遗传现象是_____、_____、_____和_____。
16. 除外周血可以制备染色体外，_____、_____和_____都可以作为检查材料。
17. 携带者的检出方法，大致可分为_____、_____和_____。
18. 产前诊断主要从3个方面进行：_____、_____和_____。
19. 基因诊断的基本技术包括_____、_____和_____。

三、选择题

A型题

1. 家系调查的最主要目的是
A. 了解医治效果
B. 了解疾病的遗传方式
C. 收集病例
D. 了解发病人数
E. 便于与患者联系

2. 不能进行染色体检查的材料有
A. 外周血   B. 排泄物
C. 皮肤   D. 绒毛膜
E. 肿瘤

3. 基因突变引起的单基因病主要是特定的（ ）的质和量改变的结果
A. 病原体   B. DNA
C. RNA   D. 微量元素
E. 蛋白质和酶

4. 携带者检出的最佳方法是
A. 基因检查   B. 体征检查
C. 生化检查   D. 影像检查
E. 系谱分析

5. 羊膜穿刺的最佳时间在妊娠（ ）周时
A. 2   B. 4   C. 8
D. 16   E. 20

6. 绒毛取样法的缺点是
A. 取材困难   B. 绒毛不能培养
C. 流产风险高   D. 需妊娠时间长
E. 周期长

7. 基因诊断与其他诊断比较,最主要的特点在于
A. 费用低　　　　　　　B. 取材容易
C. 周期短　　　　　　　D. 针对基因结构
E. 针对病变细胞

8. 下列（　　）可考虑进行基因连锁检测进行基因诊断
A. 基因片段插入　　　　B. 基因片段缺失
C. 基因结构变化未知　　D. 点突变
E. 表达异常

9. 核酸杂交的基本原理是
A. 变性与复性　　　　　B. RNA 剪切
C. 转录　　　　　　　　D. 翻译
E. DNA 复制

10. 通过 PCR-RFLP 分析，某常染色体隐性遗传病的分子诊断结果如下：父亲（正常）200bp/100bp；母亲（正常）300bp/400bp；儿子（患者）100bp/400bp；现检测到第二胎结果是 100bp/400bp，判断第二胎是
A. 需性别确定后才能判断
B. 携带者
C. 患者
D. 正常
E. 无法判断

11. Turner 综合征除了做染色体检查之外，还可用（　　）来进行辅助诊断
A. PCR-RFLP 分析　　　B. 性染色质检查
C. 系谱分析　　　　　　D. 核型分析
E. 寡核苷酸探针直接分析法

12. 遗传疾病史的采集主要内容包括
A. 一般病史　　　　　　B. 家族史
C. 婚姻史　　　　　　　D. 生育史
E. 以上都是

13. 通过系谱分析可以分析疾病的
A. 种类　　　　　　　　B. 遗传方式
C. 遗传度　　　　　　　D. 发病史
E. 严重程度

14. 染色体检查（又称核型分析）是确诊（　　）的主要依据
A. 单基因病　　　　　　B. 线粒体病
C. 染色体病　　　　　　D. 多基因病
E. 分子病

15. 下列（　　）不是染色体检查的指征
A. 多发性流产
B. 继发性闭经
C. 智力低下者
D. 35 岁以上的高龄产妇
E. 性腺及外生殖器发育异常者

16. 染色体检查技术使用最多的材料是
A. 羊水　　　　　　　　B. 骨髓
C. 外周血　　　　　　　D. 皮肤、毛发
E. 组织培养物

17. 生化检查适用于下列（　　）的检查
A. 分子病　　　　　　　B. 免疫缺陷
C. 遗传代谢缺陷病　　　D. 先天性代谢缺陷
E. 以上都是

18. 下列（　　）不能用于生化检查
A. 尿液　　　　　　　　B. 活检组织
C. 细胞 DNA　　　　　　D. 血液
E. 阴道分泌物

19. 通过酶活性检测的遗传代谢缺陷病是
A. 半乳糖血症　　　　　B. 白化病
C. 苯丙酮尿症　　　　　D. 组氨酸血症
E. 以上都是

20. 下列（　　）不属于携带者
A. 携带隐性致病基因，本人表现正常的个体
B. 染色体平衡易位或倒位的个体
C. 携带致病基因的迟发个体
D. 携带显性致病基因、病情较轻的个体
E. 携带隐性致病基因，但没有外显的正常个体

21. 绒毛取样可以在妊娠（　　）周进行
A. 5　　　　　B. 9　　　　　C. 16
D. 28　　　　　E. 32

22. 脐带穿刺最佳时间是在妊娠（　　）周左右
A. 5　　　　　B. 9　　　　　C. 18
D. 28　　　　　E. 32

23. 胎儿镜检查的最佳时间是在妊娠（　　）周
A. 5～20　　　　　　　B. 9～20
C. 18～20　　　　　　　D. 28～20
E. 32～20

24. 下列（　　）可从孕妇外周血中获取胎儿细胞
A. 细胞培养法
B. 磁式细胞分选技术
C. 显微操作分选密度法
D. 流式细胞仪分离技术
E. 以上都是

25. 基因诊断除了应用于遗传病外，还可以应用于
A. 法医物证
B. 病原体检测
C. 个体识别、亲子关系判定
D. 诊断后天基因突变引起的疾病
E. 以上都是

26. 基因诊断的基本技术包括
A. 基因芯片技术　　　　B. PCR

C. DNA 测序 　　　　　 D. 核酸杂交

E. 以上都是

27. 分子诊断技术已经在（　　　）方面得到应用

A. 病原体检测 　　　　 B. 产前诊断

C. DNA 分型 　　　　　 D. 遗传病诊断

E. 以上都是

28. 病史采集中应详细记录

A. 发病时间、地点 　　 B. 发病原因

C. 发病过程 　　　　　 D. 治疗情况

E. 以上都是

29. 通过症状和体征的了解，有助于提示患者可能的

A. 发病原因 　　　　　 B. 遗传方式

C. 疾病类型 　　　　　 D. 发病机制

E. 遗传度

30. 21 三体综合征的确诊必须进行

A. 家系分析 　　　　　 B. 染色体检查

C. 症状和体征的了解 　 D. 病史采集

E. 基因检查

31. 下列（　　　）会影响家系分析资料的准确度

A. 个体的文化程度

B. 被调查者的年龄

C. 家系成员的分散程度

D. 记忆和判断能力

E. 以上都不是

32. 系谱分析应注意

A. 外显不全、延迟显性

B. 动态突变、基因组印迹

C. 新基因突变

D. 系谱的系统性、完整性和可靠性

E. 以上都是

33. （　　　）可通过苯丙氨酸羟化酶活性检测确诊

A. 高苯丙氨酸血症 　　 B. 苯丙酮尿症

C. 半乳糖血症 　　　　 D. 膀胱醚尿症

E. 酪氨酸血症

34. Ⅰ型糖原贮积症需要检测的酶是

A. 肝磷酸化酶

B. α-1,4-葡萄糖苷酸

C. 红细胞脱支酶

D. 支化酶

E. 葡萄糖-6-磷酸酶

35. 苯丙酮尿症的血清检测物是

A. 苯丙酮酸 　　　　　 B. 苯丙氨酸

C. 赖氨酸 　　　　　　 D. 酪氨酸

E. 精氨酸

36. 进行性肌营养不良需要检测的酶是

A. 肝磷酸化酶 　　　　 B. 支化酶

C. 肌酸磷酸激酶 　　　 D. 葡萄糖-6-磷酸酶

E. β 葡萄糖苷酶

37. 苯丙酮尿症检测苯丙氨酸羟化酶所使用的材料是

A. 尿液 　　　　　　　 B. 肝细胞

C. 成纤维细胞 　　　　 D. 皮肤

E. 红细胞

38. 产前物理诊断可以采用的方法是

A. 电子监控 　　　　　 B. X 线

C. 胎儿镜 　　　　　　 D. B 超

E. 以上都是

39. 不宜做产前诊断的情况有

A. 仅做胎儿性别检查 　 B. 有先兆流产迹象

C. 有出血倾向者 　　　 D. 妊娠时间过长

E. 以上都是

40. 当羊水中 AFP 浓度过高时，胎儿可能是

A. 无脑 　　　　　　　 B. 开放性脊柱裂

C. 脊髓脊膜膨出 　　　 D. 死胎

E. 以上都有可能

41. 绒毛取样法的优点为

A. 可在孕早期进行

B. 不宜进行长期培养

C. 标本容易被细菌、真菌污染

D. 引起流产的风险比较高

E. 制备染色体的质量不容易控制

42. 下列（　　　）是基因诊断中用于分析基因结构的材料

A. 蛋白质 　　　　　　 B. rRNA

C. DNA 　　　　　　　 D. tRNA

E. mRNA

43. 分子诊断所使用的技术是

A. 生物化学方法 　　　 B. 分子生物学方法

C. 细胞生物学方法 　　 D. 生物学方法

E. 免疫学方法

44. 下列哪项不属于基因诊断技术

A. Southern 印迹法 　　 B. 聚合酶链反应

C. DNA 测序 　　　　　 D. 基因转移技术

E. 斑点杂交法

45. 进行产前诊断的指征不包括

A. 曾生育过染色体病患儿的孕妇

B. 曾生育过单基因遗传病患儿的孕妇

C. 年龄小于 35 岁的孕妇

D. 夫妇任一方携带异常染色体者

E. 夫妇任一方为单基因病患者

X 型题

46. 染色体检查的指征包括

A. 反复流产　　　　　B. 智力低下
C. 发育障碍　　　　　D. 免疫力低下
E. 过度肥胖

47. 可以进行染色体检查的材料有
A. 全血　　　　　　　B. 羊水
C. 活检组织　　　　　D. 血清
E. 毛发

48. 产前诊断检查的指征包括
A. 35 岁以上高龄孕妇
B. 羊水过多
C. 近亲婚配
D. 夫妇之一有致畸因素接触史
E. 夫妇之一有染色体畸变

49. 携带者可通过（　　　）进行检查
A. 基因水平　　　　　B. 细胞水平
C. 生化水平　　　　　D. 临床水平
E. 群体水平

50. 检测基因表达异常时，可考虑的检测材料有
A. 线粒体 DNA　　　　B. 核基因组 DNA
C. RNA　　　　　　　D. 代谢产物
E. 蛋白质和酶

51. 下列（　　　）可作为分子遗传标记
A. 单拷贝序列　　　　B. SNP
C. HLA　　　　　　　D. RFLP
E. 微卫星 DNA

52. 核酸杂交结果判断的依据是
A. 信号位置　　　　　B. 信号强度
C. 信噪比　　　　　　D. 信号种类
E. 信号数量

53. 基因芯片技术的优点为
A. 规模化　　　　　　B. 自动化
C. 高通量　　　　　　D. 微量化
E. 费用低

54. 对于单个碱基的突变，可以采用（　　　）进行检测
A. 基因芯片　　　　　B. PCR-ASO
C. PCR-SSCP　　　　　D. PCR
E. DNA 测序

55. 遗传标记的特征包括
A. DNA 片段较短　　　B. 能够用抗体检测
C. 群体中表现多态　　D. 孟德尔式遗传
E. 不受环境影响

56. 苯丙酮尿症的诊断可以考虑进行（　　　）检查
A. 影像诊断　　　　　B. 分子诊断
C. 血清检查　　　　　D. 染色体检查
E. 尿液检查

57. 系谱分析应注意的事项有

A. 资料的可靠性
B. 资料的系统性
C. 家系成员必须包括三代以上
D. 观察指标必须相同
E. 家系成员均未经过治疗

58. 怀疑某人患有先天性睾丸发育不全综合征，应采用的辅助诊断措施为
A. 核型分析　　　　　B. 性染色质检查
C. 系谱分析　　　　　D. 生物化学检查
E. 基因诊断

59. 下列（　　　）应进行染色体检查
A. 白化病　　　　　　B. 习惯性流产
C. 地中海贫血　　　　D. 苯丙酮尿症
E. 21 三体综合征

60. 下列（　　　）应进行生化检查
A. 分子病　　　　　　B. 21 三体综合征
C. 习惯性流产　　　　D. 苯丙酮尿症
E. 葡萄糖-6-磷酸脱氢酶缺乏症

61. 下列（　　　）不应进行细胞遗传学检查
A. 单基因病　　　　　B. 性染色体病
C. 线粒体病　　　　　D. 多基因病
E. 常染色体病

62. 以等位基因特异的寡核苷酸探针杂交法诊断时，下列说法正确的是
A. 一对探针的杂交条件相同
B. 无须了解待测基因的核苷酸序列
C. 有与正常基因互补的探针
D. 有与突变基因互补的探针
E. 需要一对寡核苷酸探针

63. 下列（　　　）可用细胞遗传学检查来辅助诊断
A. 18 三体综合征　　　B. 猫叫综合征
C. 多因子病　　　　　D. 半乳糖血症
E. 习惯性流产

64. 下列（　　　）可用于辅助诊断先天性卵巢发育不全综合征
A. 核型分析　　　　　B. 性染色质检查
C. 生物化学检查　　　D. 基因诊断
E. 系谱分析

四、判断题（正确为 T，错误为 F）

1. 胎儿镜能直接观察胎儿，可在妊娠 15～21 周时进行操作。（　　　）
2. 抽取羊水最佳时间是妊娠 16～20 周。（　　　）
3. 绒毛取样一般在妊娠 9～11 周时进行。（　　　）
4. 脐带穿刺术经母腹抽取胎儿静脉血，可在 B 超引导下在孕中期、孕晚期（17～32 周）时进行。（　　　）

5. 先天性睾丸发育不全患者可通过染色体核型分析方法确诊。（　　）
6. 孕 17 周时为胎儿做细胞遗传学检查，应采取羊膜穿刺取样。（　　）
7. 性染色质检查主要用于疑为两性畸形或性染色体数目异常的疾病诊断或产前诊断。（　　）

五、问答题

1. 什么是产前诊断？其主要技术有哪些？
2. 产前诊断的指征有哪些？
3. 遗传病实验室检查的主要方法有哪些？
4. 羊膜穿刺或绒毛膜取样可以进行哪些方面的检查？
5. 简述携带者检出的意义及主要方法。
6. 什么是演进优生学？其主要措施有哪些？
7. 什么是遗传咨询？

【参 考 答 案】

一、名词解释

1. 临症诊断（symptomatic diagnosis）：根据患者已出现的各种临床表现进行检查、确诊，是遗传病临床诊断的主要内容。
2. 症状前诊断（presymptomatic diagnosis）：对有较高遗传病发病风险的个体作进一步检查、诊断，使他们在出现症状前能够得到明确诊断，对其在组织器官尚未出现器质性病变前进行必要的治疗和预防，有助于遗传咨询。
3. 基因诊断（gene diagnosis）：利用分子生物学技术，检测 DNA 碱基序列或基因表达水平变化，从而对疾病作出诊断的方法。
4. 产前诊断（prenatal diagnosis）：又称宫内诊断、出生前诊断，是指对可能罹患遗传病的个体在其出生以前，利用各种方法予以确诊的技术。
5. 分子诊断（molecular diagnosis）：是指应用分子生物学方法检测患者体内遗传物质的结构或表达水平的变化而做出诊断的技术。
6. 胚胎植入前诊断（pre-implantation genetic diagnosis）：从种植前的早期胚胎中，取出部分细胞检测疾病相关基因，从而筛选出正常的胚胎进行宫腔内移植。
7. 无创产前检测（non-invasive prenatal testing）：非侵入性的，抽取母体外周血进行检测，使孕妇流产风险大为降低。

二、填空题

1. 产前诊断　症状前诊断　现症患者诊断
2. 细胞遗传学检查　生化检查　基因诊断
3. 染色体检查（核型分析）　性染色质检查
4. 携带者
5. 同种疾病的历史
6. 探针　限制性内切酶
7. 生化检查
8. 黏性末端　平齐末端
9. 正常个体　患者　杂合体
10. 直接观察胎儿的表型改变　染色体检查　生化检查　基因诊断
11. 产前诊断
12. X 线检查　胎儿镜检查　B 型超声扫描
13. 病史采集　症状与体征　家系分析　染色体检查　生化检查　基因诊断
14. 完整性　真实性　生育史　家族史　婚姻史
15. 外显不全　延迟显性　新突变基因　动态突变　易位基因　基因组印迹
16. 羊水　胸腹水　活检组织　组织培养物　骨髓
17. 临床水平　细胞水平　酶与蛋白质水平　基因水平
18. 物理诊断　生化检查　遗传学检查
19. 核酸杂交　聚合酶链反应　DNA 测序　基因芯片技术

三、选择题

A 型题

1. B	2. B	3. E	4. A	5. D
6. C	7. D	8. C	9. A	10. B
11. B	12. E	13. B	14. C	15. B
16. C	17. E	18. C	19. E	20. D
21. B	22. C	23. C	24. E	25. E
26. E	27. E	28. E	29. C	30. B
31. E	32. E	33. B	34. E	35. B
36. C	37. B	38. E	39. E	40. E
41. A	42. C	43. B	44. D	45. C

X 型题

46. ABC	47. BCD	48. ABDE
49. ABCD	50. CDE	51. BCDE
52. AB	53. ABCD	54. ABCE
55. CDE	56. BCE	57. ABD
58. AB	59. BE	60. ADE
61. ACD	62. ACDE	63. ABE
64. AB		

四、判断题

1. T　2. T　3. T　4. T　5. T　6. T　7. T

五、问答题

1. 产前诊断又称作宫内诊断，是通过直接或间接的方法对胎儿是否有遗传病作出诊断的过程。其主要技术包括四类：直接观察胎儿的表型，常用的方法有胎儿镜、B 型超声扫描、X 线检查等；染色体检查；生化检查；基因诊断。

2. 产前诊断的指征：夫妇任一方有染色体畸变，特别是平衡易位携带者，或者夫妇染色体正常，但生育过染色体病患儿的孕妇；年龄大于 35 岁的孕妇；夫妇之一有开放性神经管畸形，或生育过这种畸形患儿的孕妇；夫妇之一有先天性代谢缺陷，或生育过这样患儿的孕妇；X 连锁遗传病致病基因携带者孕妇；有习惯性流产史的孕妇；羊水过多的孕妇；夫妇之一有致畸因素接触史的孕妇；有遗传病家族史，又系近亲结婚的夫妇。

3. 遗传病实验室检查的主要方法包括染色体检查、性染色质检查、生化检测及基因诊断。染色体检查也称核型分析，是确诊染色体病的最终手段；性染色质检查可辅助诊断性染色体数目畸变所造成的疾病；生化检查是临床上诊断单基因病的首选方法；而基因诊断是诊断遗传病的最有前途的方法。

4. 羊膜穿刺或绒毛膜取样取出的细胞可以进行染色体检查、生化检查、分子诊断，羊水可以进行生化检查。

5. 携带者是表型正常但遗传物质异常的个体，包括隐性遗传病的杂合体、染色体平衡易位的个体、倒位染色体的携带者等。携带者本身的表型是正常的，但他们却可以将有害基因传递下去。

当他们生育后代时便可能有患儿出现。因此检出携带者是非常必要的，对预防遗传病有着重要意义。携带者的检出方法包括临床水平、细胞水平、生化水平和基因水平四大类。临床水平的方法主要是从临床表现来分析某人可能是一个携带者，但不能确诊；细胞水平的方法有染色体检查等；生化水平的方法主要是检测酶和蛋白质的量及活性；基因水平的方法主要是用 DNA 重组技术在分子水平直接检测致病基因。

6. 演进优生学也称正优生学，是研究如何增加能产生有利表型的等位基因频率的一门科学。措施包括：人工授精，即建立精子库；单性生殖，即在体外诱导卵子发育成一个个体，以此来避免后代受到其父亲的致病基因的危害；重组 DNA 技术，应用重组 DNA 技术来改造人类遗传素质是分子生物学上的新成就，即把一种生物中的 DNA 提取出来，经过处理，引入另一种生物体内，使两者的遗传物质结合起来，从而培育出具有新的遗传性状的生物。

7. 遗传咨询又称遗传商谈，是在一个家庭中减少遗传病患者的有效方法。它是医生或从事医学遗传学的工作人员应用遗传学和临床医学的基本原理，与咨询者就一个家庭中所发生的遗传病进行商谈，从而确定某病是否为遗传病，该病的发病方式、传递方式、治疗、预后、再发风险估计及医生的建议等。

（谭乔燕）

第十八章　遗传病的治疗

【目的要求】

掌握：遗传病的治疗原则；遗传病基因治疗的基本概率和策略及转基因治疗的技术考虑。

熟悉：基因治疗的临床应用；转基因治疗的问题与风险性。

了解：传统的遗传病的治疗方法。

【教 材 精 要】

遗传病的治疗按方法不同分为手术治疗、药物治疗、饮食疗法及基因治疗四种；按治疗时间不同分为出生前治疗、症状前治疗和现症状治疗三种。

一、手术治疗

1. 手术矫正　指对遗传病所造成的畸形进行矫正、修补或切除，如手术恢复（唇裂及腭裂）、去脾（球形细胞增多症）、结肠切除术（多发性结肠息肉）、手术切除（多指）、手术矫正（先天性心脏病）。

2. 组织器官移植　是针对某些遗传性疾病采用细胞、组织及器官移植方法进行治疗，如骨髓移植（多种先天性免疫缺陷病、重型β地中海贫血、溶酶体贮积症）、肝移植（α₁-抗胰蛋白酶缺乏症）、角膜移植（遗传性角膜萎缩症）、肾移植（家族性多囊肾、遗传性肾炎）。

二、药物治疗

药物治疗遗传病的原则是"去其所余，补其所缺"。按药物治疗实施时间不同分为出生前治疗、症状前治疗及现症状治疗。

1. 出生前治疗　如羊水中三碘甲状腺原氨酸（T_3）增高，胎儿可能患甲状腺功能低下，给孕妇服用甲状腺素；甲基丙二酸尿症胎儿的羊水中甲基丙二酸含量增高，会引起新生儿发育迟缓和酸中毒，应在出生前和出生后给母亲和患儿注射大量维生素 B_{12}。

2. 症状前治疗　如患儿甲状腺功能低下，应给予甲状腺素终身服用，以防患儿智能和体格发育障碍。

3. 现症治疗

（1）去其所余：应用螯合剂（肝豆状核变性）；应用促排泄剂（家族性高胆固醇血症）；利用代谢抑制剂（Lesch-Nyhan 综合征）；血浆置换或血浆过滤（溶酶体贮积症、家族性高胆固醇血症）；平衡清除法（溶酶体贮积症）。

（2）补其所缺

1）补充激素：胰岛素（胰岛素依赖性糖尿病）；生长激素（垂体性侏儒）；第Ⅷ因子（甲型血友病）；腺苷脱氨酶（ADA 缺乏症）；各种酶制剂（溶酶体贮积症）；甲状腺制剂（家族性甲状腺肿）；输注免疫球蛋白（免疫缺陷）。

2）补充酶：①酶诱导治疗：雄激素能诱导α₁-抗胰蛋白酶的合成；②酶补充疗法：脑苷脂病患者注射 β-葡萄糖苷酶制剂。

3）补充维生素：叶酸（先天性叶酸吸收不良）。

三、饮食疗法

饮食疗法治疗遗传病的原则是"禁其所忌"。多用于治疗遗传性酶缺陷所致的氨基酸、脂肪酸及糖代谢异常。

1. 出生前治疗　对患有半乳糖血症风险的胎儿，孕妇的饮食中限制乳糖和半乳糖的摄入量，胎儿出生后再禁用人乳和牛乳喂养。

2. 现症治疗　低苯丙氨酸饮食疗法治疗（苯丙酮尿症），患儿年龄越大，饮食疗法的效果越差，故应早诊断早治疗。

四、基因治疗

基因治疗是运用 DNA 重组技术修复患者细胞内有缺陷的基因，使细胞恢复正常功能而达到治疗遗传病的目的。主要目标是治疗体细胞的基因缺陷，使患者症状得到缓解或消失；治疗生殖细胞的基因缺陷，使有害基因不再在人群中散布。

1. 基因治疗的策略

（1）基因增强：利用基因转移技术，将正常功能的基因转移到有基因缺陷的细胞中以表达正常产物，从而弥补缺陷基因的功能。适用于基因缺失或功能缺陷等引起的遗传性疾病，但缺陷基因本身无法去除或修复，且向靶细胞基因组的随机插入有可能造成新的基因突变。

（2）基因置换：将外源性正常基因定点导入靶细胞的基因缺陷部位，原位替换异常基因，使致病基因得到永久修正。该法避免了发生新插入突变的潜在风险，是最理想的基因治疗方法，但技术难度大，目前尚处于研究阶段。

（3）基因矫正：指原位纠正缺陷基因的单个碱基突变，而无须替换整个基因，即可达到基因治疗的目的。此法适用于对单个碱基突变引起的单基因遗传病的治疗，但技术难度大，目前亦处于研究阶段。

（4）基因失活：指封闭疾病相关基因从而阻止其产物的形成。主要技术有反义核酸技术、反基因策略、肽核酸、核酶和 RNA 干扰等，适用于基因突变产生异常蛋白或基因过量表达蛋白质而导致的遗传病。

2. 基因治疗的途径 根据外源基因导入的细胞类型不同，将基因治疗途径分为体细胞基因治疗和生殖细胞基因治疗。

（1）体细胞基因治疗：主要采取转基因治疗，即将正常的外源基因导入受体细胞，并且随机整合到核 DNA 中进行表达，以补偿异常基因的功能缺陷。体细胞基因治疗不必矫正所有的体细胞，只需集中于该基因特定表达的体细胞。

基因导入方法有以下两种：直接体内疗法，又称直接活体转移法或一步法，是通过肌内注射或喷雾等方法使目的基因直接进入患者靶组织中，使其到达相应的靶细胞并进行表达。间接体内疗法，又称回体转移法或两步法，首先取患者的靶细胞进行离体培养，利用基因转移载体将目的基因导入离体培养细胞中，待外源目的基因正常表达后，再将其回输到患者体内，使带有外源正常基因的细胞表达特定的基因产物，达到治疗目的。

（2）生殖细胞基因治疗：以患者的生殖细胞作为治疗对象，使其后代发育成正常个体并世代传递。该法可从根本上解决后代的遗传缺陷问题，但适用范围小，只适用于排卵周期短而次数多的动物，而且受精卵易受显微注射和基因转移手术的损伤，难以发育成幼体，同时生殖细胞的基因治疗还涉及伦理学问题。因此，在人类一般不考虑生殖细胞基因治疗途径。

五、基因治疗的临床应用

举例：腺苷脱氨酶缺乏症

发病机制：ADA 缺乏—脱氨腺苷酸增多—甲基化能力改变—产生毒性反应—患者 T 淋巴细胞受损—引起反复感染等症状。

临床基因治疗的方案：体外培养外周血 T 淋巴细胞—IL-2 等刺激生长—T 淋巴细胞分裂—含正常 ADA 基因的反转录病毒载体 LASN 导入细胞—回输患者。

【强化训练题】

一、名词解释

1. 基因治疗（gene therapy）
2. 基因修复（gene repair）
3. 基因增强（gene augmentation）
4. 基因替代（gene replacement）
5. 基因添加（gene augmentation）
6. 生殖细胞基因疗法（germ cell gene therapy）
7. 平衡清除法（equilibrium depletion）
8. 酶诱导治疗（enzyme-inducing therapy）
9. 回体转移（ex vivo）

二、填空题

1. 遗传病的治疗有了突破性的进展，已从传统的_____、_____等跨入了_____，使得遗传病根治前景广阔。
2. 传统的遗传病的治疗方法包括_____、_____和_____等。
3. 遗传病的手术疗法主要包括_____和_____。
4. "去其所余"的主要方法包括_____、_____、_____和_____。
5. 遗传性代谢病通常由基因突变造成_____或_____，可用_____和_____的方法进行治疗。
6. 饮食疗法治疗遗传病的原则是_____，即对因_____造成的_____或_____堆积的患者，制定特殊的_____或_____，以控制底物或中间产物的摄入，减少代谢产物的堆积，达到治疗的目的。
7. 基因治疗的策略不同，概括起来主要有下列_____、_____、_____和_____。
8. 基因治疗根据靶细胞的类型可分为_____和_____。
9. 基因转移的途径有两类：一类是_____，称为_____；另一类为_____，称为_____。
10. 除了骨髓细胞以外，_____、_____、_____和_____也可作为靶细胞来研究或实施转基因治疗。

三、选择题

A 型题

1. 由于分子遗传学的飞速发展，遗传病的治疗已从传统的手术治疗、饮食方法、药物疗法等跨入了

A. 基因治疗　　　　　　B. 物理治疗

C. 饮食与手术治疗　　　D. 手术与药物治疗

E. 酶与糖类治疗

2. 成功的同种异体移植可持续供给所缺乏的酶或蛋白质，因此对于某些先天性代谢病进行器官移植可达到治疗目的，这种移植又称

A. 细胞移植　　　　　　B. 组织移植

C. 器官移植　　　　　　D. 蛋白移植

E. 酶移植

3. 下列（　　　）能采用症状前药物治疗

A. 枫糖尿症

B. 苯丙酮尿症

C. 甲状腺功能低下

D. 同型半胱氨酸尿症或半乳糖血症

E. 以上都是

4. 遗传病的手术疗法主要包括

A. 手术矫正和组织器官移植

B. 细胞组织器官修复

C. 手术的剖析

D. 推拿疗法

E. 克隆技术

5. 饮食疗法治疗遗传病的原则是

A. 少食多餐　　　　　　B. 去其所余

C. 口服维生素　　　　　D. 禁其所忌

E. 补其所缺

6. 通过同源重组或靶向突变等对突变的 DNA 进行原位修复，将致病基因的突变碱基序列纠正，保留正常部分，称为

A. 基因修正　　　　　　B. 基因转移

C. 基因添加　　　　　　D. 基因突变

E. 基因复制

7. 基因治疗时仅将正常的 DNA 导入细胞而不替换掉有缺陷的基因，从而使细胞的功能恢复正常，称为

A. 基因修正　　　　　　B. 基因转移

C. 基因添加　　　　　　D. 基因突变

E. 基因复制

8. 对于缺陷型遗传病患者进行体细胞基因治疗，可采用

A. 反义核酸技术　　　　B. 基因添加

C. RNA 干扰　　　　　　D. SSCP

E. cDNA 杂交

9. 去除整个变异基因，用正常基因取代，使致病基因得到永久地更正，称为

A. 基因替代　　　　　　B. 基因转移

C. 基因修正　　　　　　D. 基因突变

E. 基因复制

10. 某些遗传病是因为酶缺乏而不能形成机体所必需的代谢产物，如给予补充，即可使症状得到明显的改善，达到治疗目的，称为

A. 基因替代　　　　　　B. 补缺

C. 基因突变　　　　　　D. 基因修正

E. 基因复制

11. 外源基因克隆至一个合适的载体，首先导入体外培养的自体或异体的细胞，经筛选后将能表达外源基因的受体细胞重新输回受试者体内，称为

A. 导入　　　　　　　　B. 回体转移

C. 间体转移　　　　　　D. 直接活体转移

E. 移植

12. 将正常基因转移到患者的生殖细胞中而使之发育成一个正常的个体，称为

A. 胎儿的基因治疗

B. 生殖细胞基因治疗

C. 胚胎组织器官基因治疗

D. 胚胎细胞的基因治疗

E. 体细胞基因治疗

13. 将目的基因导入病变细胞或其他细胞，目的基因的表达产物可以补偿缺陷细胞的功能或使原有的功能得到加强，称为

A. 基因修正　　　　　　B. 基因增强

C. 基因复制　　　　　　D. 基因互补

E. 基因转移

14. 将含有外源基因的重组病毒、脂质体或裸露的 DNA 直接导入体内，称为

A. 直接活体转移　　　　B. 回体转移

C. 间体转移　　　　　　D. 基因互补

E. 基因转移

15. 遗传病治疗不包括

A. 针对突变基因的生殖细胞基因的修饰与改善

B. 蛋白质功能的改善

C. 针对突变基因转录的基因表达调控

D. 临床水平的内、外科治疗及心理治疗等

E. 在代谢水平上对代谢底物或产物的控制

16. 当遗传病发展到已出现各种临床症状尤其是器官组织已出现了损伤，应用外科手术的方法对病损器官进行

A. 切除　　　　　　　　B. 修补

C. 替换　　　　　　　　D. 间体转移

E. 回体转移

17. 下列能通过筛查在症状出现前做出诊断、及时治疗的是

A. 半乳糖血症　　　　　B. 糖原贮积症

C. 苯丙酮尿症　　　　　D. 血红蛋白病

E. 甲状腺肿瘤

18. 药物、饮食治疗的原则不包括

A. 去其所余　　　　　　B. 补其所缺

C. 禁其所忌　　　　　　D. 食其所需

E. 取其所劣

19. 补其所缺临床治疗方法是

A. 应用促排泄剂　　　　B. 应用螯合剂

C. 应用酶制剂　　　　　D. 平衡清除法

E. 血浆置换或血浆过滤

20. 载体导入酶是将纯化酶制剂装入载体后再输给患者，载体通过胞吞作用进入细胞并逐渐释放酶，提高疗效。常用的载体是

A. 蛋白质　　　　　　　B. 糖蛋白

C. 红细胞胞影　　　　　D. 反转录酶

E. 质粒

21. 饮食疗法治疗遗传病的原则是

A. 取其所劣　　　　　　B. 禁其所忌

C. 补其所缺　　　　　　D. 去其所余

E. 用其所余

22. 对因酶缺乏而造成的底物或中间产物堆积的患者正确的治疗方法是

A. 制定特殊的食谱或配以药物

B. 多用维生素治疗

C. 增加底物或中间产物的摄入

D. 少食多餐

E. 使用诱导酶活性的药物

23. 基因治疗的策略不包括

A. 基因矫正　　　　　　B. 基因置换

C. 基因增强　　　　　　D. 基因缺失

E. 基因失活

24. 基因抑制指

A. 导入外源基因去干扰

B. 导入原核细胞

C. 导入蛋白质基因

D. 抑制基因表达

E. 抑制有害的基因表达

25. 基因失活指

A. 导入蛋白质基因

B. 抑制基因表达

C. 导入外源基因去干扰

D. 导入原核细胞

E. 抑制有害的基因表达

26. 目前进行的基因治疗属于

A. 胎儿基因治疗　　　　B. 生殖细胞基因治疗

C. cDNA 基因治疗　　　D. 体细胞基因治疗

E. 单细胞基因治疗

27. 目前常用的基因转移方法是

A. 数学　　　　　　　　B. 药理学

C. 生物学　　　　　　　D. 生理学

E. 化学

28. 基因治疗的必要条件不包括

A. 掌握该病分子缺陷的本质

B. 选择合适的疾病

C. 矫正遗传病的治疗基因得到克隆

D. 克隆基因的有效表达

E. 有可利用的动物模型

29. 下列（　　　）疾病不能进行基因治疗

A. 神经性疾病　　　　　B. 心血管病

C. 呼吸系统疾病　　　　D. 营养不良

E. 癌症

30. 转基因治疗不考虑

A. 靶细胞选择

B. 临床实践

C. 载体选择

D. 被转基因的表达必须受到严格调控

E. 被转基因在靶细胞中具有适当的表达效率

31. 目前用于转基因的载体有许多，在选择载体时，不需要考虑的是

A. 载体本身的大小

B. 载体对机体的毒性

C. 载体对靶细胞的转染效率

D. 载体所携带的转录启动子启动转录的效率

E. 载入的 DNA 在细胞中的作用

32. 下列（　　　）不属于遗传病的治疗方法

A. 手术治疗　　　　　　B. 药物治疗

C. 基因治疗　　　　　　D. 饮食疗法

E. 组织胚胎治疗

33. 下列（　　　）可用于肿瘤的基因治疗

A. 对免疫细胞的修饰　　B. 对肿瘤细胞的修饰

C. 对体细胞的修饰　　　D. 对生殖细胞的修饰

E. 对 T 细胞的修饰

34. 对于单基因病特别是先天性代谢病的治疗主要采用

A. 手术治疗　　　　　　B. 内科治疗

C. 基因治疗　　　　　　D. 饮食治疗

E. 组织胚胎治疗

35. 对于多基因病的治疗主要采用

A. 手术治疗　　　　　　B. 细胞治疗

C. 基因治疗　　　　　　D. 饮食治疗

E. 药物治疗

36. 当遗传病发展到已出现各种临床症状尤其是器官组织已出现了损伤，优先选择的治疗方法是

A. 基因治疗　　　　　　B. 药物治疗

C. 手术治疗　　　　　　D. 饮食治疗

E. 组织胚胎治疗

37. 由于酶活性过高所造成的生产过剩病，可用

A. 促排泄剂　　　　　　B. 补充外源性酶

C. 螯合剂　　　　　　　D. 纯化酶制剂

E. 维生素

38. 在某些情况下，酶活性不足不是结构基因的缺失，而是其表达功能"关闭"，可使用药物、激素和营养物质使其"开启"，诱导其合成相应的酶，称为

A. 酶补充疗法　　　　　B. 酶诱导治疗

C. 酶介导治疗　　　　　D. 酶导入治疗

E. 酶转移治疗

39. 产前诊断如确诊甲基丙二酸尿症，在出生前和出生后给母体和患儿注射

A. 维生素 B_1　　　　　B. 维生素 D

C. 维生素 B_{12}　　　　D. 维生素 E

E. 维生素 C

40. Wilson 病是一种铜代谢障碍性疾病,应用一些药物与铜离子能形成螯合物的原理，患者可服用

A. 维生素 E　　　　　　B. 青霉胺

C. 维生素 B_{12}　　　　D. 硫酸镁

E. 去铁胺 B

41. 原发性痛风和自毁容貌综合征的治疗可用代谢抑制剂抑制酶活性，患者可服用

A. 维生素 B_{12}　　　　B. 黄嘌呤氧化酶

C. 腺嘌呤　　　　　　　D. 别嘌醇

E. 青霉胺

42. α_1-抗胰蛋白酶缺乏症可用酶诱导法治疗，患者可服用

A. 维生素 B_{12}　　　　B. 雄激素

C. 胰蛋白酶　　　　　　D. 雌激素

E. 维生素 C

43. 基因治疗时运用（　　）将正常基因及其表达所需的序列导入到病变细胞或体细胞中

A. 反义技术　　　　　　B. 基因克隆技术

C. 基因测序技术　　　　D. 重组 DNA 技术

E. 基因芯片技术

44. 一段 DNA 或 RNA 寡核苷酸在 DNA 大沟中，以 Hoogsteen 氢键与 DNA 高嘌呤区结合，形成三链结构称为

A. 三链 DNA　　　　　　B. 三链形成寡核苷酸

C. 单链形成寡核苷酸　　D. 二链形成寡核苷酸

E. 三链核苷酸

45. 被誉为"基因封条"的技术是

A. 反义核蛋白　　　　　B. ribozyme 技术

C. 反义 ribozyme　　　　D. 反义 RNA

E. 反义基因技术

46. 基因转移中回体转移法的优点是

A. 经典、安全　　　　　B. 步骤多

C. 效果不易控制　　　　D. 不容易推广

E. 技术复杂

47. 基因转移中直接活体转移法的优点是

A. 技术不成熟　　　　　B. 免疫排斥

C. 疗效短　　　　　　　D. 安全性高

E. 操作简便

48. 已在临床上经过基因治疗获得疗效的疾病是

A. Gaucher 病　　　　　B. ADA 缺乏症

C. 半乳糖血症　　　　　D. PKU

E. α_1-抗胰蛋白酶血症

49. 对于某一疾病进行基因治疗的价值需要进行的估价包括

A. 患者对家庭和社会的影响

B. 疾病对患者的危害性

C. 人群中的发病率

D. 其他治疗方面的可用性

E. 以上都是

50. 在体内能保持相当长的寿命或者具有分裂能力的转基因治疗理想靶细胞是

A. 干细胞　　　　　　　B. 神经细胞

C. 骨髓细胞　　　　　　D. 树突细胞

E. 成纤维细胞

51. 下列（　　）可作为载体用于大片段基因的转染

A. 质粒　　　　　　　　B. 反转录病毒

C. 腺病毒　　　　　　　D. 慢病毒

E. 脂质体

52. ADA 缺乏症的临床基因治疗方案使用的靶细胞或组织是

A. 成纤维细胞　　　　　B. 神经细胞

C. T 淋巴细胞　　　　　D. 骨髓细胞

E. 干细胞

53. 我国复旦大学应用反转录病毒载体转移因子 IX 基因转移至患者（　　）中产生了高滴度有凝血活性的因子 IX 蛋白

A. 呼吸道上皮细胞　　　B. 皮肤成纤维细胞

C. B 淋巴细胞　　　　　D. 神经细胞

E. 胆管上皮细胞

54. α₁-抗胰蛋白酶缺乏的基因治疗是应用
（　　　）载体把 α₁-抗胰蛋白酶基因转移到呼吸道
上皮细胞，可阻止慢性阻塞性肺疾病的发展
A. 质粒　　　　　　　B. 反转录病毒
C. 腺病毒　　　　　　D. 脂质体
E. 慢病毒

55. 肿瘤的基因治疗中对宿主细胞的修饰技术包括
A. 将一些对细胞毒药物有抗性的基因转移至造
血前体细胞
B. 将抑制基因导入肿瘤细胞
C. 将细胞因子基因导入肿瘤细胞
D. 导入酶药物前体，形成肿瘤特异的敏感性
E. 改正肿瘤细胞的基因突变

56. 基因治疗 HIV 感染的可行方法是
A. 直接注射 DNA
B. 转移携带自杀基因的 CD8⁺T 细胞
C. 阻断 HIV 和 CD4 结合
D. 将人工构建的一个重组基因导入易感细胞内
E. 以上都是

57. 基因治疗乙肝的可行方法是
A. 基因矫正　　　　　B. 基因替换
C. 反义核酸技术　　　D. 基因增强
E. 基因失活

58. 基因治疗血管疾病是在一个特定的部位把转
移基因转移到
A. 肝细胞　　　　　　B. 皮肤成纤维细胞
C. 血管壁细胞　　　　D. 呼吸道上皮细胞
E. B 淋巴细胞

59. 对唇裂、腭裂的可行治疗方法是
A. 手术矫正　　　　　B. 手术修补
C. 基因替换　　　　　D. 手术切除
E. 组织移植

60. 对先天性心脏畸形及两性畸形的可行方法是
A. 基因替换　　　　　B. 组织移植
C. 手术矫正　　　　　D. 手术修补
E. 手术切除

61. 对家族性多囊肾，遗传性肾炎治疗的有效方
法是
A. 药物治疗　　　　　B. 基因治疗
C. 手术修补　　　　　D. 肾移植
E. 手术切除

62. 对重型 β 地中海贫血和某些遗传性免疫缺陷
患者治疗的有效方法是
A. 骨髓移植　　　　　B. 肝细胞移植
C. B 淋巴细胞移植　　D. T 淋巴细胞移植
E. 成纤维细胞移植

63. 对 α₁-抗胰蛋白酶缺乏症患者在进行（　　　）
治疗后，可使血中的 α₁-抗胰蛋白酶达到正常水平
A. T 淋巴细胞移植　　B. 成纤维细胞移植
C. 肝移植　　　　　　D. 肾移植
E. 骨髓移植

64. 介导转录后基因沉默现象的分子是
A. tRNA　　　　　　B. RNAi
C. mRNA　　　　　　D. ssRNA
E. dsRNA

65. 药物治疗的时间可以在
A. 胎儿出生前　　　　B. 胎儿出生后
C. 症状出现前　　　　D. 症状出现后
E. 以上都是

66. 口服考来烯胺对于家族性高胆固醇血症的治
疗方法属于
A. 应用螯合剂　　　　B. 应用促排泄剂
C. 应用代谢抑制剂　　D. 平衡清除法
E. 血浆置换或血浆过滤

67. 用别嘌醇治疗原发性痛风和自毁容貌综合征
的方法属于
A. 应用螯合剂　　　　B. 应用促排泄剂
C. 应用代谢抑制剂　　D. 平衡清除法
E. 血浆置换或血浆过滤

68. 用青霉胺治疗 Wilson 病的方法属于
A. 应用螯合剂　　　　B. 应用促排泄剂
C. 应用代谢抑制剂　　D. 平衡清除法
E. 血浆置换或血浆过滤

69. 雄激素用于 α₁-抗胰蛋白酶缺乏症治疗的方
法属于
A. 维生素补充疗法　　B. 平衡清除法
C. 酶活化疗法　　　　D. 酶诱导治疗
E. 补充激素疗法

70. 给 Gaucher 病患者注射 β-葡萄糖苷酶制剂的
方法属于
A. 酶补充疗法　　　　B. 平衡清除法
C. 酶活化疗法　　　　D. 酶诱导治疗
E. 激素补充疗法

71. 由于酶反应辅助因子合成不足，或者是缺乏
的酶与维生素辅助因子的亲和力降低的遗传代
谢病，应补充相应的
A. 激素　　　　　　　B. 蛋白质
C. 维生素　　　　　　D. 微量元素
E. 酶

72. 对患有半乳糖血症风险的胎儿，在孕妇的饮
食中限制摄入量的成分是
A. 葡萄糖　　　　　　B. 乳糖和半乳糖

C. 脂肪　　　　　　D. 蔗糖

E. 淀粉

73. 治疗苯丙酮尿症患儿的主要方法包括

A. 早期治疗

B. 低苯丙氨酸饮食法

C. 服用苯丙氨酸氨基水解酶的胶囊

D. 服用低苯丙氨酸奶粉

E. 以上都是

74. 以骨髓细胞作为基因治疗靶细胞的血液系统疾病是

A. CGD　　　　　　B. ADA 缺乏症

C. 镰状细胞贫血　　D. 地中海贫血

E. 以上都是

75. 基因治疗囊性纤维化所使用的靶细胞或组织是

A. 呼吸道　　　　　B. 肝细胞

C. T 淋巴细胞　　　D. 骨髓细胞

E. 造血干细胞

76. LDL 受体缺乏基因治疗所使用的靶细胞或组织是

A. 造血干细胞　　　B. 肝细胞

C. 骨髓细胞　　　　D. B 淋巴细胞

E. 呼吸道

77. 范可尼综合征基因治疗所使用的靶细胞或组织是

A. T 淋巴细胞　　　B. 肝细胞

C. 成纤维细胞　　　D. 造血干细胞

E. 骨髓细胞

X 型题

78. 从基因突变到临床表现的出现，这期间涉及许多过程，每一过程都可能成为遗传病治疗的着眼点。遗传病治疗包括

A. 临床水平的内、外科治疗及心理治疗等

B. 针对突变基因转录的基因表达调控

C. 蛋白质功能的改善

D. 在代谢水平上对代谢底物或产物的控制

E. 针对突变基因的体细胞基因的修饰与改善

79. 当遗传病发展到出现各种临床症状尤其是器官组织已出现了损伤，应对病损器官进行

A. 手术切除　　　　B. 手术修补

C. 手术替换　　　　D. 克隆方法

E. 细胞转导

80. 去其所余的临床治疗方法包括

A. 应用螯合剂

B. 应用促排泄剂

C. 应用代谢抑制剂

D. 血浆置换或血浆过滤

E. 平衡清除法

81. 饮食疗法治疗遗传病的原则是禁其所忌，即对因酶缺失而造成的底物或中间产物堆积的患者，应建议

A. 控制底物或中间产物的摄入

B. 制定特殊的食谱或配以药物

C. 减少代谢产物的堆积

D. 少食多餐

E. 补充维生素

82. 根据宿主病变的不同基因治疗的策略也不同，概括起来包括

A. 基因矫正　　　　B. 基因替换

C. 基因增强　　　　D. 基因缺失

E. 基因抑制和基因失活

83. 基因治疗就是

A. 运用重组 DNA 技术

B. 将具有正常基因及其表达所需的序列导入病变细胞或体细胞中

C. 以替代或补偿缺陷基因功能

D. 抑制基因的过度表达

E. 达到治疗遗传性或获得性疾病的目的

84. 基因抑制和基因失活是

A. 抑制有害的基因表达

B. 抑制基因表达

C. 导入蛋白质基因

D. 导入原核细胞

E. 导入外源基因去干扰

85. 基因治疗根据靶细胞的类型可分为

A. 生殖细胞基因治疗　B. 淋巴细胞基因治疗

C. cDNA 基因治疗　　D. 体细胞基因治疗

E. 干细胞基因治疗

86. 对于进行成功的基因治疗来说，必要条件是

A. 选择合适的疾病

B. 掌握该病分子缺陷的本质

C. 矫正遗传的治疗基因得到克隆

D. 克隆基因的有效表达

E. 克隆基因的有效调节和可利用的动物模型

87. 肿瘤的基因治疗可分为

A. 对宿主细胞的修饰　B. 对肿瘤细胞的修饰

C. 对体细胞的修饰　　D. 对生殖细胞的修饰

E. 对干细胞的修饰

四、判断题（正确为 T，错误为 F）

1. 矫正畸形是将遗传病所产生的畸形进行手术矫正，可收到较好效果。（　　　）

2. 卵裂球的微活检即从 2～8 个细胞期的胚胎细

胞中分离出单个细胞进行检测。（　　　）

3. 分子病及酶病多数是由于蛋白质或酶的缺失引起，故补充缺乏的蛋白质、酶或他们的终产物，常可收到疗效。（　　　）

4. 由于酶缺失不能对底物进行正常代谢的患者，可限制底物的摄入量以达到治疗的目的。（　　　）

5. 由于酶促反应障碍，体内贮积过多"毒物"，此时可使用各种理化方法将过多的"毒物"排出或抑制其生成。（　　　）

6. 染色体病是令人棘手的一类遗传病，目前无法根治，但改善症状很容易。（　　　）

7. 遗传病的治疗与一般疾病治疗的疗效不同，遗传病治疗的初期效果明显，但长期观察则达不到预期的目的。（　　　）

8. 药物治疗可以在胎儿出生前进行，这时可以使胎儿出生后的遗传病症状推迟出现。（　　　）

9. 对于某些遗传病，采用症状前药物治疗也可以预防遗传病的病症发生而达到治疗的效果。（　　　）

10. 当遗传病发展到各种症状已经出现，机体器官已经受到损害，这时治疗的作用就仅限于基因治疗。（　　　）

11. 临床上，很多情况下直接输入酶制剂，能有效地发挥作用。（　　　）

12. 随着患儿年龄的增大，饮食治疗的效果就越来越差，所以要求早诊断，早治疗。（　　　）

13. 基因替代指去除整个变异基因，用有功能的正常基因取代之，使致病基因得到永久的更正。（　　　）

14. 反义技术封闭某些正常基因的表达，以达到抑制有害基因表达的目的。（　　　）

15. 迄今所有导入细胞的目的基因表达率都不高，这与基因转移方法、靶细胞的选择等有关。（　　　）

五、问答题

1. 遗传病治疗的主要手段有哪些？
2. 去其所余是药物治疗的原则之一，简述其方法。
3. 简述遗传性代谢病的酶疗方法。
4. 简述基因转移的途径、方法和特点。
5. 基因治疗的必要条件是什么？
6. 转基因治疗中靶细胞的选用原则和种类有哪些？
7. 以 ADA 缺乏症为例说明基因治疗遗传病的过程。

【参 考 答 案】

一、名词解释

1. 基因治疗（gene therapy）：运用遗传操作技术，纠正或替代细胞中的缺陷基因，或者对基因的表达进行干预，实现功能的恢复、替代或补偿，从而达到治疗遗传性或获得性疾病的目的。

2. 基因修复（gene repair）：通过特定的方法如同源重组或靶向突变等对缺陷 DNA 进行原位修复或置换，使细胞内的 DNA 完全恢复到正常状态，这是基因治疗的最理想的方法。

3. 基因增强（gene augmentation）：将目的基因导入病变细胞或其他细胞，目的基因的表达产物可以补偿缺陷细胞的功能或使原有的功能得到加强。适用于单基因突变导致的蛋白缺乏或功能缺失所引起的疾病。

4. 基因替代（gene replacement）：指去除整个变异基因，用有功能的正常基因取代之，使致病基因得到永久的更正。

5. 基因添加（gene augmentation）：非定点导入外源正常基因，而没有去除或修复有缺陷的基因，即间接疗法，此法难度较小，是目前多采用的策略，并已付诸实践。

6. 生殖细胞基因疗法（germ cell gene therapy）：将正常基因转移到有遗传缺陷的生殖细胞，使其发育成正常个体，这样不仅可使遗传疾病在当代得到治疗，而且还能将新基因传给患者后代，使遗传病得到根治，这是根治遗传病的理想方法。

7. 平衡清除法（equilibrium depletion）：一些溶酶体贮积，其沉积物可弥散入血，并保持血与组织之间的动态平衡。将酶制剂注入血液以清除底物，则平衡被打破，组织中沉积物可不断进入血液而被清除，周而复始，达到逐渐去除沉积物的目的。

8. 酶诱导治疗（enzyme-inducing therapy）：在某些情况下，酶活性不足不是结构基因的缺失，而是其表达功能"关闭"，可使用药物、激素和营养物质使其"开启"，诱导其合成相应的酶。

9. 回体转移（ex vivo）：指外源基因克隆至一个合适的载体，首先导入体外培养的自体或异体（有特定条件）的细胞，经筛选后将能表达外源基因的受体细胞重新输回受试者体内。

二、填空题

1. 手术治疗　饮食疗法　药物疗法　基因治疗
2. 手术治疗　药物治疗　饮食疗法
3. 手术矫正　器官移植
4. 应用螯合剂　应用促排泄剂　利用代谢抑制剂　血浆置换或血浆过滤　平衡清除法
5. 酶的缺失　酶活性降低　酶诱导　酶补充

6. 禁其所忌 酶缺乏 底物 中间产物 食谱
配以药物
7. 基因增强 基因置换 基因矫正 基因失活
8. 体细胞基因治疗 生殖细胞基因治疗
9. *in vivo* 直接活体转移 *ex vivo* 回体转移
10. 肝细胞 神经细胞 内皮细胞 肌细胞

三、选择题

A 型题

1. A	2. E	3. E	4. A	5. D
6. A	7. C	8. B	9. A	10. B
11. B	12. B	13. B	14. B	15. A
16. A	17. C	18. E	19. C	20. C
21. B	22. A	23. D	24. A	25. E
26. D	27. E	28. E	29. D	30. B
31. E	32. E	33. B	34. B	35. A
36. C	37. B	38. B	39. C	40. B
41. D	42. B	43. D	44. B	45. D
46. A	47. E	48. B	49. E	50. C
51. D	52. C	53. B	54. C	55. A
56. E	57. B	58. C	59. B	60. C
61. D	62. A	63. C	64. E	65. E
66. B	67. C	68. A	69. D	70. A
71. C	72. B	73. E	74. E	75. A
76. B	77. D			

X 型题

78. ABCDE	79. ABC	80. ABCDE
81. ABC	82. ABCE	83. ABCDE
84. AE	85. AD	86. ABCDE
87. AB		

四、判断题

1. T	2. T	3. T	4. T	5. T	6. F	7. T	8. F
9. T	10. F	11. F	12. T	13. T	14. F	15. T	

五、问答题

1. 遗传病的治疗大致上可分三类：①外科治疗：矫正畸形，改善症状，病损组织或器官的替换与移植。②内科治疗：补其所缺、禁其所忌和去其所余。③基因治疗：即运用 DNA 重组技术修复患者细胞中有缺陷的基因，使细胞恢复正常功能，遗传病因而得到治疗。基因治疗主要有基因修正和基因添加两种方式，既可用于体细胞的治疗，也可用于生殖细胞的治疗。

2. 对于一些因酶促反应障碍，导致体内贮积过多的代谢产物，可使用各种理化方法将过多的毒物排出或抑制其生成，使患者的症状得到明显改善，称为去其所余。主要方法包括应用螯合剂、应用促排泄剂、利用代谢抑制剂、血浆置换或血浆过滤、平衡清除法。

3. 遗传性代谢病通常是由于基因突变造成酶的缺失或活性降低，可用下列两种方法进行治疗：①酶诱导治疗：在某些情况下，酶活性不足不是结构基因的缺失，而是其表达功能"关闭"，可使用药物、激素和营养物质使其"开启"，诱导其合成相应的酶。②酶补充疗法：给患者体内输入纯化酶制剂是酶补充疗法的重要途径。在临床很多情况下，直接输入酶制剂，往往受到机体免疫功能的作用而被破坏，因而不能有效地发挥作用。为了降低外源酶在体内的破坏，延长酶作用的半衰期，目前采用将纯化酶制剂装入载体后再输入给患者的办法。

4. 基因转移的途径有两类：一类是 *in vivo*，称为直接活体转移；另一类为 *ex vivo*，称为回体转移。前者指将含外源基因的重组病毒、脂质体或裸露的 DNA 直接导入体内。后者指外源基因克隆至一个合适的载体，首先导入体外培养的自体或异体（有特定条件）的细胞，经筛选后将能表达外源基因的受体细胞重新输回受试者体内。*ex vivo* 法比较经典、安全，而且效果较易控制，但是步骤多、技术复杂、难度大、不容易推广；*in vivo* 法操作简便、容易推广，但尚不成熟，存在疗效短、免疫排斥及安全性等问题，它是基因转移研究的方向，只有 *in vivo* 基因转移方法成熟了，基因治疗才能真正走向临床。基因转移方法可分为物理、化学和生物学等方法。

5. 对于进行成功的基因治疗来说，必要条件是选择合适的疾病，掌握该病分子缺陷的本质，矫正遗传病的治疗（或正常）基因得到克隆，克隆基因的有效表达，克隆基因的有效调节，可利用的动物模型。

6. 转基因治疗中的靶细胞选用应该是在体内能保持相当长的寿命或者具有分裂能力的细胞，这样才能使被转入的基因能有效地、长期地发挥"治疗"作用。因此干细胞、前体细胞都是理想的转基因治疗靶细胞。以目前的观点看，骨髓细胞是唯一满足以上标准的靶细胞，而骨髓的抽取、体外培养、再植入等所涉及的技术都已成熟；此外，骨髓细胞还构成了许多组织细胞（如单核巨噬细胞）的前体，因此不仅一些累及血液系统的疾病如 ADA 缺乏症、珠蛋白生成障碍性贫血、镰状细胞贫血、CGD 等以骨髓细胞作为靶细胞，而且一些非血液系统疾病如苯丙酮尿症、溶酶体贮积病等也都以此作为靶细胞。除了骨髓以外，肝细胞、神经细胞、内皮细胞、肌细胞也可作为靶细胞来研究或实施转基因治疗。

7. ADA 缺乏症是一种 AR 病,因腺苷脱氨酶缺乏,致脱氨腺苷酸增多,改变了甲基化的能力,产生毒性反应,患者 T 淋巴细胞受损,引起反复感染等症状。Anderson 等提出了一项关于 ADA 缺乏症的临床基因治疗方案,具体内容:先分离患者外周血 T 淋巴细胞,在体外培养;在培养时,用 IL-2 等促细胞生长因子刺激它生长,一旦 T 淋巴细胞分裂后就用含正常 ADA 基因的反转录病毒载体 LASN 导入这种细胞,然后回输患者,以达到用正常的 ADA 基因替代有缺陷的 ADA 基因的目的,实现基因治疗。该方案分别于 1990 年和 1991 年,对两例 ADA 缺乏症女孩进行临床基因治疗。

(谭乔燕)

第十九章　遗　传　咨　询

【目 的 要 求】

掌握：遗传病的预防原则；遗传病的群众筛查及 Bayes 定理在遗传病再发风险率评估的应用。

熟悉：遗传咨询的临床基础及主要步骤。

了解：遗传与优生。

【教 材 精 要】

一、遗传咨询的基本内容

遗传咨询又称"遗传商谈"，它应用遗传学和临床医学的基本原理和技术，与遗传病患者及其家属以及有关社会服务人员讨论遗传病的发病原因、遗传方式、诊断、治疗及预后等问题，解答来访者所提出的有关遗传学方面的问题，并在权衡对个人、家庭、社会的利弊基础上，给予婚姻、生育及防治等方面的医学指导。目的是确定遗传病患者和携带者，并对其后代患病的危险率进行预测，以便商谈应采取的预防措施，减少遗传病患儿的出生，降低遗传病的发生率，提高人群遗传素质和人口质量。

1. 遗传咨询的种类　一般咨询、婚前咨询及产前咨询。

2. 遗传咨询的主要步骤　准确诊断；确定遗传方式；对再发风险的估计；提出对策和措施；随访和扩大咨询。

计算出再发风险后，就可在此基础上对遗传病患者及其家属提出对策和措施，包括：①产前诊断，在先证者所患遗传病较严重且难于治疗、再发风险高，但患儿父母又迫切希望有一个健康的孩子的情况下，可运用产前诊断，进行选择生育；②冒险再次生育，在先证者所患遗传病不太严重且只有中度再发风险（4%～6%）时，可作出此项选择；③不再生育，对一些危害严重、致残的遗传病，目前尚无有效疗法，也不能进行产前诊断，再次生育时的再发风险很高，宜采取这种对策；④过继或认领，对一些危害严重且致残或致死的遗传病，目前无治疗方法，再发风险高，又无产前诊断手段，但咨询者又迫切希望有一个健康的孩子，可采取这种对策；⑤人工辅助生殖，一对夫妇婚后生出了严重的常染色体遗传病患儿，或丈夫患严重的常染色体遗传病，或丈夫为染色体易位的携带者，而且已生出了遗传病患儿，再次生育时再发风险高，又无产前诊断方法，可采取此对策；如果上一项中的情况发生于一对夫妇中的妻子，可由供卵者提供卵子，与丈夫的精子在体外进行人工授精，再植入妻子的子宫中，可望得到一个健康的孩子。

二、遗传病再发风险率估计

再发风险又叫复发风险，是曾经生育过遗传病患儿的孕妇再生育同种患儿的概率。

1. 染色体病再发风险估计　染色体病是由于细胞内的染色体数目或结构异常所导致的疾病，该病的再发风险与双亲的核型密切相关。若夫妻双方核型均正常，其子女患染色体病的风险就是该病的群体发病率。若夫妻之一为平衡易位携带者或嵌合体，子代的再发风险较高。

2. 单基因病再发风险率估计

（1）亲代基因型能明确推定时子女再发风险估计

常染色体显性遗传病：患者一般为杂合子，双亲正常其子女一般不发病；若夫妻一方是患者，则子女的再发风险为 1/2；若夫妻双方都是患者，则子女发病风险为 3/4。要注意疾病表现是否存在不完全外显，即外显率低于 100%。当外显率降低时会造成许多遗传病与孟德尔定律的预期值不相符，此时临床上没有发病的个体仍有可能带有致病基因，其子女的发病风险仍为 1/2。

常染色体隐性遗传病：若夫妻双方均为肯定携带者，则子女发病率为 1/4，不管生育了几个患儿，再发风险仍为 1/4。若夫妻一方为肯定携带者，另一方为患者，则子女发病概率为 1/2。若夫妻一方为正常纯合子，而另一方为患者，则子女均为隐性致病基因携带者。

X 连锁隐性遗传病：临床上常见的 X 连锁隐性遗传的传递情况有以下两种。①正常女性与男性患者婚配，女儿均为携带者，儿子均正常；②女性携带者与正常男性婚配，儿子有 1/2 可能患病，女儿均不发病，但有 1/2 的可能为携带者。

X 连锁显性遗传病：人群中 X 连锁显性遗传病女性发病率高于男性，但女性患者症状较轻。男性患者与正常女性婚配所生女儿都发病，儿子都正常；女性患者与正常男性婚配，所生儿女各有 1/2 可能发病。

（2）亲代基因型不能明确推定时子女再发风险估计：若亲代基因型不能明确推定时子女再发风险估计时，如 X 连锁隐性（XR）遗传病、常染色体隐性（AR）遗传病和常染色体显性（AD）遗传病,需采用 Bayes 定理计算子女的再发风险。Bayes 定理涉及前概率、条件概率、联合概率和后概率。

前概率是指按有关遗传病的遗传方式，列出有关成员可能有的基因型及产生这种基因型的分离概率。条件概率是由已知家庭成员的健康状况、正常子代数、实验室检查的阴性和阳性结果，列出产生某种特定情况的概率。联合概率又称合并概率，指在某一基因型前提条件下的前概率和条件概率的乘积。后概率是指某一基因型前提条件下的联合概率除以所有假设条件下联合概率之和。

3. 多基因遗传病再发风险估计　多基因遗传病是由遗传因素和环境因素共同作用所致的疾病，其发病风险与群体发病率、亲属级别、家系中患病人数、患者病情严重程度及遗传率等因素密切相关。目前，对多基因遗传病发病风险的估计常根据群体发病率和一些常见多基因遗传病的经验危险率加以估计。

三、遗传筛查

遗传筛查是指采用常规医疗监护或实验技术手段，针对一般可治疗或可预防的遗传病进行早期诊断和筛查，主要有新生儿筛查和携带者筛查。

1. 新生儿筛查　是对已出生的新生儿进行某些遗传病的症状前的诊断，是出生后预防和治疗某些遗传病的有效方法。我国列入新生儿筛查的病种有苯丙酮尿症、先天性甲状腺功能减低症及听力障碍。此外，在我国南方列入新生儿筛查的病种还有 G-6-PD 缺乏症。

2. 携带者筛查　携带者是表型正常但带有致病基因或异常染色体的个体。包括 AR 杂合子、XR 杂合子、少数带有显性致病基因而表型正常的迟发外显个体及带有平衡易位染色体的个体。当某种遗传病在某一群体中有高发病率时，为了预防该病在群体中的发生，采用经济实用、准确可靠的方法进行群体筛查，对筛出的携带者进行婚姻指导和生育指导。

四、遗传与优生

优生学指用遗传学的原理和方法研究如何改善人群的遗传素质，防止出生缺陷，提高人口质量的科学。优生学有两个重要任务：一是降低不良遗传因素，二是增加优良遗传素质。根据采取的策略不同，优生学可分为正优生学和负优生学。影响优生的因素主要有遗传因素和环境因素（物理因素、化学因素、生物因素等），其次是孕期营养与母体健康状况。针对可能导致出生缺陷的各种因素，采用孕前干预、产前干预、出生后干预三级预防措施，对于有效降低出生缺陷发生率、提高出生人口素质将起到重要作用。

【强化训练题】

一、名词解释

1. 遗传咨询（genetic counselling）
2. 再现风险（recurrence risk）
3. Bayes 定理（Bayes theorem）
4. 遗传筛查（genetic screening）
5. 新生儿筛查（neonatal screening）
6. 系谱分析（pedigree analysis）
7. 家族史（family history）
8. 正优生学（positive eugenics）
9. 负优生学（negative eugenics）

二、填空题

1. 携带者的检出方法包括_____、_____、_____和_____四个水平。
2. 研究如何增加能产生有利表型的等位基因频率的优生学称作_____。
3. 研究如何减少产生不利表型的等位基因频率的优生学称作_____。
4. 遗传咨询的种类包括_____、_____和_____。
5. 遗传咨询的主要步骤是_____、_____、_____和_____。
6. 计算再发风险率后,可在此基础上对遗传病患者及其家属提出对策和措施，这些对策包括_____、_____、_____和_____。
7. Bayes 定理中遗传咨询的概率计算可分_____、_____、_____和_____几个层次。
8. 进行新生儿筛查的这些疾病具有_____、_____和_____的特点。我国列入筛查的疾病有_____、_____、_____和_____。
9. 新生儿筛查一般是用_____或_____作为材料。血样的采集是在出生后_____。

三、选择题

A 型题

1. 在先证者所患遗传病较严重且难于治疗,再发风险高,但患儿父母又迫切希望有一个健康孩子的情况下,宜采取的对策是
A. 一般咨询　　　　　B. 遗传咨询
C. 生育咨询　　　　　D. 婚育咨询
E. 产前诊断

2. 对一些危害严重、致残的遗传病,目前尚无有效疗法,也不能进行产前诊断,再次生育时的再发风险很高,适合的对策是
A. 遗传咨询　　　　　B. 出生后诊断
C. 人工授精　　　　　D. 药物控制
E. 不再生育

3. 一对夫妇婚后生出了严重的常染色体遗传病患儿;或丈夫患严重的常染色体遗传病;或丈夫为染色体易位的携带者,而且生出了遗传病患儿,再次生育时再发风险高,又无产前诊断方法,宜采取的对策是
A. 不再生育　　　　　B. 人工辅助生殖
C. 冒险再次生育　　　D. 过继或认领
E. 借卵怀胎

4. 大多数三体综合征的发生与母亲年龄呈正相关,即随着母亲年龄增大卵巢开始退化,从而导致卵细胞形成过程中
A. 染色体不分离
B. 将有丝分裂变为无丝分裂
C. 有丝分裂染色体不分离
D. 父亲染色体不分离
E. 一个卵细胞与两个精子受精

5. 细菌抑制法适合(　　)的筛查
A. 半乳糖血症　　　　B. 苯丙酮尿症
C. 甲状腺肿　　　　　D. G-6-PD 缺乏症
E. Gaucher 病

6. 利用羊水细胞和绒毛细胞进行
A. 胎儿镜检查　　　　B. B 超检查
C. 染色体核型分析　　D. X 线检查
E. 苯丙酮尿症筛查

7. 曾生育过一个或几个遗传病患儿,再生育该病患儿的概率,称为
A. 患病率　　　　　　B. 复发风险
C. 携带者　　　　　　D. 遗传病
E. 遗传风险

8. 杂合子中的显性基因或纯合体中的隐性基因所产生的可检出遗传病百分率,称为
A. 外显率　　　　　　B. 百分比
C. 不完全外显　　　　D. 半显性遗传
E. 完全外显

9. 个体能很好地在其周围环境中生存,并能将基因传给后代的相对能力称为
A. 遗传病　　　　　　B. 适合度
C. 生存度　　　　　　D. 生殖
E. 传代

10. 利用羊水上清液、羊水细胞、绒毛、脐带血、孕妇外周血中胎儿细胞、孕妇血清和尿液、受精卵、胚胎组织等这些样本可进行
A. 产前诊断　　　　　B. 进行产后预测
C. 分离有害细胞　　　D. 人工辅助生殖
E. 细胞计数

11. 利用孕妇外周血分离胎儿细胞是一项
A. 非创伤性产前诊断技术
B. 分离母体细胞技术
C. 人工辅助生殖技术
D. 创伤性产前诊断技术
E. 和脐带穿刺术同类

12. 我国婚姻法禁止近亲结婚的科学依据是
A. 近亲婚配后代必患遗传病
B. 不符合社会伦理道德
C. 近亲婚配后代患隐性遗传病的概率增高
D. 近亲结婚后代身体抵抗力差
E. 以上都不对

13. 以下各项中不属于优生措施的是
A. 适龄生育　　　　　B. 实行计划生育
C. 产前诊断　　　　　D. 禁止近亲结婚
E. 遗传咨询

14. 首先提出"优生"概念并建立优生学这一门学科的生物学家是
A. 达尔文　　　　　　B. 斯特恩
C. 孟德尔　　　　　　D. 高尔顿
E. 牛顿

15. 下列(　　)属于负优生学
A. 婚前检查和指导　　B. 孕期、围生期保健
C. 遗传咨询　　　　　D. 产前诊断
E. 以上都是

16. 从优生角度讲,女性的最佳生育年龄是
A. 18～20 岁　　　　　B. 20～23 岁
C. 24～29 岁　　　　　D. 30～35 岁
E. 35～40 岁

17. 优生学中,研究如何消除公害,防止各种有害物质对母体、胎儿和整个人类健康的损害,属于
A. 社会优生学　　　　B. 遗传优生学
C. 临床优生学　　　　D. 环境优生学
E. 基础优生学

18. 我国 1980 年颁布的《中华人民共和国婚姻法》第六条明确规定，直系血亲和（ ）代以内的旁系血亲禁止结婚

A. 1 　　　B. 3 　　　C. 4
D. 5 　　　E. 2

X 型题

19. 遗传咨询的种类包括

A. 婚前咨询 　　　　　B. 产前咨询
C. 心理咨询 　　　　　D. 妇科病咨询
E. 一般咨询

20. 遗传咨询医师必须具备的素质包括

A. 对遗传病患者及其家属在咨询商谈的过程中热情、耐心等
B. 掌握诊断各种遗传病的基本技术
C. 需要掌握某些遗传病的群体资料
D. 能熟练地运用遗传学理论对各种遗传病进行病因分析
E. 对遗传学的基本理论、原理、基本知识有全面的认识与理解

21. 掌握诊断各种遗传病的基本技术，包括

A. 临床诊断 　　　　　B. 代谢酶学诊断
C. 细胞遗传学诊断 　　D. 基因诊断
E. 生化诊断

22. 遗传咨询的主要步骤为

A. 准确诊断 　　　　　B. 确定遗传方式
C. 估计再发风险 　　　D. 提出对策和措施
E. 随访和扩大咨询

23. 我国目前列入新生儿筛查的疾病有

A. 苯丙酮尿症
B. SARS
C. 先天性甲状腺功能减退症及听力障碍
D. G-6-PD 缺乏症
E. 细菌感染

24. 杂合子是指表型正常，但带有致病遗传物质并能传递给后代使之患病的个体，一般包括

A. 带有隐性致病基因的个体（杂合子）
B. 带有显性致病基因而暂时表现正常的顿挫型
C. 迟发外显者
D. 带有平衡易位染色体的个体
E. 正常个体

25. Bayes 逆概率定理计算子女的再发风险，涉及

A. 中概率 　　　　　　B. 前概率
C. 条件概率 　　　　　D. 联合概率
E. 后概率

26. 目前可对（ ）进行产前诊断

A. 多基因遗传的神经管缺陷
B. 可进行 DNA 检测的遗传病

C. 特定酶缺陷所致的遗传病代谢病
D. 染色体病
E. 有明显形态改变的出生缺陷

27. 下列应接受产前诊断的是

A. 夫妇之一有染色体数目或结构异常，或曾生育过染色体病患儿的孕妇
B. 35 岁以上的高龄孕妇或夫妇一方有明显致畸因素接触史
C. 有原因不明的自然流产、畸胎、死产及新生儿死亡的孕妇
D. 曾生育过先天畸形（尤其是神经管畸形）的孕妇
E. 已知或推测孕妇是 AR 或 XR 携带者，曾生育过某种单基因遗传病患儿的孕妇

28. 产前诊断方法包括

A. 胎儿形态特征检查 　　B. DNA 分析
C. 染色体分析 　　　　　D. 生物化学检查
E. 细胞学检查

29. 进行产前诊断需要孕妇和胎儿的一些相应体液、组织作为检测材料，目前所使用的检测标本包括

A. 受精卵、胚胎组织
B. 绒毛、脐带血
C. 孕妇外周血中胎儿细胞
D. 羊水上清液、羊水细胞
E. 孕妇血清和尿液

30. 人工辅助生殖主要是针对

A. 已出生了遗传病患儿的夫妇
B. 丈夫为染色体易位的携带者
C. 丈夫患严重的常染色体遗传病
D. 一对夫妇婚后产下严重的常染色体遗传病患儿
E. 再次生育时再发风险高，又无产前诊断方法

31. 在遗传咨询中应用 Bayes 逆概率定理可以

A. 熟练地运用孟德尔定律
B. 掌握各种单基因遗传病的遗传规律
C. 熟悉各种遗传方式在不同组合下亲代与子代的关系
D. 具有分析推理能力，善于思考各种情况下的因果关系
E. 在医学遗传学领域运用概率论，对每一实例作出判断

32. Bayes 逆概率定理在遗传咨询中的应用

A. 主要是在双亲之一或双方的基因型未知的情况下
B. 估计未发病子女或以后出生子女的再发风险率

C. 使遗传咨询结果更为准确
D. 统计遗传规律
E. 计算亲缘关系

四、判断题（正确为 T，错误为 F）

1. 遗传咨询的步骤主要是进行定期随访，其他不需要检测。（　　）
2. 从优生角度讲，女性的最佳生育年龄是 18～20 岁。（　　）
3. Bayes 逆概率定理在遗传咨询中主要是计算亲缘关系。（　　）
4. 杂合子中的显性基因或纯合体中的隐性基因所产生的可检出遗传病百分率，称为百分比。（　　）
5. 我国列入新生儿筛查的病种有苯丙酮尿症、先天性甲状腺功能减低症、听力障碍和 G-6-PD 缺乏症。（　　）

五、问答题

1. 什么是遗传咨询？遗传咨询的目的是什么？
2. 简述携带者检出的意义及主要方法。
3. 什么是产前诊断？产前诊断的适应证是什么？
4. 一对青年夫妇，女方的姐姐生了两个孩子均智力低下，患儿毛发淡黄，皮肤白皙，虹膜黄色，肌张力高，尿有霉臭味。现这位妇女妊娠 8 周，担心孩子的健康，请给予咨询。
5. 简述苯丙酮尿症的分子机制及其主要临床特征。

【参考答案】

一、名词解释

1. 遗传咨询（genetic counselling）：是由临床医生和遗传学工作者解答遗传病患者及其家属提出的有关遗传性疾病的病因、遗传方式、诊断、治疗及预防等问题，富集患者的子女再患某病的概率，提出建议并给予指导，以供患者及其家属参考。
2. 再现风险（recurrence risk）：又称复发风险率，是曾生育过一个或几个遗传病患儿，再生育该病患儿的概率，是遗传咨询的核心内容。
3. Bayes 定理（Bayes theorem）：条件概率中的基本定理之一，即后概率等于单项前概率以条件概率除以各单项前概率乘以条件概率的总和。
4. 遗传筛查（genetic screening）：指采用常规医疗监护或实验技术手段，针对一般可治疗或可预防的遗传病进行早期诊断和筛查。
5. 新生儿筛查（neonatal screening）：对已出生的新生儿进行某些遗传病的症状前诊断，是出生

后预防和治疗某些遗传病的有效方法。
6. 系谱分析（pedigree analysis）：是了解遗传病的一个常用的方法。其基本程序是先对某家族各成员出现的某种遗传病的情况进行详细的调查，再以特定的符号和格式绘制成反映家族各成员相互关系和发生情况的图解，然后根据孟德尔定律对各成员的表型和基因型进行分析。
7. 家族史（family history）：指整个家系患同种疾病的历史，能够充分反映患者父系和母系各家族成员的发病情况。
8. 正优生学（positive eugenics）：也称演进优生学，重点研究如何增加能产生有利表型的等位基因频率。
9. 负优生学（negative eugenics）：也称预防优生学，侧重于研究如何降低产生不利表型的等位基因频率。

二、填空题

1. 临床水平　细胞水平　生化水平　基因水平
2. 正优生学
3. 负优生学
4. 婚前咨询　产前咨询　一般咨询
5. 准确诊断　确定遗传方式　对再发风险的估计　提出对策和措施　随访和扩大咨询
6. 产前诊断　冒险再次生育　不再生育　过继或认领　人工授精　借卵怀胎
7. 前概率　条件概率　联合概率　后概率
8. 发病率高　危害大　早期治疗可取得较好的疗效　PKU　家族性甲状腺肿　G-6-PD 缺乏症
9. 静脉血　尿　3～4 天

三、选择题

A 型题

1. B	2. E	3. B	4. A	5. B
6. C	7. B	8. A	9. B	10. A
11. A	12. C	13. B	14. D	15. E
16. C	17. D	18. B		

X 型题

19. ABD	20. ABCDE	21. ABCD
22. ABCDE	23. ACD	24. ABCD
25. BCDE	26. ABCDE	27. ABCDE
28. ABCD	29. ABCDE	30. ABCDE
31. ABCDE	32. ABC	

四、判断题

1. F　2. F　3. F　4. F　5. T

五、问答题

1. 遗传咨询又称"遗传商谈"，它应用遗传学和

临床医学的基本原理和技术，与遗传病患者和其家属及有关社会服务人员讨论遗传病的发病原因、遗传方式、诊断、治疗及预后等问题，解答来访者所提出的有关遗传学方面的问题，并在权衡对个人、家庭、社会的利弊基础上，给予婚姻、生育、防治及预防等方面的医学指导。目的是确定遗传病患者和携带者，并对其后代患病的危险率进行预测，以便商谈应采取的预防措施，减少遗传病患儿的出生率，降低遗传病的发生率，提高人群遗传素质和人口质量。

2. 携带者就是表型正常但遗传物质异常的个体，包括隐性遗传病的杂合子、染色体平衡易位的个体、倒位染色体的携带者等，携带者本身的表型是正常的，但他们却可以将有害基因传递下去。当他们生育后代时便可能有患儿出现。因此检出携带者是非常必要的，对预防遗传病有着重要意义。携带者的检出方法包括临床水平、细胞水平、生化水平和基因水平四大类。

3. 产前诊断是对胎儿或胎儿在出生前是否患有某种遗传病或先天畸形作出准确的诊断。在遗传咨询的基础上，对高风险的妊娠进行产前诊断，如果确认为正常胎儿则继续妊娠至足月生产，产前诊断的适应证的选择原则：一是有高风险和危害较大的遗传病；二是目前已有对该病进行产前诊断的手段。这些遗传病包括染色体病、特定酶缺陷所致的遗传代谢病、可进行 DNA 检测的遗传病、多基因遗传的神经管缺陷、有明显形态改变的出生缺陷。

4. 给予如下咨询：①明确诊断：首先用临床症状、基因诊断或生化分析检查代谢产物方法检查女方姐姐的两个患儿是否为苯丙酮尿症。确诊为该病患者，据系谱分析得出，女方姐姐肯定为携带者，她有 1/2 可能为携带者。②估计发病风险：若该女与一男性结婚，婚后生育一该病患儿的风险为 1/2×1/65×1/4=1/520（此病在我国发病率为 1/16 500，携带者频率为 1/65）。③提出指导方案：这种风险并不高。若他们不放心，怀孕后可做产前基因诊断进行确证，若为患儿进行流产，若正常则继续妊娠。若生育一该病患儿，出生后早期则需进行诊断并用低苯丙氨酸饮食法治疗。④扩大家庭咨询：对女方的家系进行随访检查，看是否还有该病携带者，并对他们进行咨询。⑤目前人们设想和已经试行的措施有精液冻存、人工授精、体外受精和胚胎移植、单性生殖、遗传工程。

5. 苯丙酮尿症属于常染色体隐性遗传病，由于患者体内苯丙氨酸羟化酶基因缺陷，导致肝内苯丙氨酸羟化酶缺乏，使苯丙氨酸不能变成酪氨酸而在血清中积累。积累过量的苯丙氨酸进入旁路代谢，经转氨酶催化生成苯丙酮酸，再经氧化、脱羧产生苯乳酸、苯乙酸等旁路副产物。苯丙酮尿症的主要临床表现：①尿（汗）臭：旁路代谢副产物苯丙酮酸（苯乳酸和苯乙酸）等有特殊臭味，并可随尿（汗）液排出，使尿（汗）液有腐臭味；②智力低下：旁路副产物通过抑制脑组织内有关酶（影响 γ-氨基丁酸和 5-羟色胺的生成）进而影响大脑发育和功能，导致智力低下；③白化：旁路副产物可抑制酪氨酸酶，使酪氨酸不能有效变成黑色素，使患者皮肤、毛发及视网膜黑色素较少而呈白化现象。

（谭乔燕）